Musculoskeletal Infection

肌肉骨骼感染

原著 ［美］Melanie Coathup 主译 张文明

中国科学技术出版社
·北 京·

图书在版编目（CIP）数据

肌肉骨骼感染 / (美) 梅乐妮·科特赫普 (Melanie Coathup) 原著 ; 张文明主译 . — 北京 : 中国科学技术出版社 , 2024.7

书名原文 : Musculoskeletal Infection

ISBN 978-7-5236-0721-3

Ⅰ. ①肌… Ⅱ. ①梅… ②张… Ⅲ. ①肌肉骨骼系统—感染—诊疗 Ⅳ. ① R68

中国国家版本馆 CIP 数据核字 (2024) 第 089577 号

著作权合同登记号：01-2024-1778

策划编辑	丁亚红　孙　超
责任编辑	丁亚红
文字编辑	韩　放
装帧设计	佳木水轩
责任印制	徐　飞

出　　版	中国科学技术出版社
发　　行	中国科学技术出版社有限公司
地　　址	北京市海淀区中关村南大街 16 号
邮　　编	100081
发行电话	010-62173865
传　　真	010-62179148
网　　址	http://www.cspbooks.com.cn

开　　本	889mm×1194mm　1/16
字　　数	380 千字
印　　张	14
版　　次	2024 年 7 月第 1 版
印　　次	2024 年 7 月第 1 次印刷
印　　刷	北京博海升彩色印刷有限公司
书　　号	ISBN 978-7-5236-0721-3/R·3260
定　　价	198.00 元

译者名单

主　译　张文明

副主译　黄子达　方心俞

译　者（以姓氏汉语拼音为序）

白国昌　陈　旸　陈永法　丁海琦　胡洪新　黄昌瑜

李红岩　李文波　李永斌　林煌锋　林溢铭　刘子煜

梅　健　苏进辉　王　度　王蕴清　吴百健　杨尚龙

杨　烨　张超凡　朱　思

内容提要

本书引进自 Springer 出版社，由来自美国中佛罗里达大学（UCF）的 Melanie Coathup 教授领衔编写，是一部有关肌肉骨骼感染的实用专著。全书共 11 章，囊括了软组织感染、糖尿病足、骨髓炎、人工关节感染、肿瘤关节感染、小儿骨科感染、脊柱感染及战创伤感染等临床常见的肌肉骨骼感染疾病，详细阐述了各类肌肉骨骼感染的发病机制、流行病学、预防、诊断及治疗的循证方法及新进展。本书涉及学科广泛，阐释专精，可为骨科不同亚专业、感染科、微生物科等临床一线医务工作者提供前沿的诊疗知识。

主译简介

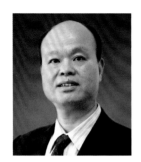

张文明

主任医师，医学博士，教授，博士研究生导师。福建医科大学附属第一医院骨科行政主任，福建医科大学骨外科学学科带头人，福建省骨科骨关节疾病与运动康复临床医学研究中心负责人、福建省骨科专业质控中心主任。国家卫生健康突出贡献中青年专家，享受国务院政府特殊津贴。福建省医学会骨科学分会主任委员，中国医师协会骨科医师分会人工关节感染学组副组长，中华医学会骨科学分会关节学组委员，中国研究型医院学会关节外科学专业委员会关节外科感染防治研究学组副组长，人工关节感染国际共识全球委员会委员。以第一完成人获得"福建省科学技术进步奖"3次，其中一等奖1次；以第一完成人获得"福建省医学科技奖"3次，其中一等奖1次。以骨关节疾病和骨关节感染的诊疗、感染与神经免疫、神经损伤再生为重点研究方向，主持国家自然科学基金等国家级和省级科研项目10余项，专利授权3项，发表论文100余篇，主编和参编专著6部。

原著者简介

Melanie Jean Coathup，中佛罗里达大学医学院教授，Biionix（仿生植入物、材料和界面）中心主任。Coathup博士在英国利物浦大学完成医学细胞生物学课程，并在伦敦大学（UCL）骨科研究所（位于英国斯坦莫尔英国皇家国立骨科医院）获得骨科植入物固定方向的博士学位。她是UCL组织和细胞研究中心的负责人，以及Athena SWAN和Women in Science的负责人。多年来，Coathup博士一直致力于生物医学工程和骨科创新，通过应用科学发现来改善患者的治疗和护理。在她的职业生涯中，她的研究重点是改善骨科植入物固定性和增强骨再生，同时聚焦于干细胞治疗、纳米技术、植入物的设计和随访、植入物感染、新型促骨材料和涂层等应用转化。

译者前言

肌肉骨骼感染是临床医学中一个复杂且极具挑战的领域，若未能及时正确诊断和治疗，可能导致严重后果，给患者及其家庭带来沉重负担。因此，我们需要不断深入研究和探索此类疾病的防治方法。

肌肉骨骼感染的诊疗常涉及多个学科，包括骨科学、感染病学、内科学、医学影像学、病理学和微生物学等，还可根据感染类型分为软组织感染、糖尿病足、骨髓炎、人工关节感染、肿瘤关节感染、小儿骨科感染、脊柱感染及战创伤感染等。本书分11章，对肌肉骨骼感染进行了全面论述，不仅介绍了各类肌肉骨骼感染疾病的流行病学、微生物学、预防、诊断和治疗等临床诊疗内容，还详细阐述了病原菌的致病机制等内容。此外，书中还介绍了最新的研究进展和技术发展，以及一些实用临床病例，让读者能够更加深入地了解肌肉骨骼感染的现状和发展趋势。

本书著者均为全球各学科的顶尖专家，他们在肌肉骨骼感染领域经验丰富，为本书的编写做出了巨大贡献。我们有幸能翻译本书，以飨国内广大读者。我们相信，本书一定能够为临床医护人员提供更多的诊疗思路和方法，帮助和指导他们为患者提供更高效且优质的医疗服务。

尽管我们竭尽全力，希望能够准确展示原著的精髓，但由于中外术语规范及语言表述习惯有所不同，中文翻译版中可能存在一些欠妥之处，恳请广大读者多提宝贵意见，以便再版时修订完善。

福建医科大学附属第一医院骨科　张文明

目　录

第1章　肌肉骨骼疾病负担的现状

The Musculoskeletal Burden: Where Are We Now?

Abinaya Sindu Pugazhendhi　Fei Wei　Melanie Coathup　著

摘　要

20 世纪平均预期寿命的大幅增长是人类社会最伟大的成就之一，世界上的老年人口继续以前所未有的速度增长。随着老年人群比例、寿命和健康预期的不断增加，非致命性的肌肉骨骼退行性疾病、残疾及需要长期照护等老龄相关疾病的患病人数将增加。然而，为了恢复无痛活动或改善生活自理能力与生活质量，肌肉骨骼疾病的手术和非手术治疗数量将大幅增加。因此，肌肉骨骼感染的发生率也将增加，其中很多感染性疾病的诊疗具有挑战性、复杂性且费用昂贵。本章介绍肌肉骨骼疾病对社会的影响和不断增长的负担，总结当前面临的社会挑战，并概述骨科设备市场的增长趋势。本章还突出展示肌肉骨骼感染的新近成就，这些成就提高了我们对肌肉骨骼感染治疗的理解，但仍存在众多因素的挑战。

关键词

老龄化人口；肌肉骨骼；骨科；负担；设备；感染；疾病

一、全球老龄化人口增加

20 世纪人口平均预期寿命的大幅增长是人类社会最伟大的成就之一。尽管在 1900 年出生的婴儿大多数活不过 50 岁，但是在日本（以长寿人口著称），目前出生人口的预期寿命超过了 83 岁，而在其他一些国家，目前出生人口的预期寿命也至少达到了 81 岁[1]。因此，全世界老年人口将继续以前所未有的速度增长。根据 2013 年的报道显示，全世界 65 岁及以上人口占比约 8.5%（约 6.17 亿），到 2050 年这一比例预计将上升到近 17%（约 16 亿）[2]。预计全球百岁老人的数量将在 2010—2050 年增加 10 倍，因此老年人的数量很快将超过 5 岁以下儿童的数量，极高龄人口将比以往更多[1]。

肌肉骨骼健康对人体运动功能至关重要，使人能够移动、灵巧、有工作能力、积极地生活。然而，随着老年人比例、寿命和健康预期的不断增长，非致命性肌肉骨骼退行性疾病、残疾及需要长期照护等老龄相关疾病的患病人数将增加，特别是肌肉骨骼疾病（musculoskeletal disorder，MSD）。在全球成年人口中，MSD 造成的运动功能障碍数量居第二位，而导致的失能寿命损失年（years lived with disability，YLD）是最高的，比任何其他疾病组都要多[3]。其原因在于肌肉骨骼疾病普遍存在于全年龄段和性别群体中，跨越了社会人口的各个阶层。MSD 涉及超过 150 种影响运动系统的疾病，包括影响肌肉、骨骼、结缔组织和关节的各种情况，如炎症反应、退行性疾病、感染性 / 创伤性 / 发育性事件、中毒性 / 代谢性疾病、肿瘤或血管疾病等，其特点是疼痛和运动功能下降，既以限制活动和制约社会参与来影响个人，又通过工作损失、残疾抚恤、提前退休和不断增加的社会援助需求等方面影响社会。慢性 MSD 还可能由于对活动能力的限制，加重其他疾病状况，包括呼吸系统疾病和心血管疾病[4, 5]。目前，全球约有 17.1 亿人患 MSD，鉴于人口老龄化和预期寿命延长，非致命性肌肉骨骼疾病终将成为未来社会和医疗保健的主要问题[3, 6]。

为了应对预期增加的 MSD 患病量，恢复无痛活动能力或是改善生活自理能力与生活质量，骨科手术数量将大幅增加。对 MSD 的长期有效治疗，有助于人们在老年时仍能过上健康、积极、独立的生活。这可能意味着患有软组织风湿病、关节炎、人工关节置换术后或其他年龄相关病症的患者可以在传统退休年龄之后寻求继续工作，并且为个人提供机会从事新的活动，如继续教育、新职业或长期被忽视的爱好。

二、肌肉骨骼疾病的全球性负担

据估计，MSD 的负担主要涵盖五大类疾病：类风湿关节炎（rheumatoid arthritis，RA）、骨关节炎（osteoarthritis，OA）、腰背痛、颈痛和痛风病。其他类型 MSD，包括骨质疏松症和脆性骨折、感染性关节病、炎症性多关节病、肌腱疾病和局部疼痛综合征（如与运动或职业有关的外伤或活动后的疼痛综合征）。如前所述，MSD 发病率很高，在世界范围内不断增长。全球范围内，1990—2017 年，五种主要 MSD 的发病数从 2.118 亿增加到 3.347 亿（增长率 58%）[7, 8]。此外，2017 年全球报道的其他类型 MSD 病例数约为 3.365 亿，其中女性患病率较高，MSD 相关死亡人数约为 7.4 万人，伤残调整生命年（disability-adjusted life years，DALY）约为 3080 万，1990 年和 2017 年分别增长 7.2% 和 3.4%[9]。根据全球疾病负担

数据，1990—2016 年，因肌肉骨骼疾病导致的 DALY 增长 61.6%，其中 OA 相关的 DALY 增长 104.9%[10]。而且，自 1990 年以来腰背痛仍然是全球残疾的主要原因。

根据美国国家健康访谈调查（National Health Interview Survey，NHIS）评估，2013—2015 年，有 1.266 亿人（即每 2 个成年人中就有 1 人）至少患有一种 MSD，2 倍高于受肺病或心脏病影响的人口数量[11]。MSD 每年造成 5.76%GDP 的成本（约 9800 亿美元），涵盖治疗费用和工资损失，其中用于伤病治疗的直接成本为 531 亿美元，最终导致约 2.64 亿个工作日损失和 1318 亿美元的年收入损失[11]。每年约 19% 的美国人（相当于 2.351 亿人次）到医疗卫生机构就诊，原因包括腰背痛（6180 万）、关节炎和其他 RA 疾病（640 万）、损伤（6270 万）、儿童损伤（1060 万）。类似的情况也发生在其他国家，在英国，MSD 在所有丧失工作能力索赔的病因中占 21%；在芬兰和瑞典，MSD 在新申请长期病假和残疾抚恤金的病因中占 30% 以上[4]。

因此，在美国，MSD 是最主要、经济负担最大和最具致残性的疾病[12]。众所周知，由于欠缺自理能力、减少体力活动、疼痛、睡眠和丧失幸福感，骨关节炎和类风湿关节炎会显著影响生活质量与健康，包括身体健康和精神健康。然而，最近的研究表明，骨关节炎正在成为美国中老年人群最常见的致残原因，且女性更易受累[12, 13]。关节置换手术用以治疗严重骨关节炎，可以恢复关节功能和减轻疼痛。统计数据显示，60% 的 MSD 相关的手术是关节置换手术。目前，在美国约有 5540 万成人患有关节炎[14]，根据 NHIS 的数据，到 2040 年每 4 个成年人中就有 1 人（约 7800 万人）将被诊断为关节炎。预计 44% 的患者因为关节病导致活动受限，使每年收入减少约 713 亿美元[15]。

由于性激素水平下降，男性和女性均不可避免地发生一定程度老年性骨质疏松症，而这在绝

经后的女性中更为常见。在美国，2020 年约有 1230 万 50 岁以上的人患有骨质疏松症，预计到 2050 年仅骨质疏松性髋部骨折的发生就将从 166 万增加到 626 万 [16, 17]；估计每年有 200 万例与骨质疏松症相关的骨折发生，产生超过 50 万住院人次、80 万急诊人次、260 万门诊人次，这些病症严重降低患者的生活质量 [16]。此外，20 世纪 90 年代末治疗髋部骨折的年度费用为 348 亿美元，预计到 2050 年这笔费用将超过 1300 亿美元 [18]。需要注意，与同年龄和同性别匹配的同龄人相比，患有 RA、OA 和骨质疏松骨折的患者有更高的死亡率 [19]。

三、当前社会的挑战

肌肉骨骼组织是一个复杂的组织生理枢纽，它对不同来源的刺激（如机械负荷，肌肉牵引的杠杆作用，饮食，免疫系统、内分泌系统和神经系统）做出反应。肌肉骨骼组织的整合直接调节其组成、微观结构和体量，进而调节其结构强度，并影响与身体其他部分沟通的激素和介质的释放。现有观点认为，肌肉骨骼健康的主要决定因素，包括年龄、性别、肥胖、工作负担、缺乏体育活动、吸烟、过量饮酒和损伤。本章将以举例的形式概述因素及其重要性。

（一）缺乏运动

运动会影响人体所有的组织和器官，是骨骼和肌肉代谢的关键刺激因素。骨骼和肌肉细胞活动分别受到来自负重和肌肉牵拉的直接和间接机械负荷，以及通过内分泌系统或免疫系统的刺激 [20]。尽管经常运动对健康有益，但世界范围内，55 岁及以上的人经常被认为是最久坐不动的人群。大多数研究指出，40%～80% 的老年人没有达到指南建议标准 [21, 22]。人群中不运动率随着年龄的增长而增加，约 2/3 的 65—74 岁、3/4 的 75 岁以上的人，没有达到指南建议的每周 150～300min 中等强度有氧运动或 75～150min

高强度有氧运动（或相等运动强度的组合）[23, 24]。此外，由于消耗在电子游戏、社交媒体和短视频上的时间快速增长，久坐不动的人群不断增加，导致 30%～39% 的美国人每日有氧活动和运动时长低于推荐的最低水平 [25]。在全球许多国家，缺乏运动现象的增长被认为是一些慢性疾病的主要风险因素，包括 2 型糖尿病、肥胖症和冠状动脉疾病 [26-28]。更有甚者，在一些国家，缺乏运动的人口比例已经上升到 50% 以上。肥胖是导致关节退行性变的主要原因，而糖尿病是严重关节炎的重要预测因素。在男性中，糖尿病也被证明是 OA 进展的独立危险因素 [29, 30]。因此，增加运动将减少人群中易受肥胖、MSD、健康状况不佳和跌倒损伤影响的人数。

多年来，通过改善运动功能、平衡和力量，运动促进 MSD 康复的理念已被广泛接受。例如，目前美国骨科医师学会的指南建议，有症状的膝 OA 患者进行股四头肌锻炼和低强度有氧运动。适当运动已被证明有助于减轻膝骨关节炎患者的疼痛 [31]，缓解背疼患者僵硬 [32]，减少炎症标志物来增加骨质疏松患者的骨密度和肌肉力量 [33]。

（二）肥胖

肥胖是一种慢性、多因素、多基因相关的健康问题，日益受到全球关注 [34, 35]。世界卫生组织（World Health Organization，WHO）以成年人的体重指数（body mass index，BMI）来定义，BMI ≥ 25kg/m² 为超重，BMI ≥ 30kg/m² 为肥胖。2016 年的一份 WHO 报道强调，在 1975—2016 年，全世界的肥胖人口几乎增加了 2 倍 [36]。据估计，全球 39% 的成年人（19 亿）超重，13% 的成年人（＞6.5 亿）肥胖。其中，女性比男性更容易超重或肥胖。该报道还估计，全球有 3.4 亿 5—19 岁的儿童和青少年、4100 万 5 岁以下的儿童超重或肥胖。2013 年进行的一项系统研究评估，在发达国家和发展中国家，BMI ≥ 25 的成年人比例从 1980 年的 28.8% 上升到 2013 年的 36.9%，仅在美国，估计每年因超重或肥胖造成的直接成本为 1000 亿美元[37]。这项研究还显示，2013 年超重和肥胖儿童的发生率明显升高，这个数据在男孩中从 8.1% 增加到 12.9%，在女孩中从 8.4% 增加到 13.4%。根据目前的趋势，预测将有一场全球性流行病发生，到 2030 年估计将有高达 50% 的人口将被归类为超重或肥胖[38]。

肥胖与软组织愈合反应受损之间的关系已被广泛报道。超重显著增加感染相关并发症的可能性，这是由于脂肪组织的血管形成减少导致血流灌注不足，既限制营养物质的输送，也限制宿主免疫细胞在修复部位对抗微生物[39, 40]。此外，肥胖和骨质疏松症密切相关。初期研究表明肥胖对骨骼健康有益，这是由于脂肪组织增加的重量为周围骨骼提供了补充的机械负荷[41]。然而，最新的研究认为，肥胖是多个解剖部位骨质疏松脆性骨折的重要危险因素[42]。

肥胖也与膝 OA 的发生、进展和症状严重程度有关，是 OA 最可改变的危险因素之一[6]。代谢综合征以代谢异常积累为特点，通常与超重、肥胖和缺乏运动密切相关[43]。这反过来可能增加发生糖尿病、OA、神经系统并发症及心血管疾病（动脉粥样硬化性和非动脉粥样硬化性）的风险[44]。此外，以前的研究表明，肥胖会导致持续低度炎症[45]，在肥胖和代谢性疾病的情况下，过度脂肪组织和免疫细胞渗透（如巨噬细胞、T 细胞）被认为是炎症的主要始发者[46]。因此，脂肪细胞和免疫细胞能释放一系列促炎的脂肪因子和细胞因子[47]，其中大部分可能导致关节和肌肉骨骼组织的结构和生物化学发生变化[48]。BMI 增加也是发生 RA 的已知风险因素，BMI 每增加 5kg/m²，RA 患病风险增加 13%[49]。

（三）年龄和性别

MSD 的发病率和进展随着年龄的增长而增加，男性和女性均在 65—69 岁年龄组达到高峰[9]。性别差异因年龄而异，例如，在 45 岁以下，MSD 在男性中较为普遍，而在 45 岁以上，女性患有 MSD 的人数多于男性[13]。背痛和损伤导致的肌肉骨骼问题在男性中更常见，而女性患者中，RA、OA、OP 及脆性骨折的风险更大。在女性中，65—74 岁人群中 OA 发病率最高，每年约为 13.5/1000[9]。在男性中，发病率有所下降，75 岁及以上人群中约为 9/1000[50]。

（四）饮食和营养

饮食对肌肉骨骼疾病的预防和进展都很重要。饮食摄入在骨和软组织代谢中起主要作用，并对组织健康、结构完整性和修复有重要影响。许多健康组织都推荐食用新鲜水果和蔬菜比重高的多样化饮食。维生素 D、维生素 K、钙和蛋白质能优化人体肌肉、骨骼和功能表现，从而减少跌倒和骨折发生[51-54]。然而，在 18 世纪工业革命后，饮食模式发生了明显转变，从更多的多不饱和脂肪酸、高纤维的饮食转变为饱和脂肪和反式脂肪酸含量高的饮食，维生素 C 和维生素 E 的含量下降，这种饮食模式被称为西方饮食。目前，世界范围内不健康的西方饮食消费在增加，这些经过深度加工的方便食品不仅饱和脂肪和反式脂肪酸含量高，而且糖和盐的含量也很高。普遍认为，因为高饱和脂肪饮食导致促炎症途径和脂肪生成的慢性低级激活，所以其与许多疾病有关。例如，在骨组织中，高饱和脂肪饮食导致破骨细胞形成及随后的骨吸收。多不饱和脂肪酸有益及健康，特别是鱼油中含有的 ω-3 脂肪酸已被证明对婴儿神经系统和视网膜的健康发育至关重要[55]。ω-3 脂肪酸和 ω-6 脂肪酸对健康有益的证据已经导致美国食品和营养委员会制订了全面建议和膳食参考摄入量报告。最近的研究表明，多不饱和脂肪（特别是富含 ω-3 脂肪酸的脂肪）能够与造血细胞和基质来源的骨细胞相互作用，产生显著的抗炎特性，包括抑制破骨细胞生成，同时促进成骨细胞生成，从而抑制骨吸收、增加骨再生，改善骨骼微结构和结构强度。

一项纳入 1209 名 20—30 岁成年人的横断面研究发现，每周饮用至少 5 次富含果糖的含糖饮料，如高果糖玉米糖浆、含糖软饮料、水果饮料和苹果汁，在排除其他饮食因素、血糖水平、体力活动或吸烟情况之后，患关节炎的风险增加 3 倍[56]。此外，有些单一的饮食因素已被证明对肌肉骨骼健康很重要。Pattison 等[57] 的一项研究表明，每天喝一杯鲜榨橙汁与患 RA 的风险呈负相关，这可能是由于 β- 隐黄素（一种天然类胡萝卜素和抗氧化剂）的保护作用。许多微量营养素与伤口愈合和损伤恢复的各个方面（如肌肉失用）有明显相关性，包括锌、维生素 C 和维生素 A[58]。例如，锌对健康和疾病都非常重要，因为它在生长发育、骨骼代谢、中枢神经系统和免疫功能中发挥着关键作用。锌在调节伤口愈合的每个阶段都起着重要作用，从细胞膜修复、氧化应激、凝血、炎症和免疫防御、组织再上皮化、血管生成到纤维化 / 瘢痕形成缺陷。因此，缺锌与延迟的伤口愈合有关[59]。类似的是，铜缺乏与骨软骨病和软骨下骨改变有关[60]。因此，营养支持在缩短 MSD 持续时间和减轻其负面影响方面可能至关重要。

在肠道菌群中发现的 1014 种微生物可能是肌肉骨骼健康的重要贡献者，并且是一个日益增长的促进健康、疾病防治的研究领域。肠道菌群主要由细菌组成，也有病毒和真菌，产生大量的多样化生物活性小分子，能够与宿主的代谢、内分泌、免疫和神经系统建立系统性联系[61]。因此，这反过来会影响数个远隔器官的病理生理学，包括骨骼肌和骨。体育活动可能是肠道菌群组成的调节器，肠道菌群已被证实影响骨骼代谢，进而影响骨量、骨骼质量和强度。临床前研究也显示，肠道菌群能够影响骨质疏松症、骨关节炎和肌肉量。例如，在动物模型中，肠道菌群的缺失或显著减少已被证明可以防止因雌激素耗竭和糖皮质激素治疗（骨质疏松症进展的两个主要因素）导致的骨丢失[62-64]。一项 2019 年的随机、双盲、安慰剂对照的多中心试验（样本量达 249 人）进一步证实了肠道菌群对骨丢失的作用。每日口服益生菌组对比安慰剂组，干预 1 年后其绝经后腰椎骨丢失减少[65]。肠道菌群的变化也被证明影响 OA。在小鼠模型中，通过手术造成内侧半月板失稳诱导 OA 后，肠道菌群发生变化，防止无菌小鼠的软骨丢失[66]，在肥胖诱导 OA 的模型中，肠道菌群的变化减少软骨丢失，限制关节退化[67]。骨骼肌的质量和功能也被证明受到肠道菌群的影响。最近的一项研究发现，在移植了从正常、无病原菌小鼠身上获得的肠道菌群后，肠道菌群缺乏的无菌小鼠表现出的肌肉萎缩得到逆转[68]。该研究表明，肠道菌群的移植增加肌肉质量，减少肌肉萎缩标志物，改善肌肉氧化代谢能力。

通过微生物产物和蛋白质的体内分布，肠道菌群调节宿主免疫系统，并能够影响宿主对感染性疾病的抵抗力[69-71]。例如，小鼠肠道菌群 99%～100% 的损耗导致吞噬细胞数量急剧减少，使其更容易受到李斯特菌或金黄色葡萄球菌的感染[72]，免疫细胞根除金黄色葡萄球菌和肺炎链球菌的效率更低[69]。此外，最近的一项研究调查了肠道菌群与假体感染之间的关系，通过使用口服新霉素和氨苄西林改变小鼠肠道菌群，肠道菌群紊乱组与健康对照组相比，发生钛质胫骨植入物周围感染的比例显著增高（73% vs. 50%）[73]。因此，调节菌群以调控 MSD、减少感染易感性的治疗方法有望成为一项新靶标[74-76]。

（五）吸烟

吸烟是 MSD 和骨科手术并发症中最普遍和可预防的风险因素之一。在美国，虽然现有成年人和青少年的吸烟率不到 1964 年的 50%，但是仍有 4200 万成年人和约 300 万初高中生吸烟。香烟烟雾中含有 7000 多种化学物质，其中 250 种有毒，至少 69 种化学物质鉴定为致癌物质。吸烟几乎可以损害身体的每一个器官，并已被确定为 RA、OP、骨折和腰痛的危险因素 [77, 78]。慢性创面是一个严重且日益严重的健康问题，仅在美国就影响到约 820 万人，治疗费用为 281 亿～968 亿美元。吸烟对伤口愈合的危害已被广泛报道。尼古丁是一种血管收缩剂，导致组织缺血和组织愈合受损，还通过损害氧化代谢和氧气运输，诱导血小板聚集和微血管闭塞，造成微灌注不足而延迟伤口愈合 [79]。吸烟的绝经后女性与从未吸烟的女性相比有更高的骨折风险 [80]，而且吸烟对损伤后骨骼修复也有显著的不利影响。吸烟者发生术后并发症（如感染、骨融合不良和骨形成延迟）的可能性是不吸烟者的 4.3 倍 [81-84]。吸烟可以延迟骨折愈合，特别是在胫骨骨干、脊柱、足和踝部位 [85]。吸烟者发生长骨骨折不愈合的风险比不吸烟者高 12%，吸烟者的平均骨折愈合时间为 30.2 周，而不吸烟者为 24.1 周 [86]。这可能是由于尼古丁抑制成骨细胞增殖，同时诱导破骨细胞活性 [87, 88]。最后，吸烟者术后发生感染的可能性是普通人的 2 倍以上，而术后发生骨髓炎的可能性高达 3.7 倍 [80]。

四、骨科设备市场的增长

成功的医疗保健政策依靠预防和治疗两方面努力。因为预防措施不能 100% 有效，所以总是需要临床治疗服务以作补充。尽管有证据表明，运动疗法和心理社会干预使许多 MSD 患者有效缓解疼痛和改善功能，但随着症状和病情严重程度的发展，骨科手术终将不可避免。手术治疗在短期和长期都具有显著的成本效益，甚至与非手术干预相比也是如此，而且往往能立即缓解疼痛，同时恢复功能。手术方式包括置入关节假体替换病变原生关节，如膝关节、髋关节、肩关节、踝关节或肘关节，或使用丝、针、板和螺钉等装置治疗创伤性 MSD。1940—1975 年，共有约 1 亿个金属假体植入患者体内 [89]。近几十年来，创伤手术和关节置换术的手术量大幅增加。鉴于我们的人口老龄化和寿命延长，这一趋势预

计只会继续增加。仅在美国，2030 年的全髋关节置换术（total hip replacement，THR）和全膝关节置换术（total knee replacement，TKR）预计将分别增长 171%（63.5 万例）和 189%（128 万例）。同样，THR 和 TKR 的翻修手术预计将分别增长 142% 和 190%。到 2060 年，初次 THR 手术预计将达到 123 万例（增长 330%），TKR 将达到 260 万例（增长 382%）。同样，到 2060 年，THR 翻修手术预计将达到 110 000 例（增加 219%），TKR 翻修手术将达到 253 000（增加 400%）。女性仍占患者的大多数（55%～62%）[90]。

2017 年，全球骨科设备市场估值在 528 亿美元，主要由老龄化人口的增长及影响老年人疾病的增加所驱动，包括 OA 和 OP。目前，该市场准备以 3.8% 的复合年增长率稳定增长，到 2023 年达到 662 亿美元。2017 年，骨科设备市场份额最大的是脊柱、髋膝关节的重建植入物、用于创伤固定的器械 [91]。医疗植入物生产最重要的市场是美国，其年营收约为 620 亿美元。欧盟次之，年营收约为 400 亿美元。再次是日本，年营收约为 200 亿美元 [92]。

个性化植入物和器械预计将进一步推动髋膝关节市场增长。在髋膝关节植入物的成功基础上，在踝、指、肘、肩和腕等小关节上使用的植入物目前正在经历快速增长。这是由于患者和医生对小关节功能和技术创新（促进更先进的植入物设计）的认识不断提高。微创器械、机器人手术系统，以及包括脊柱椎体、颅颌面植入物和假体装置在内的 3D 打印也是一个增长趋势，这将提高医生为患者提供个性化解决方案的能力。

五、肌肉骨骼感染

骨髓炎、感染性骨不连、化脓性关节炎、椎间盘炎、血源性骨髓炎、植入物相关感染和坏死性筋膜炎是肌肉骨骼系统感染的不同病症表现。随着治疗 MSD 的外科手术数量持续增加，临床上面临着手术后感染的威胁日趋重要。生物医学

植入物的发展使医学发生了革命性变化，但也增加了感染风险。感染不能自愈且往往严重，甚至危及生命，有着高发病率，预计其将是 21 世纪最大的医疗挑战之一。需要使用假体装置的外科手术尤其面临感染风险，因为当植入物被置入体内时，感染的风险会增加 10 万倍。在植入物和组织的接触界面上，人类和浮游的细菌细胞争相在表面定植，由于细菌的黏附及随后形成生物膜而引发感染。大约 2/3 的人类感染（包括与植入物和组织相关的感染）被认为是由生物膜引起的。生物膜、植入物相关的骨关节感染或肌肉骨骼感染是骨科手术和创伤学科中最严重的并发症，由于造成的广泛发病率、医疗费用和社会经济负担，其具备重要的临床意义[93, 94]。植入物相关感染是一种灾难性的并发症，患者往往不得不经历额外的手术，长期使用全身性抗生素，甚至可能永久移除植入物或截肢。在少数患者（1%～13%）中，植入物相关感染可致死[95]。此外，假体感染将带来巨大的经济负担，在美国，治疗一名患者的费用估计为 5 万～6 万美元[96]。

然而，骨科手术后脓毒症的发生率和严重程度、创伤后感染的发生率预计将以更快的速度增加。其原因是多方面的，包括越来越倾向于对高危患者进行手术，涉及老年患者、糖尿病患者、免疫功能低下或有合并疾病的患者。随着民众寿命的延长，假体在体内留存时间增加，在假体植入后的使用周期内将伴随持续的感染风险。现如今这一点尤为重要，因为植入物装置越来越多地被用于治疗年轻患者[97]。此外，致病病原体诊断方法效率低下，早期检测方法需要改进，以及耐药性菌株的快速增长，都是目前面临的重大挑战。多重耐药细菌的治疗极具挑战性，因其发展速度仍旧超过新抗生素的开发速度，已成为重大的公共卫生问题。

近几十年来，在临床和科学领域都取得了关键的发现。例如，在可供选择的治疗手段上出现了更多信息和支撑性数据，包括 DAIR 术式（debridement，antibiotics，irrigation，and retention of the prosthesis，DAIR）[98]，尽管其报道的成功率为 15.8%～75%[99]，有些患者可能需要多次手术[100]，并且在革兰阴性菌和耐药菌感染的治疗效果可能尤其差[101]。对周围软组织包膜的重视和游离皮瓣手术的应用也改善了手术结果[102, 103]。从科学的视角来看，生物膜形成[104]和表面竞争[105]的发现拓宽了我们对感染发病机制的认识，并导致系统性抗生素应用的优化。例如，利福平和氟喹诺酮类抗生素被确定为具有抗生物膜活性的抗生素[106]。局部应用抗生素的概念一直存在争议，但近期文献表明其具有一定价值[102]，在抗菌涂层和植入物表面处理方面也有更新的研究进展[107]。尽管有这些发展和改进，但目前的预防和治疗并不是对所有病例都有效，其对肌肉骨骼感染的结局改善仍然有限。另一个复杂的问题是，许多肌肉骨骼感染的最佳外科或内科治疗策略仍缺乏共识，造成最佳实践方案具有不确定性，这导致了每位医生在个体实践中的巨大差异。

综上所述，目前的治疗方法除了给患者带来终生功能受损甚至死亡的风险外，往往还会导致巨大的社会经济成本。目前治疗感染的挑战是多因素的，需要共同努力改善患者的预防、手术治疗、抗生素治疗和康复[108, 109]。随着其发病率的持续上升，肌肉骨骼感染患者的治疗和护理是复杂、昂贵且具有挑战性的。因此，其仍是一个重要且尚未解决的问题。

六、目标

本书的写作目的是为疑难微生物致病机制提供循证文献和临床经验的现代合集，并在可能的情况下解释和解决骨科预防和治疗策略方面的临床"金标准"。目标在于促进科学和临床知识的传播，并明确当前的认知差距，加强和推进未来检测、预防和治疗肌肉骨骼感染方面的发现。

参考文献

[1] D. Reynolds, L. Chambers, E. Badley, K. Bennett, C. Goldsmith, E. Jamieson, G. Torrance, P. Tugwell, Physical disability among Canadians reporting musculoskeletal diseases, The Journal of Rheumatology, 19 (1992) 1020.

[2] T. Neogi, The epidemiology and impact of pain in osteoarthritis, Osteoarthritis and Cartilage, 21 (2013) 1145–1153.

[3] D.B. Chaffin, G.B. Andersson, B.J. Martin, Occupational biomechanics, John wiley & sons, 2006.

[4] A. Mäntyniemi, T. Oksanen, P. Salo, M. Virtanen, N. Sjösten, J. Pentti, M. Kivimäki, J. Vahtera, Job strain and the risk of disability pension due to musculoskeletal disorders, depression or coronary heart disease: A prospective cohort study of 69 842 employees, Occupational and Environmental Medicine, 69 (2012) 574–581.

[5] E.M. Badley, I. Rasooly, G.K. Webster, Relative importance of musculoskeletal disorders as a cause of chronic health problems, disability, and health care utilization: Findings from the 1990 Ontario Health Survey, The Journal of Rheumatology, 21 (1994) 505–514.

[6] W.T. Stauber, K.K. Knack, G.R. Miller, J.G. Grimmett, Fibrosis and intercellular collagen connections from four weeks of muscle strains, Muscle & Nerve: Official Journal of the American Association of Electrodiagnostic Medicine, 19 (1996) 423–430.

[7] A.E. Barr, M.F. Barbe, B.D. Clark, Work-related musculoskeletal disorders of the hand and wrist: Epidemiology, pathophysiology, and sensorimotor changes, Journal of Orthopaedic & Sports Physical Therapy, 34 (2004) 610–627.

[8] Z. Jin, D. Wang, H. Zhang, J. Liang, X. Feng, J. Zhao, L. Sun. Incidence trend of five common musculoskeletal disorders from 1990 to 2017 at the global, regional and national level: results from the global burden of disease study 2017. Epidemics. 79(8): (2020)1014–1022. https://doi.org/10.1136/annrheumdis-2020–217050.

[9] S. Safiri, A.A. Kolahi, M. Cross, K. Carson-Chahhoud, A. Almasi-Hashiani, A. Ashrafi-Asgarabad, D. Hoy, G. Collins, A.D. Woolf, L. March, E. Smith. Global, regional and national burden of other musculoskeletal disorders 1990–2017: Results from the global burden of disease study 2017. Rheumatology 60 (2021):855–865.

[10] Global, regional, and national disability-adjusted life-years (DALYs) for 333 diseases and injuries and healthy life expectancy (HALE) for 195 countries and territories, 1990–2016: A systematic analysis for the Global Burden of Disease Study 2016. *GBD 2016 DALYs and HALE Collaborators. Lancet.* 2017 Sep 16; 390(10100): 1260–1344.

[11] USBJI (United States Bone and Joint Initiative). The burden of musculoskeletal diseases in the United States (BMUS). 3rd ed. Rosemont, IL: United States Bone and Joint Initiative; 2014a.

[12] A.H. Mokdad, K. Ballestros, M. Echko, S. Glenn, H.E. Olsen, E. Mullany, A. Lee, A.R. Khan, A. Ahmadi, A.J. Ferrari, The state of US health, 1990–2016: Burden of diseases, injuries, and risk factors among US states, JAMA, 319 (2018) 1444–1472.

[13] National Academies of Sciences, Engineering, and Medicine; Health and Medicine Division; Board on Health Care Services; Committee on Identifying Disabling Medical Conditions Likely to Improve with Treatment. Selected Health Conditions and Likelihood of Improvement with Treatment. Washington (DC): National Academies Press (US); 2020 Apr 21. 5, Musculoskeletal Disorders. Available from: https://www.ncbi.nlm.nih.gov/books/NBK559512/

[14] A. Wasserman, Diagnosis and management of rheumatoid arthritis, American Family Physician, 84 (2011) 1245–1252.

[15] CDC. Rheumatoid arthritis (RA). (2019a). [September 10, 2019]. https://www.cdc.gov/arthritis/basics/rheumatoidarthritis.html.

[16] Wright, N. C., Looker, A. C., Saag, K. G., Curtis, J. R., Delzell, E. S., Randall, S., and Dawson-Hughes, B. "The recent prevalence of osteoporosis and low bone mass in the United States based on bone mineral density at the femoral neck or lumbar spine." Journal of Bone and Mineral Research, 2014. https://doi.org/10.1002/jbmr.2269.

[17] Cooper, C., Campion, G., and Melton, L. J. "Hip fractures in the elderly: A world-wide projection." Osteoporosis International, 1992. https://doi.org/10.1007/BF01623184.

[18] Harvey, N., Dennison, E., and Cooper, C. "Osteoporosis: Impact on health and economics." Nature Reviews Rheumatology, Vol. 6, No. 2, 2010, p. 99.

[19] H. Brenner, W. Ahern, Sickness absence and early retirement on health grounds in the construction industry in Ireland, Occupational and Environmental Medicine, 57 (2000) 615–620.

[20] Lombardi G, Ziemann E, Banfi G. Physical activity and bone health: What is the role of the immune system? A narrative review of the third way. Frontiers in Endocrinology 2019. https://doi.org/10.3389/fendo.2019.00060.

[21] Sun F, Norman IJ, While AE: Physical activity in older people: A systematic review. BMC Public Health 2013; 13:449.

[22] Hallal PC, Andersen LB, Bull FC, Guthold R, Haskell W, Ekelund U; lancet physical activity series working group: Global physical activity levels: Surveillance progress, pitfalls, and prospects. Lancet 2012; 380:247–257.

[23] Brown, W. J., Bauman, A. E., Bull, F. C., Burton, N. W. Development of evidence-based physical activity recommendations for adults (18–64 years). Report prepared for the Australian Government Department of Health. Final Report August 2012. Available from: http://www.health.gov.au/internet/main/publishing.nsf/Content/health-pubhlth-strateg-phys-act-guidelines/$ File/DEB-PAR-Adults-18–64years. pdf.

[24] Schoenborn C, Adams P, Peregoy J. In: Statistics NCfH, Health behaviours of adults: United States, 2008–2010. Maryland: US Department of Health and Human Services; 2013.

[25] Organisation WH. Prevalence of insufficient physical activity among adults. Global Health Observatory data repository. World Health Organisation. 2015. http://apps.who.int/gho/data/view.main.2487?lang=en. Accessed April 1, 2021.

[26] Lewis R, Gomez Alvarez CB, Rayman M, Lanham-New S, Woolf A, Mobasheri A. Strategies for optimizing musculoskeletal health in the 21st century. BMC Musculoskeletal Disorders 20:164, 2019.

[27] Ding D, Lawson KD, Kolbe-Alexander TL, Finkelstein EA, Katzmarzyk PT, van Mechelen W, Pratt M. Lancet physical activity series 2 executive C: The economic burden of physical inactivity: A global analysis of major noncommunicable diseases. Lancet 2016.

[28] The Economic Cost of Physical Inactivity in Europe. In: Centre for Economics and Business Research. 2015. https://inactivity-time-bomb. nowwemove.com/report/

[29] Schett G, Kleyer A, Perricone C, Sahinbegovic E, Iagnocco A, Zwerina J, Lorenzini R, Aschenbrenner F, Berenbaum F, D'Agostino MA, et al. Diabetes is an independent predictor for severe osteoarthritis: Results from a longitudinal cohort study. Diabetes Care 2013; 36(2):403–9.

[30] Eymard F, Parsons C, Edwards MH, Petit-Dop F, Reginster JY, Bruyere O, Richette P, Cooper C, Chevalier X. Diabetes is a risk factor for knee osteoarthritis progression. Osteoarthritis and Cartilage 2015; 23(6):851–9.

[31] McCarthy CJ, Mills PM, Pullen R, Richardson G, Hawkins N, Roberts CR, Silman AJ, Oldham JA. Supplementation of a home-based exercise programme with a class-based programme for people with osteoarthritis of the knees: a randomised controlled trial and health economic analysis. Health Technology Assessment. 2004; 8(46): iii–v 1–61.

[32] Gordon R, Bloxham S. A Systematic Review of the Effects of

Exercise and Physical Activity on Non-Specific Chronic Low Back Pain. Healthcare (Basel). 2016; 4(2).

[33] Otero M, Esain I, Gonzalez-Suarez AM, Gil SM. The effectiveness of a basic exercise intervention to improve strength and balance in women with osteoporosis. Clinical Interventions in Aging 2017; 12:505–13.

[34] R.J.F. Loos, A. Cecile, J.W. Janssens, Predicting polygenic obesity using genetic information, Cell Metabolism 25 (3) (2017) 535–543.

[35] D. Yach, D. Stuckler, K.D. Brownell, Epidemiologic and economic consequences of the global epidemics of obesity and diabetes, Nature Medicine 12 (2006) 62–66.

[36] World Health Organization. Fact sheet on obesity and overweight. 2015. https://www.who. int/news-room/fact-sheets/detail/obesity-and-overweight (accessed April 1, 2021).

[37] Ng, M.; Fleming, T.; Robinson, M.; Thomson, B.; Graetz, N.; Margono, C.; Mullany, E.C.; Biryukov, S.; Abbafati, C.; Abera, S.F.; et al. Global, regional, and national prevalence of overweight and obesity in children and adults during 1980–2013: A systematic analysis for the Global Burden of Disease Study 2013. Lancet 2014, 384, 766–781.

[38] United Nations News Centre. https://www.un.org/sustainabledevelopment/blog/2016/01/report-governments-must-act-to-reverse-rise-in-childhood-obesity/, 2016 (accessed on April 1 2021).

[39] Anderson K, Hamm RL. Factors that impair wound healing. J Am Coll Clin Wound Spec. 2012 Dec; 4(4):84–91.

[40] Dening J. What's the connection between diabetes and wound healing? In: Butler N, ed. Healthline. 2017. https://www.healthline.com/health/diabetes/diabetes-and-wound-healing (accessed April 1, 2021).

[41] E.A. Greco, R. Fornari, F. Rossi, V. Santiemma, G. Prossomariti, Is obesity protective for osteoporosis? Evaluation of bone mineral density in individuals with high body mass index International Journal of Clinical Practice 64 (2010) 817–820.

[42] S. Gonnelli, C. Caffarelli, R. Nuti, Obesity and fracture risk, Clinical Cases in Mineral and Bone Metabolism 11 (2014) 9–14.

[43] S. Haffner, H. Taegtmeyer. Epidemic obesity and the metabolic syndrome. Circulation. 108(13), 2003.

[44] Rochlani Y, Pothineni NV, Kovelamudi S, Mehta JL. Metabolic syndrome: pathophysiology, management, and modulation by natural compounds. Therapeutic Advances in Cardiovascular Disease. 2017; 11(8):215–225. https://doi.org/10.1177/1753944717711379. Epub 2017 Jun 22. PMID: 28639538; PMCID: PMC5933580.

[45] Barrón-Cabrera, E., González-Becerra, K., Rosales-Chávez, G. et al. Low-grade chronic inflammation is attenuated by exercise training in obese adults through down-regulation of ASC gene in peripheral blood: A pilot study. Genes & Nutrition 15, 15 (2020). https://doi.org/10.1186/s12263-020-00674-0.

[46] Chawla A, Nguyen KD, Goh YP. Macrophage-mediated inflammation in metabolic disease. Nature Reviews. Immunology. 2011; 11(11):738–49. https://doi.org/10.1038/nri3071. PMID: 21984069; PMCID: PMC3383854.

[47] Monteiro R, Azevedo I. Chronic inflammation in obesity and the metabolic syndrome. Mediators of Inflammation. 2010; 2010:289645. https://doi.org/10.1155/2010/289645. Epub 2010 Jul 14. PMID: 20706689; PMCID: PMC2913796.

[48] Zhu M, Nikolajczyk BS. Immune cells link obesity-associated type 2 diabetes and periodontitis. Journal of Dental Research. 2014; 93(4):346–52. https://doi.org/10.1177/0022034513518943. Epub 2014 Jan 6. PMID: 24393706; PMCID: PMC3957341.

[49] J. Feng, Q. Chen, F. Yu, Z. Wang, S. Chen, Z. Jin, Q. Cai, Y. Liu, J. He, Body mass index and risk of rheumatoid arthritis: A meta-analysis of observational studies, Medicine, 95 (2016).

[50] A.D. Hanchate, A. Kapoor, J.N. Katz, D. McCormick, K.E. Lasser, C. Feng, M.G. Manze, N.R. Kressin, Massachusetts health reform and disparities in joint replacement use: difference in differences study, BMJ, 350 (2015) h440.

[51] Daly RM. Exercise and nutritional approaches to prevent frail bones, falls and fractures: An update. Climacteric 2017; 20(2):119–24.

[52] Cao Y, Winzenberg T, Nguo K, Lin J, Jones G, Ding C. Association between serum levels of 25–hydroxyvitamin D and osteoarthritis: A systematic review. Rheumatology (Oxford, England) 2013;52(7): 1323–34.

[53] Misra D, Booth SL, Tolstykh I, Felson DT, Nevitt MC, Lewis CE, Torner J, Neogi T. Vitamin K deficiency is associated with incident knee osteoarthritis. The American Journal of Medicine 2013; 126(3):243–8.

[54] Molnar A, Jonasne Sztruhar I, Csontos AA, Ferencz C, Varbiro S, Szekacs B. Special nutrition intervention is required for muscle protective efficacy of physical exercise in elderly people at highest risk of sarcopenia. Physiol Int. 2016; 103(3):368–76.

[55] R. Uauy, D.R. Hoffman, P. Peirano, et al., Essential fatty acids in visual and brain development, Lipids 36 (2001) 885–895.

[56] L.R. DeChristopher, J. Uribarri, K.L. Tucker, Intake of high fructose corn syrup sweetened soft drinks, fruit drinks and apple juice is associated with prevalent coronary heart disease, in US adults, ages 45–59 y, BMC Nutrition, 3 (2017) 1–12.

[57] D.J. Pattison, D.P. Symmons, M. Lunt, A. Welch, S.A. Bingham, N.E. Day, A.J. Silman, Dietary β-cryptoxanthin and inflammatory polyarthritis: Results from a population-based prospective study, The American Journal of Clinical Nutrition, 82 (2005) 451–455.

[58] T. Barker, T.B. Martins, H.R. Hill, C.R. Kjeldsberg, R.H. Trawick, L.K. Weaver, M.G. Traber, Low vitamin D impairs strength recovery after anterior cruciate ligament surgery, Journal of Evidence-Based Complementary & Alternative Medicine, 16 (2011) 201–209.

[59] Lin PH, Sermersheim M, Li H, Lee PHU, Steinberg SM, Ma J. Zinc in Wound Healing Modulation. Nutrients. 2017; 10(1):16. Published 2017 Dec 24. https://doi.org/10.3390/nu10010016.

[60] Thompson KG, Audigé L, Arthur DG, Julian AF, Orr MB, McSporran KD, Wilson PR. Osteochondrosis associated with copper deficiency in young farmed red deer and wapiti x red deer hybrids. New Zealand Veterinary Journal 1994 Aug; 42(4):137–43. https://doi. org/10.1080/00480169.1994.35804.

[61] Pedersini P, Turroni S, Villafane JH. Gut microbiota and physical activity: Is there an evidenced-based link? Sci Tot Environ. 727, 2020. https://doi.org/10.1016/j.scitotenv.2020.138648.

[62] Hernandez CJ. The microbiome and bone and joint disease. Current Rheumatology Reports 2017; 19(12):77.

[63] McCabe LR, Parameswaran N. Advances in probiotic regulation of bone and mineral metabolism. Calcified Tissue International 2018; 102(4):480–488.

[64] Hernandez CJ. Musculoskeletal microbiology: The utility of the microbiome in orthopaedics. Journal of Orthopaedic Research 2021; 39(2):251–257.

[65] Jansson P-A, Curiac D, Lazou AI. Probiotic treatment using a mix of three Lactobacillus strains for lumbar spine bone loss in postmenopausal women: A randomised, double-blind, placebo-controlled multicentre trial. Lancet Rheumatol. 2019; 1(3):e154–e162.

[66] Ulici V, Kelley KL, Azcarate-Peril MA, Cleveland RJ, Sartor RB, Schwartz TA, Loeser RF. Osteoarthritis induced by destabilization of the medial meniscus is reduced in germ-free mice. Osteoarthritis and Cartilage. 2018 Aug; 26(8):1098–1109. https://doi.org/10.1016/j.joca.2018.05.016. Epub 2018 May 30. PMID: 29857156; PMCID: PMC7970023.

[67] Schott EM, Farnsworth CW, Grier A, et al. Targeting the gut microbiome to treat the osteoarthritis of obesity. JCI Insight. 2018; 3(8):e95997. Published 2018 Apr 19. https://doi.org/10.1172/jci.

insight.95997.

[68] Lahiri S, Kim H, Garcia-Perez I, Reza MM, Martin KA, Kundu P, Cox LM, Selkrig J, Posma JM, Zhang H, Padmanabhan P, Moret C, Gulyás B, Blaser MJ, Auwerx J, Holmes E, Nicholson J, Wahli W, Pettersson S. The gut microbiota influences skeletal muscle mass and function in mice. Science Translational Medicine. 2019; 11(502):eaan5662. https://doi. org/10.1126/scitranslmed.aan5662. 2019 Jul 24; PMID: 31341063; PMCID: PMC7501733.

[69] Clarke TB, Davis KM, Lysenko ES, Zhou AY, Yu Y, Weiser JN. Recognition of peptidoglycan from the microbiota by Nod1 enhances systemic innate immunity. Nature Medicine 2010; 16(2):228–231.

[70] Khosravi A, Mazmanian SK. Disruption of the gut microbiome as a risk factor for microbial infections. Current Opinion in Microbiology 2013; 16(2):221–227.

[71] Libertucci J, Young VB. The role of the microbiota in infectious diseases. Nature Microbiology 2019; 4(1):35–45.

[72] Khosravi A, Yanez A, Price JG. Gut microbiota promote hematopoiesis to control bacterial infection. Cell Host & Microbe. 2014; 15(3)"374–381.

[73] Hernandez CJ, Yang X, Ji G, et al. Disruption of the gut microbiome increases the risk of periprosthetic joint infection in mice. Clinical Orthopaedics and Related Research 2019; 477(11):2588–2598. https://doi.org/10.1097/CORR.0000000000000851.

[74] Ding, K., Hua, F., & Ding, W. (2020). Gut microbiome and osteoporosis. Aging and Disease, 11(2), 438–447. https://doi. org/10.14336/AD.2019.0523.

[75] Cheng S, Qi X, Ma M, Zhang L, Cheng B, Liang C, Liu L, Li P, Kafle OP, Wen Y, Zhang F. Assessing the relationship between gut microbiota and bone mineral density. Frontiers in Genetics 2020. https://doi.org/10.3389/fgene.2020.00006.

[76] Li S, Mao Y, Zhou F, Yang H, Shi Q, Meng B. Gut microbiome and osteoporosis. Bone and Joint Res. 9(8). 2020. https://doi. org/10.1302/2046–3758.98. BJR-2020–0089. R1.

[77] Saag KG, Cerhan JR, Kolluri S, Ohashi K, Hunninghake GW, Schwartz DA. Cigarette smoking and rheumatoid arthritis severity. Annals of the Rheumatic Diseases 1997; 56(8):463–469. https://doi. org/10.1136/ard.56.8.463.

[78] Green BN, Johnson CD, Snodgrass J, Smith M, Dunn AS. Association Between Smoking and Back Pain in a Cross-Section of Adult Americans. *Cureus*. 2016; 8(9):e806. Published 2016 Sep 26. https://doi.org/10.7759/cureus.80.

[79] Whiteford L. Nicotine, CO and HCN: The detrimental effects of smoking on wound healing. British Journal of Community Nursing 2003 Dec; 8(12):S22–6.

[80] Castillo RC, Bosse MJ, MacKenzie EJ, Patterson BM; LEAP Study Group. Impact of smoking on fracture healing and risk of complications in limb-threatening open tibia fractures. Journal of Orthopaedic Trauma 2005; 19(3):151–7. https://doi. org/10.1097/00005131–200503000–00001. PMID: 15758667.

[81] Centers for Disease Control and Prevention. *Health effects of cigarette smoking*. 2018. https://www.cdc.gov/tobacco/data_statistics/fact_sheets/ health_effects/effects_cig_smoking/index.htm.

[82] Bettin CC, et al. Cigarette smoking increases complication rate in forefoot surgery. Foot & Ankle International 2015; 36(5):488–93.

[83] Martin CT, et al. The impact of current smoking and smoking cessation on short-term morbidity risk after lumbar spine surgery. Spine (Phila Pa 1976) 2016; 41(7):577–84.

[84] Santiago-Torres J, et al. The effect of smoking on rotator cuff and glenoid labrum surgery: A systematic review. The American Journal of Sports Medicine 2015; 43(3):745–51.

[85] Patel RA, et al. The effect of smoking on bone healing: A systematic review. Bone Joint Res 2013;2(6):102–11.

[86] Scolaro JA, et al. Cigarette smoking increases complications following fracture: A systematic review. The Journal of Bone and

[87] Rothem DE, Rothem L, Soudry M, Dahan A, Eliakim R. Nicotine modulates bone metabolism-associated gene expression in osteoblast cells. Journal of Bone and Mineral Metabolism 2009; 27(5):555–61.

[88] Iqbal J, Sun L, Cao J, Yuen T, Lu P, Bab I, Leu NA, Srinivasan S, Wagage S, Hunter CA, Nebert DW, Zaidi M, Avadhani NG. Smoke carcinogens cause bone loss through the aryl hydrocarbon receptor and induction of Cyp1 enzymes. Proceedings of the National Academy of Sciences of the United States of America 2013 Jul 2; 110(27):11115–20.

[89] B. Aksakal, ? Yildirim, H. Gul, Metallurgical failure analysis of various implant materials used in orthopaedic applications, Journal of Failure Analysis and Prevention, 4 (2004) 17–23.

[90] Sloan M, Sheth NP. Projected volume of primary and revision total joint arthroplasty in the United States, 2030–2060. AAOS, 2018.

[91] Global Data. Accessed on March 29, 2021. https://www.globaldata. com/

[92] C. Azevedo, E. Hippert Jr, Failure analysis of surgical implants in Brazil, Engineering Failure Analysis, 9 (2002) 621–633.

[93] Lamgni T. Epidemiology and burden of prosthetic join infections. J Antimicron Chemother. 69 (2014):i5–i10.

[94] Kapadia BH, Berg RA, Daley JA, et al. Periprosthetic joint infection. Lancet 387 (2016):386–394.

[95] G. Dickinson, A. Bisno, Infections associated with prosthetic devices: Clinical considerations, The International Journal of Artificial Organs, 16 (1993) 749–754.

[96] A. Trampuz, W. Zimmerli, Prosthetic joint infections: Update in diagnosis and treatment, Swiss Medical Weekly, 135 (2005) 243–251.

[97] Malizos KN. Global forum: The burden of bone and joint infections: A growing demand for more resources. The Journal of Bone and Joint Surgery. American Volume 2017 Mar 1; 99(5):e20. https://doi. org/10.2106/JBJS.16.00240.

[98] Choi HR, von Knoch F, Zurakowski D, Nelson SB, Malchau H. Can implant retention be recommended for treatment of infected TKA? Clinical Orthopaedics and Related Research 2011; 469(4):961–969. https://doi.org/10.1007/s11999–010–1679–8.

[99] Romanò CL, Manzi G, Logoluso N, Romanò D. Value of debridement and irrigation for the treatment of peri-prosthetic infections. A systematic review. *Hip International.* 2012; 22 Suppl 8:S19–24. https://doi.org/10.5301/hip.2012.9566.

[100] Byren I, Bejon P, Atkins BL, et al. One hundred and twelve infected arthroplasties treated with 'DAIR' (debridement, antibiotics and implant retention): Antibiotic duration and outcome. The Journal of Antimicrobial Chemotherapy 2009; 63(6):1264–1271. https://doi. org/10.1093/jac/dkp107.

[101] Papadopoulos A, Ribera A, Mavrogenis AF, et al. Multidrug-resistant and extensively drug-resistant Gram-negative prosthetic joint infections: Role of surgery and impact of colistin administration. International Journal of Antimicrobial Agents 2019; 53(3):294–301. https://doi.org/10.1016/j.ijantimicag.2018.10.018.

[102] D. Lowenberg, M. Rupp, V. Alt. Understanding and treating chronic osteomyelitis. B. Browner, J. Jupiter, C. Krettek, P. Anderson (Eds.). Skeletal trauma: basic science, management and reconstruction (6th ed), Elsevier (2019). Chapter 25.

[103] D. Pincus, J.P. Byrne, A.B. Nathens, A.N. Miller, P.R. Wolinsky, D. Wasserstein, et al. Delay in flap coverage past 7 days increases complications for open tibia fractures: A cohort study of 140 north American trauma centers. Journal of Orthopaedic Trauma 33 (2019):161–168.

[104] J. W. Costerton, P.S. Stewart, E.P. Greenberg. Bacterial biofilms: A common cause of persistent infections. Science 284 (1999): 1318–1322.

[105] A.G. Gristina. Biomaterial-centered infection: Microbial adhesion

versus tissue integration. Science 237 (1987):1588–1595.

[106] W. Zimmerlia, P. Sendi. Role of rifampin against staphylococcal biofilm infections in citro, in animal models and in orthopaedic device related infections. Antimicrobial Agents and Chemotherapy. 63 (2019).

[107] V. Alt. Antimicrobial coated implants in trauma and orthopaedics – A clinical review and risk-benefit analysis. Injury, 48 (2017), pp. 599–607.

[108] V. Alt, PV Giannoudis. Musculoskeletal infections –A global burden and a new subsection in Injury. Injury. 50(12):2152–2153, 2019.

[109] Moriarty TF, Kuehl R, Coenye T, et al. Orthopaedic device-related infection: current and future interventions for improved prevention and treatment. *EFORT Open Rev.* 2017; 1(4):89–99. Published 2017 Mar 13. https://doi.org/10.1302/2058–5241.1.000037.

第 2 章　细菌黏附、毒力和生物膜形成
Bacterial Adhesion, Virulence, and Biofilm Formation

Abinaya Sindu Pugazhendhi　Fei Wei　Megan Hughes　Melanie Coathup　著

摘　要

　　细菌黏附于植入物材料或人体组织表面是感染发病机制的第一步，也是必需的一步。接着，黏附后细菌形成一层生物膜，生物膜包裹细菌构成屏障，因此传统的抗菌疗法很难彻底消除细菌。本章对细菌在非生物或生物表面上的黏附、毒力和生物膜形成的一些方面进行首要总结。尽管人们认识到有许多的单一菌种菌株感染及复杂多菌种感染与肌肉骨骼感染相关，但本章重点讨论金黄色葡萄球菌（一种通常与骨科植入物感染相关的革兰阳性菌）和铜绿假单胞菌（一种可导致难治性软组织感染的革兰阴性菌）。我们介绍了宿主对这些细菌所产生的免疫反应，以及细菌调控宿主先天性免疫反应和适应性免疫反应的机制，并描述了细菌毒力因子的产生、影响细菌黏附的因素及生物膜形成的机制。

关键词

　　细菌；细菌毒力因子；黏附；侵袭；生物膜；细菌蛋白；群体感应

　　大多数形式的细菌通过两种生长模式在人体驻留：浮游和生物膜。前者是单细胞自由漂浮的形式，宿主免疫反应和常规抗生素可以轻易清除。后者是在胞外多糖（extracellular polysaccharide, EPS）基质内细胞间黏附形成的细菌聚合体，构成一种对医疗手段具有高度抵抗力的复杂生物膜系统[1, 2]。例如，根除成熟生物膜所需的最低抗生素浓度可比根除浮游细菌所需的高出 $100\sim1000$ 倍[3]。细菌黏附于植入物材料或人体组织表面是感染发病机制的第一步，也是必需的一步。人体细胞和细菌竞争在表面的定植，如果细菌黏附发生在组织再生之前，那么黏附最终会导致细菌定植和植入物周围及组织生物膜形成。

　　组织和生物材料表面的细菌群落带来了几个挑战。第一，群落提供了一个细菌池，细菌可以流入体内，促成慢性感染。重要的是，细菌可以在材料表面生存并休眠相当长的时间，直到周围环境允许它们过度生长，如在免疫力降低或假体表面组织长入不良后出现的临床感染[4]。第二，如前所述，能够产生生物膜的细菌对抗生素治疗具有很强的抵抗力；因此，一旦细菌群落形成，就很难使用传统的抗菌疗法消除它们。第三，由于宿主反应和抗菌治疗通常无法消除生物膜中生长的细菌，因此可能会在生物膜部位产生慢性炎症反应，从而导致组织结构和功能的严重损失[2, 5]。

　　这一研究领域的范围广阔，包括多种细菌种群，有其各自的生物学进程、反应和机械行为。因此，本章内容并非面面俱到，而是旨在细菌在非生物或生物表面上的黏附、毒力和生物膜形成的一些方面进行首要总结。尽管人们认识到有许多的单一

菌种菌株感染及复杂多菌种感染与肌肉骨骼感染相关，但本章重点讨论金黄色葡萄球菌（一种通常与骨科植入物感染相关的革兰阳性菌）和铜绿假单胞菌（一种可导致难治性软组织感染的革兰阴性菌）。

一、不可降解植入物引发的宿主反应

植入物相关感染最终涉及病原体、生物材料和宿主免疫反应之间的复杂"互作"。除开病原体的因素，任何侵入性的外科手术都会导致组织损伤，产生免疫抑制的"生态位"[6]。机体局部抵抗力微弱，不能自发清除浮游细菌，容易导致植入物出现微生物定植和感染[7, 8]。当机体在没有细菌的情况下与异物或植入物接触时，宿主将引发急性无菌性免疫激活的炎症反应，包括稳态机制、组织愈合和理想化的纤维性包裹，以防止进一步的宿主反应（图 2-1）[9]。生物材料的成分决定了炎症反应的持续时间。不同材料成分的植入物引起异物反应的严重程度和临床表现是不同的。因此，植入物的功能结局取决于宿主的固有免疫反应，以及对异物反应的转化与完成。

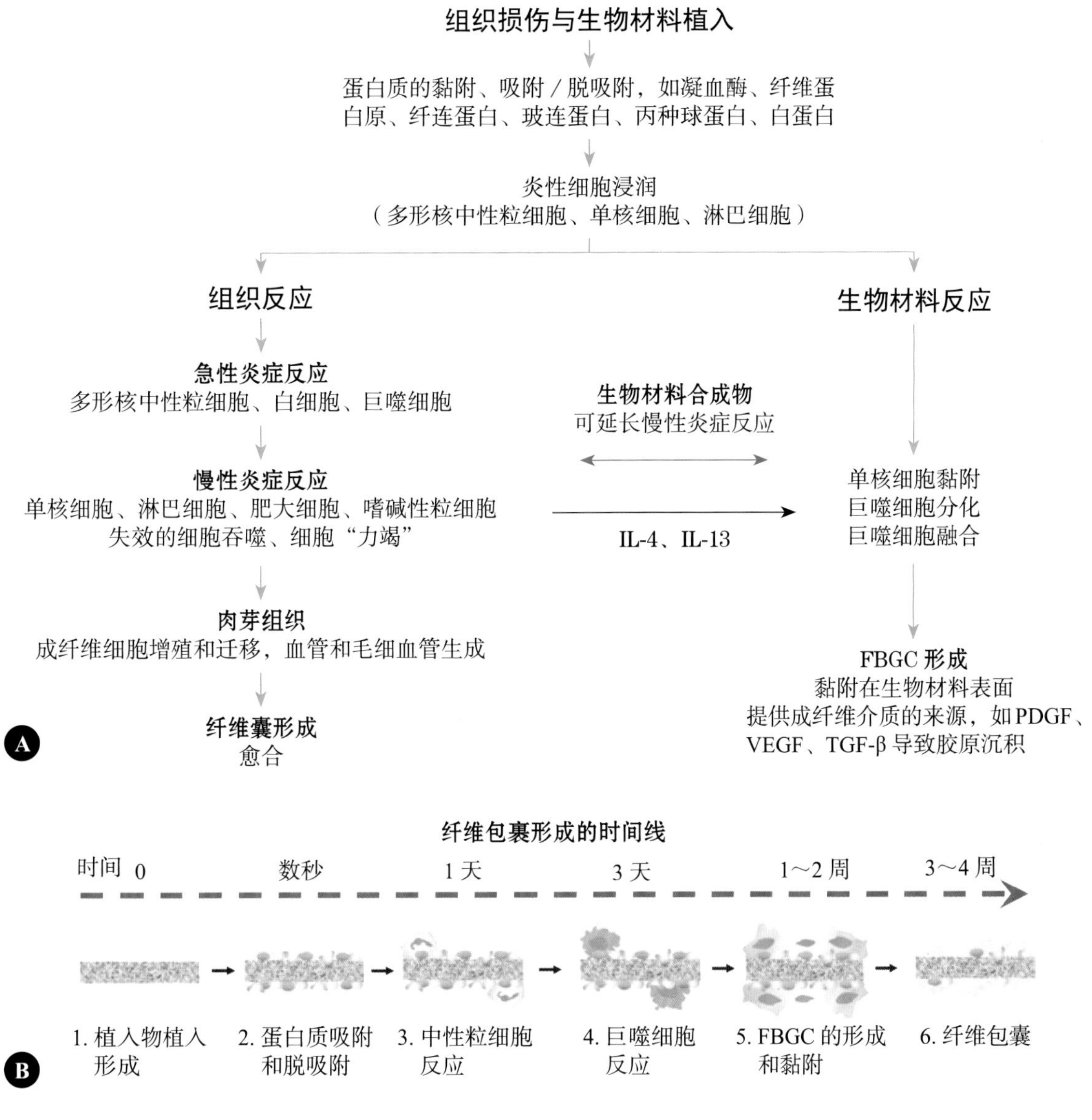

组织损伤与生物材料植入

蛋白质的黏附、吸附 / 脱吸附，如凝血酶、纤维蛋白原、纤连蛋白、玻连蛋白、丙种球蛋白、白蛋白

炎性细胞浸润
（多形核中性粒细胞、单核细胞、淋巴细胞）

组织反应

急性炎症反应
多形核中性粒细胞、白细胞、巨噬细胞

生物材料合成物
可延长慢性炎症反应

慢性炎症反应
单核细胞、淋巴细胞、肥大细胞、嗜碱性粒细胞
失效的细胞吞噬、细胞"力竭"

IL-4、IL-13

生物材料反应

单核细胞黏附
巨噬细胞分化
巨噬细胞融合

肉芽组织
成纤维细胞增殖和迁移，血管和毛细血管生成

FBGC 形成
黏附在生物材料表面
提供成纤维介质的来源，如 PDGF、
VEGF、TGF-β 导致胶原沉积

纤维囊形成
愈合

纤维包裹形成的时间线

时间 0　　数秒　　1 天　　3 天　　1～2 周　　3～4 周

1. 植入物植入形成
2. 蛋白质吸附和脱吸附
3. 中性粒细胞反应
4. 巨噬细胞反应
5. FBGC 的形成和黏附
6. 纤维包裹

▲ 图 2-1　**A.** 损伤和植入物植入后的免疫反应；**B.** 非延迟愈合过程的时间线
FBGC. 诱导异物巨细胞；PDGF. 血小板衍生生长因子；VEGF. 血管内皮生长因子；TGF-β. 转化生长因子 - β

在植入后的短暂几秒钟内，血清蛋白如凝血酶、纤维蛋白原、纤连蛋白、玻连蛋白、丙种球蛋白、白蛋白和其他免疫调节蛋白在植入物表面迅速自发地吸附和脱吸附，促使血栓形成[9-11]。在急性炎症的中心，激活的血小板和内皮细胞释放趋化因子，将白细胞、多形核中性粒细胞（polymorphonuclear neutrophil，PMN）和巨噬细胞募集到植入部位。白细胞和其他免疫活性细胞的识别和激活依靠细胞上表达的模式识别受体（pattern recognition receptor，PRR）的表面受体相互作用。PRR 用于"感知"有害情况，已知的五个 PRR 家族中研究最多的是 Toll 样受体（Toll-like receptor，TLR），TLR 在细胞内和细胞表面都有表达。PRR 还包括 C 型凝集素受体、维 A 酸诱导基因 I 样受体、NOD 样受体和 AIM2 样受体[12]。经典激活的 M_1 巨噬细胞或连同 PMN 试图降解生物材料，并在最终转化为异物反应中发挥重要作用[13-15]。最初，细胞试图通过内生机制破坏异物，如捕获异物后的吞噬作用和脱颗粒作用，释放杀菌的蛋白水解酶（如中性粒细胞弹性蛋白酶）、肽类（M- 纤维凝胶蛋白、乳铁蛋白和肽聚糖识别蛋白）和活性氧（reactive oxygen species，ROS）。但是由于植入物太大而无法内化，巨噬细胞耗竭其代谢和吞噬能力，逐渐"受挫"[16, 17]。类似情况发生在与伤口愈合过程，巨噬细胞最终转变为降解能力降低的 M_2 表型，分泌抗炎症细胞因子，如 IL-10，并获得组织重塑功能。在这一复杂的过程中，除了吞噬作用（固有免疫反应）受挫外，重叠事件还引起介导适应免疫反应的白细胞活化，如嗜碱性粒细胞、肥大细胞和 T 细胞募集到该部位。这些细胞分泌 IL-4 和 IL-13，诱导异物巨细胞（foreign body giant cell，FBGC）的形成，试图增强其吞噬功能。虽然成纤维细胞募集的确切机制仍不清楚，但有人认为生物材料黏附的 FBGC 是成纤维介质的持续来源。由 FBGC 分泌的成纤维细胞招募因子，包括血小板衍生生长因子（platelet-derived growth factor，PDGF）、血管内皮生长因子（vascular endothelial growth factor，VEGF）和转化生长因子（transforming growth factor，TGF）-β，导致成纤维细胞激活、胶原蛋白沉积，最终在生物材料周围形成一个纤维包裹，以防止与宿主组织的进一步相互作用[18-21]。在纤维包裹后，如果不存在感染，炎症反应最终消失。

二、与植入物和组织感染有关的细菌

（一）金黄色葡萄球菌

金黄色葡萄球菌被列入在 ESKAPE 病原体[屎肠球菌、金黄色葡萄球菌、肺炎克雷伯菌、鲍曼不动杆菌、铜绿假单胞菌和肠杆菌（Enterococcus faecium, S.aureus, Klebsiella pneumoniae, Acinetobacter baumannii, Pseudomonas aeruginosa, and Enterobacter species, ESKAPE），被认为是全世界医院中细菌耐药性感染的主要原因。金黄色葡萄球菌是兼性厌氧菌，属于葡萄球菌科的葡萄球菌属，是常规微生物实验室中最常识别的具有临床意义的细菌之一，既可以引起皮肤表层感染，也可引发威胁生命的细菌侵袭性疾病。金黄色葡萄球菌的感染由微生物通过皮肤或黏膜破口进入而引起，累及局部结构或播散到远隔器官，产生侵袭性感染，如菌血症、肺炎、感染性心内膜炎、肌肉骨骼感染及植入物相关感染。金黄色葡萄球菌感染可以是非常难治疗的，结果往往导致很高的发病率和死亡率。微生物实验室的一个重要关注是对耐甲氧西林金黄色葡萄球菌（methicillin-resistant S.aureus，MRSA）的特异性检测，以确定 MRSA 定植的患者，并随后实施感染控制预防措施[22]。多重耐药金黄色葡萄球菌菌种的出现和持续传播，如 MRSA 和耐万古霉素金黄色葡萄球菌，使葡萄球菌感染的治疗变得复杂，并造成巨大的经济负担。它是医院中最常分离的细菌病原体之一，但在过去 10 年中，也有报道表明无潜在风险因素的个体感染了社区获得性高毒力耐甲氧西林金黄色葡萄球菌（community acquired methicillin-resistant S.aureus，CA-MRSA）菌株[23, 24]。因此，金黄色葡萄球菌感染的治疗变得越来越困难，金黄色葡萄球菌已经进化出数种机制来操纵固有免疫反应和适应性免疫反应。

（二）铜绿假单胞菌

杆状运动的革兰阴性菌铜绿假单胞菌是一种普遍存在的微生物，在许多环境中生长，从土壤、水体、动物到人类。在人类，铜绿假单胞菌是一种条件致病菌，可引起呼吸道感染；皮肤浅表或深层感染、泌尿道和胃肠道感染、角膜炎、中耳炎，尤其菌血症[25, 26]。然而，严重的感染经常发生在免疫功能低下的患者，如在经历化疗的患者、坏疽性脓疮和获得性免疫缺陷综合征患者、烧伤患者和囊胞性纤维症患者。铜绿假单胞菌是机会性医院感染的第四大常见原因，约占医院获得性感染的 10%，而引发菌血症的病死率高达 50%。此外，铜绿假单胞菌在抗菌过程中产生耐药性的能力为治疗带来了挑战，可能使旨在根除急性和慢性感染的治疗复杂化。因此铜绿假单胞菌被认为是最具生命威胁性的细菌之一，在 2017 年被世界卫生组织列为优先研究和开发新抗生素的病原体。一般来说，感染不是由单一物种单独引起的，而是由复杂的多菌群落定植引起的。铜绿假单胞菌常被认为是共同定植菌，与其他微生物如金黄色葡萄球菌、伯克霍尔德菌和副血链球菌共同定植于人体。例如，铜绿假单胞菌和金黄色葡萄球菌通常共同感染囊胞性纤维症患者的肺部，以及糖尿病和慢性创面。铜绿假单胞菌对数类抗生素的天然耐药性可能是由于该微生物快速形成生物膜的能力，以及其低膜渗透性和主动外排泵结合成的药物外流效应[27, 28]。因为将药物从细胞中泵出，药物外流是细菌产生耐药性的关键机制。外排泵使得细菌通过去除有毒物质（包括抗生素、代谢分子和群体感应信号）来调节其内部环境，与细菌耐药性相关的外流系统属于耐药节结化细胞分化（resistance

nodulation division，RND）家族[29]。当 RND 泵表达时，其授予临床相关水平的多药耐药性水平，并输出广泛的底物。四种主要外流系统已被描述为细菌对数种抗生素赋予耐药性：MexAB-OprM、MexCD-OprJ、MexEF-OprN 和 MexXY-OprM。这些系统由三种蛋白质组成：①位于细胞质膜上的外排泵蛋白（MexB、MexD、MexF 和 MexY）；②作为孔的外膜蛋白（OprM、OprJ 和 OprN）；③位于细胞周质间隙连接细胞质和外膜的蛋白（MexA、MexC、MexE 和 MexX）[30]。

三、对细菌的免疫反应和细胞反应

（一）细菌入侵期间的免疫反应和细菌细胞反应

病原菌和宿主细胞之间的相互作用对疾病的发展至关重要。宿主反应是复杂的，涉及由固有免疫系统和适应性免疫系统组成的多种细胞类型的协调。固有反应通过识别广泛的微生物决定体对病原体做出反应，而适应性免疫反应在金黄色葡萄球菌感染 1 周后才被触发[31]。抗葡萄球菌宿主防御的主要机制是抗体和补体蛋白的调理素作用，接着由巨噬细胞和中性粒细胞进行吞噬清除。体内浮游细菌的存在导致多形核中性粒细胞 PMN、巨噬细胞、树突状细胞、T 淋巴细胞的 γ-δ 亚群和自然杀伤细胞向感染部位募集和渗透。被激活的 T 细胞随后激活 B 细胞，B 细胞分化为浆细胞，后者产生抗原特异性抗体。被激活的 B 细胞中的一部分成为记忆细胞，在二次感染过程中可以再被唤起以产生抗体。不幸的是，在持续性和慢性感染的情况下，适应性免疫的记忆反应并不总是有效的。由于调理素以抗体和补体覆盖在细菌细胞表面，固有免疫细胞通过调理素识别金黄色葡萄球菌并将其吞噬。细菌内化后，免疫细胞通过氧化损伤、酶降解和抗菌肽诱导溶菌等多种机制消灭细菌。然而，细菌（包括金黄色葡萄球菌在内）已经进化出无数免疫逃避机制，以避免被宿主清除。由于先前的金黄色葡萄球菌感染，大多数人对金黄色葡萄球菌的抗体总体水平较高，但对特定抗原，抗体滴度有很大的不同，而且在免疫功能低下的患者中抗体往往没有保护作用，其原因尚不清楚。

PMN 对不同病原微生物（不仅是细菌，还包括病毒和真菌）的一个重要防御功能是产生所谓的中性粒细胞胞外诱捕网（neutrophil extracellular trap，NET）[32]。2004 年，Brinkmann 等首次提出"NET"概念，NET 是由染色质 DNA 和组蛋白构成的"网络"，PMN 接触到细菌、真菌菌丝、炎症细胞因子、趋化因子及免疫复合物等多种诱导性刺激后，在细胞外环境中释放 NET[33]。除 DNA 外，NET 还由颗粒蛋白、抗菌化合物［如抗菌肽（antimicrobial peptide，AMP）］和蛋白酶（包括乳铁蛋白、组织蛋白酶 G、中性粒细胞弹性蛋白酶、蛋白酶 3 和正五聚蛋白 3）组成[34]。颗粒蛋白和 DNA 形成细胞外纤维网（即 NET），NET 的属性能够"捕获"病原体，防止感染传播，并且具有杀菌活性，能够结合并杀死革兰阳性和革兰阴性细菌。然而，对于大多数病原体来说，NET 活动的确切分子机制目前尚不清楚，而且它参与（如果有的话）植入性生物材料诱发的炎症也没有详细说明。阳离子 AMP 是一类重要的杀菌剂，由宿主细胞表达，通常是带正电的两亲性肽，以细菌细胞膜的阴离子表面为靶标。由于其作用机制，它们已被证明有对抗生物膜内的休眠细胞的活性。例如，肽 LL-37 成功清除金黄色葡萄球菌的生物膜[35]。最近的进一步研究表明，某些 AMP（包括 LL-37）与抗生素协同作用，可清除生物膜内细菌，破坏生物膜基质，或抑制生物膜的生成[36, 37]。

如前所述，细菌的调理素作用、补体激活和 PAMP 释放通过与细胞表面的 PRR 相互作用触发白细胞趋化和激活，并向免疫系统发出警示：机体内存在侵入的微生物[38]。

这反过来又导致细菌部署其应对策略，包括失活和（或）控制宿主体液和细胞介导反应的各项因素及持久性策略，如形成保护性生物膜[39]。细菌不仅能够抑制白细胞的杀菌吞噬作用和阳离子 AMP、酶类、ROS、RNS 和 NET 的释放，还能释放毒力因子并同时劫持控制宿主细胞的细胞器，从而改变宿主免疫防御反应。其他的细菌对应策略还包括通过失去鞭毛和运动来规避中性粒细胞检测和吞噬，这在定植于囊胞性纤维症患者的铜绿假单胞菌黏液集落中常见。由黏液样铜绿假单胞菌过度产生的藻酸盐外聚物基质被认为具有保护作用，在细胞处于相对恶劣的环境（如氧化应激或免疫系统攻击期间）时被触发。藻酸盐的过度生产提供了应对细胞吞噬的额外保护，因此在这类情况下，细菌防御机制是从非黏液表型转化为黏液表型[40, 41]。此外，在体外[42]和体内[43]均有研究结果表明，中性粒细胞暴露于生物材料表面后其杀菌活性下降，并与严重的生物材料相关感染有关[44]。最后，证据表明，将坏死中性粒细胞的细胞外 DNA（extracellular DNA，eDNA）和肌动蛋白并入生物膜基质可以保护微生物免受抗菌肽的杀伤，并促进生物膜的成熟[45]。因此，组织感染是宿主细胞对抗入侵病原体的复杂斗争。

（二）细菌毒力因子

1. 金黄色葡萄球菌毒力因子

金黄色葡萄球菌作为病原体特别成功的一个主要因素是其过多的毒力因子，包括分泌毒素（外毒素，约占分泌体的 10%），它们可以操纵宿主的固有免疫反应和适应性免疫反应，确保自身存活[46, 47]。免疫调节性毒力因子还包括激活宿主酶原的辅因子及胞外酶因子，这些因子都被强烈怀疑会导致严重病症，如中毒性休克综合征、葡萄球菌烫伤样皮肤综合征、坏死性肺炎和深部感染等[48]。金黄色葡萄球菌的主要毒素可分为三大类：成孔毒素（pore-forming toxin，PFT）、丝氨酸蛋白酶［也称为表皮剥脱毒素（exfoliative toxin，ET）］和超级抗原（superantigens，SAg）。

PFT 作用于宿主细胞膜，导致目标细胞发生炎症和溶解。ET 识别并水解皮肤的桥粒蛋白，这与角化细胞和细胞间黏附的丧失有关，引发皮肤脱皮和水疱形成[49]。例如，ET 是葡萄球菌烫伤样皮肤综合征（staphylococcal scalded skin syndrome，SSSS）的致病媒介，包括里特病（Ritter's disease）、中毒性表皮坏死、大疱性脓疱病和某些红斑病例。SSSS 绝大多数影响新生儿、婴儿和免疫功能低下的成年人[50]。SAg 介导大量细胞因子生成，并触发炎症和 T 细胞、B 细胞增殖。此外，通过产生多种纤维蛋白原结合蛋白来促进凝结，金黄色葡萄球菌具有凝固血液的独特能力。细菌细胞团块（巨大而紧密堆挤的细胞团）的形成已被证明对金黄色葡萄球菌的毒力和免疫逃避机制有重要意义。由于纤维蛋白 / 纤维蛋白原覆盖形成的保护性外壳，团块能够规避宿主免疫系统的检测；而团块的大小也有利于细菌逃避细胞吞噬作用[51]。凝固酶和葡萄球菌激酶是细菌能够劫持宿主凝血系统的辅因子，而胞外酶包括核酸酶和蛋白酶在内，裂解并灭活各种免疫防御和监视分子，如补体因子、AMP 及对白细胞趋化性很重要的表面受体[46]。总的来说，这些外毒素调节宿主的免疫系统，对金黄色葡萄球菌的感染至关重要。

PFT 可进一步分为四种类型：①溶血素 -α，也称 Hla 或 α- 毒素；② γ- 溶血素；③白细胞毒素（leukotoxin，Luk），如 LukED、LukSF（PVL）、LukAB、LukMF' 和 LukPQ；④酚溶性调节蛋白（phenol-soluble modulin，PSM），如 PSMα1–PSMα4、δ- 毒素[46]。PFT 能降解细胞间连接或调节免疫反应，能够对多种人类细胞类型造成损害，包括上皮细胞、内皮细胞、T 细胞、红细胞、血小板、单核细胞、巨噬细胞和特定的白细胞[52, 53]。α- 毒素的作用已被广泛研究，Hla 或 α- 毒素是一种具备形成孔隙能力的 β- 桶状毒素，是少数几个核心编码的金黄色葡萄球菌毒素之一。α- 毒素不仅在细胞和动物水平上具有致死作

用，还能在亚溶解浓度下调节细胞反应。简而言之，由 α- 毒素形成的孔隙导致细胞外的钙流入细胞内，内皮细胞和上皮细胞释放一氧化氮，产生促炎症细胞因子，单核细胞焦亡（通过 caspase-1 激活和 NLRP3 炎症小体生成）[46, 54]。孔隙还允许 ATP 和钾离子的快速释放，同时也限制大分子横跨细胞膜[63]。有趣的是，α- 毒素还可以上调宿主的自噬，通过下调毒素受体的表达使宿主对金黄色葡萄球菌产生耐受性，从而减少金黄色葡萄球菌引起的病症。多年来，α- 毒素被认为通过与细胞脂质双分子层的非特异性结合来介导细胞溶解。然而，这种模型并不能解释所表现出的物种特异性。直到 Wilke 等[55]确定蛋白质 ADAM-10（a disintegrin and metalloprotease 10）是 α- 毒素受体的细胞受体。ADAM-10 是一种锌依赖的金属蛋白酶，结合到目标细胞表面并启动孔隙的形成。此外，亚溶解浓度水平的 α- 毒素上调 ADAM-10 的表达，激活 ADAM-10 蛋白酶，从而裂解连接蛋白 E-cadherin，导致皮肤的上皮屏障被破坏[56]。皮下注射纳克乃至微克量的 α- 毒素可引起严重的皮肤坏死[57]。

双组分 PFT 与 α- 毒素享有结构同源性，具有相似的孔隙形成机制。然而，双组分 PFT 主要靶向白细胞，也被称为杀白细胞素。目前，已知有五种杀白细胞素与人类感染有关，即 LukSF-PV［最初被称为 PVL（Panton-Valentine leukocidin）］、γ- 溶血素 AB 和 CB（HlgAB、HlgCB），LukED 和 LukAB（也被称为 LukHG）[58]。另外两个双组分 PFT 为 LukMF 和 LukPQ，与动物感染相关[59]。LukED 是金黄色葡萄球菌毒力的重要贡献因素，是毒素诱导性兔皮肤坏死的成因[60]，并且 LukED 在微克量水平时即可导致小鼠急性死亡[61]。γ- 溶血素可引起急性组织损伤和炎症，而 HlgAB 已被证明为金黄色葡萄球菌在血液感染期间生存和增殖所必需的，其机制可能是通过巨噬细胞逃逸和红细胞释放营养物质（Fe^{2+}）来实现[62]。双组分毒素 PVL 是导致 CA-MRSA 菌株流行性传播和

毒力增加的重要因素。LukED 通过 CCR5 瞄准适应性免疫细胞，通过 CXCR1 和 CXCR2 瞄准中性粒细胞、单核细胞和 NK 细胞，其效应也参与了金黄色葡萄球菌的致病机制[63]。除具有杀白细胞活性外，一些杀白细胞素还能裂解红细胞。有趣的是，双组分白细胞毒素是唯一已知的提高金黄色葡萄球菌存活率的因子，在细菌对吞噬细胞和中性粒细胞的免疫逃逸中发挥作用[64]。除介导细胞裂解外，许多杀白细胞素具有亚溶解效应，造成细胞外 Ca^{2+} 内流入宿主细胞，并产生促炎细胞因子[65]。

酚溶性调节蛋白（phenol-soluble modulin，PSM）属于葡萄球菌特有的双亲肽家族。PSM 在金黄色葡萄球菌发病机制中具有多种作用，包括细胞裂解、生物膜形成和免疫调节。PSM 可以通过形成养分输送和传播所需的通道来塑造生物膜，然而，PSM 在体内胞外细胞溶解中的作用尚不清楚。与之相反，被吞噬的金黄色葡萄球菌在细胞内产生 PSM 溶解中性粒细胞和成骨细胞，因此，PSM 的作用可能是介导金黄色葡萄球菌地细胞内免疫逃逸[66]。这种毒性蛋白产生的体系会对不同的条件做出反应，了解这一机制将有助于更好地控制葡萄球菌感染。T 细胞 SAg 代表了由金黄色葡萄球菌产生的最大外毒素家族。由于其极端稳定性和对人类的高毒性，其中一些 SAg 被列为生物恐怖主义的特定制剂［如葡萄球菌肠毒素 B（staphylococcal enterotoxin B，SEB）］[46]。SAg 可大致分为三类，即葡萄球菌肠毒素、葡萄球菌肠毒素样超抗原和中毒性休克综合征毒素 –1。这些 SAg 的主要作用似乎是免疫逃避。SAg 是高效的 T 细胞有丝分裂原，可刺激多达 50% 的 T 细胞[67]。SAg 诱导的 T 细胞增殖之后，T 细胞处于一种失能状态，即激活的 T 细胞未能增殖和（或）发生凋亡。SAg 是金黄色葡萄球菌操纵宿主免疫系统以阻止产生功能性适应性免疫的众多方式之一。葡萄球菌蛋白 A（staphylococcus protein A，SpA）是唯一已知由金黄色葡萄球菌产生的 B 细

胞超级抗原。在静脉感染过程中，SpA 通过与免疫球蛋白结合来阻止对细菌的调理吞噬作用，并阻碍特异性金黄色葡萄球菌抗体的产生[46, 68]。

最近，细胞外囊泡（extracellular vesicle，EV）的形成已被证明在细菌毒力和致病机制中发挥重要作用。EV 是纳米级（20～500nm）的球形双层膜囊泡，有时与被称为纳米棒或纳米管的丝状结构相关联。细菌 EV 包覆多种蛋白质并影响宿主 – 病原体相互作用，但 EV 的生物发生机制仍知之甚少。然而，由于 EV 转移各种各样的分子货物，而日益被认识到是重要的介质。20 世纪 60 年代，EV 首次被观察到，即细菌分泌的外膜囊泡（outer membrane vesicle，OMV）。由于 OMV 运输多种毒力因子，起到免疫调节剂的作用，因此可能在细菌致病机制中发挥重要作用[69]。例如，金黄色葡萄球菌产生和释放 OMV，包装细胞质、细胞壁相关蛋白和膜蛋白，以及糖共聚物和分泌蛋白，包括 α- 溶血素、杀白细胞素、酚溶性调节蛋白、超抗原和酶，从而表现出一种分泌途径，可实现无细胞的细胞间通讯[70]。此外，OMV 的产生可能是金黄色葡萄球菌将其分泌物中的毒素和其他成分输送到宿主细胞的一种机制，同时也保护 OMV 的腔内容物不被降解或中和。此外，含毒素的金黄色葡萄球菌 OMV 可在小鼠中引发皮肤屏障破坏，其具有类似特应性皮炎的皮肤炎症特征[71, 72]。报道称，外膜囊泡产生在暴露于环境应激源如抗生素、氧化应激、铁耗尽和侧链基因转移（通过 RNA 或 DNA）后，这表明 OMV 产生可能是金黄色葡萄球菌在宿主环境中生长的一种适应机制[73]。

2. 铜绿假单胞菌毒力因子

铜绿假单胞菌拥有令人印象深刻的毒力因子库，可以启动感染并在宿主体内持续存在。因子库包括分泌因子，如弹性蛋白酶、蛋白酶、表面表达的铁卟啉结合蛋白、磷脂酶 C、氰化氢、外毒素 A（exotoxin A, ExoA）和外酶 S（exoenzyme S, ExoS），还包括细胞相关因子，如脂多糖、鞭

毛和菌毛[74]，这些因子的表达受到严格调控。在铜绿假单胞菌中已经鉴定出五种蛋白质分泌系统（Ⅰ型、Ⅱ型、Ⅲ型、Ⅴ型和Ⅵ型），每种系统都具有不同的功能[75]。Ⅱ型系统（typeⅡ system，T2SS）有时被称为一般性分泌途径，促进在周质中已经折叠的大型分泌蛋白（包括一些多聚体）的外膜转运[76]。ExoA 是铜绿假单胞菌通过 T2SS 释放到细胞外基质中的高毒性毒力因子。在渗透培养板上，ExoA 降低了Ⅱ型肺泡上皮细胞培养物的跨上皮阻力并增强了细胞旁通透性，表明上皮完整性发生改变[77]。大多数铜绿假单胞菌菌株产生毒力因子外毒素，利用许多革兰阴性致病菌常见的注射器样装置直接注射到目标细胞的细胞质中。在Ⅲ型分泌系统（typeⅢ secretion system，T3SS）控制下，针状的蛋白质复合体将毒性蛋白质（也称为效应蛋白）直接注入宿主细胞的细胞质中[78, 79]。迄今为止，由铜绿假单胞菌 T3SS 产生的四种效应物已被鉴定，它们是 ExoS 和 ExoT（具有氨基末端 GTP 酶活化蛋白活性和羧基末端二磷酸腺苷核糖转移酶活性的双功能毒素），ExoU（一种磷脂酶）和 ExoY（腺苷酸环化酶）[80]。一旦进入宿主上皮细胞的细胞质，来自 T3SS 的外毒素诱导细胞坏死或凋亡，从而有利于破坏上皮屏障[79]。铜绿假单胞菌的持续生存也可能通过与细胞内蛋白和（或）结构相互作用，改变上皮的完整性和修复进程[80]。主要遗传分化集群（Ⅰ型和Ⅱ型）在其Ⅲ型系统上有所不同。大多数菌株用不同的相关毒素编码 ExoS（第Ⅰ组）或 ExoU（第Ⅱ组），而这也影响了铜绿假单胞菌对上皮细胞的入侵和（或）细胞毒性。生成 ExoS 但不生成 ExoU 的铜绿假单胞菌菌株已经证明可以侵入上皮细胞并在其内生存。最近，Ⅵ型系统（typeⅥ system，T6SS）已被描述。该系统的功能是"刺伤"其他铜绿假单胞菌细胞，导致细胞死亡，被认为用于菌株内的竞争[81]。铜绿假单胞菌还产生一系列细菌素，称为绿脓菌素（S 型、R 型和 F 型），可杀死铜绿假单胞菌的其他敏感菌株，也被认为

用于菌株内竞争[82-84]。

皮肤伤口愈合的复杂生物学过程是通过精确和高度程序化的事件完成的，铜绿假单胞菌感染可导致这些伤害无法愈合，从而成为慢性伤口[85, 86]。真皮成纤维细胞和角质形成细胞在伤口愈合过程的上皮再生中发挥着重要作用，铜绿假单胞菌通过释放毒力因子来延迟伤口修复的增生期，其中，毒力因子导致层足结构、应力纤维、局灶粘连的减少或丧失，肌动蛋白细胞骨架的破坏，从而引起表皮层内细胞形态的改变[83, 87, 88]。此外，研究报道称，铜绿假单胞菌感染与细胞间接触的中断和细胞连接的丢失有关[89]。鼠李糖脂是铜绿假单胞菌产生的一类糖脂，在其他生物中常被认为是细菌表面活性剂。铜绿假单胞菌是鼠李糖脂最有力的生产者，鼠李糖脂有助于通过紧密连接相关的改变造成上皮屏障破坏。例如，铜绿假单胞菌弹性蛋白酶通过诱导几种基质金属蛋白酶从非活性酶前体转化为活性酶以促进胶原蛋白降解，而通过降解Ⅰ型和Ⅳ型胶原蛋白来改变皮肤、气道和角膜上皮的细胞外基质[85]。铜绿假单胞菌强力地黏附脱落的支气管上皮细胞和基底层，而基底层主要由层粘连蛋白组成，具有与细胞表面结合的硫酸肝素相互作用的肝素结合域。在人类皮肤伤口中，铜绿假单胞菌能够在入侵真皮之前定植于表皮上层，导致表皮丧失和皮肤结构去角质化及基底膜部分丧失[90]。

（三）细菌对宿主细胞的侵袭

可以认为，由于金黄色葡萄球菌的感染频率、可塑性和耐药性，关于肌肉骨骼感染的大多数研究都集中在金黄色葡萄球菌。如前所述，金黄色葡萄球菌拥有大量毒力和免疫逃避因子，有利于其作为共生菌或致病菌的双重生存方式。更重要的是，金黄色葡萄球菌展示出一个由大量基因构成的复杂调控网络，其中许多基因仍未为人所知。调节因子间交叉传递信息，从而使该物种能够快速切换毒力因子，以适应不断变化的微环

境并在其中生存[91]。金黄色葡萄球菌传统上被认为是一种胞外致病菌，然而，它已被证明可以通过隐藏在非吞噬性和吞噬性宿主细胞中来逃避抗生素和宿主的防御措施[92]。高达 8% 的金黄色葡萄球菌菌种能够在暴露后 0.5h[93] 和 2h[94] 内侵入非吞噬细胞，如成骨细胞。将成骨细胞与金黄色葡萄球菌以 1∶1 的配比进行干预，足以在 2h 内诱导约 10% 的成骨细胞群死亡，而 70% 的成骨细胞群在体外接种后 8h 内死亡[93]。

金黄色葡萄球菌通过表面的纤连蛋白结合蛋白结合成骨细胞表面的纤连蛋白而内化，而纤连蛋白结合蛋白也与整合素二聚体 $\alpha_5\beta_1$ 分子相连接[95]。尽管金黄色葡萄球菌内化进宿主细胞使其能够规避在细胞内无抗菌活性的抗生素，并避免与活化的吞噬细胞相互作用，然而据报道，金黄色葡萄球菌也可以在中性粒细胞和巨噬细胞的吞噬下存活，在这些细胞内停留 5～7 天[93]。虽然金黄色葡萄球菌在巨噬细胞中的比例高于成骨细胞（100 倍），但在成骨细胞中存活的比例明显高于巨噬细胞[96, 97]。与吞噬细胞（如巨噬细胞）的蛋白水解酶活性相比，非专职吞噬细胞无法有效破坏细菌，内化可能同样适用于其他非专职吞噬细胞。金黄色葡萄球菌对成骨细胞的侵袭和持续存在参与骨髓炎的发病机制[94, 98, 99]。Hamza 等[99] 的一项研究表明，当体外的大鼠成骨细胞感染了金黄色葡萄球菌，接着注射到大鼠体内，细胞内的细菌可以引起开放性骨折的感染。值得注意的是，其他葡萄球菌（如表皮葡萄球菌）的临床分离株的侵袭率要低得多。同时，存活的内化细菌和生物膜中的部分细菌采用了小菌落变异表型（small colony variant-like phenotype，SCV），其特征是缓慢的生长动力学，低水平的细胞毒性因子分泌，使其能够长期存活[100-102]。与野生型细菌相比，SCV 表现出较高的细胞内持久生存和较低的抗生素敏感性，这可能与其较低的细胞毒性有关[96, 103]。细菌的跨膜电位对摄取带正电粒子（如 AMP 和抗生素）至关重要。然而，当野生型细菌转化为 SCV 时膜电位降低，这种变化可能会间接降低抗生素的杀菌活性[104]。此外，在细菌离开原始宿主细胞后，SCV 能够迅速恢复为野生型，并表现出高毒力、侵袭性表型，从而感染新细胞。这可能有助于解释为什么慢性骨髓炎患者会反复感染。据报道，宿主细胞死亡有部分原因是由金黄色葡萄球菌诱导的细胞内 ROS 和过氧化氢水平的增加。值得注意的是，除了 ROS 的显著变化外，金黄色葡萄球菌内化入成骨细胞还导致 IL-6 和 IL-12、巨噬细胞趋化蛋白 1、IL-8、IP-10、RANTES、RANK-L 和前列腺素 E_2（能够促进破骨细胞生成和骨吸收的重要细胞因子）[105, 106] 的产生显著增加，以及碱性磷酸酶表达的减少[93]。因此，在定植于植入物或组织表面之前，内化细菌诱导细胞活性降低，随后发生凋亡和（或）宿主细胞坏死[107]。此外，破骨细胞被激活，骨吸收增加，骨稳态被破坏[96]。

最近发现了一种关于免疫侵袭和持续性的机制是细菌入侵骨的亚微米级的骨陷窝–小管的多孔系统[108]。这项研究表明，金黄色葡萄球菌能够在这个系统内定植和增殖，这要求金黄色葡萄球菌变形到 0.2μm 的人小。此外，BrdU 免疫电镜证实入侵前沿的细菌细胞正在积极增殖，而不是持续处于休眠状态。这一发现令人惊讶，因为金黄色葡萄球菌被认为是一种不动细菌，不具有已知的主动迁移机制。值得关注的是，在封闭几何形状的管腔或裂隙内，细菌免于免疫细胞的攻击，并且细菌可能通过溶解相邻的骨矿物质基质作为营养来源而存活数年。细菌在骨陷窝–小管的多孔系统中的入侵程度尚不清楚，但可能是导致感染骨外科清创术失败的主要因素。

四、表面的细菌黏附

"表面竞争"的概念被引入来描述宿主细胞和细菌之间在植入物表面黏附、繁殖和定植的竞争。植入物的成功根本在于其在宿主组织内的快速整合，而且有证据表明，即时整合对防止细菌黏附和定植至关重要。如果宿主细胞在竞争中获胜，细胞与植入物表面之间就会形成稳定的界面；如果细菌黏附发生在组织修复之前，宿主的防御能力往往不能阻止细菌表面定植和生物膜形成[2, 109]。细菌表面是一种高度特化的细胞器，其主要目的之一是促进黏附。表面接合的反应变化意义深远，可影响细菌代谢、呼吸及定植相关和毒力特异性基因的调节[109]。外来装置植入为致病菌黏附提供理想平台；但是，细菌在生物材料上黏附的分子和物理相互作用机制尚不清楚。细菌黏附被认为是一个极其复杂的过程，受环境因素（血清蛋白、流体力学条件、温度、细菌浓度、暴露时间、抗生素）、细菌因素（革兰阳性或革兰阴性、表面势能和电荷、外膜分子受体表达）及材料表面因素（化学成分、粗糙度、表面形貌、表面势能和电荷等）的影响（图 2-2）。每个因素的性质都是相互关联的，因此引入了许多复杂性。流体流动条件被认为是强烈影响附着细菌数量及后续生物膜结构和性能的主导因素。一般认为，较高的剪切速率会导致较高的剥离力，从而减少附着细菌的数量，同时使生物膜更致密、更薄。表面粗糙度、质地和可湿性被认为是生物材料最重要的表面因素；然而，促进宿主细胞黏附和增殖所需的配置也为病原体的生长提供有利的条件[110]。以植入物表面的骨整合为例，表面粗糙度增加与周围骨组织的整合更快、更牢固相关。然而，大多数细菌研究表明，表面粗糙度增加与黏附细菌数量呈正相关[110, 111]。

一般来说，细菌更倾向在表面生长，而不是在其周围的液相中。运动是众多细菌行为的核心，如生物膜形成、毒力和宿主定植。细菌能够利用能量依赖性细胞机制来移动和定植于植入物表面，例如，细菌利用鞭毛能直接主动地控制移动的位置（运动型）。而依赖于环境和相关力学

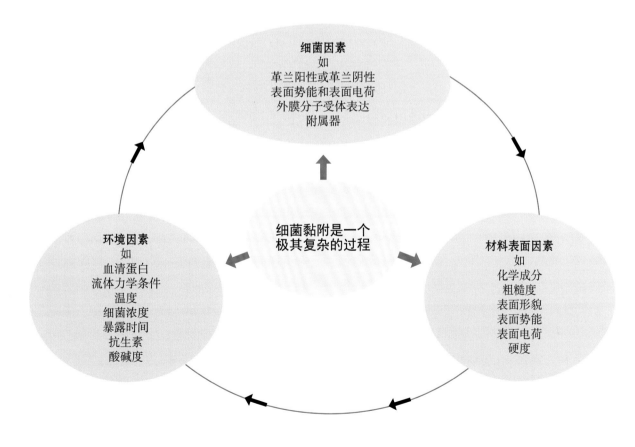

▲ 图 2-2　细菌黏附是一个极其复杂的过程，涉及环境因素、细菌因素和材料表面因素，所有因素相互关联

条件的被动移动，其结果是随机和有限的运动（非运动型）。主动运动包括游动、群集、抽动和滑动，尽管许多细菌物种的主动运动机制各异，仍有待充分阐明。游动依赖于鞭毛，群集发生在成群的鞭毛亢进细菌一起跨表面移动时，抽动依赖于Ⅳ型菌毛的伸展和收缩，滑动是细菌连续、平滑的移动，可以是单独或成群，可以用线性或旋转的方式。铜绿假单胞菌生有鞭毛，是一种运动型微生物。而金黄色葡萄球菌历来被认为是非运动型微生物，但最近的研究表明，金黄色葡萄球菌通过散布树突与PSM的辅助下在软琼脂上移动[112]。

细菌黏附开始于细菌细胞最初被吸引到表面，然后细菌与表面发生吸附和附着。黏附可以被描述为一个两阶段过程，包括初始、瞬时、非特定和可逆的物理阶段（第一阶段）和随时间变化、特定、不可逆的分子和细胞阶段（第二阶段）[2,4]。在第一阶段，从整体物理化学角度来看，细菌黏附可通过长距离（>50nm）、非特定的相互作用力、作用于植入物表面高度局部区域且距离<5nm的特定作用力来介导。许多细菌因其与非生物型和生物型表面的相互作用和黏附过程中的流体行为被视为胶体，因为细菌细胞的表面特性通常与胶体相似，如0.5~2μm大小和形态[113]。体相流体中的浮游细菌在附着到表面之前是自由悬浮的，细菌移动或被移动到材料表面的长距离相互作用力包括物理力 [如流体流动（布朗运动）]、质量传输过程（如流体对流、扩散和沉降），以及范德华力、重力、表面静电荷和疏水相互作用。细菌的运动也可由可扩散（"趋化性"）或表面结合（"趋触性"）的化学因子浓度梯度来引导，这些化学因子被称为趋化因子（如氨基酸、糖、寡肽）。短程相互作用包括建立化学键、离子、偶极和疏水相互作用。趋化性几乎存在于所有微生物中，通过调节细胞黏附成分和为细胞 – 细胞及细胞 – 表面相互作用做准备来调控细菌在表面的生长。细菌通过长距离相互作用

力被输送到植入物表面，当与植入物表面接触更紧密时，短程相互作用力变得更具影响。特异性和非特异性相互作用均可能在细胞附着在生物材料表面（或抵抗自生物材料表面剥离）的能力中发挥重要作用[2,4,114]。在第二阶段，细菌表面结构和生物材料之间的分子特异性反应占据主导。一旦微生物到达材料表面附近，物理和化学相互作用决定其附着，根据细菌和生物材料表面及水相的复杂相互影响，其结果可能是吸引的，也可能是排斥的[4]。非生物型材料表面的初始黏附通常是非特异性的。黏附因子是细菌黏附的表面受体，而且细菌可能具有多种不同的黏附因子，适用于不同的表面[114,115]。除了黏附因子外，黏附还通过细菌表面聚合的丝状细胞附属物发生，包括荚膜、鞭毛、菌毛和菌毛样黏附结构[116]。在第二阶段之后，适当的营养供应下，细菌菌株能够分泌EPS并形成生物膜，促进不可逆附着（图2-3）。

相反，细菌对宿主组织的黏附在初始阶段可能具有高度特异性。金黄色葡萄球菌携带大量致病因子，这些致病因子不仅包括前文描述的可促进组织损伤和远隔部位疾病的外酶和毒素，还包括促进细胞和组织定植的表面黏附因子。细菌对细胞外基质（extracellular matrix，ECM）分子的黏附已被详尽的回顾[117]，金黄色葡萄球菌拥有丰富的黏附因子库，包括细胞壁锚定（cell wall-anchored，CWA）微生物表面蛋白（识别黏附基质分子），以及可分泌扩充的黏附分子（进一步调解对ECM蛋白黏附）[118]。细胞壁锚定表面蛋白具有多重功能，其功能不仅包括黏附宿主细胞和组织，还包括入侵非吞噬细胞、形成生物膜和逃避宿主免疫反应。金黄色葡萄球菌可以表达多达24种不同的CWA蛋白，这些CWA蛋白通过被称为分选酶的转肽酶与细胞壁肽聚糖共价结合[97,119]。CWA蛋白在金黄色葡萄球菌与其宿主在共生状态和感染期间的相互作用中均有至关重要的作用；然而，在大多数情况下，人们对这

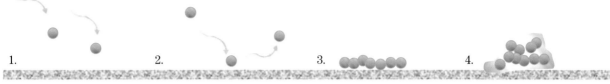

1.	2.	3.	4.
运输	可逆的黏附	不可逆的黏附	细菌定植和突发的特性

第一阶段距离＞50nm
非特异和可逆

1. 物理力，如液体对流、扩散、沉降
2. 范德瓦耳斯力
3. 引力
4. 表面静电荷
5. 疏水相互作用

第二阶段距离＜5nm
特异相互作用

1. 物理性或化学性与非生物型表面的黏附
2. 基于凝集素或黏附素与生物型表面的黏附（如 CWA）

EPS 沉积和
生物膜形成

▲ 图 2-3 细菌（球菌）对植入物表面的初始黏附

些 CWA 蛋白如何与免疫途径相互作用缺乏了解，它们激活 T 细胞的能力也有待于完全确立。根据分子结构及其排列，金黄色葡萄球菌的 CWA 蛋白被分为四个家族，微生物表面成分识别黏附基质分子（microbial surface components recognizing adhesive matrix molecule，MSCRAMM）家族、近铁转运（near iron transport，NEAT）模体家族、三螺旋束家族和 G5-E 重复家族。表皮葡萄球菌和金黄色葡萄球菌表达数十种 MSCRAM，具有与人类基质蛋白（如胶原蛋白、纤连蛋白、玻连蛋白、弹性蛋白、凝血酶原、血管性血友病因子和纤维蛋白原）相结合的能力[120]。细菌还拥有模块化黏附素，通常以协作的方式接合多个表面受体，从而产生极高的结合亲和力。例子包括纤连蛋白结合蛋白 A，其通过形成 β- 拉链与纤连蛋白结合[121]。拉链样的结合机制保证了细菌和宿主细胞之间富有成效的相互作用，并常启动非吞噬细胞对细菌的摄取。另一种更即时的利用拉链样机制触发细菌摄取的方式，以铜绿假单胞菌表面凝集素 LecA 为例，它通过结合鞘糖脂 Gb3 与宿主脂质膜形成直接拉链，从而触发膜弯曲并促进细菌侵入[109, 122]。纤维蛋白原和纤连蛋白结合在疾病发展中的作用被认为是至关重要的。金黄色葡萄球菌凝集因子 A（clumping factor A，ClfA）

是一种主要的葡萄球菌黏附素和 Fg 结合蛋白。因此，ClfA 介导葡萄球菌与固定的纤维蛋白原或纤维蛋白涂层表面结合，促进细菌与组织、血凝块及非生物型生物材料表面的黏附[123, 124]。值得注意的是，CWA 蛋白也在免疫细胞逃避中发挥作用。金黄色葡萄球菌产生三种干扰免疫球蛋白（immunoglobulin，Ig）沉积的蛋白质，最有名的是 CWA 蛋白 A（Spa）。Spa 与 IgG 的 Fc 片段和 V_H3 型 B 细胞受体的 Fab 部分结合，在金黄色葡萄球菌表面形成非特异 Ig "伪装层"，阻止受体介导的吞噬作用，导致细菌逃避宿主免疫反应[125, 126]。这些 CWA 蛋白的例子目前仍不详尽的，但应该足以证明，尽管细菌黏附素独特地适应于完成特定生态位的定植，但支撑其功能的机制在不同的细菌物种中也是非常保守的。值得注意的是，CWA 蛋白已被提议作为制作疫苗的靶点。

（一）环境因素

环境因素影响细菌黏附，包括流体流动条件、温度、暴露时间、细菌浓度、化学处理和抗生素[2, 4, 114]。决定黏附的一个主要因素是毗邻表面的流体流动。以最简单的配体 / 受体介导的附着为例，可以形成化学键的数量将是配体和受体密度的函数。如果每个键都需要一个特定的力来打断，细菌和表面之间化学键数量将决定附着的细菌将能够抵抗的剪切应力。因此，在较高的流速下，细菌黏附降低已被明确确定，其中较高的剪切力与较高的细菌脱离率相关。Katsikogianni 等[127] 研究细菌对几种基质成分的黏附，显示随着剪切力从 150/s 增加到 1500/s，黏附性细菌的数量显著减少。然而，注意到存在促进细菌附着到表面的最佳流速也很重要，因此在输送速率和作用在细菌上的力之间存在平衡[128]。例如，Mohamed 等[129] 报道，在受体 / 细胞数量较多的情况下，金黄色葡萄球菌在胶原蛋白涂层盖片上的黏附率在剪切速率为 50/s～300/s 是增加的，而在 500/s 以上的剪切速率下才会减少。相反，表面上的低水平细菌浓度也可以引发宿主免疫调节反应，从而防止感染。这被称为"植入物感染悖论"，胜任的免疫系统除了使得局部组织在低浓度细菌存在的情况下具有附着、扩散和生长的能力，还能够防止细菌定植。相比之下，不耐受的免疫系统无法形成强大的局部组织反应，使植入物表面更容易受到入侵[130]。例如，葡萄球菌属已被证明在体外接种量＜10 个细菌的情况下附着于医疗植入物。然而，在免疫力强的个体中，由于竞争定植的"表面竞赛"理论，这可能不足以在体内建立强健的生物膜[131-133]。当细菌数量较多时，细菌浓度与表面黏附性呈正相关，细菌浓度越高，植入物表面覆盖程度越高[131, 132]。

除了表面的疏水相互作用外，Lewis 酸碱相互作用也促进细菌的黏附。因此，铜绿假单胞菌和金黄色葡萄球菌的最适 pH 都是弱酸性的（pH 4～6）。偏离这些值会导致对基质的黏附下降[134, 135]。假单胞菌属在 pH 为 6、零电荷点（总体上没有吸引和排斥的静电力）显示出与医用级钛的最佳黏附性[134]。越来越多的证据表明，包括在铜绿假单胞菌中，eDNA 除了降低细菌生物膜的环境 pH 外，还有助于细菌对底物黏附[136]。

环境 pH 增加与黏附降低有关，因此 eDNA 在生物膜内创造的酸性环境非常有利于细菌黏附性[134, 136]。此外，酸性 pH 与 eDNA 产量的增加和随后细菌对底物的黏附[137] 及促进铜绿假单胞菌的细菌耐药表型[136] 有关。

Khelissa 等[138] 证明了温度和暴露时间均对金黄色葡萄球菌在不锈钢和聚碳酸酯的基质上的黏附有显著影响，温度和暴露时间任意因素的增加都会导致黏附的增加。例如，环境生长温度从 20℃ 上升到 37℃ 与细菌疏水性增加有关，从而促进了金黄色葡萄球菌和铜绿假单胞菌中疏水作用发生黏附[138, 139]。接近 37℃ 的人体核心体温会持续促进细菌对非生物型基质的黏附。然而，温度升高至超过这一最适温度会导致黏附下降，这被推测是由于高温降低细菌活力。Pavlovsky 等[140] 证明了 45℃ 和 60℃ 的热处理分别抑制了表皮葡萄球菌的细胞繁殖和活性，与 37℃ 相比，后者使生物膜产量下降一个数量级。暴露时间延长加上温度升高降低了金黄色葡萄球菌的电子供体特性，影响了金黄色葡萄球菌的酸碱相互作用，从而减弱了细菌与基质之间的排斥性酸碱相互作用，提升黏附[138]。Derjaguin、Verwey、Landau 和 Overbeek（DLVO）理论定量地描述了带电表面之间通过液体介质的相互作用力，并结合了范德瓦尔斯吸引力和所谓反离子层静电排斥力的影响。然而，由于 Lewis 酸碱相互作用对金黄色葡萄球菌黏附的深刻影响，该理论不能像应用于铜绿假单胞菌那样准确应用于金黄色葡萄球菌[139]。最后，根据细菌的抗生素敏感性和抗生素浓度，抗生素的存在减少细菌黏附[2, 141]。

（二）生物材料的表面性质与表面改性

根据细菌和材料表面的表面特性，细菌一旦接触到材料就能够进行相互作用。临床上使用的现代医疗设备包括种类广泛的生物材料，包括天然衍生材料、合成材料、半合成材料和由多种形式的金属、陶瓷和聚合物组成的复合材料。表面特性如表面化学性质、粗糙度、表面能和表面电荷等已知是影响细菌在植入物表面的初始黏附和生物膜形成的主要因素[142]。为了提高聚合物的生物相容性，采用等离子体处理技术对聚合物进行表面改性，通常会产生大量的官能基团和化学交联剂，并且这种处理往往会导致表面的严重降解，导致表面粗糙度和异质性增加。然而，其他表面改性技术如应用聚合物涂层[143]或金属离子介导涂层[144]，已被用于修饰聚合物表面，并显示出显著的杀菌效果。此外，还可以观察到这些表面随时间变化的构象重排，所有这些都会影响细菌的反应。Oh 等[145]研究了基质疏水性和ζ电位对细菌病原体金黄色葡萄球菌和大肠埃希菌初始阶段的动力学和动力学的综合影响，发现细菌黏附在带正表面电荷的亲水性基质最多，其次是负表面电荷的疏水性基质，而在负表面电荷的亲水基质最少。Katsikogianni 等[146]研究发现，在受控流动条件下表皮葡萄球菌对具有特定化学功能材料的反应，并证明材料表面自由能的增加显著降低了亲水的表皮葡萄球菌菌株的黏附。因此，通过改造表面化学性质如改变表面电荷和疏水性可以显著影响细菌黏附和聚集[147]。

表面粗糙度对宿主细胞反应的影响（特别是在牙科和矫形植入物中）已被广泛研究，通常被描述为平均表面粗糙度（Ra）和表面粗糙度均方根（Rq）。大体可以认为，植入物表面粗糙度可调节免疫细胞的反应，调控骨细胞的增殖、分化和细胞外基质蛋白的沉积，而更粗糙的表面可促进骨整合[148]。因此，表面粗糙度和"表面竞赛"是细菌黏附和随后的生物膜形成的另一个重要影响因素。到目前为止，不同的学者报道了涉及表面粗糙的程度促进或阻碍细菌黏附的矛盾结果。例如，Lucas 等研究了聚甲基丙烯酸甲酯表面粗糙度和血链球菌黏附的关系，发现表面粗糙度降低与细菌黏附减少直接相关[149]。此外，Li 等[150]还发现与光滑和抛光的表面相比，表面粗糙度的增加对细菌黏附具有积极作用，促进链球菌属黏

附。然而，其他研究人员发现，表面粗糙度和细菌黏附要么没有相关性，要么逆相关[151]。

在自然界中，植物、昆虫和海洋动物等生物有机体通过进化出各种具有微米级和纳米级的具有自净、防污和抗菌特性的纹理表面，以动态适应恶劣的自然环境[152]。因此，通过研究自然表面（如树叶、翅膀、眼睛、腿和皮肤）的表面形貌，启发科学家开发出一些特殊的生物医学植入物表面，其能够调节最初的细菌黏附和微生物积聚、增殖。Ivanova 等的一项开创性研究发现蝉翼的纳米结构和铜绿假单胞菌在蝉翼表面的黏附相关[153]。此研究确定蝉翼表面存在纳米柱式排列，并显示其直接穿透细菌的杀菌效果。在 Keheller 等的后续研究中[154]，揭示蝉翼的杀菌性能与其表面纳米形貌的规模密切相关。在这一发现的鼓舞下，近年来，尝试模仿自然界中发现的纳米突起导致了新型合成材料的开发以限制细菌感染，如二氧化钛（titanium dioxide，TiO_2）纳米柱[155]。该研究发现，仿生的 TiO_2 纳米柱诱导革兰阳性菌和革兰阴性菌包膜的变形和穿透，并表明纳米柱的抗菌性能由氧化应激介导，并不一定需要细菌裂解来诱导细胞死亡。其他受自然启发的聚合生物材料表面修饰也显示出对抗细菌定植有良好前景的结果。例如，与光滑表面相比，添加 TiO_2 纳米颗粒的光催化鲨鱼皮样式聚合物表面显著减少了大肠埃希菌的黏附和失活[156]。因此，进一步了解生物体如何限制细菌黏附，无疑将继续鼓舞对抗细菌黏附和杀菌特性的新型生物材料开发。

五、生物膜形成

生物膜是功能性多层微生物群落，群落黏附在非生物型或生物型表面并组织在一个自产的外聚物基质内部。值得注意的是，生物膜也可以作为非表面聚集物存在。生物膜的形成是导致感染慢性化和不可复原性的主要致病机制。生物膜是由蛋白质、细菌自溶释放的 eDNA、脂质和多糖

组成的复杂混合物，在细菌生命周期中进行生化修饰，围绕细菌群落以作为保护屏障。在生物膜内，细菌细胞发展成结构和功能异质性类似于多细胞生物体的有组织复杂群落，其中水通道充当基本的循环系统。此外，细胞间信号分子的释放（群体感应）诱导种群内细菌通过改变与生物膜分化有关的基因表达模式做出一致反应[2, 4]。由于液体 - 生物膜界面附近氧气和营养物质丰富，该处细胞的代谢非常活跃同时也容易受到抗生素和其他抗菌治疗的影响。然而，生物膜屏障内的细胞经历营养物质和氧气的扩散梯度。例如，氧气通过生物膜的扩散速率只有通过水的扩散速率的 60%，而且氧气和营养物质在通过生物膜扩散时也会被积极消耗[157, 158]。此外，氧气也会被攻击生物膜的多形核白细胞消耗[159]。在液体 - 生物膜界面两侧同时也建立起 pH 梯度，在铜绿假单胞菌中，这个梯度的范围是从微菌落中心的 5.5 到体液附近的 7[160]。因此，深层的细菌经历饥饿诱发的休眠并形成持久性细胞，持久性细胞在代谢上不活跃，结果可以在非常高的抗生素暴露水平下存活。此外，扩散受限的传输方式导致生物膜接触到的抗生素存在浓度梯度，不适宜浓度的抗生素只能造成次优杀伤，这已被证明了可以通过增强生物膜形成来提高细菌耐药性。

许多形成生物膜的生物体中的研究表明，生物膜形成是二阶段过程，包括最初的黏附期（细菌在表面黏附）和随后的成熟期（三维结构演变），两个过程在生理上相异，需要其特定因素参与。典型生物膜的生命周期包含一个早期的浮游阶段，细胞不可逆转地附着在生物材料和（或）组织表面。成熟期需要细菌细胞间的聚集，并在此期间进行细菌分裂和积累[161]。成熟生物膜内细胞产生的化合物可以诱使生物膜回到浮游状态。因此，最终的脱离期（或称分散期）包含各种机制下单个细胞或细胞团的脱离，被认为是细菌传播到人体内新感染位点的关键。分散性因子（如蛋白酶、DNA 酶和表面活性分子）促进生物

膜分散，例如，金黄色葡萄球菌从生物膜内释放的 PSM 多肽有助于细菌细胞的扩散和新生物膜在远处的定植[162]。生物膜形成可经由环境条件改变而改变，如磷饥饿、氮饥饿、氯化钠浓度增加、脱水、酸碱度、温度、细菌运动和宿主衍生因素，导致胞外多糖的产生和巩固的黏附[163]。

（一）金黄色葡萄球菌生物膜形成

金黄色葡萄球菌和表皮葡萄球菌是植入物相关感染的主要病原学媒介。金黄色葡萄球菌菌株已被证明可以根据环境条件调节不同类型基质的产生，从而使它们能够在多糖生物膜和蛋白质生物膜之间轻易切换[164]。细菌的糖和蛋白质表面结构对它们在感染部位的持久存在起着重要作用，是细胞活性、毒力和逃避宿主防御的关键介质。葡萄球菌生物膜的 EPS 还含有 eDNA、蛋白质（从裂解细胞和宿主蛋白质中释放）和淀粉样纤维[165]。葡萄球菌生物膜的主要多糖包括荚膜多糖（capsular polysaccharide，CP）、胞壁磷壁酸（cell wall teichoic acid，WTA）和胞间多糖黏附素 / 聚（1–6）–N- 乙酰氨基葡萄糖［polysaccharide intercellular adhesin/poly-ß（1–6）-N-acetylglucosamine，PIA/PNAG］[166]，在定植、致病机制和逃避宿主免疫防御方面都发挥着不同作用，而且每一种都被作为抗菌干预和治疗靶点而被研究。

1. 荚膜多糖

多糖类荚膜是一种在多种细菌菌种细胞表面发现的结构。EPS 经常参与介导细菌与其环境之间的直接相互作用，因此在细菌致病的重要机制中发挥着关键作用，尤其是生物膜形成和免疫逃避。EPS 可以分为 CP（多糖与细胞表面紧密相连）和黏液多糖（多糖与细胞松散相连），区分这些形式通常是困难的。CP 是高度水合性分子，由重复的单糖通过糖苷键连接组成的同质或异质聚合物[167]，被认为在防脱水、黏附、抵抗非特异宿主免疫 / 特异性宿主免疫及调节分子通过细

胞表面的扩散中发挥作用。引起侵袭性疾病的细菌产生作为基本毒力因子的 CP，就人类病原菌而言，已鉴定出大量不同的荚膜分型，并且某些 CP 或 K 抗原与特定感染有关[168]。大多数金黄色葡萄球菌的临床分离株能够产生 CP。例如，金黄色葡萄球菌 CP（CP5 和 CP8）已被证明具有抗吞噬特性，使细菌能够在感染者的血液和组织中持续存在[91]。细菌表面 CP 产生有效地掩盖病原体及其表面相关蛋白使其不被吞噬细胞识别，如调理素。此外，细胞外纤维蛋白原结合蛋白（extracellular fbrinogen-binding protein，Efb）的分泌有效阻止吞噬细胞对病原菌的吸收。Efb 通过结合细菌表面的补体 C3b 和纤维蛋白原在细菌周围形成纤维蛋白原保护罩。CP5 的 O- 乙酰化使金黄色葡萄球菌对人中性粒细胞的调理吞噬性杀伤更具抵抗力[169]。研究证明，纯化的 CP8 可以在体外激活 $CD4^+T$ 细胞。而纯化的 CP5 和 CP8 与佐剂一起给大鼠注射时，促进了腹腔内脓肿的形成[170]。如上所述，宿主 TLR 在先天和获得性免疫反应中至关重要，因其能够感知入侵病原菌，为促炎症细胞因子反应的产生提供信号并激发 Th1 和 Th17 反应。CP 通过干扰 TLR2 识别脂蛋白来掩盖金黄色葡萄球菌中 TLR2 的活性。由于 CP5 和 CP8 的活性，CP5 和 CP8 联合疫苗被认为是多价葡萄球菌疫苗的重要组成，目前包括已进入早期临床试验的多组分疫苗在内有许多多价疫苗正在进行试验[171]。

2. 多糖胞间黏附素 / 聚 N- 乙酰氨基葡萄糖

细菌附着在表面后开始相互粘连，迅速倍增并形成多细胞聚集体。葡萄球菌使用两种胞外聚合物来介导细胞间的黏附：PIA 和表面蛋白。在生物膜形成过程中，EPS 内的阳离子 PIA 形成细胞外基质，将细胞连接在一个纤维网内，建立生物膜团块及其对机械应力的抵抗性[172]（图 2-4）。PIA 中由 N- 乙酰氨基葡萄糖残基的脱乙酰化引入暴露的带正电荷 NH_3^+ 基团是关键，因为它允许基质中的分子通过静电相互作用附着到带负电

荷的细菌细胞表面[173, 174]。照此推测，PIA 对生物膜的形成至关重要。PIA/PNAG 被认为是一种由许多微生物产生的高度保守的多糖抗原，并在生物材料表面的黏附中发挥关键作用[164]。

PIA 是一种部分脱乙酰化带正电荷的 PNAG，其合成受 icaADBC 基因位点的调控。IcaADBC 基因在生物膜形成中起着重要的作用，其中 N- 乙酰氨基葡萄糖基转移酶由 icaA 基因编码并负责 PIA 产生，而 icaD 参与增强酶的活性以完成 PIA 的表型表达[175]。EPS 也被 IcaD 蛋白部分（15%～20%）脱酰化[176]。聚 -N- 乙酰 -d- 氨基葡萄糖（Poly-N-acetyl-d-glucosamine，GlcNAc）是一种核心多糖单位，通过 β-1, 6- 糖苷键连接，它在许多微生物中都有表达，包括革兰阴性细菌和革兰阳性细菌、真菌和原生动物寄生虫，但其在哺乳动物中未发现表达[177]。如前所述，细菌表面蛋白活性与 PIA 一样，对于生物膜发展也是至关重要的。表面蛋白［如生物膜相关蛋白、表面蛋白 G（sarface protein G，SasG）、细胞外黏附蛋白和纤维连接蛋白结合蛋白］可以促成细胞间的黏附。金黄色葡萄球菌 SasG 与生物膜形成所需的积累相关蛋白（accumulation-associated protein，Aap）密切相关。SasG 的 G5–E 结构域通过蛋白酶去除 Aap 的 N 端 A 结构域或通过 SasG 的 G5–E 结构域内的有限裂解而暴露[166, 178]。这使得位于相邻细胞上的蛋白质之间发生特定的亲水性相互作用，从而促进细胞聚集和生物膜积累[179]。

3. 细胞壁磷壁酸

革兰阴性菌和革兰阳性菌之间的主要区别之一是有无外膜。革兰阴性细菌含有一层外膜，通过过滤毒性分子来保护生物体，同时作为蛋白质和多糖的锚定支架，其上的蛋白质和多糖介导病原体与其环境之间相互作用。相反，革兰阳性细菌没有外膜，而是将细菌包裹在由厚层组成的复杂细胞外壳中。这种外壳在结构上各不相同，但都包含肽聚糖（peptidoglycan，PG）层，这是一种由线性碳水化合物（聚糖）链通过连接的肽之

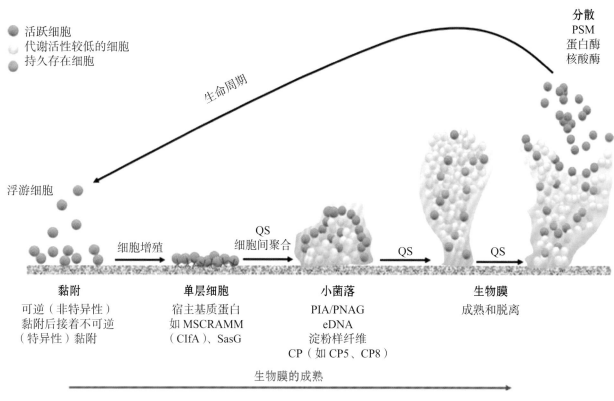

▲ 图 2-4　金黄色葡萄球菌生物膜形成、成熟和扩散阶段

细胞通过疏水性相互作用附着到非生物型表面，或者通过表面蛋白以特定的方式与覆盖在植入的医疗装置上的宿主基质蛋白结合。生物膜在增殖 / 成熟阶段的生长伴随着细胞 - 细胞 - 黏附基质成分（如 PIA、eDNA 和蛋白质）及破坏因子（如 PSM 和降解性分泌酶）的产生。破坏因子也会导致脱离，释放有助于播散的 PSM、蛋白酶和核酸酶。QS. 群体感应；MSCRAMM. 微生物表面成分识别黏附基质分子；CIfA. 金黄色葡萄球菌凝集因子 A；SasG. 表面蛋白 G；PIA/PNAG. 胞间多糖黏附素 / 聚（1，6）- N - 乙酰氨基葡萄糖；eDNA. 细胞外 DNA；CIP. 荚膜多糖；PSM. 酚溶性调节蛋白

间的共价键相互连接的交联基质[180]。PG 基质对于革兰阳性细菌生存是必不可少的，许多革兰阳性细菌的 PG 层被称为 WTA 的阴离子糖聚合物密集功能化，而 WTA 是一种用 GlcNAc 修饰的核糖醇 - 磷酸盐表面聚合物。磷壁酸（teichoic acid，TA）是最丰富的 PG 连接聚合物，由金黄色葡萄球菌的所有菌株产生。然而，WTA 结构在革兰阳性细菌中高度多样化，并且通常是菌株或菌种特异的。TA 有两种类型：脂质 TA，锚定在质膜上并从细胞表面延伸到 PG 层；WTA，共价连接到 PG 上并延伸至穿过细胞壁和细胞壁之外。它们共同在细胞表面产生"负电荷的连续体"。由于其位置、丰度和多阴离子性质，WTA 发挥着多方面的作用，包括细胞壁的维持和塑形、细胞分裂、PG 合成、离子动态平衡、自溶、定

植和细菌耐药性[181]。此外，WTA 及其连接的取代基促成细菌细胞表面电荷和疏水性，影响细胞外分子的结合，从而在保护细菌免受有害威胁上发挥作用，如从抗菌性表面活性剂到溶菌酶[182]。WTA 是糖和醇磷酸盐的聚合物，与 EPS 类似，与定植和生物膜形成有关。然而，由于其普遍存在和共价表面连接，WTA 通常不被认为是 EPS。WTA 不是金黄色葡萄球菌的体外生长所必需，但其 D- 丙氨酸酯介导了细菌与组织和生物材料表面的相互作用，目前已表明，缺乏 WTA 的细菌形成生物膜的能力降低[183]。此外，一些动物研究已经证实 WTA 缺乏的细菌会减弱对宿主的定植和感染[180, 184]。丙氨酸酯被认为是毒力因子，因为其缺失会减弱致病性，但不会造成重大的细胞缺陷，而且 D- 丙氨酸酯的过度表达会增加金

黄色葡萄球菌的毒力[185]。也有人提出，WTA 可以作为金黄色葡萄球菌的"免疫斗篷"，防止抗体识别和调理素作用细胞壁[181]。因为哺乳动物组织中没有 PG，但在细菌表面发现 PG 含量很高，表示 PG 可能是免疫系统的理想靶点，对细胞有重要意义。Gautam 等最新的研究报道了由于促成排斥 PG 靶向的抗体，WTA 具备一项之前未被认识到的免疫逃避作用。多种类别的人类免疫受体识别金黄色葡萄球菌 WTA 上的聚糖修饰，并已被证明具有重要的免疫刺激活性，而且针对金黄色葡萄球菌的人类抗体中有很大比例是针对 WTA 的[182]。目前尚不清楚 MRSA 的免疫逃逸能力是否是由与 WTA 相关的优势表面抗原表位的变化所致。例如，WTA（和 LTA）上的 d-ala 残基促成对阳离子抗菌肽（如防御素或抗菌肽）的抵抗性，以及对糖肽类抗生素（如万古霉素和替考拉宁）的耐药性。由于其在发病机制中的重要性，WTA 是对抗耐药细菌感染的新疗法的靶标。事实上，第一种具有 WTA 活性的抗生素已被报道。

4. 群体感应

细菌与细菌间的交流依赖的多功能化学信号寡肽（称为自诱导因子），在被称为群体感应的过程中调节细菌的基因表达。群体感应使细菌群组同步地改变其行为，以响应种群密度和菌种组成的变化。协调一致的细菌群组行为包括生物发光、毒力因子产生、次级代谢产物产生、DNA 摄取的竞争和生物膜形成[186]。当单个细菌单独行动时，这些过程是无效的。群体感应介导的细菌间交流现在被认为是细菌世界的常态，就像人类之间的语言一样，这些信号在不同菌种间有所不同。在繁殖周期中，单个细菌会合成自诱导因子。革兰阳性细菌的自诱导因子是由肽组成，必须使用 ATP 结合盒（ATP-binding cassette，ABC）转运系统主动运输通过 PG 细胞壁。自诱导因子在被产生出来时从单个细胞移出，随着细胞密度的增加，自诱导因子在细胞外环境中的浓度会上

升，直到超过细胞内浓度阈值。在这个"临界规模"浓度下，产生的阈值使细胞内的自诱导因子在能量上不适合离开细胞，导致自诱导因子与其受体结合，然后这种复合体起到诱导或抑制靶基因表达的作用。这种毒力因子产生的细胞密度依赖性调节方式被认为是一种保护性手段，可以在积累足够的细菌数量之前防止宿主对入侵细菌的反应。

群体感应对于确保生物膜形成三个阶段的进度至关重要。金黄色葡萄球菌群体感应系统包括两个调节系统，即辅助基因调节因子（accessory gene regulator，Agr）系统和 LuxS 系统。Agr 基因位点由两个不同的转录本（RNAⅢ和 RNAⅢ）组成，分别由两个不同的启动子（P2 和 P3）启动，并产生一种通讯分子，称为自诱导肽（autoinducing peptide，AIP）[187]。一旦 AIP 达到临界浓度，就会启动调节性的级联反应并表达大量的毒力因子。因此，Agr 对毒力因子的上调是疾病发展的必要条件，α- 毒素是其中最突出的毒素之一。P2 操纵子包含 agrBDCA 和编码 RNAⅡ转录本，而 P3 驱动 Agr 基因位点效应分子（RNAⅢ）的转录。P2 和 P3 转录增加似乎可以导致细胞内 RNAⅢ浓度上升，这反过来也增加了分泌的毒力因子表达（如 α- 溶血素）。相反，Agr 对 PSM 和微生物表面成分的下调与生物膜形成和留置医疗装置上细菌定植的增强有关。此外，Agr 功能异常与持久的金黄色葡萄球菌菌血症相关[188]。感染起初，低细菌细胞密度和随后 Agr 的低表达导致组织最初定植所需的表面蛋白产生增加。一旦感染确立后，细菌就会增长到更高的细胞密度，需要更多的食物来源并通过 Agr 依赖的上调胞外降解酶、杀白细胞素和外毒素的表达以增加对宿主防御的保护[188]。有趣的是，亚抑菌浓度的抗生素已被证明可以增加 Agr 的表达和能源消耗成本，也被推测为医院内感染分离菌株中观测到的 Agr 功能障碍突变种形成的驱动因素。Agr 对生物膜相关感染的影响存在分歧，如 Agr 对生物膜结构化和生物膜感染散播所必需

的，但 Agr 功能障碍导致生物膜形成增强，在这种情况下反而可能对细菌有利。因此，Agr 系统功能障碍的菌株通常是从植入装置感染中分离出来的[189]。最近，水杨酸已被证明通过 Agr 基因位点影响群体感应系统，限制细菌细胞从生物膜内逃逸，同时在成熟的生物膜中保持高生物体量，提高对抗生素的耐药性，使感染对推荐的抗生素疗法不敏感[162]。

LuxS 的调节作用是在研究生物发光调节机制的背景下发现的，并从那时起被认为在细菌中广泛使用的群体感应系统。LuxS 系统采用称为 AI-2 的自诱导因子，是一种呋喃酰硼酸二酯分子。金黄色葡萄球菌的数种表型，如荚膜合成、生物膜形成、抗生素敏感性和毒力，都与 AI-2 调节有关[188, 190, 191]。

（二）铜绿假单胞菌的生物膜形成

由于其重要的临床意义，铜绿假单胞菌生物膜是研究最多的单一菌种生物膜之一，多年来，关于铜绿假单胞菌生物膜已经取得的许多重要进展。例如，尽管进行了严格的清洁和消毒程序，铜绿假单胞菌附着在导尿管、引流管、植入物或镜片时，将会造成严重感染[192]。如此，铜绿假单胞菌在患者内植入装置相关感染和组织感染的定植及产藻酸盐的黏液变种的出现，也被认为是一个预后不良的指标，为使用当前治疗策略根除这些感染带来了极大的挑战[193]。

铜绿假单胞菌使用鞭毛在液体中快速游泳，在生物膜形成过程中，这种运动性参与初始定位和对固体表面的附着[194]。生物膜成长分为五个阶段发展：①可逆的附着，即活动的（浮游的）细菌细胞使用鞭毛附着到表面；②不可逆的附着，细菌细胞通过细胞长轴更牢固地与表面连接；③微菌落形成，细菌细胞聚集并分泌基质成分；④生物膜成熟，其特征是大菌落和液体通道的形成；⑤分散。在铜绿假单胞菌附着在表面之前，可以看到其沿着表面游动，几乎就像在搜寻

合适的位置进行初始接触。一旦附着，原核细胞有能力使用一种与鞭毛无关的运动在表面上移动，也称为抽动，由Ⅳ型纤毛的伸展和回缩提供动力。铜绿假单胞菌抽动时，沿其轴线呈直线型移动，并且只以大群组的形式活动（群集），表明这是一种集群行为。菌毛回缩传动器可以产生高达 100pN 的力，然而，如此大的力如何驱动细胞体移位，或者任何表面活性微生物如何能够直行，目前尚不清楚[195]。野生型、非黏液性铜绿假单胞菌的生物膜形成通过特异的步骤进行。随着单个细菌细胞黏附到表面，接着细胞抽动形成团块或微菌落，随后细菌继续增殖并形成由几层堆叠的细胞组成的成熟生物膜。细胞占生物质的 10%，产生 EPS 来组成生物膜的 90%。eDNA 是铜绿假单胞菌生物膜成长的另一个重要结构成分，提供了多方面的作用，如促成在基质中形成阳离子梯度（通过高度带负电荷的 DNA 与阳离子如 Mg^{2+}、Ca^{2+}、Mn^{2+} 和 Zn^{2+} 的螯合作用)[196]；作为饥饿期间的营养源，促进抽动运动，协调细胞移动，并赋予细菌耐药性[197]。

铜绿假单胞菌能够产生包括 Psl、Pel 和藻酸盐在内的多种 EPS，它们被认为参与了铜绿假单胞菌生物膜结构的表面附着、形成和稳定性。这些多糖的化学结构和生物合成机制并不相同。Pel 是一种富含 N- 乙酰氨基葡萄糖和 N- 乙酰氨基半乳糖的多糖，在微酸性 pH 下呈阳离子，与基质中的 eDNA 相互作用。Psl 由含有甘露糖、甲基戊糖和葡萄糖的中性戊多糖亚单位组成，而藻酸盐是古洛糖醛酸和甘露糖醛酸组成的带负电荷乙酰化聚合物。铜绿假单胞菌产生三种 EPS 的能力，每种 EPS 在生理 pH 下具有不同的电荷，这可能提高了铜绿假单胞菌生物膜的适应性，以在不同的条件下保持生物膜结构和（或）保护细胞免受抗生素的伤害[198]。DPS 在不同的铜绿假单胞菌菌株生物膜中含量不同，其中 Pel 和 Psl 在非黏液表型中占主导地位，而藻酸盐的过量生产以黏液表型为特征[199]。由于 Psl 和 Pel 是近期

发现的，这两种 EPS 的生物合成机制还不是很确定，藻酸盐生物合成的许多方面仍然不清楚。Psl EPS 对于非黏液型和黏液型菌株的生物膜形成初始步骤是必要的，Psl 以螺旋状排列固定在细胞周围，从而增强细胞迁移、细胞间相互作用和细胞表面黏附。在成熟的生物膜中，其位于蕈形微菌落的外围[74]。Psl 提供即时保护作用以对抗生物膜制剂和广谱抗生素，特别是在生物膜形成的早期阶段[200]。因此，Psl 在发病过程中提供生存优势。目前，关于 Pel 的空间组织和在微集落形成中的作用仍不清楚。Pel 已被证明可以促进生物膜对氨基糖苷类抗生素的耐受性[201]，而正电荷赋予了重要的功能特征，如通过离子相互作用在生物膜柄区域内交联 eDNA[198]。eDNA 与其他阳离子胞外多糖（如 PNAG）的交联可能是生物膜结构完整性的重要通用机制，而 Pel 与宿主聚合物（如透明质酸和黏蛋白）的交联和结合对增强疾病的发病机制有重要意义，而这两者在感染部位都很活跃。然而，Pel/eDNA 相互作用的重要性目前尚不清楚，也是一个活跃的研究领域。藻酸盐的重要功能包括生物膜成熟、免受吞噬作用和调理素作用，以及减少抗生素在生物膜基质中的扩散[202]。此外，藻酸盐可以极大地影响生物膜特性，如黏弹性、生物体积、细胞密度和架构，以及细胞间相互作用、细胞聚集和表面附着[203]。

人们对铜绿假单胞菌生物膜基质蛋白的特性和功能所知甚少。研究最多的是细胞外黏附素 CdrA，在浮游条件下其通过 Psl 相互作用促进聚集体的形成，帮助稳定和保持生物膜结构的完整性，并且已被证明在没有 EPS 的情况下也能促进细菌聚集[204, 205]。尚无其他基质蛋白被发现对铜绿假单胞菌生物膜的结构稳定性起作用。据报道，在生物膜硬度中，Ecotin 蛋白促成细菌防御以对抗中性粒细胞弹性蛋白酶[206]和 Fap 淀粉样蛋白[207]。铜绿假单胞菌产生两种小型可溶性凝集素，即半乳糖凝集素 LecA 和 LecB（也

称 PAI-L 和 PAII-L），与半乳糖、岩藻糖及相应的寡糖和多糖结合。凝集素的主要功能是在感染期间调节与宿主的附着。例如，LecA 参与入侵宿主细胞和细胞毒性，而 LecB 减少呼吸道上皮的纤毛搏动[208, 209]。LecA 诱导肠道和呼吸道上皮细胞的渗透性增加，使 ExoA 等有细胞毒性的胞外产物能够进入宿主细胞[210]。凝集素 LecA 和 LecB 主要位于细胞质中，均与非生物型表面的生物膜形成有关，尽管其潜在的机制目前尚不清楚。最近，针对铜绿假单胞菌可溶性生物膜基质的多项蛋白质组学分析鉴定出了细胞外膜（outer membrane，OM）孔蛋白 OprF（一种丰富的基质蛋白）[211]，孔蛋白是完整的 OM 蛋白，构成带电溶质可以通过的亲水性通道；然而，OprF 的作用被研究得相对较少。Song 等近来报道，OprF 是铜绿假单胞菌在生物膜形成的附着阶段感受表面硬度所必需的[212]。此外，在针对铜绿假单胞菌感染的免疫反应中，OprF 结合补体系统的 C3b，标记细菌以供宿主巨噬细胞和中性粒细胞吞噬。T 细胞产生的干扰素 –γ（Interferon-γ，IFN-γ）可直接与铜绿假单胞菌 OprF 结合，形成 IFN-γ-OprF 复合体，激活 rhl QS 系统，导致 LecA 的表达上调并合成绿脓菌素[213]。Pel 多糖、eDNA 的产生及 QS 体统控制下绿脓菌素的产生对生物膜成熟有关键意义。此外，绿脓菌素分子通过诱导细菌细胞裂解以促进 eDNA 的释放。绿脓菌素与 eDNA 结合，增加其溶液黏度，从而影响生物膜基质与环境的物理化学相互作用，并促进细胞聚集[214]。总体而言，这种分子和细胞相互作用与其他聚合物物质相结合，构建坚固和成熟的生物膜。

1. 细菌的脱离和分散

细菌生物膜的分散可分为三个不同的阶段：①细胞从生物膜菌落脱离；②细胞移位到新位置；③细胞附着到新位置的底物。细菌的脱离和分散或有效地从生物膜中逃逸，是一个涉及大量环境信号、信号传导通路和效应器的复杂过程[215]。营养饥饿、氧分压、温度、渗透压、pH

及蛋白质是诱导细胞脱离（包括整合宿主因子）的环境信号。此外，种间 AMP、群体感应信号或基质降解酶都是参与这过程的效应器例子[216]。分散的细胞经对流沿着固体表面移动，然后重新附着到表面的新位置，在这里形成新的生物膜菌落。这可能导致从分散的生物膜菌落中出现卫星菌落的飘带。生物膜分散的机制基本上可以分为主动分散和被动分散两大类。主动分散依赖于细胞内环鸟苷二磷酸（cyclic diguanylate，c-di-GMP）水平降低，导致产生降解生物膜基质和促进分散的酶。该反应通常是由环境变化触发的，通过激活磷酸二酯酶（phosphodiesterases，PDE），使 c-di-GMP 水平降低，导致基质降解酶的产生，引起分散[158]。有趣的是，细胞内低 c-di-GMP 浓度促进浮游生活方式，而高浓度则刺激以生物膜的方式生存[217]。相反，被动分散是由物理破坏或通过酶降解产生的，而酶降解依赖于直接从细胞释放的触发因素。这两种机制都可以导致单个细胞或生物膜团块的释放[218]。被动分散不依赖于 c-di-GMP 浓度，而生物膜从表面的物理脱离通过四项机制：①磨耗（固体颗粒与生物膜碰撞）；②捕食，涉及活化的真核细胞捕食者清除细胞；③流体剪切造成的侵蚀；④流体剪切造成大片生物膜脱落[219]。播散，也称为中心空化，是指从生物膜菌落内部形成的空腔中快速释放大量单细胞或小细胞簇[220]。

在主动和被动分散过程中，生物膜细胞都会产生基质降解酶，如糖苷酶、蛋白酶和脱氧核糖核酸酶[209]。特别是，生物膜基质降解酶分散蛋白 B 是一种 β- 氨基己糖苷酶，通过水解 PNAG 的 β-1, 6- 糖苷键，在体外给药时可使生物膜体量减少 85%，从而对许多革兰阴性病原菌有效[221]。虽然 dispersin B 主要在放线菌中研究，但同源基因也存在于其他几种细菌的基因组中。铜绿假单胞菌糖苷水解酶 PelA 在诱导分散时产生，而且外源性给予 PelA 和 PslG 可诱导生物膜分散，阻止生物膜形成[222]。在铜绿假单胞菌黏液型菌株

中，藻酸盐裂解酶降解内源性基质成分并介导生物膜细胞脱离，因此其过表达可加速生物膜的脱离和细胞脱落[223]。

对抗生物膜相关感染的一个潜在方法是诱导生物膜分散，从而增强细胞对抗生素的敏感性。降低 c-di-GMP 浓度不一定是通过上调 PDE，其本身并不一定会导致生物被膜的分散[158, 224]。最先被确定为铜绿假单胞菌生物膜分散剂的分子之一是一氧化氮，尽管具备毒性，但其可以在低浓度下诱导分散，使细胞对抗生素治疗敏感[225]。重金属如铁、氯化汞、硝酸银和砷酸钠等会分散铜绿假单胞菌的生物膜。虽然氯化汞和砷酸钠的使用因其高毒性而受到质疑，但硝酸银和银纳米粒子是目前热门的研究领域。营养物质突然增加和营养物质枯竭一样会在体外诱导生物膜的分散，据报道，在葡萄糖耗尽 24h 后铜绿假单胞菌生物膜的生物量减少 60%[158, 226]。如上所述，dispersin B 可以高效分散生物膜。而研究表明，与单独使用任何一种抗生素相比，dispersin B 与头孢孟多酯钠或三氯生联合使用可提高生物膜（金黄色葡萄球菌和表皮葡萄球菌）的根除效果[227, 228]。与单独使用妥布霉素相比，dispersin B 和妥布霉素联合使用可使金黄色葡萄球菌生物膜中的细菌数量减少 7500 倍，而细胞数量仅减少 40 倍[229]。此外，一款以分散素 B 为基础的伤口喷雾剂在体内能够将 MRSA 生物膜根除 80%，而银质创面敷料只能根除 14%[230]。

2. 群体感应

与金黄色葡萄球菌相似，铜绿假单胞菌进入群体感应（quorum sensing，QS）模式是为了应对细胞密度的变化或由于环境诱因和应激，并涉及自诱导因子的产生、分泌和积累。正如对金黄色葡萄球菌的描述，一旦达到其临界浓度，自诱导因子就会与调节蛋白相结合形成复合体，复合体就会诱导或抑制目标基因的表达。与金黄色葡萄球菌一样，QS 与毒力因子产生、应激耐受性、代谢调整和宿主 – 微生物互作的调节有关[231]。

简略地说，铜绿假单胞菌有四种不同的 QS 系统，即 Las、Rhl、PQS 和 IQS，分别产生各自胞内同源的自诱导因子，即 N-3- 氧 – 十二酰基 -L-高丝氨酸内酯（N-3-oxo-dodecanoyl-L-homoserine lactone，3O-C12-HSL）、N- 丁酰基 -L- 高丝氨酸内酯（N-butyryl-L-homoserine lactone，C4-HSL）、2- 庚基 -3- 羟基 -4- 喹诺酮（2-heptyl-3-hydroxy-4-quinolone，HHQ）和 2–（2- 羟基苯基）– 噻唑 –4– 甲醛 [2–（2–hydroxyphenyl）-thiazole-4-carbaldehyde，IQS]。这些系统的功能相互依赖，并且都已被证明在发病机制及参与生物膜形

成的基本要素的产生中发挥重要作用[232]。例如，3O-C12-HSL 和 C4-HSL 分别结合并激活其同源转录因子 LasR 和 RhlR，诱导生物膜形成和各种毒力因子表达，包括弹性蛋白酶、蛋白酶、绿脓菌素、凝集素、鼠李糖脂和毒素[233]。QPS 系统能够通过蛋白 PqsA 和 PqsD 调节生物膜形成并诱导外源性扩散[234]。最后，由于鼠李糖脂具有坏死特性，因此依赖 QS 产生的鼠李糖脂在中和中性粒细胞的攻击中具有关键作用[235]。这一描述并不详尽，只是简要地总结铜绿假单胞菌高度复杂的 QS 系统（图 2-5）。

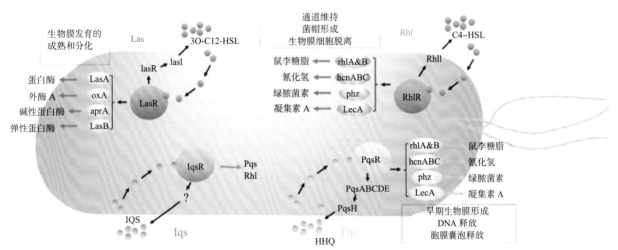

▲ 图 2–5 铜绿假单胞菌的四个 QS 系统，即 Las、Rhl、Pqs 和 Iqs，分别产生自诱导因子 3O-C12-HSL、C4-HSL、HHQ 和 IQS

本图展示每个系统产生毒力因子的样例及各个系统在生物膜成熟中的作用。关于 IQS 系统的机制和作用、ambABCDE 在其调节中的作用（如果有的话）仍有许多争议[236]

参考文献

[1] Trampuz A, Osmon DR, Hanssen AD, Steckelberg JM, Patel R. Molecular and antibiofilm approaches to prosthetic joint infection. Clin Orthop Relat Res. 2003; (414):69–88.

[2] Ribeiro M, Monteiro FJ, Ferraz MP. Infection of orthopedic implants with emphasis on bacterial adhesion process and techniques used in studying bacterial-material interactions. Biomatter 2012;2(4):176–194. https://doi.org/10.4161/biom.22905.

[3] Hoiby N, Ciofu O, Johansen ZJ, Song C, Moser PO, Jensen et al. The clinical impact of bacterial biofilms. Int J Oral Sci. 3(2) (2011):55–65.

[4] Katsikogianni M, Missirlis YF. Concise review of mechanisms of bacterial adhesion to biomaterials and of techniques used in estimating bacteria-material interactions. *Eur Cell Mater. 2004 Dec 7; 8():37–57.*

[5] Turner IG, Pilliar RM, Srichana T, Domb AJ, Lacroix D, Planell JA, et al. Sterility and Infection. In: Narayan R, ed. Biomedical Materials. New York, NY: Springer Science, 2009:239–258.

[6] Menkin, V. Studies on inflammation: VII. Fixation of bacteria and of

particulate matter at the site of inflammation. *J. Exp. Med.* 53, 647–660 (1931).

[7] Gristina, A. G. Implant failure and the immuno-incompetent fibroinflammatory zone. Clin. Orthop. Relat. Res. 298, 106–118 (1994).

[8] Schierholz, J. M. & Beuth, J. Implant infections: a haven for opportunistic bacteria. J. Hosp. Infect. 49, 87–93 (2001).

[9] Christo, S. N., Diener, K. R., Bachhchuka, A., Vasilev, K. & Hayball, J. D. 2015. Innate Immunity and Biomaterials at the Nexus: Friends or Foes. Biomed Res Int, 2015, 342304.

[10] C. J. Nonckreman, S. Fleith, P. G. Rouxhet, and C. C. Dupont-Gillain, "Competitive adsorption of fibrinogen and albumin and blood platelet adhesion on surfaces modified with nanoparticles and/or PEO," Colloids and Surfaces B: Biointerfaces, vol. 77, no. 2, pp. 139–149, 2010.

[11] C. J. Wilson, R. E. Clegg, D. I. Leavesley, and M. J. Pearcy,

"Mediation of biomaterial-cell interactions by adsorbed proteins: a review," Tissue Engineering, vol. 11, no. 1–2, pp. 1–18, 2005.

[12] Marongiu L, Gornati L, Artuso I, Zanoni I, Granucci F. 2019. Below the surface: the inner lives of TLR4 and TLR9. J Leukoc Biol. 106:147–160.

[13] Szaba, F. M. & Smiley, S. T. 2002. Roles for thrombin and fibrin(ogen) in cytokine/chemokine production and macrophage adhesion in vivo. Blood, 99, 1053–9.

[14] Xu, L. C. & Siedlecki, C. A. 2007. Effects of surface wettability and contact time on protein adhesion to biomaterial surfaces. Biomaterials, 28, 3273–83.

[15] M. Ghasemzadeh, Z. S. Kaplan, I. Alwis et al., "The CXCR1/2 ligand NAP-2 promotes directed intravascular leukocyte migration through platelet thrombi," Blood, vol. 121, no. 22, pp. 4555–4566, 2013.

[16] G. Nimeri, L. Öhman, H. Elwing, J. Wetter? and T. Bengtsson, "The influence of plasma proteins and platelets on oxygen radical production and F-actin distribution in neutrophils adhering to polymer surfaces," Biomaterials, vol. 23, no. 8, pp. 1785–1795, 2002.

[17] L. Liu, H. Elwing, A. Karlsson, G. Nimeri, and C. Dahlgren, "Surface-related triggering of the neutrophil respiratory burst. Characterization of the response induced by IgG adsorbed to hydrophilic and hydrophobic glass surfaces," Clinical and Experimental Immunology, vol. 109, no. 1, pp. 204–210, 1997.

[18] E.–C. Shen, T.–C. Chou, C.–H. Gau, H.–P. Tu, Y.–T. Chen, and E. Fu, "Releasing growth factors from activated human platelets after chitosan stimulation: a possible bio-material for platelet-rich plasma preparation," Clinical Oral Implants Research, vol. 17, no. 5, pp. 572–578, 2006.

[19] S. Chen, J. A. Jones, Y. Xu, H.–Y. Low, J. M. Anderson, and K. W. Leong, "Characterization of topographical effects on macrophage behavior in a foreign body response model," Biomaterials, vol. 31, no. 13, pp. 3479–3491, 2010.

[20] K. Garg, S. A. Sell, P. Madurantakam, and G. L. Bowlin, "Angiogenic potential of human macrophages on electrospun bioresorbable vascular grafts," Biomedical Materials, vol. 4, no. 3, Article ID 031001, 2009.

[21] T. Oviedo-Socarrás, A. C. Vasconcelos, I. X. Barbosa, N. B. Pereira, P. P. Campos, and S. P. Andrade, "Diabetes alters inflammation, angiogenesis, and fibrogenesis in intraperitoneal implants in rats," Microvascular Research, vol. 93, pp. 23–29, 2014.

[22] J. Coia, G. Duckworth, D. Edwards, M. Farrington, C. Fry, H. Humphreys, C. Mallaghan, D. Tucker, J.W.P.o.t.B.S.o.A. Chemotherapy, Guidelines for the control and prevention of meticillin-resistant Staphylococcus aureus (MRSA) in healthcare facilities, Journal of hospital infection, 63 (2006) S1–S44.

[23] Dantes R, Mu Y, Belflower R, Aragon D, Dumyati G, Harrison LH, Lessa FC, Lynfield R, Nadle J, Petit S, Ray SM, Schaffner W, Townes J, Fridkin S, Emerging Infections Program– Active Bacterial Core Surveillance MRSA Surveillance Investigators. National burden of invasive methicillin-resistant Staphylococcus aureus infections, United States, 2011. JAMA Intern Med. 2013 Nov 25; 173(21):1970–8.

[24] Chambers HF, Deleo FR. Waves of resistance: Staphylococcus aureus in the antibiotic era. Nat Rev Microbiol. 2009 Sep; 7(9):629–41.

[25] K.E. Bachta, J.P. Allen, B.H. Cheung, C.–H. Chiu, A.R. Hauser, Systemic infection facilitates transmission of Pseudomonas aeruginosa in mice, Nature communications, 11 (2020) 1–13.

[26] N. Spernovasilis, M. Psichogiou, G. Poulakou, Skin manifestations of Pseudomonas aeruginosa infections, Current Opinion in Infectious Diseases, 34 (2021) 72–79.

[27] O. Ciofu, T. Tolker-Nielsen, Tolerance and resistance of Pseudomonas aeruginosa biofilms to antimicrobial agents—how

P. aeruginosa can escape antibiotics, Frontiers in microbiology, 10 (2019) 913.

[28] R. Roy, M. Tiwari, G. Donelli, V. Tiwari, Strategies for combating bacterial biofilms: A focus on anti-biofilm agents and their mechanisms of action, Virulence, 9 (2018) 522–554.

[29] Z. Pang, R. Raudonis, B.R. Glick, T.–J. Lin, Z. Cheng, Antibiotic resistance in Pseudomonas aeruginosa: mechanisms and alternative therapeutic strategies, Biotechnology advances, 37 (2019) 177–192.

[30] D. Dey, L.G. Kavanaugh, G.L. Conn, Antibiotic substrate selectivity of Pseudomonas aeruginosa MexY and MexB efflux systems is determined by a Goldilocks affinity, Antimicrobial Agents and Chemotherapy, 64 (2020).

[31] Muthukrishnan G, Masters EA, Daiss JL, Schwarz EM. Mechanisms of Immune Evasion and Bone Tissue Colonization That Make Staphylococcus aureus the Primary Pathogen in Osteomyelitis. Curr Osteoporos Rep. 2019;17(6):395–404. https://doi.org/10.1007/s11914–019–00548–4.

[32] Brinkman V, Reichard U, Goosmann C, Fauler B, Uhlemann Y, Weiss DS, Weinrauch Y, Zychlinsky A. 2004. Neutrophil extracellular traps kill bacteria. Science. 303:1532–1535.

[33] Boeltz S, Amini P, Anders HJ, Andrade F, Bilyy R, Chatfield S, Cichon I, Clancy DM, Dessai J, Dumych T, et al. 2019. To NET or not to NET: current opinions and state of the science regarding the formation of neutrophil extracellular traps. Cell Death Differ. 26:395–408.

[34] Bryzek D, Ciaston I, Dobosz E, Gasiorek A, Makarska A, Sarna N, Eick S, Puklo M, Lech M, Potempa B, et al. 2019. Triggering NETosis via protease-activated receptor (PAR)–2 signaling as a mechanism of hijacking neutrophils function for pathogen benefits. PLoS Pathog. 15:e1007773.

[35] Kang J, Dietz MJ, Li B. 2019. Antimicrobial peptide LL-37 is bactericidal against Staphylococcus aureus biofilms. PLoS One. 14:e0216676. https://doi.org/10.1371/journal. pone.0216676.

[36] Shahrour H, Ferrer-Espada R, Dandache I, Bárcena-Varela S, Sánchez-Gómez S, Chokr A, Martínez-de-Tejada G. 2019. AMPs as anti-biofilm agents for human therapy and prophylaxis. Adv Exp Med Biol. 1117:257–279. https://doi.org/10.1007/978–981–13–3588–4.

[37] Koppen BC, Mulder PPG, de Boer L, Riool M, Drijfhout JW, Zaat S. 2019. Synergistic microbicidal effect of cationic antimicrobial peptides and teicoplanin against planktonic and biofilm-encased Staphylococcus aureus. Int J Antimicrob Agents. 53:143–151. https://doi. org/10.1016/j.ijantimicag.2018.10.002.

[38] Kawai T, Akira S. The role of pattern-recognition receptors in innate immunity: update on Toll-like receptors. Nat Immunol. 2010 May; 11(5):373–84.

[39] Campoccia D, Mirzaei R, Montanaro L, Arciola CR. Hijacking of immune defences by biofilms: a multifront strategy. Biofouling J Bioadh Biofl Res. 35 (10) (2019):1055–1074.

[40] Bayer AS, Speert DP, Park S, Tu J, Witt M, Nast CC, Norman DC. Functional role of mucoid exopolysaccharide (alginate) in antibiotic-induced and polymorphonuclear leukocyte-mediated killing of Pseudomonas aeruginosa. Infect Immun. 1991 Jan; 59(1):302–8.

[41] Krieg DP, Helmke RJ, German VF, Mangos JA. Resistance of mucoid Pseudomonas aeruginosa to nonopsonic phagocytosis by alveolar macrophages in vitro. Infect Immun. 1988 Dec; 56(12):3173–9.

[42] Patel, J. D., Krupka, T. & Anderson, J. M. iNOS-mediated generation of reactive oxygen and nitrogen species by biomaterial-adherent neutrophils. J. Biomed. Mater. Res. A. 80, 381–390 (2007).

[43] Zimmerli, W., Waldvogel, F. A., Vaudaux, P. & Nydeggerm, U. E. Pathogenesis of foreign body infection: description and characteristics of an animal model. J. Infect. Dis. 146, 487–497 (1982).

[44] Franz, S., Rammelt, S., Scharnweber, D. & Simon, J. C. Immune responses to implants – a review of the implications for the design of immunomodulatory biomaterials. Biomaterials 32, 6692–6709 (2011).

[45] Walker TS, Tomlin KL, Worthen GS, Poch KR, Lieber JG, Saavedra MT, Fessler MB, Malcolm KC, Vasil ML, Nick JA. Enhanced Pseudomonas aeruginosa biofilm development mediated by human neutrophils. Infect Immun. 2005 Jun; 73(6):3693–701.

[46] K. Tam, V.J. Torres, Staphylococcus aureus secreted toxins and extracellular enzymes, Gram-Positive Pathogens, (2019) 640–668.

[47] Kusch H, Engelmann S. Secrets of the secretome in Staphylococcus aureus. Int J Med Microbiol. 2014; 304(2):133–41.

[48] A. Ross, H.W. Shoff, Staphylococcal scalded skin syndrome, StatPearls [Internet], (2020).

[49] Nishifuji H, Sugai M, Amagai, M. Staphylococcal exfoliative toxins: molecular scissors of bacteria that attack the cutaneous defense barrier in mammals. J Dermatol. Sci. 49:21–31, 2008.

[50] Bukowski M, Wladyka B, Dubin G. Exfoliative toxins of Staphylococcus aureus. Toxins (Basel). 2010 May; 2(5):1148–65.

[51] Crosby HA, Kwiecinski J, Horswill AR. Staphylococcus aureus Aggregation and Coagulation Mechanisms, and Their Function in Host-Pathogen Interactions. Adv Appl Microbiol. 2016;96:1–41. https://doi.org/10.1016/bs.aambs.2016.07.018.

[52] K. Shettigar, T.S. Murali, Virulence factors and clonal diversity of Staphylococcus aureus in colonization and wound infection with emphasis on diabetic foot infection, European Journal of Clinical Microbiology & Infectious Diseases, (2020) 1–12.

[53] Nygaard TK, Pallister KB, DuMont AL, DeWald M, Watkins RL, Pallister EQ, Malone C, Griffith S, Horswill AR, Torres VJ, Voyich JM. Alpha-toxin induces programmed cell death of human T cells, B cells, and monocytes during USA300 infection. PLoS One. 2012; 7(5):e36532.

[54] Berube BJ, Bubeck Wardenburg J. Staphylococcus aureus α-toxin: nearly a century of intrigue. Toxins (Basel). 2013 Jun; 5(6):1140–66.

[55] Wilke GA, Bubeck Wardenburg J. Role of a disintegrin and metalloprotease 10 in Staphylococcus aureus alpha-hemolysin-mediated cellular injury. Proc Natl Acad Sci U S A. 2010 Jul 27; 107(30):13473–8.

[56] Inoshima I, Inoshima N, Wilke GA, Powers ME, Frank KM, Wang Y, Bubeck Wardenburg J. A Staphylococcus aureus pore-forming toxin subverts the activity of ADAM10 to cause lethal infection in mice. Nat Med. 2011 Sep 18; 17(10):1310–4.

[57] Gill DM. Bacterial toxins: a table of lethal amounts. Microbiol Rev. 1982 Mar; 46(1):86–94.

[58] Alonzo F 3rd, Torres VJ. The bicomponent pore-forming leucocidins of Staphylococcus aureus. Microbiol Mol Biol Rev. 2014 Jun; 78(2):199–230.

[59] Koop G, Vrieling M, Storisteanu DM, Lok LS, Monie T, van Wigcheren G, Raisen C, Ba X, Gleadall N, Hadjirin N, Timmerman AJ, Wagenaar JA, Klunder HM, Fitzgerald JR, Zadoks R, Paterson GK, Torres C, Waller AS, Loeffler A, Loncaric I, Hoet AE, Bergström K, De Martino L, Pomba C, de Lencastre H, Ben Slama K, Gharsa H, Richardson EJ, Chilvers ER, de Haas C, van Kessel K, van Strijp JA, Harrison EM, Holmes MA. Identification of LukPQ, a novel, equid-adapted leukocidin of Staphylococcus aureus. Sci Rep. 2017 Jan 20; 7():40660.

[60] Gravet A, Colin DA, Keller D, Girardot R, Monteil H, Prévost G. Characterization of a novel structural member, LukE-LukD, of the bi-component staphylococcal leucotoxins family. FEBS Lett. 1998 Oct 2; 436(2):202–8.

[61] Reyes-Robles T, Lubkin A, Alonzo F 3rd, Lacy DB, Torres VJ. Exploiting dominant-negative toxins to combat Staphylococcus aureus pathogenesis. EMBO Rep. 2016 Mar; 17(3):428–40.

[62] G.Y. Cheung, J.S. Bae, M. Otto, Pathogenicity and virulence of Staphylococcus aureus, Virulence, 12 (2021) 547–569.

[63] A.T. Tromp, J.A. van Strijp, Studying staphylococcal leukocidins: a challenging endeavor, Frontiers in microbiology, 11 (2020) 611.

[64] A.N. Spaan, J.A. van Strijp, V.J. Torres, Leukocidins: staphylococcal bi-component pore-forming toxins find their receptors, Nature Reviews Microbiology, 15 (2017) 435.

[65] Yanai M, Rocha MA, Matolek AZ, Chintalacharuvu A, Taira Y, Chintalacharuvu K, Beenhouwer DO. Separately or combined, LukG/LukH is functionally unique compared to other staphylococcal bicomponent leukotoxins. PLoS One. 2014; 9(2):e89308.

[66] M. Baldry, M.S. Bojer, Z. Najarzadeh, M. Vestergaard, R.L. Meyer, D.E. Otzen, H. Ingmer, Phenol-Soluble Modulins Modulate Persister Cell Formation in Staphylococcus aureus, Frontiers in microbiology, 11 (2020).

[67] Spaulding AR, Salgado-Pabón W, Kohler PL, Horswill AR, Leung DY, Schlievert PM. Staphylococcal and streptococcal superantigen exotoxins. Clin Microbiol Rev. 2013 Jul; 26(3):422–47.

[68] Falugi F, Kim HK, Missiakas DM, Schneewind O. Role of protein A in the evasion of host adaptive immune responses by Staphylococcus aureus. mBio. 2013 Aug 27; 4(5):e00575–13.

[69] Kim JH, Lee J, Park J, Gho YS. Gram-negative and Gram-positive bacterial extracellular vesicles. Semin Cell Dev Biol. 2015 Apr; 40():97–104.

[70] X. Wang, W.J. Eagen, J.C. Lee, Orchestration of human macrophage NLRP3 inflammasome activation by Staphylococcus aureus extracellular vesicles, Proceedings of the National Academy of Sciences, 117 (2020) 3174–3184.

[71] Hong SW, Choi EB, Min TK, Kim JH, Kim MH, Jeon SG, Lee BJ, Gho YS, Jee YK, Pyun BY, Kim YK. An important role of α-hemolysin in extracellular vesicles on the development of atopic dermatitis induced by Staphylococcus aureus. PLoS One. 2014; 9(7):e100499.

[72] Jun SH, Lee JH, Kim SI, Choi CW, Park TI, Jung HR, Cho JW, Kim SH, Lee JC. Staphylococcus aureus-derived membrane vesicles exacerbate skin inflammation in atopic dermatitis. Clin Exp Allergy. 2017 Jan; 47(1):85-96.

[73] X. Wang, P.F. Koffi, O.F. English, J.C. Lee, Staphylococcus aureus Extracellular Vesicles: A Story of Toxicity and the Stress of 2020, Toxins, 13 (2021) 75.

[74] M.F. Moradali, S. Ghods, B.H. Rehm, Pseudomonas aeruginosa lifestyle: a paradigm for adaptation, survival, and persistence, Frontiers in cellular and infection microbiology, 7 (2017) 39.

[75] E.R. Green, J. Mecsas, Bacterial secretion systems: an overview, Virulence mechanisms of bacterial pathogens, (2016) 213–239.

[76] S.P. Diggle, M. Whiteley, Microbe Profile: Pseudomonas aeruginosa: opportunistic pathogen and lab rat, Microbiology, 166 (2020) 30.

[77] A.O. Azghani, Pseudomonas aeruginosa and epithelial permeability: role of virulence factors elastase and exotoxin A, American journal of respiratory cell and molecular biology, 15 (1996) 132–140.

[78] R.T. Pena, L. Blasco, A. Ambroa, B. González-Pedrajo, L. Fernández-García, M. López, I. Bleriot, G. Bou, R. García-Contreras, T.K. Wood, Relationship between quorum sensing and secretion systems, Frontiers in microbiology, 10 (2019) 1100.

[79] C. Lombardi, J. Tolchard, S. Bouillot, L. Signor, C. Gebus, D. Liebl, D. Fenel, J.-M. Teulon, J. Brock, B. Habenstein, Structural and functional characterization of the type three secretion system (T3SS) needle of Pseudomonas aeruginosa, Frontiers in microbiology, 10 (2019) 573.

[80] G. Horna, C. Amaro, A. Palacios, H. Guerra, J. Ruiz, High frequency of the exoU+/exoS+ genotype associated with multidrug-resistant "high-risk clones" of Pseudomonas aeruginosa clinical isolates from Peruvian hospitals, Scientific Reports, 9 (2019) 1–13.

[81] W.P. Smith, M. Brodmann, D. Unterweger, Y. Davit, L.E. Comstock, M. Basler, K.R. Foster, The evolution of tit-for-tat in bacteria via the

type VI secretion system, Nature communications, 11 (2020) 1–11.

[82] M. Redero, C. López-Causapé, J. Aznar, A. Oliver, J. Blázquez, A.I. Prieto, Susceptibility to R-pyocins of Pseudomonas aeruginosa clinical isolates from cystic fibrosis patients, Journal of Antimicrobial Chemotherapy, 73 (2018) 2770–2776.

[83] Y. Wang, D.T. Graves, Keratinocyte Function in Normal and Diabetic Wounds and Modulation by FOXO1, Journal of Diabetes Research, 2020 (2020).

[84] R.M. Kishk, M.O. Abdalla, A.A. Hashish, N.A. Nemr, N. El Nahhas, S. Alkahtani, M.M. Abdel-Daim, S.M. Kishk, Efflux MexAB-Mediated Resistance in P. aeruginosa Isolated from Patients with Healthcare Associated Infections, Pathogens, 9 (2020) 471.

[85] L. Zulianello, C. Canard, T. Köhler, D. Caille, J.–S. Lacroix, P. Meda, Rhamnolipids are virulence factors that promote early infiltration of primary human airway epithelia by Pseudomonas aeruginosa, Infection and immunity, 74 (2006) 3134–3147.

[86] P.M. Alves, E. Al-Badi, C. Withycombe, P.M. Jones, K.J. Purdy, S.E. Maddocks, Interaction between Staphylococcus aureus and Pseudomonas aeruginosa is beneficial for colonisation and pathogenicity in a mixed biofilm, Pathogens and disease, 76 (2018) fty003.

[87] R.A. Mendoza, J. Hsieh, R.D. Galiano, The impact of biofilm formation on wound healing, Wound healing-current perspectives, 10 (2019).

[88] A.J. Rocha, M.R.d.O. Barsottini, R.R. Rocha, M.V. Laurindo, F.L.L.d. Moraes, S.L.d. Rocha, Pseudomonas aeruginosa: virulence factors and antibiotic resistance genes, Brazilian Archives of Biology and Technology, 62 (2019).

[89] G. Golovkine, E. Reboud, P. Huber, Pseudomonas aeruginosa takes a multi-target approach to achieve junction breach, Frontiers in cellular and infection microbiology, 7 (2018) 532.

[90] M. Garcia, E. Morello, J. Garnier, C. Barrault, M. Garnier, C. Burucoa, J.–C. Lecron, M. Si-Tahar, F.–X. Bernard, C. Bodet, Pseudomonas aeruginosa flagellum is critical for invasion, cutaneous persistence and induction of inflammatory response of skin epidermis, Virulence, 9 (2018) 1163–1175.

[91] C.M. Suligoy, R.E. Díaz, A.–K. Gehrke, N. Ring, G. Yebra, J. Alves, M.I. Gómez, S. Wendler, J.R. Fitzgerald, L. Tuchscherr, Acapsular Staphylococcus aureus with a non-functional agr regains capsule expression after passage through the bloodstream in a bacteremia mouse model, Scientific Reports, 10 (2020) 1–12.

[92] Broekhuizen CA, de Boer L, Schipper K, Jones CD, Quadir S, Vandenbroucke-Grauls CM, Zaat SA. Staphylococcus epidermidis is cleared from biomaterial implants but persists in peri-implant tissue in mice despite rifampicin/vancomycin treatment. J Biomed Mater Res A. 2008 May; 85(2):498–505.

[93] Hamza T, Li B. Differential responses of osteoblasts and macrophages upon Staphylococcus aureus infection. *BMC Microbiol. 2014 Jul 25; 14(1):207.*

[94] Campoccia, D. et al. Orthopedic implant infections: incompetence of *Staphylococcus epidermidis. Staphylococcus lugdunensis*, and *Enterococcus faecalis* to invade osteoblasts. *J. Biomed. Mater. Res.* A 104, 788–801 (2016).

[95] Kubica M, Guzik K, Koziel J, Zarebski M, Richter W, Gajkowska B, Golda A, Maciag-Gudowska A, Brix K, Shaw L, Foster T, Potempa J. Potential new pathway for Staphylococcus aureus dissemination: the silent survival of S. aureus phagocytosed by human monocyte-derived macrophages. *PLoS One. 2008 Jan 9; 3(1):e1409.*

[96] Wen Q, Gu F, Sui Z, Su Z, Yu T. The Process of Osteoblastic Infection by *Staphylococcus Aureus. Int J Med Sci.* 2020;17(10):1327–1332. Published 2020 May 29. https://doi. org/10.7150/ijms.45960.

[97] Foster TJ, Geoghegan JA, Ganesh VK, Höök M. Adhesion, invasion and evasion: the many functions of the surface proteins of Staphylococcus aureus. Nat Rev Microbiol. 2014 Jan; 12(1):49–62.

[98] Reilly, S. S., Hudson, M. C., Kellam, J. F. & Ramp, W. K. In vivo internalization of *Staphylococcus aureus* by embryonic chick osteoblasts. Bone 26, 63–70 (2000).

[99] Hamza, T. et al. Intra-cellular *Staphylococcus aureus* alone causes infection in vivo. Eur. Cell. Mater. 25, 341–350 (2013).

[100] Bui, L. M., Conlon, B. P. & Kidd, S. P. Antibiotic tolerance and the alternative lifestyles of *Staphylococcus aureus*. Essays Biochem. 61, 71–79 (2017).

[101] Proctor, R. A. et al. Small colony variants: a pathogenic form of bacteria that facilitates persistent and recurrent infections. Nat. Rev. Microbiol. 4, 295–305 (2006).

[102] Tuchscherr, L. et al. *Staphylococcus aureus* small-colony variants are adapted phenotypes for intracellular persistence. J. Infect. Dis. 202, 1031–1040 (2010).

[103] Tuchscherr L, Kreis CA, Hoerr V, Flint L, Hachmeister M, Geraci J, Bremer-Streck S, Kiehntopf M, Medina E, Kribus M, Raschke M, Pletz M, Peters G, Löffler B. Staphylococcus aureus develops increased resistance to antibiotics by forming dynamic small colony variants during chronic osteomyelitis. J Antimicrob Chemother. 2016 Feb; 71(2):438–48.

[104] Zhou K, Li C, Chen D, Pan Y, Tao Y, Qu W, Liu Z, Wang X, Xie S. A review on nanosystems as an effective approach against infections of *Staphylococcus aureus. Int J Nanomedicine. 2018; 13():7333–7347.*

[105] Marriott I, Gray DL, Rati DM, Fowler VG Jr, Stryjewski ME, Levin LS, Hudson MC, Bost KL. Osteoblasts produce monocyte chemoattractant protein-1 in a murine model of Staphylococcus aureus osteomyelitis and infected human bone tissue. Bone. 2005 Oct; 37(4):504–12.

[106] Somayaji SN, Ritchie S, Sahraei M, Marriott I, Hudson MC. Staphylococcus aureus induces expression of receptor activator of NF-kappaB ligand and prostaglandin E2 in infected murine osteoblasts. Infect Immun. 2008 Nov; 76(11):5120–6.

[107] Josse, J., Velard, F. & Gangloff, S. C. Staphylococcus aureus versus osteoblast: relationship and consequences in osteomyelitis. Front. Cell. Infect. Microbiol. https://doi.org/10.3389/fcimb.2015.00085 (2015).

[108] de Mesy Bentley KL, Trombetta R, Nishitani K, Bello-Irizarry SN, Ninomiya M, Zhang L, Chung HL, McGrath JL, Daiss JL, Awad HA, Kates SL, Schwarz EM. Evidence of Staphylococcus Aureus Deformation, Proliferation, and Migration in Canaliculi of Live Cortical Bone in Murine Models of Osteomyelitis. J Bone Miner Res. 2017 May; 32(5):985–990.

[109] Stones DH, Krachler AM. Against the tide: the role of bacterial adhesion in host colonization. Biochem Soc Trans. 2016 Dec 15;44(6):1571–1580. https://doi.org/10.1042/BST20160186. PMID: 27913666; PMCID: PMC5134996.

[110] van Brakel R, Cune MS, van Winkelhoff AJ, de Putter C, Verhoeven JW, van der Reijden W. Early bacterial colonization and soft tissue health around zirconia and titanium abutments: an in vivo study in man. Clin Oral Implants Res. 2011 Jun; 22(6):571–7.

[111] Bundy KJ, Butler MF, Hochman RF. An investigation of the bacteriostatic properties of pure metals. J Biomed Mater Res. 1980 Sep; 14(5):653–63.

[112] Pollitt EJ, Crusz SA, Diggle SP. Staphylococcus aureus forms spreading dendrites that have characteristics of active motility. *Sci Rep.* 2015;5:17698. Published 2015 Dec 18. https://doi.org/10.1038/srep17698.

[113] Ubbink J, Schar-Zammaretti P. Colloidal properties and specific interactions of bacterial surfaces. Curr Opin Colloid Interface Sci. 12(4) (2007):263–270.

[114] An YH, Friedman RJ. Concise review of mechanisms of bacterial adhesion to biomaterial surfaces. J Biomed Mater Res. 1998 Fall;

43(3):338–48.

[115]　Paharik, A. E. & Horswill, A. R. The Staphylococcal biofilm: adhesins, regulation, and host response. Microbiol. Spectr. 4, 2 (2016).

[116]　Kline, K. A., Fälker, S., Dahlberg, S., Normark, S. & Henriques-Normark, B. Bacterial adhesins in host-microbe interactions. Cell Host Microbe. 5, 580–592 (2009).

[117]　Boland, T., Latour, R. A. & Stutzenberger, F. J. in Handbook of bacterial adhesion: principles, methods, and applications (eds An, Y. H. & Friedman, R. J.) 1–27 (Humana Press, 2000).

[118]　Foster, T. J., Geoghegan, J. A., Ganesh, V. K. & Höök, M. Adhesion, invasion and evasion: the many functions of the surface proteins of Staphylococcus aureus. Nat. Rev. Microbiol. 12, 49–62 (2014).

[119]　R. Wolden, M. Pain, R. Karlsson, A. Karlsson, E.G. Aarag Fredheim, J.P. Cavanagh, Identification of surface proteins in a clinical Staphylococcus haemolyticus isolate by bacterial surface shaving, BMC microbiology, 20 (2020) 1–18.

[120]　Arciola CR, Campoccia D, Montanaro L. Implant infections: adhesion, biofilm formation and immune evasion. Nature Review Microbiol. 16, 397–409, 2018.

[121]　Meenan NA, Visai L, Valtulina V, Schwarz-Linek U, Norris NC, Gurusiddappa S, Höök M, Speziale P, Potts JR. The tandem beta-zipper model defines high affinity fibronectin-binding repeats within Staphylococcus aureus FnBPA. J Biol Chem. 2007 Aug 31; 282(35):25893–902.

[122]　Eierhoff T, Bastian B, Thuenauer R, Madl J, Audfray A, Aigal S, Juillot S, Rydell GE, Müller S, de Bentzmann S, Imberty A, Fleck C, Römer W. A lipid zipper triggers bacterial invasion. Proc Natl Acad Sci U S A. 2014 Sep 2; 111(35):12895–900.

[123]　P. Speziale, G. Pietrocola, The multivalent role of fibronectin-binding proteins A and B (FnBPA and FnBPB) of Staphylococcus aureus in host infections, Frontiers in microbiology, 11 (2020) 2054.

[124]　Li X, Wang X, Thompson CD, Park S, Park WB, Lee JC. Preclinical Efficacy of Clumping Factor A in Prevention of Staphylococcus aureus Infection. mBio. 2016;7(1):e02232–15. Published 2016 Feb 2. https://doi.org/10.1128/mBio.02232–15.

[125]　G. Loss, P.M. Simões, F. Valour, M.F. Cortês, L. Gonzaga, M. Bergot, S. Trouillet-Assant, J. Josse, A. Diot, E. Ricci, Staphylococcus aureus small colony variants (SCVs): news from a chronic prosthetic joint infection, Frontiers in cellular and infection microbiology, 9 (2019) 363.

[126]　Kim HK, Cheng AG, Kim HY, Missiakas DM, Schneewind O. Nontoxigenic protein A vaccine for methicillin-resistant Staphylococcus aureus infections in mice. J Exp Med. 2010 Aug 30; 207(9):1863–70.

[127]　Katsikogianni M, Spiliopoulou I, Dowling DP, Missirlis YF. Adhesion of slime producing Staphylococcus epidermidis strains to PVC and diamond-like carbon/silver/fluorinated coatings. J Mater Sci Mater Med. 2006 Aug; 17(8):679–89.

[128]　Liu Y, Tay JH. The essential role of hydrodynamic shear force in the formation of biofilm and granular sludge. Water Res. 2002 Apr; 36(7):1653–65.

[129]　Mohamed N, Rainier TR Jr, Ross JM. Novel experimental study of receptor-mediated bacterial adhesion under the influence of fluid shear. Biotechnol Bioeng. 2000 Jun 20; 68(6):628–36.

[130]　Gallo J, Panacek A, Prucek R, Kriegova E, Hradilova S, Hobza M, et al. Silver nanocoating technology in the prevention of prosthetic joint infection. Materials. 9 (2016):337.

[131]　Martinez-Perez M, Perez-Jorge C, Lozano D, Portal-Nuñez S, Perez-Tanoira R, Conde A, Arenas M A, Hernandez-Lopez J M, de Damborenea J J, Gomez-Barrena E, Esbrit P, Esteban J. Evaluation of bacterial adherence of clinical isolates of Staphylococcus sp.

using a competitive model: An in vitro approach to the "race for the surface" theory. Bone & Joint Research. 2017 May; 6:5, 315–322

[132]　Sanders D L, Kingsnorth A N, Lambie J., Bond P, Moate R, Steer J A. An experimental study exploring the relationship between the size of bacterial inoculum and bacterial adherence to prosthetic mesh. Surg Endosc. 2013 Mar; 27, 978–985.

[133]　Chu L, Yang Y, Yang S, Fan Q., Yu Z, Hu X L, James T D, He X P, Tang T. Preferential Colonization of Osteoblasts Over Co-cultured Bacteria on a Bifunctional Biomaterial Surface. Frontiers in microbiology. 2018 Oct; 9, 2219.

[134]　Busalmen JP, de Sánchez SR. Influence of pH and ionic strength on adhesion of a wild strain of Pseudomonas sp. to titanium. J Ind Microbiol Biotechnol. 2001 May;26(5):303–8.

[135]　Hamadi F, Latrache H, Mabrrouki M, Elghmari A, Outzourhit A, Ellouali M, Chtaini A. Effect of pH on distribution and adhesion of Staphylococcus aureus to glass, Journal of Adhesion Science and Technology. 2005 Apr; 19:1, 73–85.

[136]　Wilton M, Charron-Mazenod L, Moore R, Lewenza S. Extracellular DNA Acidifies Biofilms and Induces Aminoglycoside Resistance in Pseudomonas aeruginosa. Antimicrobial agents and chemotherapy. 2015 Nov; 60(1): 544–553.

[137]　Kawarai T, Narisawa N, Suzuki Y, Nagasawa R, Senpuku H. Streptococcus mutans biofilm formation is dependent on extracellular DNA in primary low pH conditions. J Oral Biosci. 2016 Dec; 58:55–61.

[138]　Khelissa S O, Jama C, Abdallah M, Boukherroub R, Faille C, Chihib N E. Effect of incubation duration, growth temperature, and abiotic surface type on cell surface properties, adhesion and pathogenicity of biofilm-detached Staphylococcus aureus cells. AMB Express. 2017 Oct; 7(1), 191.

[139]　Abdallah M, Benoliel C, Jama C, Drider D, Dhulster P, Chihib NE. Thermodynamic prediction of growth temperature dependence in the adhesion of Pseudomonas aeruginosa and Staphylococcus aureus to stainless steel and polycarbonate. J Food Prot. 2014 Jul;77(7):1116–26.

[140]　Pavlovsky L, Sturtevant RA, Younger JG, Solomon MJ. Effects of temperature on the morphological, polymeric, and mechanical properties of Staphylococcus epidermidis bacterial biofilms. Langmuir. 2015 Feb; 17;31(6):2036–42.

[141]　Chen G, Das S. Electrostatics of soft charged interfaces with pH-dependent charge density: effect of consideration of appropriate hydrogen ion concentration distribution. RSC Adv. 5 (2015):4493–4501.

[142]　Gharechahi M, Moosavi H, Forghani M. Effect of surface roughness and materials composition on biofilm formation. J Biomater Nanobiotechnol. 3(4A) (2012):541–546.

[143]　Almousa R, Wen X, Na S, Anderson G, Xie D. A modified polyvinylchloride surface with antibacterial and antifouling functions. Poly Adv Tech. 30(5):1216–1225, 2016.

[144]　Ishihama, H., Ishii, K., Nagai, S. et al. An antibacterial coated polymer prevents biofilm formation and implant-associated infection. Sci Rep 11, 3602 (2021). https://doi.org/10.1038/s41598–021–82992–w.

[145]　Oh JK, Yegin Y, Yang F, Xhang M, Li J, Huang S, et al. The influence of surface chemistry on the kinetics and thermodynamics of bacterial adhesion. Sci Rep. 8(1) (2018):17247.

[146]　Katsikogianni, M.G., Missirlis, Y.F. Bacterial adhesion onto materials with specific surface chemistries under flow conditions. J Mater Sci: Mater Med 21, 963–968 (2010). https://doi.org/10.1007/s10856–009–3975–y.

[147]　MacKintosh EE, Patel JD, Marchant RE, Anderson JM. Effects of biomaterial surface chemistry on the adhesion and biofilm formation of Staphylococcus epidermidis in vitro. J Biomed Mater Res A. 2006 Sep 15;78(4):836–42. https://doi.org/10.1002/jbm.

a.30905. PMID:16817192.

[148] Martinez, M.A.F., Balderrama, í., Karam, P.S.B.H. *et al.* Surface roughness of titanium disks influences the adhesion, proliferation and differentiation of osteogenic properties derived from human. Int J Implant Dent 6, 46 (2020). https://doi.org/10.1186/s40729–020–00243–5.

[149] Dantas LC, da Silva-Neto JP, Dantas TS, Naves LZ, das Neves FD, da Mota AS. Bacterial Adhesion and Surface Roughness for Different Clinical Techniques for Acrylic Polymethyl Methacrylate. Int J Dent. 2016;2016:8685796. https://doi.org/10.1155/2016/8685796. Epub 2016 Jul 19. PMID: 27516775; PMCID: PMC4969518.

[150] Li Mei, Henk J. Busscher, Henny C. van der Mei, Yijin Ren. Influence of surface roughness on streptococcal adhesion forces to composite resins. Dental Materials, Volume 27, Issue 8, 2011, Pages 770–778.

[151] Wu S, Zhang B, Liu Y, Suo X, Li H. Influence of surface topography on bacterial adhesion: A review (Review). Biointerphases. 2018 Nov 27;13(6):060801. https://doi. org/10.1116/1.5054057. PMID: 30482024.

[152] Tripathy A, Sen P, Su B, Briscoe WH. Natural and bioinspired nanostructured bactericidal surfaces. Adv Colloid Interface Sci. 2017 Oct; 248:85–104. https://doi.org/10.1016/j. cis.2017.07.030. Epub 2017 Jul 27. PMID: 28780961; PMCID: PMC6643001.

[153] Ivanova EP, Hasan J, Webb HK, Truong VK, Watson GS, Watson JA, Baulin VA, Pogodin S, Wang JY, Tobin MJ, Löbbe C, Crawford RJ. Natural bactericidal surfaces: mechanical rupture of Pseudomonas aeruginosa cells by cicada wings. Small. 2012 Aug 20;8(16):2489–94. https://doi.org/10.1002/smll.201200528. Epub 2012 Jun 4. PMID: 22674670.

[154] Kelleher SM, Habimana O, Lawler J, O' Reilly B, Daniels S, Casey E, Cowley A. Cicada Wing Surface Topography: An Investigation into the Bactericidal Properties of Nanostructural Features. ACS Appl Mater Interfaces. 2016 Jun 22;8(24):14966–74. https://doi.org/10.1021/acsami.5b08309. Epub 2015 Nov 9. PMID: 26551558.

[155] Jenkins J, Mantell J, Neal C, Gholinia A, Verkade P, Nobbs AH, Su B. Antibacterial effects of nanopillar surfaces are mediated by cell impedance, penetration and induction of oxidative stress. Nat Commun. 2020 Apr 2;11(1):1626. https://doi.org/10.1038/s41467–020–15471–x. PMID: 32242015; PMCID: PMC7118135.

[156] Dundar Arisoy F, Kolewe KW, Homyak B, Kurtz IS, Schiffman JD, Watkins JJ. Bioinspired Photocatalytic Shark-Skin Surfaces with Antibacterial and Antifouling Activity via Nanoimprint Lithography. ACS Appl Mater Interfaces. 2018 Jun 13;10(23):20055–20063. https://doi.org/10.1021/acsami.8b05066. Epub 2018 Jun 1. PMID: 29790348; PMCID: PMC6013830.

[157] Stewart, P. S. (2003). Diffusion in biofilms. Journal of bacteriology, 185(5), 1485–1491.

[158] Jasper Wille, Tom Coenye. Biofilm dispersion: The key to biofilm eradication or opening Pandora's box? Biofilm, Volume 2, 2020, 100027, ISSN 2590–2075, https://doi.org/10.1016/j. bioflm.2020.100027.

[159] Kolpen, M., Hansen, C. R., Bjarnsholt, T., Moser, C., Christensen, L. D., van Gennip, M., & Jensen, P. ? (2010). Polymorphonuclear leucocytes consume oxygen in sputum from chronic Pseudomonas aeruginosa pneumonia in cystic fibrosis. Thorax, 65(1), 57–62.

[160] Ryan C. Hunter, Terry J. Beveridge. Application of a pH-Sensitive Fluoroprobe (C-SNARF-4) for pH Microenvironment Analysis in *Pseudomonas aeruginosa* Biofilms. Applied and Environmental Microbiology May 2005, 71 (5) 2501 2510; https://doi.org/10.1128/AEM.71.5.2501–2510.2005.

[161] Dominika T. Gruszka, Justyna A. Wojdyla, Richard J. Bingham, Johan P. Turkenburg, Iain W. Manfield, Annette Steward, Andrew P. Leech, Joan A. Geoghegan, Timothy J. Foster, Jane Clarke, Jennifer R. Potts. Structure of a biofilm-forming protein. Proceedings of the National Academy of Sciences Apr 2012, 109 (17) E1011–E1018; https://doi.org/10.1073/pnas.119456109.

[162] C. Dotto, A.L. Serrat, M. Ledesma, C. Vay, M. Ehling-Schulz, D.O. Sordelli, T. Grunert, F. Buzzola, Salicylic acid stabilizes Staphylococcus aureus biofilm by impairing the agr quorum-sensing system, Scientific Reports, 11 (2021) 1–14.

[163] P.V. Bramhachari, Implication of quorum sensing system in biofilm formation and virulence, Springer, 2019.

[164] Y. Jiang, M. Geng, L. Bai, Targeting biofilms therapy: current research strategies and development hurdles, Microorganisms, 8 (2020) 1222.

[165] M. Otto, Staphylococcal biofilms, Bacterial biofilms, (2008) 207–228.

[166] M.R. Bennett, I.P. Thomsen, Epidemiological and Clinical Evidence for the Role of Toxins in S. aureus Human Disease, Toxins, 12 (2020) 408.

[167] Roberts I S. The biochemistry and genetics of capsular polysaccharide production in bacteria. Ann Rev Microbiol. 50285315, 1996.

[168] D. Bittersuermann, Influence of bacterial polysialic capsules on host defense-masquerade and mimicry. Polysialic Acid, Birkhauser, Basel, 1993.

[169] N. Bhasin, A. Albus, F. Michon, P.J. Livolsi, J.S. Park, J.C. Lee, Identification of a gene essential for O-acetylation of the Staphylococcus aureus type 5 capsular polysaccharide, Molecular microbiology, 27 (1998) 9–21.

[170] A.O. Tzianabos, J.Y. Wang, J.C. Lee, Structural rationale for the modulation of abscess formation by Staphylococcus aureus capsular polysaccharides, Proceedings of the National Academy of Sciences, 98 (2001) 9365–9370.

[171] D. Hilmi, M. Parcina, D. Stollewerk, J. Ostrop, M. Josten, A. Meilaender, U. Zaehringer, T.A. Wichelhaus, G. Bierbaum, K. Heeg, Heterogeneity of host TLR2 stimulation by Staphylococcus aureus isolates, PloS one, 9 (2014) e96416.

[172] C.R. Schaeffer, T.–M.N. Hoang, C.M. Sudbeck, M. Alawi, I.E. Tolo, D.A. Robinson, A.R. Horswill, H. Rohde, P.D. Fey, Versatility of biofilm matrix molecules in Staphylococcus epidermidis clinical isolates and importance of polysaccharide intercellular adhesin expression during high shear stress, Msphere, 1 (2016).

[173] S.E. Cramton, C. Gerke, N.F. Schnell, W.W. Nichols, F. Götz, The intercellular adhesion (ica) locus is present in Staphylococcus aureus and is required for biofilm formation, Infection and immunity, 67 (1999) 5427–5433.

[174] C.C. Formosa-Dague, C. Feuillie, A. Beaussart, S. Derclaye, S. Kucharikova, I.I. Lasa, P. Van Dijck, Y.F. Dufrene, Sticky matrix: adhesion mechanism of the staphylococcal polysaccharide intercellular adhesin, ACS nano, 10 (2016) 3443–3452.

[175] H.T. Nguyen, T.H. Nguyen, M. Otto, The staphylococcal exopolysaccharide PIA– Biosynthesis and role in biofilm formation, colonization, and infection, Computational and Structural Biotechnology Journal, (2020).

[176] T. Saba, M. Sajid, A.A. Khan, R. Zahra, Role of intracellular adhesion icaAD and agr genes in biofilm formation in clinical S. aureus isolates and assessment of two phenotypic methods, Pakistan journal of medical sciences, 34 (2018) 633.

[177] D. Skurnik, C. Cywes-Bentley, G.B. Pier, The exceptionally broad-based potential of active and passive vaccination targeting the conserved microbial surface polysaccharide PNAG, Expert review of vaccines, 15 (2016) 1041–1053.

[178] T.J. Foster, Surface Proteins of Staphylococcus epidermidis, Frontiers in microbiology, 11 (2020) 1829.

[179] A.E. Yarawsky, S.L. Johns, P. Schuck, A.B. Herr, The biofilm adhesion protein Aap from Staphylococcus epidermidis forms zinc-dependent amyloid fibers, Journal of Biological Chemistry, 295

(2020) 4411–4427.

[180] Brown S, Santa Maria JP Jr, Walker S. Wall teichoic acids of gram-positive bacteria. Annu Rev Microbiol. 2013;67:313–336. https://doi.org/10.1146/annurev-micro-092412–155620.

[181] Gautam S, Kim T, Lester E, Deep D, Spiegel DA. Wall teichoic acids prevent antibody binding to epitopes within the cell wall of Staphylococcus aureus. ACS Chem Biol. 2016;11(1):25–30. https://doi.org/10.1021/acschembio.5b00439.

[182] Kohler T, Weidenmaier C, Peschel A. Wall teichoic acid protects Staphylococcus aureus against antimicrobial fatty acids from human skin. J Bacteriol. 2009 Jul; 191(13):4482–4.

[183] Holland LM, Conlon B, O'Gara JP. Mutation of tagO reveals an essential role for wall teichoic acids in Staphylococcus epidermidis biofilm development. Microbiology (Reading). 2011 Feb; 157(Pt 2):408–418.

[184] D.M. Mrochen, L.M. Fernandes de Oliveira, D. Raafat, S. Holtfreter, Staphylococcus aureus Host Tropism and Its Implications for Murine Infection Models, International Journal of Molecular Sciences, 21 (2020) 7061.

[185] R. van Dalen, A. Peschel, N.M. van Sorge, Wall teichoic acid in Staphylococcus aureus host interaction, Trends in microbiology, (2020).

[186] Mukherjee, S., Bassler, B.L. Bacterial quorum sensing in complex and dynamically changing environments. Nat Rev Microbiol 17, 371–382 (2019). https://doi.org/10.1038/s41579–019–0186–5.

[187] J.K. Vasquez, H.E. Blackwell, Simplified autoinducing peptide mimetics with single-nanomolar activity against the Staphylococcus aureus AgrC quorum sensing receptor, ACS infectious diseases, 5 (2019) 484–492.

[188] Le KY, Otto M. Quorum-sensing regulation in staphylococci-an overview. Front Microbiol. 2015;6:1174. Published 2015 Oct 27. https://doi.org/10.3389/fmicb.2015.01174.

[189] Traber KE, Lee E, Benson S, Corrigan R, Cantera M, Shopsin B, Novick RP. agr function in clinical Staphylococcus aureus isolates. Microbiology (Reading). 2008 Aug; 154(Pt 8):2265–2274.

[190] Zhao L, Xue T, Shang F, Sun H, Sun B. Staphylococcus aureus AI-2 quorum sensing associates with the KdpDE two-component system to regulate capsular polysaccharide synthesis and virulence. Infect Immun. 2010 Aug; 78(8):3506–15.

[191] Xue T, Zhao L, Sun B. LuxS/AI-2 system is involved in antibiotic susceptibility and autolysis in Staphylococcus aureus NCTC 8325. Int J Antimicrob Agents. 2013 Jan; 41(1):85–9.

[192] M. Cerioli, C. Batailler, A. Conrad, S. Roux, T. Perpoint, A. Becker, C. Triffault-Fillit, S. Lustig, M.–H. Fessy, F. Laurent, Pseudomonas aeruginosa implant-associated Bone and Joint Infections: experience in a regional reference center in France, Frontiers in Medicine, 7 (2020) 701.

[193] A. Soares, K. Alexandre, M. Etienne, Tolerance and Persistence of Pseudomonas aeruginosa in Biofilms Exposed to Antibiotics: Molecular Mechanisms, Antibiotic Strategies and Therapeutic Perspectives, Frontiers in microbiology, 11 (2020) 2057.

[194] O'Toole GA. Flagellar and twitching motility are necessary for Pseudomonas aeruginosa biofilm development. Mol microbiol. 30, 1998295304.

[195] Semmler AB, Whitchurch CB, Mattick JS. A re-examination of twitching motility in Pseudomonas aeruginosa. Microbiology (Reading). 1999 Oct;145 (Pt 10):2863–73. https://doi.org/10.1099/00221287–145–10–2863. PMID: 10537208.

[196] A. Devaraj, J.R. Buzzo, L. Mashburn-Warren, E.S. Gloag, L.A. Novotny, P. Stoodley, L.O. Bakaletz, S.D. Goodman, The extracellular DNA lattice of bacterial biofilms is structurally related to Holliday junction recombination intermediates, Proceedings of the National Academy of Sciences, 116 (2019) 25068–25077.

[197] M.T.T. Thi, D. Wibowo, B.H. Rehm, Pseudomonas aeruginosa Biofilms, International Journal of Molecular Sciences, 21 (2020) 8671.

[198] Jennings LK, Storek KM, Ledvina HE, Coulon C, Marmont LS, Sadovskaya I, Secor PR, Tseng BS, Scian M, Filloux A, Wozniak DJ, Howell L, Parsek MR. Pel is a cationic exopolysaccharide that cross-links extracellular DNA in the Pseudomonas aeruginosa biofilm matrix. PNAS. 112(36):11353–11358, 2015.

[199] Jennings, L. K. et al. Pel is a cationic exopolysaccharide that cross-links extracellular DNA in the Pseudomonas aeruginosa biofilm matrix. Proc. Natl Acad. Sci. USA 112, 11353–11358 (2015).

[200] V.A. Ray, P.J. Hill, C.K. Stover, S. Roy, C.K. Sen, L. Yu, D.J. Wozniak, A. DiGiandomenico, Anti-Psl targeting of Pseudomonas aeruginosa biofilms for neutrophil-mediated disruption, Scientific Reports, 7 (2017) 1–12.

[201] L.K. Jennings, J.E. Dreifus, C. Reichhardt, K.M. Storek, P.R. Secor, D.J. Wozniak, K.B. Hisert, M.R. Parsek, Pseudomonas aeruginosa aggregates in cystic fibrosis sputum produce exopolysaccharides that likely impede current therapies, Cell reports, 34 (2021) 108782.

[202] N. Blanco-Cabra, B. Paetzold, T. Ferrar, R. Mazzolini, E. Torrents, L. Serrano, M. L. Luch-Senar, Characterization of different alginate lyases for dissolving Pseudomonas aeruginosa biofilms, Scientific Reports, 10 (2020) 1–10.

[203] G.M. Matar, Pseudomonas and Acinetobacter: From drug resistance to pathogenesis, Frontiers in cellular and infection microbiology, 8 (2018) 68.

[204] Borlee, B. R. et al. Pseudomonas aeruginosa uses a cyclic-di-GMP-regulated adhesin to reinforce the biofilm extracellular matrix. Mol. Microbiol. 75, 827–842 (2010).

[205] Reichhardt, C., Wong, C., Passos da Silva, D., Wozniak, D. J. & Parsek, M. R. CdrA interactions within the Pseudomonas aeruginosa biofilm matrix safeguard it from proteolysis and promote cellular packing. MBio 9, https://doi.org/10.1128/mBio.01376–18 (2018).

[206] Tseng BS, Reichhardt C, Merrihew GE, Araujo-Hernandez SA, Harrison JJ, MacCoss MJ, Parsek MR. A Biofilm Matrix-Associated Protease Inhibitor Protects Pseudomonas aeruginosa from Proteolytic Attack. Bio. 2018 Apr 10; 9(2):

[207] Zeng G, Vad BS, Dueholm MS, Christiansen G, Nilsson M, Tolker-Nielsen T, Nielsen PH, Meyer RL, Otzen DE. Functional bacterial amyloid increases Pseudomonas biofilm hydrophobicity and stiffness. Front Microbiol. 2015; 6():1099.

[208] Adam, E. C., Mitchell, B. S., Schumacher, D. U., Grant, G. & Schumacher, U. Pseudomonas aeruginosa II lectin stops human ciliary beating: therapeutic implications of fucose. Am. J. Respir. Crit. care Med. 155, 2102–2104 (1997).

[209] S.K. Saggu, S. Jha, P.C. Mishra, Enzymatic degradation of biofilm by metalloprotease from Microbacterium sp. SKS10, Frontiers in bioengineering and biotechnology, 7 (2019) 192.

[210] S. Zheng, T. Eierhoff, S. Aigal, A. Brandel, R. Thuenauer, S. De Bentzmann, A. Imberty, W. Römer, The Pseudomonas aeruginosa lectin LecA triggers host cell signalling by glycosphingolipid-dependent phosphorylation of the adaptor protein CrkII, Biochimica et Biophysica Acta (BBA)–Molecular Cell Research, 1864 (2017) 1236–1245.

[211] Cassin EK, Tseng BS. Pushing beyond the Envelope: the Potential Roles of OprF in Pseudomonas aeruginosa Biofilm Formation and Pathogenicity. J Bacteriol. 2019 Aug 22;201(18):e00050–19. https://doi.org/10.1128/JB.00050–19. PMID: 31010902; PMCID: PMC6707909.

[212] Song F, Wang H, Sauer K, Ren D. Cyclic-di-GMP and oprF Are Involved in the Response of Pseudomonas aeruginosa to Substrate Material Stiffness during Attachment on Polydimethylsiloxane (PDMS). Front Microbiol. 2018; 9():110.

[213] E.K. Cassin, B.S. Tseng, Pushing beyond the envelope: the

potential roles of OprF in Pseudomonas aeruginosa biofilm formation and pathogenicity, Journal of bacteriology, 201 (2019).

[214] A. Tahrioui, R. Duchesne, E. Bouffartigues, S. Rodrigues, O. Maillot, D. Tortuel, J. Hardouin, L. Taupin, M.–C. Groleau, A. Dufour, Extracellular DNA release, quorum sensing, and PrrF1/F2 small RNAs are key players in Pseudomonas aeruginosa tobramycin-enhanced biofilm formation, NPJ biofilms and microbiomes, 5 (2019) 1–11.

[215] M.H. Muhammad, A.L. Idris, X. Fan, Y. Guo, Y. Yu, X. Jin, J. Qiu, X. Guan, T. Huang, Beyond risk: Bacterial biofilms and their regulating approaches, Frontiers in microbiology, 11 (2020) 928.

[216] K.P. Rumbaugh, K. Sauer, Biofilm dispersion, Nature Reviews Microbiology, 18 (2020) 571–586.

[217] Ute Römling, Michael Y. Galperin, Mark Gomelsky. Cyclic di-GMP: the First 25 Years of a Universal Bacterial Second Messenger. Microbiology and Molecular Biology Reviews Mar 2013, 77 (1) 1–52; https://doi.org/10.1128/MMBR.00043–12.

[218] N. Ramasubbu, L. Thomas, C. Ragunath, J. Kaplan, Structural analysis of dispersin B, a biofilm-releasing glycoside hydrolase from the periodontopathogen Actinobacillus actinomycetemcomitans, Journal of molecular biology, 349 (2005) 475–486.

[219] Breyers JD. Modeling biofilm accumulation. Physiol Model Microbiol. Vol II, CRC Press. 109–144, 1988.

[220] Kaplan JB. Biofilm dispersal: mechanisms, clinical implications, and potential therapeutic uses. J Dent Res. 2010;89(3):205–218. https://doi.org/10.1177/0022034509359403.

[221] Kaplan, J. B., Ragunath, C., Ramasubbu, N., & Fine, D. H. (2003). Detachment of Actinobacillus actinomycetemcomitans biofilm cells by an endogenous β-hexosaminidase activity. Journal of bacteriology, 185(16), 4693–4698.

[222] Cherny, K. E., & Sauer, K. (2020). Untethering and degradation of the polysaccharide matrix are essential steps in the dispersion response of Pseudomonas aeruginosa biofilms. Journal of bacteriology, 202(3).

[223] J.W. Lamppa, K.E. Griswold, Alginate lyase exhibits catalysis-independent biofilm dispersion and antibiotic synergy, Antimicrobial Agents and Chemotherapy, 57 (2013) 137–145.

[224] Chambers, J. R., Cherny, K. E., & Sauer, K. (2017). Susceptibility of Pseudomonas aeruginosa dispersed cells to antimicrobial agents is dependent on the dispersion cue and class of the antimicrobial agent used. Antimicrobial agents and chemotherapy, 61(12).

[225] Barraud, N., Hassett, D. J., Hwang, S. H., Rice, S. A., Kjelleberg, S., & Webb, J. S. (2006). Involvement of nitric oxide in biofilm dispersal of Pseudomonas aeruginosa. Journal of bacteriology, 188(21), 7344–7353.

[226] Huynh, T. T., McDougald, D., Klebensberger, J., Al Qarni, B., Barraud, N., Rice, S. A., … & Schleheck, D. (2012). Glucose starvation-induced dispersal of Pseudomonas aeruginosa biofilms is cAMP and energy dependent. PLoS One, 7(8), e42874.

[227] Donelli, G., Francolini, I., Romoli, D., Guaglianone, E., Piozzi, A., Ragunath, C., & Kaplan, J. B. (2007). Synergistic activity of dispersin B and cefamandole nafate in inhibition of staphylococcal biofilm growth on polyurethanes. Antimicrobial agents and chemotherapy, 51(8), 2733–2740.

[228] Darouiche, R. O., Mansouri, M. D., Gawande, P. V., & Madhyastha, S. (2009). Antimicrobial and antibiofilm efficacy of triclosan and DispersinB®combination. Journal of antimicrobial chemotherapy, 64(1), 88–93.

[229] Waryah, C. B., Wells, K., Ulluwishewa, D., Chen-Tan, N., Gogoi-Tiwari, J., Ravensdale, J., … & Mukkur, T. (2017). In vitro antimicrobial efficacy of tobramycin against Staphylococcus aureus biofilms in combination with or without DNase I and/or dispersin B: a preliminary investigation. Microbial Drug Resistance, 23(3), 384–390.

[230] Gawande, P. V., Clinton, A. P., LoVetri, K., Yakandawala, N., Rumbaugh, K. P., & Madhyastha, S. (2014). Antibiofilm efficacy of DispersinB®wound spray used in combination with a silver wound dressing. *Microbiology insights*, 7, MBI-S13914.

[231] Moradali, M.F.; Ghods, S.; Rehm, B.H. Pseudomonas aeruginosa Lifestyle: A Paradigm for Adaptation, Survival, and Persistence. Front. Cell Infect. Microbiol. 2017, 7, 39.

[232] R. García-Contreras, D. Loarca, C. Pérez-González, J.G. Jiménez-Cortés, A. Gonzalez-Valdez, G. Soberón-Chávez, Rhamnolipids stabilize quorum sensing mediated cooperation in Pseudomonas aeruginosa, FEMS microbiology letters, 367 (2020) fnaa080.

[233] X. Qin, G.K. Thota, R. Singh, R. Balamurugan, F.M. Goycoolea, Synthetic homoserine lactone analogues as antagonists of bacterial quorum sensing, Bioorganic chemistry, 98 (2020) 103698.

[234] M. Kostylev, D.Y. Kim, N.E. Smalley, I. Salukhe, E.P. Greenberg, A.A. Dandekar, Evolution of the Pseudomonas aeruginosa quorum-sensing hierarchy, Proceedings of the National Academy of Sciences, 116 (2019) 7027–7032.

[235] P. Thakur, N.K. Saini, V.K. Thakur, V.K. Gupta, R.V. Saini, A.K. Saini, Rhamnolipid the Glycolipid Biosurfactant: Emerging trends and promising strategies in the field of biotechnology and biomedicine, Microbial Cell Factories, 20 (2021) 1–15.

[236] Cornelis P. Putting an end to the Pseudomonas aeruginosa IQS controversy. Microbiologyopen. 2020 Feb;9(2):e962. https://doi.org/10.1002/mbo3.962. Epub 2019 Oct 30. PMID: 31667921; PMCID: PMC7002111.

第3章　感染的预防：最佳实践和新策略
Prevention of Infection: Best Practice and Novel Strategies

Aaron Jackson　Steven Yacovelli　Javad Parvizi　著

摘　要

　　骨骼肌肉感染是人工关节置换术术后的一种破坏性并发症，引起患者死亡率增加、住院时间延长和医疗费用增加有关[1]。TJA 作为终末期退行性关节病的首选治疗方法，随着其数量的不断增加，人工关节感染预计在未来将呈上升趋势[1]。至 2020 年，与 TJA 相关的感染每年预计花费约 16.2 亿美元[2]。除了感染预防，有大量正在进行的研究正在进行，希望能提高 PJI 诊断率和治疗水平。由于微生物生物膜和耐药的复杂性，治疗人工关节感染富有挑战性。本章深入探讨了目前正在开发的各种新技术，以及手术室规程、手术技术的改进、植入物表面修饰和正确使用抗生素方面的进展。由于感染性疾病具有内在复杂性，在改善骨骼肌肉感染的预防和管理的研究方面，临床医生和多方面科学家之间需要进行更深入的合作。

关键词

　　手术；风险；感染；预防；清洁；抗生素；敷料；生物材料；层流

　　人工关节置换术（total joint arthroplasty，TJA）相关的骨骼肌肉感染是一种破坏性和潜在威胁生命的并发症。1%～2% 的 TJA 最终会进展为人工关节感染（periprosthetic joint infection，PJI），PJI 也是最常见的再入院原因[3]。PJI 会导致住院时间延长，死亡率及医疗费用增加。研究报道，因感染而进行的人工关节翻修的平均费用为 116 382 美元，而初次 TJA 的平均费用为 28 249 美元[4]。为了改善患者的预后和预防感染，必须采取一切必要的措施来确定任何可改进的危险因素，并利用现有证据为患者做出最佳决策。对于不可避免的 PJI，正确的治疗开始于准确的诊断，以及成功的治疗。不幸的是，PJI 的诊断金标准尚未完全确立。

　　目前已开展了大量的研究，试图确定预防措施以减少骨骼肌肉感染的患病率，例如使用新技术来抑制生物膜形成，设置合理的手术室制度，改进手术技术，以及正确的使用预防性抗生素。尽管相关研究和临床实践取得了进步，但骨骼肌肉感染仍是医疗卫生系统极大的挑战。

一、宿主因素 / 风险缓解

　　识别和管理宿主风险因素十分重要，包括可改变的和不可改变的，因为这可能有助于预防围术期感染。一些危险因素已被证明会增加 PJI 和手术部位感染（surgical site infection，SSI）风险，可改变的危险因素包括吸烟、饮酒、高 BMI（＞40）和糖尿病病史，不可改变的危险因素包括男性、年龄和种族[5]。

已知吸烟与 PJI 和 SSI 的风险显著增加有关[6]。Sórensen 等发现，吸烟者与非吸烟者及从不吸烟者相比，吸烟使中性粒细胞和单核细胞的氧化迸发减少了一半[7]。氧化应激是固有免疫细胞清除被吞噬细菌（由外科手术引入）的有效机制，如金黄色葡萄球菌[8, 9]。他们还注意到，戒烟 20 天后中性粒细胞和单核细胞氧化迸发显著增加。此外，一项系统综述显示，手术前戒烟 4～8 周可降低 SSI 发生率约 50%[10]。

在进行骨科择期手术时，应该对相关的宿主风险因素进行处理，以确保手术风险不会超过手术益处。以下是手术绝对禁忌证，必须在择期手术前处理。

- 血糖≥200mg/dl，活动性脓毒血症。
- 3 个月内有关节内注射。
- 活动性静脉毒品使用。
- 超级肥胖（BMI≥50kg/m²）。
- 活动性关节感染。
- 未经治疗的获得性免疫缺陷综合征。

在术前风险评估时，使用风险分层工具可能获益，如再入院风险评估工具（Readmission Risk Assessment Tool，RRAT）。RRAT 通过计算基于患者危险因素的评估值来预测再入院概率：例如，MRSA 定植，3 分；BMI≥40，3 分；吸烟，1 分。Boraiah 等的一项研究，分析了 RRAT 评分与初次全髋和全膝关节置换术后再入院的关联[12]。发现 45% 的再入院患者与手术部位感染有关[11]，RRAT 评分与再入院显著相关。

二、手术技巧和手术部位准备

（一）皮肤清洁

美国 CDC 目前建议至少在术前一晚进行皮肤清洁，以减少皮肤定植菌[13]。有多种皮肤清洁剂可使用，包括 2% 或 4% 的葡萄糖酸氯己定（chlorhexidine-gluconate，CHG）、异丙醇、条皂和聚维酮碘（povidone-iodine，PI）。另一项研究已证实了在术前使用氯己定可减少皮肤定植菌群[14]。

虽然有证据表明使用氯己定后皮肤定植菌减少，但 SSI 似乎并没有显著减少[15, 16]。Colling 等发现，在术前淋浴和洗澡后金黄色葡萄球菌和耐甲氧西林金黄色葡萄球菌的 SSI 有所下降，但 SSI 总的发生率并没有显著下降[17]。尽管关于术前皮肤清洁有效性的证据不一致，但目前为止还没有研究表明在术前使用皮肤清洁方案会产生负面结果。在 Kapadia 等的一项研究中指出，研究之间缺乏一致的结果可能是机构之间不同的皮肤清洁方案和患者不依从率接近 78% 的结果[18]。为了改善患者的依从性，实施一种带有全面明确说明的可充分理解的皮肤清洁方案非常重要。

（二）脱毛

除术前皮肤清洁外，手术切口部位脱毛是另一种广泛应用于尝试进一步降低 SSI 风险的方法。这样做的目的是为了防止毛发进入切口处，从而可能导致 SSI。尽管这样做存在一定逻辑依据，仍没有一致的证据表明术前脱毛后与没有脱毛相比 SSI 减少[19]。脱毛有三种常规方法，包括电动理发器、剃刀和脱毛膏。在这三种方法中，相比使用剃刀，电动理发器和脱毛膏的 SSI 发生率较低[20]。使用剃刀刀片预防 SSI 的效果较差，因为剃刀刀片导致皮肤上的微小损伤，易滋生感染性细菌[21]。在一些研究中，剃刀刀片反而会增加 SSI 的发生机会[18]。虽然脱毛膏已被证明比理发器和剃刀有更低的 SSI 风险，但因为脱毛膏的等待时间、成本和潜在的皮肤超敏反应，所以脱毛膏可能不是最实用的脱毛方法[20]。备皮时机也很重要，一些证据表明，尽可能接近手术时备皮，最好是在手术室门外，可以降低不必要的伤口污染风险[22, 23]。由于缺乏一致的证据，通常建议仅在毛发会干扰手术时才进行术前脱毛。

三、手术室环境（层流）/ 人员

（一）层流

为了使 SSI 减少到最低限度，手术室环境是一个需要考虑的重要因素，尤其是空气中的细菌，它们会悄然落在手术部位或无菌器械和手术衣上，最终导致伤口感染。几十年来，层流（laminar air flow，LAF）系统一直被用来对抗空气中细菌的威胁。LAF 提供高度过滤的连续的气流，以相同速度、一致流向在手术部位和无菌器械表面，以防止空气中的细菌污染手术部位或无菌器械。尽管 LAF 系统背后的机制看似很有希望，但对手术室中 LAF 系统的效力仍争议不断，产生对其成本效益的疑问。有证据表明，与传统手术室相比，LAF 系统的建造和运营成本分别增加了 24% 和 34%[24]。

目前文献中缺乏一致结论可能的次要原因是不同 LAF 系统之间使用差异。多种不同的 LAF 系统用于手术室（operating room，OR），所有这些系统都有差异的参数配置，如空气速度、水平流动或垂直流动等。众所周知，LAF 系统只影响 LAF 气流路径上的直接区域，并不保护手术室内该范围之外的区域[25]。除了系统配置的差异外，一些证据表明，位置不当的手术室工作人员可能会在 LAF 气流中引起湍流，潜在扰乱无菌场地上空气细菌的清除[26]。到目前为止，还没有任何大型的、控制良好的临床试验来确定 LAF 系统的效力。目前的数据表明，患者可以在传统手术室或配置最先进 LAF 系统的手术室接受手术，并不会增加 SSI 的风险[27]。

（二）手术室交通

手术室里人员的增多已经被证明显著增加 SSI 的发生率，因此预防 SSI 的优先事项是应将手术室中不必要的人员减到最少[28]。手术室环境中另一个令人担忧的问题是细菌掉落。有证据表明，在手术期间，手术室里每平方英尺每小时有超过 400 个 CFU 的细菌量，而在空手术室中每

平方英尺每小时仅有 13 个 CFU 的细菌量[29]。门的开放（与人员进出手术室相关）可扰乱 LAF 气流，这也会增加伤口受到空气中病原菌污染的风险[25]。Bedard 等[30]观察到在 100 例关节置换手术过程中，手术门开放平均每分钟有 0.64 次。总体而言，建议手术室管理层将教育手术室工作人员了解这一可改变的风险作为优先事项，并只允许必要的工作人员在手术期间在现场。

（三）手术衣

众所周知，穿手术衣可以减少手术过程中手术人员的细菌脱落量。纵观几十年来对这一主题的研究，对于哪种手术服在防止细菌污染方面最有效还没有达成共识[10]。Ward 等发现与可重复使用的布质手术服相比，一次性纸质手术服在外科医生袖子上的细菌污染更少[31]。大家认为细菌在可重复使用的布质手术服（渗透率更高）中发生穿透的速度要快得多，特别是当手术服变湿的时候[30, 32]。相反，Garibaldi 等对近 500 例患者进行了前瞻性随机对照试验，发现无论是穿棉质手术服还是一次性手术服，术中感染率没有差异[33]。到目前为止，没有证据表明在长时间的手术过程中更换手术服会减少 SSI。

外科医生手上传播的病原体非常令人担忧，因为它可能会污染手术部位。在手术过程中戴无菌手套是一种常规做法，众所周知，戴无菌手套可以减少术中感染，并保护外科医生暴露于患者的潜在疾病。然而，使用外科手套并不等同不会污染；手套破孔是所有专科外科医生关心的问题，应该采取预防措施，减少在手术室发生这种情况。一项研究指出，在骨科择期手术中，手套破孔率高达 26%[34]。此外，Mistelli 等指出在没有外科预防的情况下，手套破孔后 SSI 的发生率显著增加[35]。在一项随机对照试验中，评估了间隔 20min 定期更换手套是否会降低全髋关节置换术中手套破孔和污染的发生率，这项研究发现，与对照组相比，手套破孔和手套污染都显著减少

（$P<0.05$）[36]。

在无菌手术过程中，重要的是外科医生佩戴双重、高质量的无菌手套，并在整个手术过程中密切注意手套的完整性。此外，定期更换外科医生的外手套可能会改善无菌性能，降低破孔的可能性。

四、麻醉和血液保护 / 氨甲环酸

全麻和椎管内麻醉（硬膜外麻醉或脊髓麻醉）是全髋关节和全膝关节置换术常用的麻醉方法。所使用的技术通常基于外科医生和麻醉团队的偏好。麻醉可在术中和术后对患者的器官系统产生显著的全身影响，潜在地抑制免疫系统抵御感染的能力[37]；因此，麻醉应始终被视为 SSI 的风险因素。

Chang 等对 4 年来接受全髋关节和全膝关节置换术的 3081 例患者进行了回顾性研究。通过多元回归分析和倾向评分匹配，他们比较了接受全身麻醉或椎管内麻醉的患者的 SSI 发生率。这项研究发现，在全髋关节或全膝关节置换术期间接受全身麻醉的患者在手术后 30 天内发生 SSI 的风险显著增加（$P=0.002$）[38]。此外，对 13 项研究进行了 Meta 分析，发现与全身麻醉相比，椎管内麻醉与接受全髋关节或全膝关节置换的患者术后 SSI 显著减少相关[39]。

目前的证据表明，在全髋关节和全膝关节置换手术中，椎管内麻醉在预防 SSI 方面优于全身麻醉[37, 38]，如果可能，应该作为麻醉的首选。在选择正确的麻醉技术的同时，维持足够的血容量可能有助于预防 SSI。术中大量失血可能导致术后贫血，增加患者需要异体输血的可能性。不幸的是，到目前为止，尽管还没有任何研究表明异体输血与 TJA 后 SSI 之间存在直接联系；但人们认为异体输血具有免疫调节作用，这可能会降低免疫系统的正常保护能力，从而增加感染的风险[40]。

氨甲环酸（Tranexamic Acid，TXA）通常用于骨科手术，以减少术中失血，特别是在 TJA 期间，失血量可能较大的情况。TXA 是一种人工合成的赖氨酸类似物，能阻断纤溶酶原上的赖氨酸结合位点。这种机制使 TXA 具有显著的抗纤溶特性，并被证明可以防止血栓的破裂[41]。2010 年，一项随机、安慰剂对照试验在 40 个国家的 274 家医院的 20 000 多例创伤患者中评估了 TXA 对死亡、血管闭塞事件和输血的影响[42]。这项研究发现与安慰剂相比，出血导致的全因死亡率显著降低（$P=0.0035$）。他们注意到使用 TXA 后所需输血量显著减少，而血管闭塞事件在两组之间没有差异。虽然这项研究的对象是创伤患者，但它与接受重大外科手术的患者相似，如 TJA。最近的证据也支持使用 TXA 来降低 TJA 术后 PJI 的发生率。Yazdi 等进行回溯性研究，对 6000 多名接受初次 TJA 的患者的研究发现，即使在通过多因素回归分析控制了已知的混杂变量后，TXA 的应用也显著降低了 TJA 后 PJI 的发生率[43]。

TXA 可通过静脉、口服或局部给药。目前的指南建议，所有给药途径都优于安慰剂，在预防失血方面都是等效的[44]。强烈建议在 TJA 手术中使用 TXA，以减少术中大量失血并防止异体输血的需要。

五、术中措施（冲洗液、抗生素粉剂、手术时间）

（一）冲洗液

使用溶液冲洗手术部位以防止 SSI 是各专业外科医生的普遍做法，97% 的外科医生报道使用术中冲洗[45]。伤口上流动的溶液可以帮助清除手术部位的有害细菌和残留物。多种冲洗溶液可供选择，包括聚维酮碘（倍他定）、生理盐水和抗生素溶液。根据目前的证据，CDC 建议使用聚维酮碘水溶液而不是生理盐水作为冲洗伤口的理想试剂，以防止在清洁和清洁 – 污染的伤口中发生 SSI[46]。抗生素溶液也被用来降低潜在 SSI 的风险。然而，一项纳入 5 个随机对照试验的 Meta 分析发现，抗生素冲洗、生理盐水冲洗和不冲洗之间的 SSI 发生率没有显著差异[44]。

目前的证据是相当低质量的，需要精心设计的随机对照试验，才能确定预防 SSI 的理想冲洗剂和过程。

（二）抗生素粉剂

外科医生使用抗生素粉剂在手术切口处提供局部大剂量抗生素的杀菌效果，同时将患者全身抗生素暴露控制在最低限度。最广泛使用的抗生素粉剂之一是万古霉素[47]。万古霉素通过抑制细菌细胞壁的合成具有杀菌作用，特别是对革兰阳性细菌[48]。目前证据对于伤口内使用万古霉素粉剂预防 SSI 和 PJI 的有效性存在相互矛盾。Bakhsheshian 等对 18 项研究进行了系统回顾，这些研究比较了脊柱手术中伤口内使用万古霉素和没有使用万古霉素的标准做法[45]。结论是，万古霉素粉剂在减少脊柱手术患者 SSI 方面是有效的；然而，在这篇综述中的大多数研究都是Ⅲ级证据，仅有一项随机对照试验纳入分析。在 TJA 手术中使用万古霉素粉剂尚未得到证实。其中一项研究进行了回顾性队列分析，指出在伤口内使用万古霉素粉剂后，PJI 的发生率显著降低，但仅限于 TJA 翻修的，而不是初次 TJA[49]。

在全身水平上，万古霉素通常只有相对轻微的不良反应，包括组织刺激、静脉炎、发热、寒战，在罕见的情况下还有耳毒性。而肾毒性是一种已知的具有潜在破坏性的万古霉素并发症；因此，应避免使用其他已知有肾毒性作用的药物，并应定期监测全身药物水平[46]。Johnson 等对 34 例 TJA 患者进行了一项研究，这些患者接受了 2g 万古霉素粉剂的伤口内注射，并在 24h 内评估了血清和伤口万古霉素的浓度。研究发现，伤口中的万古霉素保持着高治疗浓度，平均 3h 大于 900μg/ml，以及 24h 大于 200μg/ml。推断，在伤口内万古霉素的半衰期为 7.2h 的情况下，大约需要 64h 才能降至抑制金黄色葡萄球菌的最低治疗浓度 2μg/ml 以下。此外，血清万古霉素浓度仍远低于最低治疗剂量[50]。虽然这项研究显示了伤口内万古霉素的最小全身暴露，但他们并没有评估万古霉素预防 PJI 的能力。

总之，在脊柱手术之外，由于目前相互矛盾的数据和低质量的研究，使用万古霉素粉剂预防 PJI 是不推荐的。

（三）手术时间

多项研究表明，随着手术时间的延长，术中感染的累积风险增加。延长手术时间可能会导致手术室工作人员流动增加，手术部位和无菌手术器械暴露在潜在有害的空气传播病原体中及其他次要后果。人员流动增加会导致开门次数增加已被证明会增加 SSI 的发生率，并可能潜在地破坏 LAF 系统的功效[25, 27]。

同样重要的是，要考虑到手术时间延长对个人防护装备（personal protective equipment，PPE）及无菌手术器械的影响。手套破孔是外科手术中众所周知的并发症。手套破孔和污染的发生率随着手术时间的延长而增加[51, 52]。一项研究表明，当外科医生每 20 分钟更换手套时，手套穿孔显著减少[35]。更多的证据表明，90min 后手套破孔的概率增加[34, 53]；因此，建议外科医生定期更换外手套。尽管预防手套破孔是具有前途的研究，但到目前为止，还没有数据表明，无论手术时间如何，更换一件完整的、不透气的外科手术服可以降低 SSI 的发生率。最后，最大限度地减少无菌托盘打开的时间，方法是保持无菌托盘处于关闭状态，直到手术需要用到它们时。Dalstrom 等的一项研究注意到，无菌托盘打开、无盖、暴露于污染增加的持续时间之间存在直接关系[54]。此外，他们发现，只需用无菌巾覆盖打开的托盘就可以显著降低污染风险[52]。

六、抗生素预防

（一）现行建议

预防性使用抗生素是所有外科患者预防SSI 的关键方法。根据 CDC，美国骨科医师学会（American Academy of Orthopaedic Surgeons，AAOS）建议，在没有过敏的情况下，第一代或第二代头孢菌素（头孢唑林和头孢呋辛）应在手术切皮前 60min 内单次静脉注射（表 3-1）[55]。此外，他们还建议在术后 24h 内停用抗生素。术中使用的抗生素应能有效地清除最常见的感染性病原菌，包括金黄色葡萄球菌、表皮葡萄球菌、大肠埃希菌和变形杆菌[56]。至关重要的是，如果可能，避免使用广谱抗生素，以免产生耐药突变。患者使用过万古霉素可能与万古霉素耐药肠球菌（vancomycin-resistant Enterococcus，VRE）和甲氧西林耐药金黄色葡萄球菌暴发增加有关[54]。然而，在已知的头孢菌素过敏病例中，建议使用万古霉素和克林霉素。此外，万古霉素可用于已知的 MRSA 携带者或 MRSA 感染高危患者，如住在疗养院的患者或医护人员。由于输液时间较长，建议在切皮前 2h 注射万古霉素，对于手术时间延长的，建议在 6～12h 再次注射万古霉素[57]。

表 3-1　美国骨科医师学会关于预防性抗生素的建议[53]
● 如果没有过敏反应，使用头孢唑林或头孢呋辛
● 如果有过敏反应，建议预防性使用万古霉素和克林霉素
● 在手术切开前 1h 内接受预防性抗生素
● 万古霉素应在手术切开前 2h 给药，如有必要应在 6～12h 再次给药
● 术后 24h 内是否停用预防性抗生素

适当的抗生素剂量是有效预防的关键。在防止有害病原菌生长的整个过程中，需要足够的剂量来维持最低抑菌浓度（minimum inhibitory concentration，MIC）。已发现未能维持 MIC 会增加伤口感染的风险[58]。具体剂量建议见表 3-2。

表 3-2　给药建议	
头孢唑林	● 患者体重 60～80kg，给予 2.0g ● 患者体重＞120kg，给予 3.0g
万古霉素	● 15mg/kg 静脉滴注
克林霉素	● 600～800mg

（二）给药方式

静脉给药一直被认为是维持最低抑菌浓度的理想途径。抗生素的输注应在切皮前 30～60min 给药，并应在整个过程中维持 MIC。其他途径，如骨内给药也被研究过。然而，缺乏高质量的证据来支持其疗效，需进一步探索。到目前为止，一项对 2293 例接受脊柱手术和关节置换术并使用万古霉素和多黏菌素静脉冲洗液的患者的研究发现，没有人因原发关节感染而再次住院[59]。由于缺乏更多的高水平证据和强有力的相反证据，静脉注射仍是外科实践中提供抗生素最有效的方法。

七、细菌耐药性

自从 20 世纪初 Alexander Fleming 发现现代青霉素后，抗生素的广泛使用拯救了无数人的生命，使他们免于感染，这些感染曾被认为是致命的。尽管抗生素能有效地清除患者体内的各种感染细菌，但它们的广泛应用不可避免地导致了世界各地所有医学专科耐药菌的产生、挑选和存活。虽然细菌先天具有变异成耐药菌的能力，但目前广泛存在的耐药性情况主要是由不正确使用抗生素造成的。例如，给病毒性而非细菌性的上呼吸道疾病患者使用抗生素在临床很常见。此外，广谱抗生素的长期使用也被认为是造成耐药菌的原因之一。2010 年，世界卫生组织估计，每年约有 23 000 例患者死于耐药菌感染[46]。

不幸的是，尽管耐药感染患病数增加，但有

效抗生素的研究和生产在过去几十年里一直在下降[60]。现有的大量抗生素及要求医疗机构限制抗生素的使用，限制了药品的销售。事实上，由于缺乏利润，几家大型制药公司不再进行感染预防药物的研究或生产抗生素[58]。为了应对目前涉及耐药微生物的危机，开处方的医疗人员正确使用抗生素是至关重要的。供应商应该始终对他们开出的药物非常熟悉。重要的是，可能的话，确定与感染有关的病原体，并使用能最快、最安全的方式中和感染的特定抗生素。应避免长时间使用广谱抗生素，除非临床需要。此外，仅仅因为患者要求就开出某些药物可能会导致不可预料的后果。

八、创面敷料和局部抗菌产品

（一）封闭性敷料/浸银敷料/干燥纱布

合适的创面敷料是减少术后 SSI 和 PJI 的关键步骤。TJI 的手术伤口不同于其他手术，因为它们可能会有明显的引流量[61]，需要吸收能力强的敷料。此外，TJA 手术切口位于关节处，因此敷料应该足够耐用，以承受康复过程中可能出现的早期活动所产生的压力，也要足够柔韧，以适应关节水肿的变化[59]。有多种敷料可供选择，包括封闭性敷料；浸渍了抗生素的纱布，如银；简单的干纱布。干纱布只是在手术伤口上提供了一层保护层，并没有提供额外的抗菌性能或润湿效果。干纱布具有良好的液体吸收能力，可以减少换药和浸渍的频率；但是，它们并不能通过保持潮湿的环境来促进伤口更快地愈合。封闭性敷料通过外层蜡涂层为手术部位提供密封和防水保护，但它们没有干纱布的液体吸收能力。最近的一项系统回顾发现，与干纱布相比，使用封闭性敷料的伤口并发症明显较少[59]。其杀菌作用，是由于敷料中浸入了银等金属。基本原理是银离子将扰乱手术伤口中任何局部细菌的生长，并进一步预防 SSI。不幸的是，还没有任何高质量的研究表明，使用浸银纱布与标准敷料相比，SSI 显

著降低。因此，这些高级敷料的额外成本是不合理的。

（二）抗菌涂层缝合线

三氯生是一种广谱抗生素，自 20 世纪 60 年代以来已用于许多医疗和消费品[62]。在过去的 20 年里，三氯生涂层缝线已被用于进一步预防 SSI。到目前为止，在多个外科学科中，三氯生涂层缝线已被证明可以减少 SSI。不幸的是，很少有专门针对骨科手术的研究。Sprowson 等进行的一项随机对照试验。在接受择期全髋关节置换术（total hip arthroplasty，THA）和全膝关节置换术（total knee arthroplasty，TKA）的患者中，比较使用三氯生涂层缝线与标准缝合时 SSI 的发生率[63]。虽然这项研究的结果发现两组之间的 SSI 发生率没有差异，但该研究有一些局限，包括使用准随机选择方法，以及缺乏对外科医生技能和切口类型的控制。相比之下，一项对多个外科学科的 Meta分析显示，与标准缝合线相比，使用三氯生涂层缝合线的 SSI 显著减少[64]。由于多个外科学科的大量高质量证据证明了三氯生涂层缝线的积极抗菌作用，建议将其作为降低 SSI 风险的额外措施。

（三）真空辅助敷料

真空辅助敷料，也被称为负压伤口治疗（negative pressure wound therapy，NPWT），几十年来已经在多个外科专业使用。真空辅助敷料利用伤口上的吸力来创造负压环境。通过负压清除多余的渗出物、增加肉芽组织、促进血管生成和促使伤口收缩来加速伤口愈合过程[65, 66]。对于那些考虑为感染高危的患者，如骨科创伤患者，使用真空辅助敷料似乎确实有一些好处。Stannard等进行了一项前瞻性随机对照试验，以研究NPWT 预防骨科高危创伤患者伤口裂开和感染的能力。他们发现，在切口闭合后将 NPWT 应用于手术伤口的患者的感染率和伤口裂开发生率降低[67]。另一项研究发现，开放性胫骨骨折患者的

感染率降低[68]。

尽管证据表明真空辅助敷料对于高危患者很有应用前景，但在低风险病例中使用真空辅助敷料并没有显示出降低深部感染、再手术和伤口裂开的发生率[69, 70]。因此，与标准敷料相比，由于缺乏疗效和成本负担增加，在低风险、不复杂的病例中不推荐预防性使用 NPWT。

（四）局部切口密封剂

在许多外科领域中局部切口密封剂很受欢迎，如 Integuseal，Dermabond 等。局部切口密封剂的有趣之处源于它能够使手术切口在很少使用或不使用缝合材料或缝合钉的情况下轻松形成屏障。从理论上讲，还可以减少感染率和伤口引流。尽管局部密封剂有很好的理论基础，但最近的一项随机对照试验发现，在接受 THA 的患者中，使用局部密封剂和使用缝合钉后的瘢痕结局和感染率没有差异[71]。另外两个随机对照试验也发现，在接受 THA 和 TKA 的患者中使用局部密封剂时，手术部位感染率没有差异[72, 73]。事实上，在张力较高的关节（如膝关节）上使用局部密封剂可能是不合适的，因为与缝线和缝合钉相比，使用局部密封剂伤口裂开的概率更高[74]。

由于缺乏在骨科手术病例中支持使用局部切口密封剂的数据，因此不推荐将其作为预防手术部位感染的有效辅助材料。

（五）生物膜图谱：检测与定位

微生物通过在关节假体等表面的共生形成的、由细胞和非细胞成分组成的复杂结构称为生物膜。具体地说，细菌生物膜包含病原体的聚集，周围有细胞外基质网络，形成了抵抗人体天然免疫系统的物理屏障[75]。在过去，各种表面上的生物膜形成已经被彻底记录下来[76, 77]。众所周知，成熟的生物膜对中性粒细胞的渗透性有限[10]。由于难以发现、预防和治疗，这些生物膜给骨科医生进行人工关节置换术带来严重的问题。生物膜图谱是识别和定位不同表面生物膜的一种尝试。一项研究使用共聚焦显微镜在实验室环境下成功地在 316L 不锈钢骨科螺钉上生长和鉴定出铜绿假单胞菌生物膜。生物膜图谱注意到轴上和螺纹内有斑片状的薄膜沉积；然而，薄膜的沉积没有特定的模式[78]。不幸的是，与表皮葡萄球菌和金黄色葡萄球菌不同，骨科假体上通常没有铜绿假单胞菌菌株。

此外，Kobayashi 等研究了超声裂解和实时聚合酶链式反应（RT-PCR）检测金黄色葡萄球菌生物膜的实用性[79]。他们发现，结构表面超声裂解 1～5min 会破坏生物膜，并使它可以被检测到。此外，超声裂解超过 5min 会裂解细菌，使它们无法被检测到。然而，这项研究也有局限性。生物膜只在不锈钢表面被检测到，因此结果不能外推到人工关节置换术中遇到的各种组织、结构表面。

尽管一些关于生物膜图谱主题的有前途的文献，但证据主要是基于实验室环境得出的。到目前为止，还没有高质量的研究证明在临床环境中识别生物膜位置的实用方法。因此，目前尚不清楚生物膜图谱的临床相关性。

九、生物材料、载体、涂料

（一）骨科部件的材料组成

在骨科领域，有许多具有不同材料组成的部件，包括骨水泥、钛和不锈钢。不同的材料组成会有不同程度的生物膜沉积在其表面。在兔子模型中，Sheehan 等研究发现，与钛表面相比，表皮葡萄球菌将生物膜附着在股骨髓内假体不锈钢表面的能力提高了近 150%[80]。一种理论是，与钛相比，不锈钢具有更高的表面自由能（>40mN/m），从而允许更多的病原菌结合。他们还发现镀银植入物的生物膜形成与对照金属相比没有差异。这项研究的主要局限性是，动物模型与临床实践没有直接的相关性。另一项研究检测了葡萄球菌附着于不同的结构表面，包括骨水泥、不锈钢和钛的能力[81]。他们指出，骨水泥的细菌生物膜黏附率明显更高（$P<0.05$），其次是不锈钢，然后是钛。另外，Lauderdale 等发现钛上的金黄色葡萄球菌生物膜对利福平和左氧氟沙星治疗更敏感[82]，这进一步表明钛可能是目前骨科部件的理想选择。

研究表明，会增加生物膜形成的特殊材料特性包括孔隙率、疏水性/亲水性和粗糙度。简而言之，细菌基本上可以在任何成分上形成生物膜[10]。到目前为止，还没有不受生物膜生长的材料[10]。

（二）生物活性材料

生物活性材料因其已知的内在抗菌作用而被使用了几十年。最常用的金属涂层之一是银。最近，银纳米颗粒由于对革兰阳性细菌和革兰阴性细菌都有显著的杀菌作用，而被用作骨科植入物的涂层[83]。银杀菌的主要作用机制被认为是破坏细菌细胞膜，其次要作用是抑制细菌酶，因此银成为预防 PJI 的理想涂层[81]。一项研究发现，具有抗菌效力的银涂层植入物表面的生物膜形成减少，与银涂层的浓度呈正相关[84]。尽管镀银假体的抗菌效果似乎很有前途，耐药菌株很少出现，但也不代表没有可能[85]。

（三）生物活性抗菌涂料及表面修饰

植入物相关感染是与 TJA 相关、花费昂贵且可能致命的术后并发症。目前的研究正在评估骨科植入物内的纳米管和抗菌涂层等表面修饰，以提高其内在抗菌能力，并预防 TJA 患者植入物表面的生物膜形成。在绵羊模型中进行的一项研究，评估了假体的万古霉素涂层在抑制生物膜形成的有效性[86]。研究结果显示，与没有抗生素涂层的对照组相比，金黄色葡萄球菌的生物膜形成受到抑制，骨整合增加。其他植入物涂层（如碘），也是临床研究中感兴趣的话题。在 222 例 TJA 术后患者中，进行了一项临床试验，并检查了碘涂层植入物在预防和治疗术后感染中的使

用[87]。研究结果发现，通过 18 个月的随访，所有与植入物相关的感染都得到了预防或治愈，没有报道有细胞毒性或不良反应[85]。更多的研究支持碘涂层用于外固定斯氏针表面的抗菌疗效[88]。

长期以来，银一直被认为具有良好的抗菌能力，对宿主的细胞毒性很低[89, 90]。Slane 等进行了一项研究，以评估载银纳米颗粒的商用骨水泥的抗生物膜性能。虽然骨水泥对浮游细菌没有任何抗菌作用，但可使生物膜的形成显著减少[91]。进一步的证据表明，银纳米颗粒显著减少了铜绿假单胞菌和表皮葡萄球菌菌株的生物膜形成[92]。

此外，一种名为人 β-3 防御素的植入物涂层显示了良好的抗生物膜效果。人 β-3 防御素是一种由 45 个氨基酸组成的多肽，是哺乳动物防御素的一个亚类，可在人骨组织和骨细胞中发现[93]。Huang 等进行了一项研究，并报道说，与克林霉素和万古霉素相比，人 β-3 防御素对耐甲氧西林金黄色葡萄球菌具有显著的抗生物膜作用[91]。另一项研究指出，人 β-3 防御素也能有效地抑制耐甲氧西林表皮葡萄球菌菌株的生物膜形成[94]。

（四）抗生素载体

抗生素载体，如载抗生素骨水泥和珠链，已用于为 PJI 患者提供局部传递抗生素的作用。众所周知，由骨科植入物表面生物膜形成引起的感染很难消除，因为生物膜的基质提供了天然的细菌耐药性[95]。硫酸钙和磷酸钙是目前使用的两种常用的抗生素载体化合物。一项体外研究发现，含有硫酸钙的庆大霉素微球能够预防和根除革兰阳性细菌的生物膜[96]。虽然这是一项体外研究，但这可能表明使用庆大霉素微球消除生物膜相关感染具有一定的临床相关性。另外，Stravinskas 等据报道，在使用单次剂量后，局部抗生素水平在治疗的前几天内达到最低抑菌浓度的 100~1000 倍，在患有慢性骨髓炎的老年患者中持续 4 周[97]。相反，一项长期的回顾性研

究，比较了清创与清创加硫酸钙颗粒在 65 例成人慢性骨髓炎患者中的疗效[98]。这项研究发现，两组患者的治愈率没有差异。此外，还有一项研究观察了 33 例因全髋关节和膝关节置换术感染而接受冲洗和清创手术的患者使用硫酸钙珠的情况[99]。作者并没有发现在冲洗清创的同时使用硫酸钙微珠有显著的改善。由于缺乏疗效并增加了相关成本，因此，作者不建议使用。

总体而言，目前尚缺乏一致的高质量的证据支持抗生素载体局部应用治疗 PJI。在确定是否使用抗生素载体进行治疗时，鼓励医生依据自己的临床判断。

十、新技术

PJI 仍然是全髋关节和膝关节置换翻修最常见的原因之一[100]。这些患者通常需要经历多次翻修手术，延长住院时间，花费高昂的医疗费用[101]。从系统层面上，截至 2011 年，由于 PJI 产生的医疗成本估计每年为 7.71 亿美元[102]。尽管 PJI 对患者和医疗系统都有毁灭性的影响，但确诊 PJI 的"金标准"仍未确定。新技术仍处于研究阶段，以提高 PJI 的诊断能力。这些技术包括白介素 –6（IL-6）、血清 D- 二聚体、关节液 α- 防御素和下一代测序（next-generation sequencing，NGS）。

IL-6 是一种从人体免疫细胞释放的多肽，被称为细胞因子。在损伤和炎症中可以作为急性期反应物而释放[103]。除了炎症，IL-6 还可以诱导浆细胞发育和刺激破骨活性[104]。在炎症反应过程中血清 IL-6 水平升高，故认为 IL-6 可作为诊断 PJI 的潜在指标。2010 年，一项 Meta 分析，评估了特定生物标志物在 PJI 诊断中的灵敏度和特异度，即 C 反应蛋白（C-reactive protein，CRP）和 IL-6[101]。结果发现 IL-6 的灵敏度为 97%（95%CI 93%～99%），特异度为 91%（95%CI 87%～94%）。其次是 C 反应蛋白，灵敏度为 88%（95%CI 86%～90%），特异度为 74%（95%CI 71%～76%）。然而，相反的是 Randau 等的一项前瞻性

研究，指出 IL-6 的灵敏度为 49%～79%，特异度为 58%～88%[105]。不幸的是，由于缺乏支持 IL-6 准确度的一致证据，以及检测血清和关节液 IL-6 水平相关成本的增加，该生物标志物没有被广泛接受为临床诊断工具。

其他诊断技术包括二代测序，与传统培养相比，这是一种可用于快速识别病原体的基因测序技术[106]。NGS 检索包含各种病原体特定遗传信息的基因组数据库，并将这些数据与相关病原体进行匹配。NGS 通常使用两种方法，即鸟枪法宏基因组学和 16S 扩增。鸟枪法宏基因组学涉及对样本中的所有 DNA 进行测序，并确定 DNA 来自哪个生物体[107]。Thoendel 等研究发现，这种方法能够在培养阴性的 PJI 患者中检测到 43.9% 的病原体[105]。16S 扩增利用聚合酶链式反应（polymerase chain reaction，PCR）扩增病原菌特异的 16S 核糖体 DNA。一项研究成功地从一名先前被诊断为 PJI 培养阴性的患者中鉴定出犬链球菌，从而证明了 16S 扩增的临床应用[108]。另外有两项研究也成功地在培养阴性的 PJI 中检测到病原体[109, 110]。尽管未来 NGS 可能会有临床用途，但还需要高水平数据收集来进一步验证和完善 NGS 技术，以实现准确一致的 PJI 诊断。

D- 二聚体是纤维蛋白被纤溶酶降解时在血清中升高的蛋白质产物。血清 D- 二聚体水平升高可由多种原因引起，包括静脉血栓栓塞症、手术、年龄增加和妊娠[111]。此外，一项前瞻性研究显示血清 D- 二聚体升高的灵敏度为 89%，特异度为 93%，与红细胞沉降率和 C 反应蛋白相比，在诊断 245 例初次置换和关节翻修患者中的 PJI 方面，血清 D- 二聚体更具优势[112]。检测血清 D- 二聚体水平既经济有效，又易于在临床环境中获得。然而，还需要更多的研究来证实用它作为 PJI 诊断试验。

α- 防御素是哺乳动物的一种杀菌防御素多肽，在感染时从激活的中性粒细胞中释放出来，对许多革兰阳性细菌和革兰阴性细菌、包膜病毒

和真菌具有活性[113]。α- 防御素的作用方式是与病原体的细胞膜结合，在细胞膜内形成气孔，从而增加细胞的渗透性和破坏性[114]。由于具有对感染的显著特异性，已对血清 α- 防御素水平的检测用作 PJI 患者的诊断工具。目前，检测血清 α- 防御素水平的方法主要有两种：α- 防御素免疫法和侧流层析法。一项系统综述，对比了侧流层析技术与免疫分析技术的诊断准确度[115]。比侧流层析技术相比，认为免疫分析技术是更好的诊断试验。其灵敏度分别为 96%（95%CI 90%～98%）和 71%（95%CI 55%～83%）。它们的特异度分别为 96%（95%CI 93%～97%）和 90%（95%CI 81%～95%），差异无统计学意义；因此，这两种技术都有可能被用来准确地诊断 PJI[113]。其他研究也发现了类似的结果，即免疫分析比侧流层析技术具有更好的诊断能力，尽管这两种测试对 PJI 都相似的高特异性[116, 117]。由于这两种试验的高度特异性，检测 α- 防御素水平将是诊断 PJI 的理想试验。然而，这些试验也有缺点。一次 α- 防御素测试的成本估计约为 760 美元[118]，免疫分析技术需要将样本运往专门的实验室进行检测，尽管结果是在 24h 内获得的[114]。侧流层析技术成本低些，通常在 20min 内就可以在内部完成。然而，一些研究表明，实验室结果可能取决于实验室技术人员的技能[114, 116]。

（一）纳米管

纳米管是中空的圆柱形结构，直径通常为 1～800nm。这些纳米管可以结合到骨科植入物中，提供临床优势，如提供局部抗菌效果和改善骨整合[119]。研究表明，假体周围的血液流动减少，因此如果出现感染，可能会阻碍局部免疫反应[120]。利用负载抗生素的纳米管可以对抗植入物内部的感染，并有可能减少对传统全身抗生素治疗的需求。骨科植入物中的二氧化钛纳米管是通过表面修饰产生的，具有固有的抗菌特性，能够成功地负载抗生素[121]。Li 等进行了一项体外研究，分析对比镀锌钛纳米管与钛纳米管的抗菌效果。结果表明，与单独使用钛纳米管相比，镀锌钛在细菌生长方面有显著的减少。此外，研究发现，直径为 70～100nm 的纳米管可以增加成骨细胞的分化，从而改善骨整合[122]。成骨活性、碱性磷酸酶（alkaline phosphate，ALP）活性和胶原合成都需要锌[123]。Li 等还注意到负载锌的钛纳米管具有增强的碱性磷酸酶活性。Popat 等的一项支持性研究分析表皮葡萄球菌在载庆大霉素的钛纳米管表面的粘连情况[124]。结果表明，将庆大霉素负载到纳米管中将显著减少表皮葡萄球菌的初始表面粘连。此外，他们还报道在使用和不使用庆大霉素的纳米管中，成骨活性都有所增加。

尽管纳米管的抗菌效果看起来很有前景，但由于目前缺乏高水平的证据，纳米管技术的临床适用性仍不清楚，需要对动物和人进行进一步研究。

（二）噬菌体

噬菌体是一种天然病毒，它可以向特定的细菌注入它们的 DNA 并裂解原核细菌胞体。细菌裂解后，新产生的噬菌体被释放到细胞外，再次瞄准其余的细菌。噬菌体的特异性可以在不损害宿主真核细胞和肠道菌群的情况下产生足够的抗菌效果。最近的一项临床试验评估了噬菌体疗法在 2 例患有难治性 PJI 患者中治疗金黄色葡萄球菌的效果[125]。他们进行了挽救性手术，包括保留植入物清创和抗生素使用。除了挽救性手术外，患者还被局部注射了噬菌体混合物。这项试验的结果很有意义，因为 2 例患者在随访时都有良好的临床结果，并且没有不良反应。此外，Wright 等进行的一项随机双盲对照试验使用了六种针对耐药性铜绿假单胞菌的可注射混合噬菌体，成功治疗慢性中耳炎感染[126]，这表明噬菌体疗法在细菌耐药感染中可能发挥作用。

总体而言，噬菌体疗法似乎是消除 PJI 相关细菌的一种有前景的治疗选择。尽管如此，还需要进一步的研究来确定适当的治疗参数，如给药途径、剂量、持续时间和时机。

（三）疫苗

接种疫苗对抗常见感染的细菌是目前骨科领域的热门话题。在骨科择期手术前预防性接种疫苗的基础是防止感染和生物膜形成。这也将有助于预防耐药性菌株的产生。最常被研究的病原体疫苗之一是金黄色葡萄球菌，因为它常与 PJI 有关[127]。几项体外研究证明了疫苗预防生物膜形成的有效性。一项试验研究了使用重组金黄色葡萄球菌结合蛋白作为潜在疫苗抗原[128]，发现当预先接触抗表面结合蛋白抗原时，金黄色葡萄球菌表面黏附率显著降低。

目前正在开发的最先进的疫苗之一是四抗原金黄色葡萄球菌疫苗（four-antigen S. aureus vaccine，S4Ag）。该疫苗针对的是金黄色葡萄球菌启动和维持感染所必需的关键毒力因子[129]。采用双盲、安慰剂对照的 2 期临床试验，即金黄色葡萄球菌外科住院患者疫苗有效性研究（STaphylococcus aureus surgical Inpatient Vaccine Efficacy，STRIVE），以评估 S4Ag 疫苗在接受选择性开放后路脊柱融合术的成年人中的安全性和有效性。受试者在手术干预前 10～60 天接受安慰剂注射或 S4Ag 疫苗并监测感染情况，直到手术后 180 天。结果表明，S4Ag 疫苗是骨科择期手术中预防金黄色葡萄球菌感染的一种安全有效的方法。目前，STRIVE 研究仍处于Ⅲ期临床试验。

遗憾的是，目前还没有疫苗被 FDA 批准用于骨科。然而，如果未来有高质量的试验支持其临床应用，针对感染病原菌的预防性免疫可能在预防手术部位感染中有前景。

（四）生物活性酶

生物活性酶是一种蛋白质，可用于消除骨科植入物表面的生物膜基质。这些蛋白质包括蛋白酶、脱氧核糖核酸酶和糖苷酶[130]。使用生物活性酶相比抗生素的一个优点是产生耐药菌株的风险低[131]。一种降解生物膜的糖苷水解酶称为分散素 B（dispersin B，DsP），已被发现具有一定的抗生物膜作用。一项研究报道，当在表面涂覆 DsP 时，两株表皮葡萄球菌的生物膜产量下降了 98% 以上[132]。因为 DsP 能够裂解聚 N- 乙酰氨基葡萄糖（poly-N-acetylglucosamine，PNAG），DsP 被认为可对生物膜产生有效的杀灭作用。PNAG 是生物膜三维细胞外基质的组成部分。此外，Kaplan 等研究了重组人 DNase Ⅰ（recombinant human DNase Ⅰ，rhDNase）对生物膜抑制的影响[133]。研究指出，重组人 DNA 酶显著抑制了表皮葡萄球菌和金黄色葡萄球菌的生物膜形成。此外，其他研究表明重组人 DNA 酶还能够分离金黄色葡萄球菌产生的预成型生物膜。

（五）冲击波治疗、电磁场和电刺激

细菌生物膜在骨科植入物上的黏附对发生 PJI 造成极大的风险。生物膜中的细菌对抗生素的抗药性增强，产生了难以治疗的感染。已有研究报道了应用非药物方法来辅助传统抗生素根除生物膜。一项体外实验研究脉冲电磁场（pulsed electromagnetic field，PEMF）对抗生素治疗植入物感染疗效的影响[134]。研究设立两个组，在不锈钢螺钉上培养 5 天的表皮葡萄球菌生物膜，试验组在接受 PEMF 治疗的同时还接受庆大霉素治疗；对照组仅接受庆大霉素治疗。结果显示，试验组的生物膜与对照组相比显著减少了至少 50%。这项研究表明，使用 PEMF 可能是一种有效的方式来破坏生物膜结构，可以促进抗生素渗透。

激光冲击波处理是另一种已被研究的去除生物膜的方法。Kizhner 等的一项研究评估激光产生的冲击波阻断常见金属和塑料医疗设备上生物膜形成的效果[135]。研究结果表明，当使用激光产生的冲击波 4～10s 时，铜绿假单胞菌生物膜的形成减少了 98%[133]。活体研究发现，24h 超声波

产生的冲击波与庆大霉素治疗相结合可以有效地消除大肠埃希菌生物膜[136]。Canty 等最近一项研究中评估阴极电压控制电刺激（cathodic-voltage-controlled electrical stimulation，CVCES）[137]，研究发现 CVCES 在 –1.8V 时，就完全消除了铜绿假单胞菌和耐甲氧西林金黄色葡萄球菌两种细菌的生物膜相关菌落形成单位。这项研究显示出 CVEC 在根除细菌生物膜方面的潜在应用前景。

结论

尽管有大量文献支持和颇具前景的新技术即将问世，但人工关节感染依旧是一项颇具灾难性医疗保健负担，而且损害患者的生活质量。本章讨论了感染预防领域中的许多相关临床主题。虽然取得了一定的进展，但临床医生和科学家之间的进一步合作对于更好地预防和管理骨骼肌肉感染仍是必要的。

参 考 文 献

[1] Whitehouse JD, Friedman ND, Kirkland KB, Richardson WJ, Sexton DJ. The Impact of Surgical-Site Infections Following Orthopedic Surgery at a Community Hospital and a University Hospital Adverse Quality of Life, Excess Length of Stay, and Extra Cost. Infection Control & Hospital Epidemiology. 2002;23(04):183–189.

[2] Kurtz SM, Lau E, Watson H, Schmier JK, Parvizi J. Economic Burden of Periprosthetic Joint Infection in the United States. *J Arthroplasty*. 2012;27(8):61–65.e1.

[3] Zimmerli W, Trampuz A, Ochsner PE. Prosthetic-joint infections. N Engl J Med. 2004;351:1645–54.

[4] Kapadia BH, McElroy MJ, Issa K, et al. The economic impact of periprosthetic infections following total knee arthroplasty at a specialized tertiary-care center. J Arthroplasty 2014;29(5):929.

[5] Jiranek W, Kigera JWM, Klatt BA, et al. General Assembly, Prevention, Host Risk Mitigation –General Factors: Proceedings of International Consensus on Orthopedic Infections. J Arthroplasty. October 2018.

[6] Alamanda VK, Springer BD. Perioperative and Modifiable Risk Factors for Periprosthetic Joint Infections (PJI) and Recommended Guidelines. *Curr Rev Musculoskelet Med*. 2018;11(3):325–331.

[7] Sørensen LT, Hemmingsen U, Kallehave F, et al. Risk factors for tissue and wound complications in gastrointestinal surgery. Ann Surg. 2005;241(4):654–658.

[8] Leijh PC, Nathan CF, van den Barselaar MT, van Furth R. Relationship between extracellular stimulation of intracellular killing and oxygen-dependent microbicidal systems of monocytes. Infect Immun. 1985;47:502–507.

[9] Riber U, Espersen F, Skinhoj P, et al. Induction of oxidative burst response in human neutrophils by adherent staphylococci. Comparison between Staphylococcus epidermidis and Staphylococcus aureus. APMIS1993; 101:55–60.

[10] Sørensen LT. Wound healing and infection in surgery: the clinical impact of smoking and smoking cessation: a systematic review and meta-analysis. Arch Surg. 2012;147(4):373–383.

[11] International Consensus Group. *Proceedings of the Second International Consensus Meeting (ICM) on Musculoskeletal Infection*. Data Trance Publishing Company; 2018.

[12] Boraiah S, Joo L, Inneh IA, Rathod P, Meftah M, Band P, & Iorio R (2015). Management of modifiable risk factors prior to primary hip and knee arthroplasty. Journal of Bone and Joint Surgery American, 97(23), 1921–1928.

[13] Mangram AJ, et al. Guideline for prevention of surgical site infection, 1999. Am J Infect Control. 1999;27(2):97–134.

[14] Xiao G, Chen Z, Lv X. Chlorhexidine-based body washing for colonization and infection of methicillin-resistant *Staphylococcus aureus*

[15] Kamel C, McGahan L, Polisina J, Miezwinski-Urban M,Embil JM. Preoperative skin antiseptic preparations for preventing surgical site infections: A systematic review. Infection Control and Hospital Epidemiology 2012;33:608–17.

[16] Chlebicki MP, Safdar N, O'Horo JC, Maki DG: Preoperative chlorhexidine shower or bath for prevention of surgical site infection: A meta-analysis. Am J Infect Control 2013;41(2):167–173.

[17] Colling K, Statz C, Glover J, Banton K, Beilman G. Pre-operative antiseptic shower and bath policy decreases the rate of S. aureus and methicillin-resistant S. aureus surgical site infections in patients undergoing joint arthroplasty. Surg Infect. 2015;16(2):124–132.

[18] Kapadia BH, Johnson AJ, Issa K, Mont MA. Economic evaluation of chlorhexidine cloths on healthcare costs due to surgical site infections following total knee arthroplasty. J Arthroplasty 2013;28:1061–5.

[19] Lefebvre A, Saliou P, Lucet JC, Mimoz O, Keita-Perse O, Grandbastien B, et al. Preoperative hair removal and surgical site infections: network meta-analysis of randomized controlled trials. J Hosp Infect 2015;91:100–8.

[20] Tanner J, Norrie P, Melen K. Preoperative hair removal to reduce surgical site infection. Cochrane Database Syst Rev 2011:CD004122.

[21] Seropian R., Reynolds, B.M. Wound infections after preoperative depilatory versus razor preparation. Am J Surg, 121 (1971), pp. 251–254.

[22] Balthazar ER, Colt JD, Nichols RL. Preoperative hair removal: a random prospective study of shaving versus clipping. South Med J 1982;75:799–801.

[23] Daines BK, Dennis DA, Amann S. Infection prevention in total knee arthroplasty. J Am Acad Orthop Surg 2015;23:356–64.

[24] Cacciari P, Giannoni R, Marcelli E, et al. Cost evaluation of a ventilation system for operating theatre: an ultraclean design versus a conventional one. Ann Ig. 2004;16:803–809.

[25] Whyte W., Hodgson, R., J. Tinkler. The importance of airborne bacterial contamination of wounds. J Hosp Infect, 3 (1982), pp. 123–135.

[26] Salvati EA, Robinson RP, Zeno SM, et al. Infection rates after 3175 total hip and total knee replacements performed with and without a horizontal unidirectional filtered air-flow system. J Bone Joint Surg Am. 1982;64:525.

[27] Brandt, C, Hott, U, Sohr D, et al. Operating room ventilation with laminar airflow shows no protective effect on the surgical site infection rate in orthopedic and abdominal surgery" Annals of Surgery, vol. 248, no. 5, pp. 695–700, 2008.

[28] Young R., O'Regan D. Cardiac surgical theatre traffic: Time for traffic calming measures? Interact. Cardiovasc. Thorac. Surg. 2010;10:526–529.

[29] Ritter MA. Operating room environment. Clin Orthop Relat Res. 1999;369:103–9.

[30] Bedard M., Pelletier-Roy R., Angers-Goulet M., Leblanc P. A., & Pelet S. (2015). Traffic in the operating room during joint replacement is a multidisciplinary problem. Canadian Journal of Surgery, 58(4), 232–236.

[31] Ward WG, Sr., Cooper JM, Lippert D, Kablawi RO, Neiberg RH, Sherertz RJ. Glove and gown effects on intraoperative bacterial contamination. Annals of surgery. 2014;259: 591–7.

[32] Blom AW, Gozzard C, Heal J, Bowker K, Estela CM. Bacterial strike-through of reusable surgical drapes: the effect of different wetting agents. Journal of Hospital Infection. 2002;52:52–55.

[33] Garibaldi, RA, Maglio, S, Lerer, T, Becker, D, Lyons, R. Comparison of nonwoven and woven gown and drape fabric to prevent intraoperative wound contamination and postoperative infection. Am J Surg 1986;152(5:505–9.

[34] Maffuli N, Capasso G, Testa V. Glove perforation in elective orthopaedic surgery. Acta Orthop Scand 1989;60:565–6.

[35] Misteli H, Weber WP, Reck S, Rosenthal R, Zwahlen M, Fueglistaler P, et al. Surgical glove perforation and the risk of surgical site infection. Arch Surg. 2009;144(6):553–558.

[36] Al-Maiyah M, Bajwa A, Mackenney P, Port A, Gregg PJ, Hill D, et al. Glove perforation and contamination in primary total hip arthroplasty. The Journal of bone and joint surgery British volume. 2005;87: 556–9.

[37] Kettner SC, Willschke H, Marhofer P. Does regional anaesthesia really improve outcome? Br J Anaesth. 2011;107(Suppl 1):90–5.

[38] Chang CC, Lin HC, Lin HW, Lin HC. Anesthetic management and surgical site infections in total hip or knee replacement: a population-based study. Anesthesiology. 2010;113(2):279–84.

[39] Zorrilla-Vaca A, Grant MC, Mathur V, Li J, Wu CL. The impact of neuraxial versus general anesthesia on the incidence of postoperative surgical site infections following knee or hip arthroplasty: a meta-analysis. Reg Anesth Pain Med. 2016;41:555–563.

[40] Viola J, Gomez MM, Restrepo C, Maltenfort MG, Parvizi J. Preoperative anemia increases postoperative complications and mortality following total joint arthroplasty. J Arthroplasty 2015;30:846–8.

[41] De-jie, Fu; Cheng, Chen; Lin, Guo; Liu, Yang. In Chinese Journal of Traumatology. April 2013 16(2):67–76.

[42] Shakur H, Roberts I, Bautista R, et al. Effects of tranexamic acid on death, vascular occlusive events, and blood transfusion in trauma patients with significant haemorrhage (CRASH-2): a randomised, placebo-controlled trial. Lancet 2010;376(9734):23–32.

[43] Yazdi H, Klement MR, Hammad M, et al. Tranexamic Acid Is Associated With Reduced Periprosthetic Joint Infection After Primary Total Joint Arthroplasty. The Journal of Arthroplasty. 2019.

[44] Fillingham YA, Jevsevar DS, Yates AJ, Sayeed SA, Sah AP, Bini SA, et al. Tranexamic Acid in Total Joint Arthroplasty: The Clinical Practice Guides of the American Association of Hip and Knee Surgeons, American Academy of Orthopaedic Surgeons, Hip Society, Knee Society, American Society of Regional Anesthesia and Pain Medicine. 2017.

[45] Whiteside OJ, Tytherleigh MG, Thrush S, Farouk R, Galland RB. Intra-operative peritoneal lavage – who does it and why? Ann R Coll Surg Engl. 2005;87(4):255–8.

[46] Global Guidelines for the Prevention of Surgical Site Infection. Geneva: World Health Organization; 2016.

[47] J. Bakhsheshian, N.S. Dahdaleh, S.K. Lam, J.W. Savage, Z.A. Smith. The use of vancomycin powder in modern spine surgery: systematic review and meta-analysis of the clinical evidence. World Neurosurg, 83 (2015), pp. 816–823.

[48] Katzung BG, Trevor AJ. Basic and Clinical Pharmacology. 14th ed. New York; McGraw-Hill Education; 2018.

[49] Otte J.E. Politi J.R., Chambers B., Smith C.A. Intrawound vancomycin powder reduces early prosthetic joint infections in revision hip and knee surgery. Surg Technol Int. 2017;30:284–289.

[50] J.D. Johnson, J.M. Nessler, R.D. Horazdovsky, S. Vang, A.J. Thomas, S.B. Marston. Serum and wound vancomycin levels after intrawound administration in primary total joint arthroplasty. J Arthroplasty, 32 (2017), pp. 924–928.

[51] Bukhari SS, Harrison RA, Sanderson PJ. Contamination of surgeons' gloves fingertips during surgical operations. J Hosp Infect 1993;24:117–21.

[52] Hollaus PH, Lax F, Janakiev D. Glove perforation rate in open lung surgery. Euro J Cardiothorac Surg 1999;15:461–4.

[53] Hübner NO, Goerdt AM, Stanislawski N, Assadian O, Heidecke CD, Kramer A, et al. Bacterial migration through punctured surgical gloves under real surgical conditions. BMC Infect Dis 2010;10:192.

[54] Dalstrom DJ, Venkatarayappa I, Manternach AL, Palcic MS, Heyse BA, Prayson MJ. Time-dependent contamination of opened sterile operating-room trays. The Journal of bone and joint surgery American volume. 2008;90: 1022–5.

[55] American Academy of Orthopaedic. American Academy of Orthopaedic Surgeons. Recommendations for the use of intravenous antibiotic prophylaxis in primary total joint arthroplasty. Information Statement 1027. 2011.

[56] Illingworth KD, Mihalko WM, Parvizi J, Sculco T, McArthur B, El Bitar Y, et al. How to minimize infection and thereby maximize patient outcomes in total joint arthroplasty: A multicenter approach. Journal of Bone and Joint Surgery – Series A 2013;95.

[57] Meehan J, Jamali AA, Nguyen H. Prophylactic Antibiotics in Hip and Knee Arthroplasty. The Journal of Bone and Joint Surgery-American Volume 2009;91:2480–90.

[58] Forse RA, Karam B, MacLean LD, Christou NV. Antibiotic prophylaxis for surgery in morbidly obese patients. Surgery. 1989;106:750–756. discussion 756–757.

[59] Whiteside LA. Prophylactic peri operative local antibiotic irrigation. The Bone & Joint Journal 2016;98–B:23–6.

[60] Spellberg B, Guidos R, Gilbert D, et al. The epidemic of antibiotic-resistant infections: a call to action for the medical community from the Infectious Diseases Society of America. Clin Infect Dis. 2008;46:155–164.

[61] Sharma G, Lee SW, Atanacio O, Parvizi J, Kim TK: In search of the optimal wound dressing material following total hip and knee arthroplasty: A systematic review and meta-analysis. Int Orthop 2017;41:1295–1305.

[62] Jones RD, Jampani HB, Newman JL, Lee AS. Triclosan: a review of effectiveness and safety in health care settings. Am J Infect Control 2000;28:184–96.

[63] Sprowson AP, Jensen C, Parsons N, Partington P, Emmerson K, Carluke I, et al. The effect of triclosan-coated sutures on the rate of surgical site infection after hip and knee arthroplasty: a double-blind randomized controlled trial of 2546 patients. The Bone & Joint Journal 2018;100–B:296–302.

[64] De Jonge SW, Atema JJ, Solomkin JS et al (2017) Meta-analysis and trial sequential analysis of triclosan-coated sutures for the prevention of surgical-site infection. Br J Surg 104:e118–e133.

[65] Siqueira MB, Ramanathan D, Klika AK, Higuera CA, Barsoum WK. Role of negative pressure wound therapy in total hip and knee arthroplasty. World J Orthop 2016;7:30–7.

[66] Moues CM, van den Bemd GJ, Heule F, Hovius SE. Comparing conventional gauze therapy to vacuum-assisted closure wound therapy: a prospective randomised trial. J Plast Reconstr Aesthet Surg 2007;60:672e81.

[67] Stannard JP, Volgas DA, McGwin G, Stewart RL, Obremskey W, Moore T, et al. Incisional negative pressure wound therapy after high-risk lower extremity fractures. J Orthop Trauma 2012;26:37–42.

[68] Stannard JP, Volgas DA, Stewart R, McGwin G, Alonso JE. Negative pressure wound therapy after severe open fractures: a prospective randomized study. J Orthop Trauma 2009;23:552–7.

[69] Cooper HJ, Bas MA. Closed-Incision Negative-Pressure Therapy Versus Antimicrobial Dressings After Revision Hip and Knee Surgery: A Comparative Study. J Arthroplasty 2016;31:1047–52.

[70] Helito CP, Bueno DK, Giglio PN, Bonadio MB, Pécora JR, Demange MK. Negative-Pressure Wound Therapy In The Treatment Of Complex Injuries After Total Knee Arthroplasty. Acta Ortop Bras 2017;25:85–8.

[71] Glennie RA, Korczak A, Naudie DD, Bryant DM, Howard JL. MONOCRYL and DERMABOND vs Staples in Total Hip Arthroplasty Performed Through a Lateral Skin Incision: A Randomized Controlled Trial Using a Patient-Centered Assessment Tool. J Arthroplasty 2017;32:2431–5.

[72] Khan RJK, Fick D, Yao F, Tang K, Hurworth M, Nivbrant B, et al. A comparison of three methods of wound closure following arthroplasty: a prospective, randomised, controlled trial. J Bone Joint Surg Br 2006;88:238–42.

[73] Siddiqui M, Bidaye A, Baird E, Abu-Rajab R, Stark A, Jones B, et al. Wound dressing following primary total hip arthroplasty: a prospective randomised controlled trial. J Wound Care 2016;25:40, 42–5.

[74] Coulthard P, Esposito M, Worthington HV, van der Elst M, van Wae OJF, Darcey J. Tissue adhesives for closure of surgical incisions. Cochrane Database Syst Rev 2010:CD004287.

[75] Bazaka K., Jacob M. V., Crawford R. J., Ivanova E. P. Efficient surface modification of biomaterial to prevent biofilm formation and the attachment of microorganisms. *Applied Microbiology and Biotechnology*. 2012;95(2):299–311.

[76] Dunne WM Jr. Bacterial adhesion: seen any good biofilms lately? Clin Microbiol Rev. 2002;15:155–166.

[77] Habash M, Reid G. Microbial biofilms: their development and significance for medical device-related infections. J Clin Pharmacol. 1999;39:887–898.

[78] P. Stoodley, S. Kathju, F. Z. Hu et al., "Molecular and imaging techniques for bacterial biofilms in joint arthroplasty infections," Clinical Orthopaedics and Related Research, 437, 31–40, 2005.

[79] Kobayashi N, Bauer TW, Tuohy MJ, Fujishiro T, Procop GW. Brief ultrasonication improves detection of biofilm-formative bacteria around a metal implant. Clin Orthop Relat Res 2007;457:210–3.

[80] Sheehan E, McKenna J, Mulhall KJ, Marks P, McCormack D. Adhesion of Staphylococcus to orthopaedic metals, an in vivo study. Journal of Orthopaedic Research 2004;22:39–43.

[81] Gad GFM, Aziz AAA, Ibrahem RA. In-vitro adhesion of *Staphylococcus* spp. to certain orthopedic biomaterials and expression of adhesion genes. J Appl Pharm Sci (2012) 2(6):145–9.

[82] Lauderdale KJ, Malone CL, Boles BR, Morcuende J, Horswill AR. 2010. Biofilm dispersal of community-associated methicillin-resistant *Staphylococcus aureus* on orthopedic implant material. J Orthop Res 28:55–61.

[83] Rai, M.K.; Deshmukh, S.D.; Ingle, A.P.; Gade, A.K. Silver nanoparticles: The powerful nanoweapon against multidrug-resistant bacteria. J. Appl. Microbiol. 2012, 112, 841–852.

[84] Harrasser, N. et al. Antibacterial efficacy of titanium-containing alloy with silver-nanoparticles enriched diamond-like carbon coatings. AMB Express 5, 1 (2015).

[85] Hobman, J.L.; Crossman, L.C. Bacterial antimicrobial metal ion resistance. J. Med. Microbiol. 2014, 64, 471–497.

[86] Stewart S, Barr S, Engiles J, Hickok NJ, Shapiro IM, Richardson DW, et al. Vancomycin-modified implant surface inhibits biofilm formation and supports bone-healing in an infected osteotomy model in sheep: a proof-of-concept study. J Bone Joint Surg Am. 2012;94:1406–15.

[87] Tsuchiya H, Shirai T, Nishida H, Murakami H, Kabata T, Yamamoto N, et al. Innovative antimicrobial coating of titanium implants with iodine. J Orthop Sci. 2012;17:595–604.

[88] Shirai T, Watanabe K, Matsubara H, Nomura I, Fujiwara H, Arai Y, et al. Prevention of pin tract infection with iodine-supported titanium pins. J Orthop Sci. 2014;19:598–602.

[89] Hardes J, Ahrens H, Gebert C, Streitbuerger A, Buerger H, Erren M, et al. Lack of toxicological side-effects in silver-coated megaprostheses in humans. Biomaterials 2007;28:2869–75.

[90] Gosheger G, Hardes J, Ahrens H, Streitburger A, Buerger H, Erren M, et al. Silver-coated megaendoprostheses in a rabbit model--an analysis of the infection rate and toxicological side effects. Biomaterials 2004;25:5547–56.

[91] Slane J, Vivanco J, Rose W, Ploeg H-L, Squire M. Mechanical, material, and antimicrobial properties of acrylic bone cement impregnated with silver nanoparticles. Mater Sci Eng C Mater Biol Appl. 2015;48:188–96.

[92] Kalishwaralal K, BarathManiKanth S, Pandian SRK, Deepak V, Gurunathan S. Silver nanoparticles impede the biofilm formation by Pseudomonas aeruginosa and Staphylococcus epidermidis. Colloids Surf B Biointerfaces. 2010;79:340–4.

[93] Huang Q, Yu H-J, Liu G-D, Huang X-K, Zhang L-Y, Zhou Y-G, et al. Comparison of the effects of human β-defensin 3, vancomycin, and clindamycin on Staphylococcus aureus biofilm formation. Orthopedics. 2012;35:e53–60.

[94] Zhu C, Tan H, Cheng T, Shen H, Shao J, Guo Y, et al. Human β-defensin 3 inhibits antibiotic-resistant Staphylococcus biofilm formation. J Surg Res. 2013;183:204–13.

[95] W. Zimmerli, P. Sendi, Orthopaedic biofilm infections, APMIS: Acta Pathol. Microbiol. Immunol. Scand. 125 (2017) 353–364.

[96] Butini ME, Cabric S, Trampuz A, Di Luca M. In vitro anti-biofilm activity of a biphasic gentamicin-loaded calcium sulfate/hydroxyapatite bone graft substitute. Colloids and Surfaces B: Biointerfaces 2018;161:252–260.

[97] Stravinskas M, Horstmann P, Ferguson J. Pharmacokinetics of gentamicin eluted from a regenerating bone graft substitute: in vitro and clinical release studies. Bone Joint Res. 2016;5(09):427–435.

[98] Chang W, Colangeli M, Colangeli S, Di Bella C, Gozzi E, Donati D. Adult osteomyelitis: debridement versus debridement plus Osteoset T pellets. Acta Orthopaedica Belgica 2007;73:238–43.

[99] Flierl MA, Culp BM, Okroj KT, Springer BD, Levine BR, Della Valle CJ. Poor Outcomes of Irrigation and Debridement in Acute Periprosthetic Joint Infection With Antibiotic-Impregnated Calcium Sulfate Beads. J Arthroplasty 2017;32:2505–7.

[100] Bozic KJ, SM, Lau E, et al. The Epidemiology of Revision Total Knee Arthroplasty in the United States. *Clin Orthop Relat Res*. 2010;468(1):45–51.

[101] Bozic KJ. The Impact of Infection After Total Hip Arthroplasty on Hospital and Surgeon Resource Utilization. *J Bone Jt Surg Am*. 2005;87(8):1746.

[102] Kurtz SM, Ong KL, Lau E, Bozic KJ, Berry D, Parvizi J. Prosthetic joint infection risk after TKA in the medicare population. Clin Orthop Relat Res. 2010;468(1):52–56. doi:https://doi. org/10.1007/s11999–009–1013–5.

[103] Berbari E, Mabry T, Tsaras G, et al. Inflammatory blood laboratory levels as markers of prosthetic joint infection: a systematic review and meta-analysis. *J Bone Jt Surg Am*. 2010;92(11):2102–2109.

[104] Song M, Kellum JA. Interleukin-6: *Crit Care Med*. 2005;33(Suppl):S463–S465.

[105] Randau TM, Friedrich MJ, Wimmer MD, et al. Interleukin-6 in serum and in synovial fluid enhances the differentiation between

periprosthetic joint infection and aseptic loosening. *PLoS One.* 2014;9(2):e89045.

[106] Dunne WM, Westblade LF, Ford B. Next-generation and whole-genome sequencing in the diagnostic clinical microbiology laboratory. *Eur J Clin Microbiol Infect Dis.* 2012;31(8):1719–1726.

[107] Thoendel M, Jeraldo P, Greenwood-Quaintance KE, et al. A Novel Prosthetic Joint Infection Pathogen, Mycoplasma salivarium, Identified by Metagenomic Shotgun Sequencing. *Clin Infect Dis.* 2017;65(2):332–335.

[108] Tarabichi M, Alvand A, Shohat N, Goswami K, Parvizi J. Diagnosis of Streptococcus canis periprosthetic joint infection: the utility of next-generation sequencing. *Arthroplasty Today.* 2017;4(1):20–23.

[109] Tarabichi M, Shohat N, Goswami K, et al. Diagnosis of Periprosthetic Joint Infection: The Potential of Next-Generation Sequencing. *J Bone Jt Surg.* 2018;100(2):147–154.

[110] Tarabichi M, Shohat N, Goswami K, Parvizi J. Can next generation sequencing play a role in detecting pathogens in synovial fluid? *Bone Jt J.* 2018;100–B(2):127–133.

[111] Kabrhel C, Mark Courtney D, Camargo CA Jr., Plewa MC, Nordenholz KE, Moore CL, et al. Factors associated with positive D-dimer results in patients evaluated for pulmonary embolism. Acad Emerg Med 2010;17:589–597.

[112] Shahi A, Kheir MM, Tarabichi M, Hosseinzadeh HRS, Tan TL, Parvizi J. Serum D-Dimer Test Is Promising for the Diagnosis of Periprosthetic Joint Infection and Timing of Reimplantation. *J Bone Jt Surg Am.* 2017;99(17):1419–1427.

[113] Selsted ME, White SH, Wimley WC (1995). "Structure, function, and membrane integration of defensins". Curr. Opin. Struct. Biol. 5 (4): 521–527.

[114] Lehrer RI, Barton A, Daher KA, Harwig SS, Ganz T, Selsted ME. Interaction of human defensins with Escherichia coli. Mechanism of bactericidal activity. *J Clin Invest.* 1989;84(2):553–561.

[115] Eriksson HK, Nordstrom J, Gabrysch K, Hailer NP, Lazarinis S. Does the Alpha-defensin Immunoassay or the Lateral Flow Test Have Better Diagnostic Value for Periprosthetic Joint Infection? A Systematic Review. *Clin Orthop Relat Res.* 2018;476(5):1065–1072.

[116] Suen K, Keeka M, Ailabouni R, Tran P. Synovasure "quick test" is not as accurate as the laboratory-based alpha-defensin immunoassay: a systematic review and meta-analysis. *Bone Jt J.* 2018;100–B(1):66–72.

[117] Wyatt MC, Beswick AD, Kunutsor SK, Wilson MJ, Whitehouse MR, Blom AW. The Alpha-Defensin Immunoassay and Leukocyte Esterase Colorimetric Strip Test for the Diagnosis of Periprosthetic Infection: A Systematic Review and Meta-Analysis. *J Bone Jt Surg Am.* 2016;98(12):992–1000.

[118] Alvand A, Rezapoor M, Parvizi J. The Role of Biomarkers for the Diagnosis of Implant-Related Infections in Orthopaedics and Trauma. In: Drago L, ed. A Modern Approach to Biofilm-Related Orthopaedic Implant Infections. Vol 971. Cham: Springer International Publishing; 2017:69–79.

[119] Ganguly DY, Shahbazian R, Shokuhfar T. Recent advances in nanotubes for orthopedic implants. J Nanotech Smart Mater. 2014;1:1–10.

[120] Pulido L, Ghanem E, Joshi A, Purtill JJ, Parvizi J 2008. Periprosthetic joint infection: the incidence, timing, and predisposing factors. Clin Orthop Relat.466:1710–5.

[121] Li Y, Xiong W, Zhang C, Gao B, Guan H, Cheng H, et al. Enhanced osseointegration and antibacterial action of zinc-loaded titania-nanotube-coated titanium substrates: in vitro and in vivo studies. J Biomed Mater Res A 2014;102:3939–50.

[122] Wang N, Li HY, Lu WL, Li JH, Wang JS, Zhang ZT, Liu Y. Effects of TiO2 nanotubes with different diameters on gene expression and osseointegration of implants in minipigs. Biomaterials 2011;32:6900–6911.

[123] Palacios C. The role of nutrients in bone health, from A to Z. CritRev Food Sci Nutr 2006;46:621–628.

[124] Popat KC, Eltgroth M, LaTempa TJ, Grimes CA, Desai TA. Decreased Staphylococcus epidermis adhesion and increased osteoblast functionality on antibiotic-loaded titania nanotubes. Biomaterials 2007;28:4880–4888.

[125] Ferry T., Leboucher G., Fevre C., Herry Y., Conrad A., Josse J., Batailler C., Chidiac C., Medina M., Lustig S., et al. Salvage Debridement, Antibiotics and Implant Retention ("DAIR") With Local Injection of a Selected Cocktail of Bacteriophages: Is It an Option for an Elderly Patient With Relapsing Staphylococcus aureus Prosthetic-Joint Infection? Open Forum. Infect. Dis. 5;2018:ofy269.

[126] Wright A, Hawkins CH, Änggård EE, Harper DR. A controlled clinical trial of a therapeutic bacteriophage preparation in chronic otitis due to antibiotic-resistant *Pseudomonas aeruginosa*; a preliminary report of efficacy. Clinical Otolaryngology 2009;34:349–57.

[127] Gustin M-P, Giard M, Bénet T, Vanhems P. Use of surveillance data to identify target populations for Staphylococcus aureus vaccines and prevent surgical site infections: a pilot study. Hum Vaccin Immunother 2014;10:3517–21.

[128] Ratcliffe E. Staphylococcus aureus Binding Proteins for Prevention of Orthopaedic Implant-Related Infections. Journal of Microbial & Biochemical Technology 2014;6:303–1.

[129] Gurtman A, Begier E, Mohamed N, Baber J, Sabharwal C, Haupt RM, Edwards H, Cooper D, Jansen KU, Anderson, AS. The development of a staphylococcus aureus four antigen vaccine for use prior to elective orthopedic surgery. Hum Vaccin Immunother 2019;15(2)358–370.

[130] Kaplan J.B. Biofilm dispersal: Mechanisms, clinical implications, and potential therapeutic uses. J. Dent. Res. 2010;89:205–218.

[131] Hancock R.E., Patrzykat A. Clinical development of cationic antimicrobial peptides: From natural to novel antibiotics. Curr. Drug Targets Infect. Disord. 2002;2:79–83.

[132] Pavlukhina S.V., Kaplan J.B., Li X., Wei C., Yu X., Madhyastha S. Noneluting enzymatic antibiofilm coatings. Appl Mater Interfaces. 2011;4(9):4708–4716.

[133] Kaplan JB, LoVetri K, Cardona ST, Madhyastha S, Sadovskaya I, Jabbouri S, Izano EA. 2012. Recombinant human DNase I decreases biofilm and increases antimicrobial susceptibility in staphylococci. J Antibiot (Tokyo) 65:73–77.

[134] Pickering SAW, Bayston R, Scammell BE. Electromagnetic augmentation of antibiotic efficacy in infection of orthopaedic implants. J Bone Joint Surg Br. 2003;85:588–93.

[135] Kizhner V, Krespi YP, Hall-Stoodley L, Stoodley P. Laser-generated shockwave for clearing medical device biofilms. Photomed Laser Surg. 2011;29:277–82.

[136] Rediske AM, Roeder BL, Brown MK, Nelson JL, Robison RL, Draper DO, et al. Ultrasonic enhancement of antibiotic action on Escherichia coli biofilms: an in vivo model. Antimicrob Agents Chemother. 1999;43:1211–4.

[137] Canty MK, Hansen LA, Tobias M, Spencer S, Henry T, Luke-Marshall NR, Campagnari AA, Ehrensberger MT. 2019. Antibiotics enhance prevention and eradication efficacy of cathodic-voltage controlled electrical stimulation against titanium-associated methicillin-resistant Staphylococcus aureus and Pseudomonas aeruginosa biofilms. mSphere 4:e00178–19.

第 4 章　人工关节感染：定植和诊断
Prosthetic Infection: Colonization and Diagnosis

Mark Wu　Thorsten M. Seyler　著

摘　要

关节置换手术每年可改善超过 100 万人的生活质量、功能和活动能力。随着人口老龄化，以及关节炎诊断和治疗率的提高，关节置换手术的数量不断增加。从患者和医疗保健的角度来看，人工关节感染是关节置换手术最严重的并发症之一。人工关节感染患者对手术的满意度不高，总体健康相关的生活质量较低，医疗体系的成本也很高。2012 年，美国的 PJI 治疗成本已经超过 9 亿美元，预计在接下来的 10 年中将超过 16 亿美元。这些并发症带来的沉重负担激发了人们对更好地了解 PJI 的机制、诊断、预防和治疗的兴趣。本章涵盖了几方面话题，包括假体感染的定义和分类，以及生物膜的形成，并描述了一些用于诊断 PJI 的测试方法和工具。

关键词

假体感染；生物膜；诊断；发病率；发病机制；定植；耐药性

一、人工关节感染的定义与分类

（一）美国的关节假体植入情况

关节置换手术每年可改善超过 100 万人的生活质量、功能和活动能力[1, 2]。随着人口老龄化，以及关节炎诊断和治疗率的提高，关节置换手术的数量不断增加。2010 年，接受全髋关节置换术的患者为 250 万，接受全膝关节置换术的患者为 470 万[3]。另一项研究预测，到 2030 年，全髋关节置换术的需求量将超过 50 万，全膝关节置换术的需求量将超过 300 万[4]。除了膝关节和髋关节置换术，许多患者现在还接受肩关节、肘关节和踝关节置换术[5]。从患者和医疗保健的角度来看，人工关节感染（prosthetic joint infection，PJI）是关节置换手术最严重的并发症之一。

（二）人工关节感染的发病率和死亡率

PJI 是一种涉及关节假体和邻近组织的感染[5]。初次髋关节或膝关节置换术后 PJI 的发生率为 0.5%~2.5%[5-8]，占翻修手术的 25%[9, 10]。PJI 显著增加了患者的发病率和死亡率[6]。先前的研究报道 2 年内全因死亡率高达 25.8%，5 年内高达 45%，反复感染者的死亡率为 50%[11-13]。此外，PJI 患者对其手术的满意度不高，总体健康相关生活质量较低[13]。医疗保健系统也有巨大的耗费。2012 年，美国的 PJI 治疗成本超过 9 亿美元，预计在接下来的 10 年中将超过 16 亿美元[6]。这些并发症的沉重负担激发了人们对更好地了解 PJI 的机制、诊断、预防和治疗的兴趣。本章将重点了解 PJI 的分类方式、生物膜在感染中的作用、如何临床诊断 PJI 及该领域的进展。

（三）PJI 的分类

目前，研究人员已经提出多种分类方案，但最常用的临床分类是以手术后感染的时间作为划分标准[14-18]。根据手术后感染时间的不同，PJI 被划分为急性、慢性 / 延迟和晚期 / 急性血源性 PJI。不同分类的定义可能因研究而异。例如，一些文献将急性感染定义为手术后 1 个月内发生的感染，而其他文献则将其定义为 3 个月内发生的感染[16, 17]。在实践中，大多数临床医生和研究人员将急性 PJI 视为 3 个月内发生的感染；延迟或慢性 PJI 则被认为是发生在 3 个月后，但在 12～24 个月之内的感染；迟发性感染则发生于 12 个月或 24 个月后，并且最常由血源性感染引起[17]，然而，这类感染的迟发性也可能是与手术一开始感染的病原体较为惰性有关[5]。根据发病时间对 PJI 进行分类具有实际意义，因为它可以帮助深入了解潜在的致病微生物及进行相应的临床管理。急性感染通常是由毒力强病原体引起的，如革兰阴性杆菌、链球菌和金黄色葡萄球菌，通常发生于被污染的假体植入手术后或是伤口裂开时[19]。延迟或慢性 PJI 的发生通常是由于在初次手术后感染了毒性较低的微生物，如凝固酶阴性葡萄球菌或皮肤杆菌属[19, 20]。

20 世纪 90 年代，在 Tsukayama 描述的另一个分类方案中，PJI 被分为四个不同的类别。第一类被描述为在初始疑似无菌性松动的情况下，术中培养物培养阳性的 PJI，第二类是术后 1 个月内发生的早期术后感染，第三类晚期慢性感染则是指在首次手术后 1 个月或更长时间发生的感染，最后一类被定义为急性血源性感染，与既往有菌血症病史或者疑似发生菌血症有关[16]。除此之外，还存在一些其他的分类方案，分类标准包括感染宿主的不同、感染的微生物种类、临床表现和其他的一些因素[21, 22]。2002 年，McPherson 及其同事也提出了一个 PJI 分类方案（表 4-1），该分类标准将感染类型分为术后早期（<4 周）、急性血源性（<4 周持续时间）和晚期慢性感染（>4 周持续时间）。除了感染的时间，它还根据表 4-1 中描述的不同因素将宿主分为未受损害、受损害或严重受损害。

最后，它根据存在的损害因素的数量对严重情况进行分级。在这篇开创性的论文中，作者报道了与患者的疾病阶段和他们是否更有可能死亡或截肢的显著相关性（即那些疾病晚期的患者预

表 4-1　人工关节感染的 McPherson 分类

感染类型	宿主全身等级		肢体局部等级
Ⅰ：术后早期感染（术后 4 周内） Ⅱ：血源性感染（持续时间＜4 周） Ⅲ：晚期慢性感染（＞持续 4 周）	A：不受损 B：受损（1～2 个影响因素） C：明显受损（＞2 个影响因素）或下列任何一项： – 绝对中性粒细胞计数＜1000 – CD4 T 细胞计数＜100 – Ⅳ度药物滥用 – 另一部位的慢性活动性感染 – 免疫系统的异常增生或肿瘤		1：不受损 2：受损 3：明显受损（＞2 个影响因素）
宿主全身等级的影响因素	年龄：>80 岁，使用免疫抑制药，酗酒，恶性肿瘤，慢性活动性皮炎或蜂窝织炎，肺功能不全，长时间留置导管，需要透析的肾衰竭，慢性营养不良，全身炎症，正在使用尼古丁，全身免疫功能低下，糖尿病，肝功能不全		
肢体局部等级的影响因素	活动性感染表现＞4 个月，多处切口伴皮肤创面，既往创伤导致软组织丢失，皮下脓肿＞8cm^2，瘘管，既往关节周骨折或关节外伤，既往局部照射，血管功能不全		

改编自 McPherson et al. Clin Orthop Relat Res. 2002[22]

后更差）[22]。另一个被用来对人工关节感染进行分期的分类是 Cierny 和 DiPasquale 的骨髓炎分类。在他们的研究中，他们根据先前描述的成人患者骨髓炎分类系统对 PJI 患者进行了前瞻性分期 [23]。具体来说，对 PJI 按疾病的解剖类型进行分类：早期和浅表骨髓炎（Ⅱ型）或晚期和难治性骨髓炎（初始骨髓炎分期系统的Ⅳ型）。Cierny 等还描述了影响 PJI 治疗和预后的局部和全身宿主因素（表 4-2），用于对患者进行分期。他们将宿主分类〔A. 健康；B. 受到一个或多个局部和（或）全身指标的损害；C. 宿主的发病率超过其承受治疗的能力〕和疾病的解剖类型（Ⅱ型或Ⅳ型）结合起来指导手术患者的选择。他们报道说，所有治疗失败、死亡和截肢都发生在根据分期系统前瞻性识别的高危患者中 [24]。这两项研究都强调了感染持续时间和患者（宿主）状况在决定患者预后和指导治疗方面的重要性。

表 4–2　Cierny 和 DiPasquale 提出影响治疗预后的局部和全身宿主因素

B(L) – 宿主（局部影响因素）	B(L) – 宿主（全身影响因素）
• 慢性淋巴水肿	• 营养不良
• 静脉淤积	• 免疫缺陷
• 主要血管疾病	• 慢性缺氧
• 动脉炎	• 恶性肿瘤
• 广泛瘢痕	• 糖尿病
• 辐射性纤维化	• 极端年龄（<2 岁，>70 岁）
• 残留异物（缝合线、铅弹）	• 慢性烟草滥用（>40 包/年）
	• 当前烟草滥用
	• 重要器官衰竭

改编自 Clin Orthop Relat Res.2002 [24]

二、人工关节感染发病机制、"黄金时期"和生物膜的作用

（一）感染的发病机制

大多数 PJI 是通过术中微生物的侵袭而发生的，无论是通过直接接触还是通过假体的雾化污染 [5, 17]。如前所述，毒性更强的微生物通常会导致 PJI 的早期表现。接种后，微生物会黏附在假体和（或）假体周围组织上。研究表明，由于形成生物膜的形成 [25]，并存在假体的情况下引发感染所需的细菌接种量要低得多。另外，还有一种定植机制是通过感染的直接传播。如果附近的感染（如蜂窝织炎或骨髓炎）扩散到关节，就会发生这种情况。导致与外界直接接触的开放性假体周围骨折将是另一种可能的接种机制 [20]。

感染的第三种机制是病原体从远处的原发灶血源性播种到达假体。虽然假体在其整个生命周期内都易受血源性种植的影响，但文献表明假体在术后前几年更容易受到影响，这可能是由于这段时间假体周围的血管分布增加 [5, 26]。文献中报道的假体血源性种植频率各不相同，并且还因感染微生物而异。一项研究表明，金黄色葡萄球菌菌血症中 PJI 的发生率为 30%～40% [27]。最近的一项研究调查了人工关节感染中的微生物模式 [28]，926 例患者发生 PJI 的事件总数为 997 次，其中 35% 被归类为血源性感染。这些感染中有 99% 是单一微生物感染，其中金黄色葡萄球菌（28%）是最常见的分离菌种。总体而言，链球菌（39%）、最常见的 B 组链球菌和葡萄球菌（36%）是最常分离的病原体。革兰阴性杆菌（12%）是第三常见分离的病原体。只有 1% 的血源性 PJI 是由多种微生物感染引起。皮肤、牙齿和胃肠道感染是最常见的原发感染部位 [28]。这些发现总体上与之前的报道一致 [29-31]。表 4-3 展示了导致 PJI 的常见病原菌。

（二）"黄金时期"

在术中，当微生物首次接触到假体时，它们会立即黏附在假体表面并开始形成生物膜。研究表明，在最初的几个小时内，感染发生的概率取决于细菌的数量和宿主的免疫状态。在最初的 2h 内，宿主的防御将减少病原微生物的总体数量，在随后的 4h 内，微生物的数量将保持相对稳定，

因为细菌增殖的速度约等于宿主防御系统杀死细菌的速度。在这最初的 6h 后[32, 33]，细菌将会以指数的形式增长。前 6h 通常被称为"黄金时期"。预防性抗生素的使用（见第 5 章）延长了这个"黄金时期"，并减少了细菌的生长，从而降低了术后感染及生物膜形成和成熟的可能性[33, 34]。

表 4-3　Tande 等改良的引起髋关节和膝关节人工关节感染的常见微生物

感　染	所有时期（%）	早期（%）
金黄色葡萄球菌	27	38
凝固酶阴性葡萄球菌	27	22
链球菌	8	4
肠球菌	3	10
需氧革兰阴性杆菌	9	24
厌氧菌	4	3
培养阴性	14	10
多重感染	15	31
其他		3

改编自 Tande et al. Clinical Microbiology Reviews 2014 [5]

（三）生物膜的作用和耐药机制

人类大多数的感染被认为与生物膜的形成有关，也是假体相关感染的发病机制的核心。此外，在 PJI 的情况下，当假体被保留时，治疗的失败往往是由于生物膜的形成[35]。生物膜是复杂的、结构良好的微生物群落，被包裹在由高分子物质组成的自产细胞外基质中[35]。该胞外基质由多糖、蛋白质和（或）胞外 DNA 组成。它们可以是单菌种或多菌种。某些种类的细菌会比其他细菌更好地在一起生长，在这些多微生物生物膜中，这些种类可能以不同的比例存在，具有不同的基因构成，甚至在同一物种中也是如此[5]。这可能会使它们在检测和用抗生素治疗的目标上有所不同。生物膜可以不同的形式存在：它们可以黏附在宿主组织上，黏附在假体或生物材料表

面，以漂浮聚集体的形式存在，甚至被证明可以在细胞内持续存在[5, 35]。

在 PJI 的情况下，当微生物可附着在有蛋白质环境的假体表面，并形成生物膜。所有的骨科假体都容易出现生物膜附着，这可以在术中或术后任何时间点发生。生物膜的生长分阶段进行。首先是附着在假体表面，接下来是积累，这涉及细菌细胞之间的相互作用，包括多层细胞增殖和细胞间的黏附，逐渐形成小菌落的形成和生物膜的最初生长[20]。下一个阶段是成熟期，形成有生命力的三维结构，最终导致感染。最后一个阶段是生物膜的分散 / 脱离。值得注意的是，生物膜的生命周期会因涉及的生物体而不同，目前还没有临床研究来调查不同细菌物种之间形成生物膜的时间有何不同[35]。

生物膜保护微生物免受宿主免疫系统的伤害。受各种原因影响，微生物对生长依赖的抗生素的抵抗力比自由漂浮或浮游微生物高出 1000 倍[36]，并可通过损害吞噬细胞和补体系统的活性来保护入侵细菌抵抗宿主免疫系统。具体来说，细胞外间质是高度复杂的，多糖、核酸、脂质和蛋白质的极性混合物创造了一个保护细菌免受各种压力的环境，包括宿主免疫系统和抗微生物暴露[37, 38]。一项针对铜绿假单胞菌抗生素耐受性的潜在机制的调查研究，发现虽然妥布霉素和环丙沙星能够有效穿透生物膜，但它们只在细菌代谢活动的氧化区有效。因此，在这种特定的生物膜中，氧气的限制和代谢活动的减少与抗生素的耐受性相关[39]。其他实验研究调查了生物膜的代谢状态的作用和对其耐药性的贡献。他们发现，生物膜的营养耗尽区的细胞可能进入静止期，它们的复制频率较低，因此受抗生素影响较小[40, 41]。此外，还有一些细菌亚群被称为"顽固者"，它们对抗生素有耐药性。实验研究表明，生物膜微生物的变异率比浮游生物状态的微生物要高。这使得生物膜微生物在暴露于低于致死浓度的抗生素时，因带有抗生素抗性基因的质粒的转移效率

增加 10 倍[38, 42]。生物膜形成带来的另一个挑战是难以识别感染病原体。特别是在延迟或晚期感染的情况下，微生物可能集中在假体表面，降低了常规微生物培养方法（如关节抽吸）的敏感性。这可能导致感染病原体的难以确认，并影响抗生素的管理和最终消除感染的效果造成挑战[35]。

鉴于生物膜形成不仅带来的临床相关问题与挑战，也对于患者和医疗保健系统造成的巨大负担，在预防和治疗方面，各国医疗系统已经投入了大量的工作来更好地理解和揭示生物膜相关的临床种种问题。为此，2018 年，在关于骨骼肌肉感染的国际共识会议上，生物膜工作组举行了会议，公布了相应的共识，并将治疗假体相关骨与关节感染患者的数据进行共享。近年来，生物膜在 PJI 中的预防和根除已成为研究热点。诸多研究针对是否可以通过对假体表面进行修饰以抑制生物膜的形成进行调查分析。目前已知的能够影响生物膜形成和稳定性的材料和假体的特性包括表面电荷、化学、亲水性、微形貌和孔隙率。然而，关于假体表面修饰的相关体外研究的成果无一成功进行临床转化。迄今为止，还没有研发出能够抵抗细菌形成生物膜进行定植的假体界面。实际上，细菌几乎可以在所有的假体和生物表面形成生物膜[43-46]。此外，一些关于干扰细菌通讯以抑制生物膜形成和使用噬菌体治疗多药耐药性 PJI 的研究正在开展[47, 48]。

三、如何诊断人工关节感染

PJI 的诊断标准

感染的临床症状包括全身症状，如发热或寒战，以及局部症状（如疼痛、红斑、水肿、长时间的关节积液和伤口裂开）。慢性感染可能难以与无菌性松动区分开来，因为在这些情况下患者的症状可能较轻。比较明确的感染症状包括窦道或假体周围可见化脓[20]。PJI 的诊断及其定义是基于临床症状、实验室结果、微生物培养、组织病理学评分、放射学结果和术中所见的组合。没有

单一的测试具备足够的准确度明确诊断 PJI。在过去的几年中，各种组织和学会，包括美国骨科医师学会、肌肉骨骼感染学会（Musculoskeletal Infection Society，MSIS）[49]、国际共识会议（International Consensus Meeting，ICM）[50, 51]、欧洲骨与关节感染学会（European Bone and Joint Infection Society，EBJIS）[52]、PRO-IMPLANT 基金会和美国传染病学会（Infectious Diseases Society of America，IDSA）[53]已发布了诊断 PJI 的定义标准和（或）临床建议。一般来说，PJI 诊断的步骤包括确定关节是否被感染，识别感染微生物，然后确定抗菌治疗计划[5]。

MSIS 于 2011 年发布了第一个被广泛采用的 PJI 标准化定义。根据这些标准，如果满足两个主要标准之一（存在与假体连通的窦道，或者从受影响的人工关节培养获得至少两个单独的组织或液体样本中分离出病原体），或满足六个次要标准中的四个，则可以明确诊断 PJI（表 4-4）[49]。值得注意的是，作者承认，在低度感染的情况下，如由角质杆菌属物种引起的感染，这些标准可能无法满足。此外，这些标准不包括血清或关节液实验室标志物的临界值[49]。2013 年，这些标准作为 PJI ICM 的一部分进行了修改，以包括基于感

表 4-4　2011 年 MSIS 的 PJI 诊断标准

2011 年肌肉骨骼感染学会的 PJI 诊断标准

- 有与假体相连的窦道
- 从受影响的假体周围获得的至少两个独立组织或关节液样本中分离出病原体
- 以下 6 个标准中的 4 个
  - 血清红细胞沉降率和血清 C 反应蛋白浓度升高
  - 关节液白细胞计数升高
  - 关节液中性粒细胞百分比（PMN%）升高
  - 受影响关节存在脓液
  - 从单个假体周围组织或关节液培养中分离出病原体
  - 在 400× 放大镜下进行假体周围组织组织学分析，观察超过 5 个高倍镜视野下的假体周围组织，每个高倍镜下观察到 >5 个中性粒细胞

如果"次要"标准满足少于 4 项，则可能存在 PJI

改编自 Parvizi et al. Clin Orthop Relat Res 2011[49]

染严重程度的次要标准的可接受阈值。此外，该组还增加了白细胞酯酶作为次要标准（表 4-5 ）[50]。

上述已被广泛使用的指南主要是根据先前存在的数据和专家意见形成的，但未经严格验证。此外，近年来，许多其他标志物和分子技术已得到评估，并变得更易于广泛使用。这些包括血清 D- 二聚体、关节液 C 反应蛋白、关节液白细胞酯酶（leukocyte esterase，LE）、关节液 α- 防御素和二代测序[54-61]。鉴于上述因素，2018 年，Parvizi 等进行了一项多中心研究，以期形成基于证据等级权重体重调整评分系统（表 4-6），用于定义髋关节和膝关节的 PJI，并在外部队列患者中进行验证[51]。这也是基于当前 AAOS 诊断 PJI 的指南（附录 1 ）[62]。在这些更新的标准中，两次阳性培养同一微生物或存在窦道都被认为是诊断 PJI 的主要标准。

术前次要标准中增加了血清 D- 二聚体、关节液 α- 防御素和关节液 CRP。这些指南还确定了术前评分不确定或干抽情况下的术中诊断标准，包括术前评分、阳性组织学、化脓和单一阳性培养（表 4-6）。次要标准被分配了相对权重。这些标准在 222 例 PJI 患者（后来因再感染失败）和 200 例无菌患者的对照队列中得到验证。将这一新定义与 2011 年 MSIS 标准和 2013 年 ICM 标准进行了比较，具有更高的灵敏度（97.7%）和相似的特异度（99.5%）（表 4-7）。虽然这些标准已经在其他患者队列中的文献中得到验证，但正如作者所指出的，它并非没有缺陷[63]。该新标准是在一组患有慢性 PJI 而非急性 PJI 的病例中总结出来并得到验证的，并基于使用传统的培养技术的实验技术，其中不包括超声裂解或二代测序。该标准适用于膝关节和髋关节，尽管有些研究指出髋关节和膝关节的 PJI 之间的关节液标志物的阈值不同，这些标准在某些特殊情况的患者中可能不

表 4-5　2013 年 ICM 诊断 PJI 的标准

2013 年 ICM 诊断 PJI 的标准

主要标准	两个阳性的假体周围培养出表型相同的病原体，或存在与关节相通的窦道
次要标准	• 血清 C 反应蛋白和红细胞沉降率升高 • 关节液白细胞计数升高或白细胞酯酶检测条带 ++ 变化 • 关节液多形核中性粒细胞百分比升高（PMN%） • 假体周围组织组织学分析阳性 • 单一的阳性培养

PJI 可能在不满足这些标准的情况下存在，特别是在毒性较低的病原体中

次要诊断标准阈值

标准	急性 PJI（<90 天）	慢性 PJI（>90 天）
红细胞沉降率（mm/h）	无帮助，无规定阈值	30
C 反应蛋白（mg/L）	100	10
滑液白细胞计数（/μl）	10 000	3000
滑液分叶核细胞（%）	90	80
白细胞酯酶	+ 或 ++	+ 或 ++
组织学分析	在 5 个高倍镜下，每个高倍镜>5 个中性粒细胞	与急性相同

改编自 Parvizi et al. Journal of Arthroplasty 2014 [50]

准确，如炎症性关节病发作、局部组织反应和结晶沉积性关节病，以及接受抗生素治疗的情况[63]。

欧洲骨与关节感染学会提出了 PJI 的诊断标准，即出现大于或等于以下标准之一的阳性感染：假体周围化脓或窦道，关节液白细胞计数增加，组织病理学阳性，或关节液、假体周围组织或超声培养中确认的微生物生长[64]。最近，EBJIS 与其他一些欧洲学会合作，于 2019 年发布了一份共识文件[52]。值得注意的是，2019 年的指南更加注重使用影像学检查来协助诊断 PJI。在疑似 PJI 的诊断流程图中，他们首先建议进行血培养、标准实验室和放射成像检查。如果仍不

确定，他们建议在影像学指导下进行骨或软组织活检或抽吸，并进行高级成像，这可能包括 MRI 或不同类型的核医学检查。虽然这些指南没有提供具体的影像学诊断标准，但它们引发了对于成像技术和核医学检查在诊断 PJI 中的潜在作用的关注（表 4-8）。该小组提出了在使用核医学辅助诊断疑似 PJI 时应采取的特定临床路径，特别是使用 WBC 扫描伴或不伴骨髓扫描（手术后 2 年内），以及三相骨扫描或 FDG-PET 扫描（手术后 2 年）以帮助诊断 PJI（图 4-1）[52]。作者确切地认识到这些检查的局限性，特别是在它们的可用性和成本方面。

表 4-6　2018 年 ICM 诊断 PJI 的标准和实验室值阈值

人工关节感染新国际共识会议定义

主要标准 至少符合以下条件之一	• 两个阳性的假体周围培养出表型相同的病原体 • 存在与关节相通的窦道
术前次要标准 ≥6 感染 2~5 可能感染 0~1 未感染	• 血清 CRP 或 D- 二聚体升高（2） • 血清 ESR 升高（1） • 关节液白细胞计数或白细胞酯酶升高（3） • 关节液 α- 防御素阳性（3） • 关节液 PMN% 升高（2） • 关节液 CRP 升高（1）
不确定术前评分或干穿刺 6 感染 4~5 不确定 <3 未感染	• 术前评分 • 组织学阳性（3） • 脓肿存在（3） • 单一培养阳性（2）

建议的实验室检查阈值

标志物	慢性（＞90 天）	急性（＜90 天）
血清 CRP（mg/dl）	1.0	10
血清 D- 二聚体（ng/ml）	860	860
红细胞沉降率（mm/h）	30	–
关节液白细胞计数（/μl）	3000	10 000
关节液中性粒细胞（%）	80	90
关节液 CRP（mg/L）	6.9	6.9
关节液 α- 防御素（信号与截止比）	1.0	1.0

改编自 Parvizi et al. Journal of Arthroplasty 2018[51]

表 4-7　新 ICM（2018 年）与 PJI2011 年 MSIS 和 2013 年 ICM 对 PJI 定义的对比

与 MSIS 和 2013 年 ICM 标准相比，新的国际共识会议（ICM）定义的表现

标准	灵敏度	特异度
MSIS（2011）	79.3%	99.5%
ICM（2013）	86.9%	99.5%
新定义（2018）	97.7%	99.5%

改编自 Parvizi et al. Journal of Arthroplasty 2018 [51]

四、诊断人工关节感染的测试和工具

（一）基于血清的标志物

1. ESR 和 CRP

目前，炎症标志物包括 C 反应蛋白和红细胞沉降率在最初的怀疑 PJI 检查期间常规收集[65]。虽然白细胞计数也经常作为常规全血细胞计数（complete blood count，CBC）采集的一部，但研究表明，升高的 WBC 对诊断 PJI 的灵敏度（45%）和特异度（87%）较差，目前不推荐用于 PJI 诊

表 4-8　先进的影像学和核医学技术在 PJI 诊断中的应用

先进成像技术的优缺点		
	优　点	缺　点
计算机断层扫描	• 广泛使用，成本中等 • 可用于引导抽吸和骨活检	• 由于假体造成的显著伪影 • 诊断准确性低于 MRI • 辐射暴露
磁共振成像	• 没有假体干扰的新序列高诊断准确性 • 广泛使用中等成本 • 无辐射	假体周围水肿可能导致假阳性
先进的核医学技术		
	优　点	缺　点
99mTc-MDP/HDP 骨扫描	• 高灵敏度 • 作为慢性感染的筛查方法 • 广泛使用，成本低	• 低特异度 • 中等量的辐射暴露
99mTc- 抗粒细胞扫描（IgG/Fab AGA）	• 高灵敏度和特异度 • 广泛使用和中等成本 • 通常结合骨髓扫描和（或）骨骼扫描	• IgG 和 HAMA 诱导的可能禁忌证 • 中等量辐射暴露
99mTc-HMPAO/111In- 白细胞扫描	• 高灵敏度，高特异度 • 可用性差，成本中等 • 通常结合骨髓扫描 /CT 图像可以提高准确性	• 中等量的辐射暴露 • 总是需要延迟采集 • 血液操作 • 需要一个经过批准的实验室方法和训练有素的人员
18F-FDG-PET/CT	• 高灵敏度	• 低特异度 • 高辐射暴露 • 图像的扩散解释 • 可用性差，成本高

改编自 Signor et al. Eur J Nucl Med Mol Imaging 2019

断[51, 66]。CRP 和 ESR 目前被推荐作为 PJI 检查的一线测试，并包含在多个广泛使用的诊断标准和共识指南中，包括最新的 ICM 指南和 AAOS 临床实践指南。这两种检查都可以广泛使用且价格低廉。然而，这些测试都具有高灵敏度或特异度的，与 ESR 相比，CRP 的灵敏度和特异度略高。据报道，ESR 和 CRP 的灵敏度分别为 75% 和 88%；ESR 和 CRP 的特异度分别为 70% 和 74%[66]。然而，如果两个值都在正常范围内（ESR 为 30mm/h，CRP 为 10mg/L），两者结合使用可用于排除 PJI[67]。不幸的是，研究表明，这些测试组合的特异性（其中一个或两个值为阳性）仍较低[5, 67]。此外，这些值可能会因伴随的全身性炎症性疾病的存在及手术后感染的时间而发生显著变化。Alijanipour 等的一项研究调查了术后早期 ESR 和 CRP 感染的阈值，并与晚期慢性 PJI 进行了比较。他们发现早期和晚期 PJI 诊断的最佳阈值均高于传统阈值，但在晚期 PJI 中，ESR 和 CRP 的最佳阈值在髋关节和膝关节之间存在差异[68]。鉴于这

些常用测试的局限性，最近的研究已经着手研究开发具有更高灵敏度和特异度的血清生物标志物替代指标。

2. D- 二聚体和纤维蛋白原

一种显示出前景的血清生物标志物是 D- 二聚体。在全身和局部感染中，纤维蛋白溶解活性的增加和 D- 二聚体等副产品的产生被认为可用于定位感染的生物体或炎症细胞，并防止它们引起全身性损伤。在这个过程中，D- 二聚体"泄漏"到循环中，因此可以被测量。历史上，D- 二聚体被用作检测静脉血栓栓塞（venous thromboembolism，VTE）的筛查测试，但由于其准确性差而在很大程度上被放弃。近年来，D- 二聚体因其在预测败血症和菌血症预后不良方面的作用而受到关注[69-71]。Shahi 等于 2017 年报道了一项研究，以显示其作为诊断 PJI 的标志物的前景。他们发现，血清 D- 二聚体在诊断 PJI 方面优于 ESR 和血清 CRP。D- 二聚体特异度为 93%，灵敏度为 89%。相比之下，ESR 和 CRP 的特异

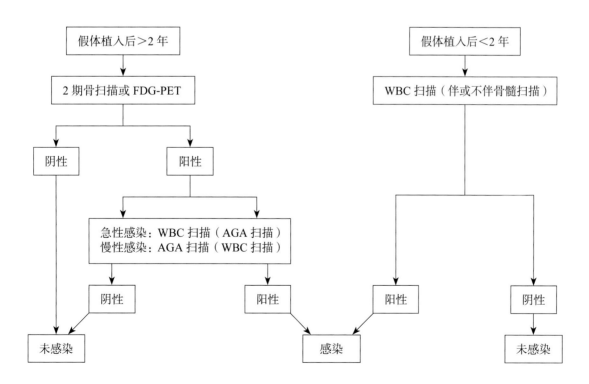

▲ 图 4-1　使用核医学程序辅助诊断 PJI 的诊断流程

改编自 Signore et al. Eur J Nucl Med Mol Imaging 2019

度分别为 78% 和 80%，灵敏度分别为 73% 和 79%。一项前瞻性研究分析了 122 例接受 TKA 或 THA 翻修并根据 MSIS 标准诊断为 PJI 的患者（67 例无菌性松动患者和 55 例慢性 PJI 患者），以调查 D- 二聚体联合 CRP 或 ESR 诊断 PJI 的灵敏度和特异度[72]。他们报道，D- 二聚体诊断慢性 PJI 的最佳阈值为 1170ng/ml，灵敏度为 92%，特异度为 75%，大样本研究中报道的 ESR 和 CRP 的灵敏度和特异度。此外，D- 二聚体和 CRP 联合检测对诊断慢性 PJI 的灵敏度为 98%，阴性预测值为 96%，但特异度较低，为 42%。所有三种生物标志物的升高产生了类似的结果[72]。诸如此类的研究表明，当 D- 二聚体与其他血清生物标志物联合使用时，可以自信地排除 PJI。

纤维蛋白原是血浆中另一种与凝血相关的指标，最近作为 PJI 诊断的潜在生物标志物受到关注。纤维蛋白原是一种糖蛋白，其作用是通过在凝血酶转化为纤维蛋白后形成基于纤维蛋白的血凝块来阻止过度出血。它也是一种急性期蛋白[73]。Li 及其同事最近的一项研究回顾性分析了总共 439 例全髋关节和膝关节翻修病例（76 例 PJI 和 363 例非 PJI），发现血浆纤维蛋白原诊断 PJI 的最佳阈值为 4.01g/L，灵敏度为 76%，特异度为 86%，与本研究中 ESR 和 CRP 的诊断价值相近。然而，他们也检查了血浆 D- 二聚体，在 1.25μg/ml 的阈值水平下，其诊断 PJI 的灵敏度和特异度相当低，分别只有 64% 和 65%。他们推测，不同研究表明的 D- 二聚体可靠性的这种差异可能与患者群体的人口统计学的差异有关[74]。最近，另一项 Meta 分析对 7 项研究进行了汇总，共纳入了 1374 例患者，比较了 D- 二聚体与纤维蛋白原在 PJI 诊断中的作用，结果表明纤维蛋白原的诊断 PJI 的灵敏度为 84%，特异度为 80%。这项研究的结论是，血浆纤维蛋白原在诊断 PJI 方面与 CRP 和 ESR 相当，而且都比血清 D- 二聚体好。无独有偶，另有研究表明不同种族的 D- 二聚体水平不同，纤维蛋白原是否也是如此尚不

清楚[75]。无论如何，纤维蛋白原已在这些早期研究中显示出可观的前景，并需要进一步研究其在 PJI 诊断中发挥常规作用的潜力。

3. 降钙素原

另一种具有 PJI 诊断潜力并正在进行研究的血清生物标志物是降钙素原（procalcitonin，PCT）。PCT 由神经内分泌细胞和甲状腺滤泡旁细胞产生，在没有感染的患者中通常极低。Bottner 等的一项研究发现，通过受试者工作特征曲线分析确定的降钙素原水平 >0.3ng/ml 的 PJI 诊断特异度为 98%，但灵敏度仅为 33%[76]。最近的另一项研究对包含 1835 例患者的 18 项研究进行了 Meta 分析，结果显示，降钙素原的汇总后的灵敏度为 58%，特异度为 95%[77]。然而，需要对 PCT 在诊断 PJI 方面的实用性仍需要进行更多的研究，并将其在其他感染诊断中的作用进行对比分析。

4. IL-6（血清和关节液）

IL-6 是另一个值得关注的血清生物标志物，由受刺激的单核细胞和巨噬细胞产生。在感染、手术和创伤的情况下，血清 IL-6 会增加。在无菌性松动的情况下，血清 IL-6 已被证明在手术后 48h 内下降到正常水平。血清 IL-6 会刺激 CRP 的释放。鉴于 IL-6 的早期上升后快速恢复到正常水平的特性，这种血清生物标志物在检测炎症反应方面可能比其他血清生物标志物更敏感[78, 79]。最近一项包含 17 项研究的 Meta 分析（表 4-9）表明，血清 IL-6 的汇总后的灵敏度和特异度分别为 72% 和 89%。关节液 IL-6 对 PJI 的诊断价值略高，汇总的灵敏度为 76%，特异度为 91%（表 4-10）[80]。根据现有的研究，来自关节液或血清的 IL-6 显示出较好的应用前景，但鉴于相关研究报道的变异性和不一致，还没有被广泛使用[81, 82]。

（二）基于关节液的标志物

1. 白细胞计数和中性粒细胞分类

在 PJI 的诊断中，关节液中的白细胞（white

表 4-9 血清 IL-6 对诊断假体关节感染的灵敏度和特异度

作 者	年份（年）	患者数（名）	灵敏度	特异度
Di Cesare 等[120]	2005	58	100%	95%
Bottner 等[76]	2007	78	95%	88%
Buttaro 等[121]	2010	69	36%	94%
Worthington 等[122]	2010	46	81%	77%
Abou El-Khier 等[123]	2013	40	100%	90%
Glehr 等[124]	2013	84	81%	67%
Gollwitzer 等[125]	2013	35	47%	95%
Randau 等[82]	2014	120	79%	58%
Ettinger 等[126]	2015	98	80%	88%
Gallo 等[127]	2018	240	87%	89%
总计		868	79%	84%

表 4-10 关节液 IL-6 诊断假体关节感染的灵敏度和特异度

作 者	年份（年）	患者数（名）	灵敏度	特异度
Deirmengian 等[128]	2010	51	50%	100%
Deirmengian 等[98]	2014	95	90%	97%
Frangiamore 等[129]	2016	90	81%	97%
Gollwitzer 等[125]	2013	35	60%	95%
Jacovides 等[130]	2011	74	87%	100%
Lenski 等[131]	2014	40	90%	95%
Nilsdotter-Augustinsson 等[132]	2007	131	68%	93%
Randau 等[82]	2014	120	63%	86%
Gallo 等[127]	2018	240	68%	95%
总计		876	73%	95%

blood cell，WBC）计数和中性粒细胞百分比（PMN%）都具有重要作用。这两个参数被列入在 ICM 的次要标准中，许多研究已经证明了它们在 PJI 诊断中的有效性[83-86]。根据感染时间的不同，WBC 和 PMN% 已被确定有不同的阈值。对于急性期，一般认为在术后不到 6 周，关节液 WBC>10 000 个 /μl，关节液 PMN%>90% 的阈值被推荐用于 PJI 的诊断。对于慢性 PJI 的诊断，即手术后超过 6 周时，建议的阈值为滑膜 WBC>3000 个 /μl 和 PMN%>80%[87, 88]。这些界限值是被纳入到最新 PJI 诊断的 ICM 标准。据报道，在阈值时，白细胞计数和 PMN% 的灵敏度分别为 86% 和 86%，白细胞计数和 PMN% 的特异度分别为 83% 和 81%[60]。

一些研究表明，膝关节假体感染对比髋关节假体感染应该存在不同的阈值，髋关节的阈值可能更高。一项纳入 201 例 THA（其中 55 例 PJI）的研究发现，关节液 WBC 为 4200 个 /μl 时，其灵敏度和特异度分别为 84% 和 93%，而 PMN% 达到 80% 时，其灵敏度和特异度分别为 84% 和 82%[89]。另一项研究报道了 THA 中 PJI 的 WBC 最佳阈值为 1715 个 /μl，但研究只包含 27 例患者[83]。对于发生于 TKA 后的 PJI，迄今为止最大的一项研究分析了 429 例 TKA（其中 161 例 PJI），发现感染的最佳阈值是 WBC 为 1100 个 /μl 和 PMN% ＞ 64%。当两者都低于临界值时，其阴性预测值为 98.2%；而当两者都大于其界限值时，98.6% 的病例被确定为感染[86]。鉴于这些矛盾的结果，需要进一步研究来确定膝关节和髋关节的 PJI 是否有必要采用不同的界限值。此外，临床

医生应该注意到有一些临床情况会改变 WBC 和 PMN%，如抗生素使用、创伤性窒息、金属对金属负重面失败或腐蚀反应，因此在特殊情况下应谨慎对待这些结果[90-92]。在金属对金属负重面失败或发生腐蚀反应的情况下，建议采用关节液人工计数 WBC，以获得更准确的结果。在有炎症性关节炎的患者中，发现 PJI 的最佳界限值与没有炎症性关节炎的人相似[93]。

2. 关节液 CRP

关节液 CRP 能增强吞噬细胞的活化和吞噬作用，在诊断 PJI 中起作用（表 4-11）。目前在最新的 ICM 标准中，它被列为 PJI 诊断的一个次要标准。综合数据显示其灵敏度为 86%，特异度为 90%[80]。一些研究表明，关节液 CRP 优于血

作　者	年份（年）	患者数（名）	灵敏度	特异度
表 4-11　关节液 CRP 对诊断假体关节感染的灵敏度和特异度				
Buttaro 等[133]	2015	76	89%	94%
Deirmengian 等[58]	2014	95	95%	89%
Jacovides 等[130]	2011	74	86%	97%
Omar 等[61]	2015	89	93%	92%
Parvizi 等[94]	2012	66	70%	100%
Parvizi 等[94]	2012	66	84%	97%
Parvizi 等[134]	2012	63	83%	94%
Ronde-Oustau 等[135]	2014	30	100%	82%
Ronde-Oustau 等[135]	2014	30	90%	91%
Tetreault 等[95]	2014	150	88%	85%
Vanderstappen 等[136]	2013	44	96%	82%
Vanderstappen 等[136]	2013	44	88%	89%
De Vecchi 等[137]	2016	129	81%	94%
De Vecchi 等[138]	2018	66	87%	97%
Kim 等[139]	2017	157	100%	90%
Sousa 等[140]	2017	55	78%	94%
Plate 等[141]	2019	192	88%	82%
总计		1466	88%	91%

清 CRP[94]，但 Tetreault 的研究报道说，血清和关节液 CRP 在灵敏度和特异度没有明显区别[95]。Stone 等最近的一项研究发现，关节液 α- 防御素与关节液 CRP 联合检测，若阳性结果定义为 CRP 阳性或 α- 防御素阳性，其显示出高达 91% 的灵敏度和 79% 的特异度[96]。

3.α- 防御素

α- 防御素是在最近的研究中表现出诊断 PJI 前景的关节液生物标志物（表 4-12）。α- 防御素是人类中性粒细胞针对病原菌所分泌的一种抗菌肽，通过渗透微生物膜而起作用，并且不受是否使用抗生素的影响，已被证明即使在对低毒力微生物的反应中 α- 防御素也会升高[58, 97, 98]。α- 防御素可通过检测试剂盒或基于实验室的酶联免疫吸附试验（enzyme-linked immunosorbent assay，ELISA）进行检测。Ahmad 等在 2018 年的一项 Meta 分析中分析了各种关节液生物标志物的可靠性，包括 α- 防御素 ELISA 检测，并报道了联合灵敏度和联合特异度分别为 97% 和 97%。一些早期研究报道 α- 防御素 ELISA 检测的灵敏度和特异度高达 100%。然而，最近的研究表明，α- 防御素 ELISA 可能不像最初的研究报道具备

那么高的灵敏度，在最近发表的文献中报道范围为 78.2% 和 97%[96, 99-101]。在 Kleiss 等的研究中，22% 的 α- 防御素 ELISA 测试是假阴性的，主要是发生在凝固酶阴性的葡萄球菌感染的情况[99]。因此，不同类型的细菌会如何影响 α- 防御素检测的准确度还需要进一步研究。如前所述，另一种评估 α- 防御素水平的方法是 α- 防御素侧流试验。这种类型的检测能够在关节液中"原位"检测 α- 防御素并在 10min 内得到结果，比 ELISA 测试快得多。文献报道的灵敏度为 65%～98%，合并值为 80%，特异度为 93%～100%，合并值为 89%（表 4-13）[80, 102]。比较这些研究发现，α- 防御素侧流试验不如 ELISA 测试可靠。但侧流试验具有特异度高，并能够快速得到检测结果。α- 防御素检测的主要问题之一是相关费用较高。进一步的成本效益研究将测试这些相关费用是否合理。

4. 白细胞酯酶

另一个得到广泛使用的关节液生物标志物是白细胞酯酶，这是一种在受感染部位活化的中性粒细胞产生的酶。传统上白细胞酯酶被用来帮助诊断尿路感染，优势是方便、便宜（约 20 美分）、

表 4–12 α- 防御素 ELISA 对诊断假体关节感染的灵敏度和特异度

作 者	年份（年）	患者数（名）	灵敏度	特异度
Deirmengian 等[98]	2014	149	97%	96%
Deirmengian 等[58]	2014	95	100%	100%
Frangiamore 等[129]	2016	90	100%	98%
Bingham 等[142]	2014	55	100%	95%
Deirmengian 等[143]	2015	46	100%	100%
Shahi 等[92]	2016	106	100%	
Bonanzinga 等[100]	2017	156	97%	97%
Sigmund 等[101]	2018	73	85%	98%
Stone 等[96]	2018	183	81%	95%
Kleiss 等[99]	2019	202	78%	96%
总计		1155	94%	97%

表 4-13　α-防御素侧位试验诊断假体关节感染的特异度和灵敏度

作　者	年份（年）	患者数（名）	灵敏度	特异度
Kasparek 等[144]	2016	40	67%	93%
Sigmund 等[145]	2017	50	69%	94%
Suda 等[146]	2017	28	77%	82%
Berger 等[147]	2017	121	97%	96%
Balato 等[148]	2017	51	98%	97%
Gehrke 等[149]	2018	223	92%	100%
Sigmund 等[150]	2019	101	69%	94%
Riccio 等[151]	2018	73	85%	97%
De Saint Vincent 等[152]	2018	42	88%	87%
Renz 等[64]	2018	212	84%	96%
Tahta 等[153]	2018	38	94%	100%
Plate 等[154]	2018	109	90%	92%
总计		1088	83%	94%

快速（1～2min 的检测时间）。白细胞酯酶也被列为用于 PJI 诊断的 ICM 标准中一个次要标准。它易于用比色试纸（尿检试纸）测量。Wyatt 等的一项 Meta 分析报道，白细胞酯酶诊断 PJI 的合并灵敏度和特异度分别为 81% 和 97%。一些作者报道称，白细胞酯酶诊断 PJI 的灵敏度范围为 69%～100%，相比冷冻切片组织学检测，白细胞酯酶灵敏度更高，并且白细胞酯酶的使用要优于冷冻切片组织学[103]。白细胞酯酶试纸检测几乎能够提供即时的结果，这是很有吸引力的，而且它在诊断 PJI 方面的作用可能会随着时间的推移而继续增加。这种技术的一个缺点是关节液中的血液可能会干扰分析试纸上的颜色变化[104]。由于这个原因，外科医生必须从样本中去除所有血液污染，最好是使用离心机[88]。

在最近的文献中，上述的关节液标志物都显示出了协助诊断 PJI 相应的前景。Lee 等进行了系统回顾和 Meta 分析，目的是评估关节液生物标志物的诊断准确性，并确定哪种标志物对 PJI

的诊断具有最高的诊断优势比。该研究比较了白细胞计数、PMN%、CRP、α- 防御素、白细胞酯酶、IL-6、IL-8 和细菌培养，发现除细菌培养外其他标志物灵敏度都超过 80%，所有标志物的特异度都超过 90%，但与所有其他测试相比，α- 防御素具有较高的对数诊断优势比[54]。如前所述，α- 防御素虽然是一个强有力的诊断方式，但可能不足以单独诊断 PJI。我们支持联合使用这些标志物来诊断 PJI，以提高整体的灵敏度和特异度。

（三）细菌培养诊断

获得培养结果是 PJI 诊断的一个必不可少的部分。AAOS 临床实践指南指出，中等强度的证据支持收集关节液进行需氧和厌氧培养来帮助诊断 PJI。此外，根据最新的 MSIS 标准，两次培养阳性结果为同一细菌是诊断 PJI 的两个主要标准之一。从这些检测中获得的信息可以为指示围术期的抗生素使用情况，也可能影响手术治疗方式，特别是对耐药微生物，如耐甲氧西林金黄色葡萄球菌。

通常情况下，术前穿刺的关节液可以在采集时直接接种到血培养瓶（blood culture bottle, BCB），或者转运到微生物实验室，放置在液体或固体培养基上[5]。2013 年的一项 Meta 分析报道称，PJI 的术前穿刺培养的合并灵敏度和特异度分别为 72% 和 95%[105]。既往研究已经显示与将关节液常规置于琼脂培养基上相比，血培养瓶检测病原体的检出率较高并可减少污染物的干扰[106-108]。一项研究比较了血培养瓶中接种关节液与传统培养的术中采样拭子或假体周围组织的培养阳性率。他们发现，采用血培养瓶进行关节液样本培养比在标准培养基中对标准的假体周围组织和拭子样本进行培养，有着更高的灵敏度（91%）和特异度（100%）。血培养瓶是自我维持的培养基，可能更适合细菌的生长，而且已经证明可以用较少的液体检测出感染的微生物[108]。此外，有报道称，与慢性感染相比，用关节液血培养瓶培养对急性感染的检测效果更好，这可能是由于在急性感染时存在更多的浮游细菌[107]。与传统培养物相比，使用血培养瓶的主要缺点在于相关费用较高。

术中假体周围组织培养是 PJI 检查的另一项有用的诊断工具。众所周知，术中获得多份组织培养标本是很重要的，但培养标本的最佳数量一直是一个争议[109, 110]。Atkins 等在 1998 年发表的一项被大量引用的研究中建议获得 5～6 份标本，以 2 份或更多的标本培养出相同的微生物作为诊断感染的标准。然而，大多数研究对假体周围组织样本使用了不同类型的培养基，这将对培养结果和准确性产生影响。Peel 等最近的一项研究比较了常规的培养技术（需氧和厌氧的琼脂和巯基乙酸肉汤）和血培养瓶中接种培养技术，还采用常规的、自由的受试者工作特征曲线进行统计分析，以确定术中组织样本取样的最佳数量。他们发现，当获得 3 个假体周围组织标本并收集到血培养瓶中（92%）或获得 4 个假体周围组织标本并使用标准平板和肉汤培养（91%）时，准确度

最高[109]。这项研究还报道了使用 BCB 的灵敏度（92%）比传统的琼脂和肉汤培养（63%）要好，而两者的特异性相似[109]。除了假体周围组织培养帮助诊断 PJI 外，术中的组织学分析也是一个有用的诊断工具。组织学评估把急性炎症定义为固定或冷冻组织上的中性粒细胞浸润，提示有 PJI。一项涉及 3000 多例患者的 Meta 分析发现，出现急性炎症的阳性似然比为 12，阴性似然比为 0.12，这表明组织学检测在 PJI 具有中等预测试概率的情况下可能没有那么有价值[5, 111]。最近的另一项研究调查了 60 例 MSIS 微生物和组织学标准下诊断的化脓性膝关节病例和 78 例无菌性膝关节接受翻修手术的病例，发现 MSIS 组织学标准对 PJI 的灵敏度和特异度为 96.7% 和 100%[112]。虽然组织学对 PJI 的诊断可能有用，但它是以病理学家为前提，而且更可能限制于较大的学术中心。术前活检也被讨论和研究，但鉴于术前活检与关节液穿刺相比缺乏优势，以及产生额外的费用、侵入和相关并发症，通常不推荐使用[5, 113]。

（四）分子诊断技术：PCR 和基因测序

最近研究探讨了分子诊断技术在诊断 PJI 中的作用。目前存在包括宽范围 PCR、多重 PCR 和测序在内的多种检测方法。宽范围 PCR 可检测多个物种的保守核酸序列，而多重 PCR 可以检测到目标细菌，可能包括多达几十个菌种。与术中组织培养相比，PCR 具有潜在的优势，包括更快的结果周转时间，可达 4～5h，并且能够识别细菌耐药标志物[114]。大多数已进行的研究都集中在宽范围 PCR 上，研究结果也带来对其灵敏度差的担忧[114]。Bemer 等在 2014 年发表了一篇纳入 264 例疑似 PJI 病例和 35 例对照的前瞻性、多中心、横断面研究，报道的宽范围 PCR 的灵敏度为 73% 和特异度为 95%，并建议使用多重 PCR 或病原体特异度 PCR，而不是宽范围 PCR[114]。最近一项关于使用假体超声裂解液进行 PCR 的 Meta 分析包括 9 项研究，涉及 1340

例患者，也报道了相对较低的灵敏度（75%）和特异度（96%）[115]。该 Meta 分析中的大多数研究列入了宽范围 PCR。然而，即使是最近使用多重 PCR 进行的研究也显示了相对较低的灵敏度，但有优良的特异度（表 4-14）。作者推测采样前使用抗生素、基因组靶标过多、检测细菌 DNA 的软件阈值太高可能是报道的灵敏度较差的原因。

尽管分子诊断方法有这些挑战，但它们仍可能在培养阴性的 PJI（CN PJI）中发挥作用。据报道，PJI 培养阴性概率波动为 27%~55%[59, 116]。针对不明病原体引起的感染，其治疗过程和监测治疗效果就会更加困难。分子诊断可能发挥作用，特别是罕见的苛养菌是致病原因的情况。少数研究探讨了二代测序技术在识别培养阴性 PJI 中的作用。NGS 是一种基于非 Sanger 的高通量 DNA 测序方法。与 PCR 不同，它不依赖于一组 PCR 引物，而是扩增和描述样品中存在的所有微生物 DNA。Tarabichi 等最近的一项研究表明，NGS 能够检测出 82%（9/11）的培养阴性 PJI[59]。另一项研究报道，在培养阴性 PJI 中，潜在病原体的检出率为 44%[117]。NGS 面临的主要挑战是宿主 DNA 污染和成本。鉴于分子诊断技术的相关费用，以及文献显示传统培养方法与 PCR 或基因测序之间的可靠性没有明显差异，我们目前不建议常规使用这些方法，特别是作为诊断 PJI

的唯一手段。正如所讨论的那样，PCR 和基因测序在某些传统培养方法不能确定病原体的 PJI 病例中可能是有用的[118]，但这种技术仍需要进一步研究和发展。

Carli 等最近进行了一项系统综述，旨在比较基于血清、关节液和组织的检测对慢性 PJI 的诊断准确性。总体而言，确定了 83 项单独的 PJI 检测指标，17 项进行了 Meta 分析。这些指标包括血清的 CRP、ESR、IL-6、PCT、WBC 计数，关节液的 α- 防御素、白细胞酯酶试纸、PMN%、关节穿刺培养，组织的培养、PCR、革兰染色、拭子培养和组织学分析。研究报道称，文献关于慢性 PJI 检测的结果是高度异质性的，并且存在偏倚的风险。然而，他们确实报道了基于实验室的 α- 防御素检测和白细胞酯酶条（2+）在测试敏感性和特异性方面优于所有其他检测。其他表现良好的诊断测试包括关节液 CRP、白细胞计数和PMN%[119]。

结论

初次髋关节或膝关节置换术后 PJI 的发生率为 0.5%~2.5%[5-8]，占翻修手术的 25%[9, 10]。目前已经提出了多种分类方案，但最常使用的临床分类是基于手术后感染发生时间，包括急性、慢性 / 迟发性和晚期 / 急性血源性感染[14-18]。在对 PJI 进行分类时，同样重要的是考虑患者（宿

表 4-14　多重 PCR 诊断假体关节感染的灵敏度和特异度				
作　者	年份（年）	患者数（名）	灵敏度	特异度
Hischebeth 等[155]	2016	31	67%	100%
Prieto-Borja 等[156]	2017	68	61%	98%
Lausmann 等[157]	2017	60	79%	100%
Portillo 等[158]	2012	86	96%	100%
Suren 等[159]	2020	26	67%	91%
Morgenstern 等[160]	2018	142	60%	89%
总计		413	72%	89%

主）的情况，这将有助于指导患者的治疗，并对患者的预后有所了解。大多数 PJI 是由于术中微生物污染发生的[5, 17]。另一种定植机制是通过感染的直接传播，第三种机制是自远处原发灶的血源性种植于假体。当微生物在术中首次接触到假体时，它们会立即黏附在假体表面并开始形成生物膜。研究表明，最初几个小时的感染率取决于存在的细菌数量和宿主的免疫状态。术后前 6h 通常被称为"黄金期"。预防性抗生素的使用延长了这个黄金期，并降低了术后感染的概率和生物膜形成的成功率[33, 34]。生物膜是复杂的结构良好的微生物群落，被包裹在由高分子物质组成的自产细胞外基质中[35]。在 PJI，当微生物附着在有蛋白质条件的假体表面时就会形成生物膜。生物膜通过损害吞噬细胞和补体系统的活性来保护入侵的细菌免受宿主免疫系统的影响。生物膜也可能进入静止期，在那时它们的复制较不频繁，因此受抗生素影响较小[40, 41]。生物膜形成带来的另一个挑战是难以识别感染性病原菌。特别是在延迟或迟发的感染病例中，微生物可能集中在假体上，降低了培养方法的敏感性，如关节穿刺[20]。

PJI 的诊断与定义是基于临床发现、实验室结果、培养数据、组织病理学评估、放射学结果和术中发现的综合因素。目前还没有一个单一的检测可以足够准确地定义 PJI 的诊断。在过去的几年里，不同的组织和协会创建了定义标准来帮助确定一个关节是否被感染。ICM 标准和 MSIS 标准是最常被引用的，它们考虑到多种临床和实验室因素。大量的血清、关节液、组织和基于分子的诊断检测可供医生用来帮助诊断 PJI，所有这些技术都有不同程度的可靠性。血沉和 CRP 是灵敏度和特异度较低的测试，鉴于其可获得性和快速检测结果，经常被作为一线血清检测指标。近年来，其他血清生物标志物显示出良好的前景，包括 D- 二聚体、纤维蛋白原、IL-6 和降钙素原，特别是在联合用于诊断 PJI 时。关节液的

生物标志物也经常被获取，白细胞计数和 PMN% 在 PJI 的诊断中起着重要作用，在这些生物标志物上进行了大量研究。其他较新的关节液生物标志物，如 α- 防御素、IL-6 和白细胞酯酶，在诊断 PJI 方面也显示出高的灵敏度和特异度。尤其是关节液 α- 防御素和白细胞酯酶，在许多研究中显示出非常高的灵敏度和特异度。培养是 PJI 诊断的一个重要部分，术前穿刺物应收集在血培养瓶中，术中收集组织培养物以最终确定感染的微生物，帮助指导抗生素治疗。最近，人们对分子诊断技术进行了研究，包括 PCR 和基因测序来诊断 PJI，但结果不一。然而，在培养阴性的 PJI 诊断中推荐使用。

附录 1：AAOS 诊断人工关节感染的临床实践指南（改编自 AAOS 临床实践指南）

1. 在没有可靠的证据对潜在人工关节感染的患者进行风险分层的情况下，应根据患者患有髋关节或膝关节周围感染的可能性来设计检测策略。

2. 我们建议对被评估为人工关节感染的患者进行红细胞沉降率和 C 反应蛋白检测。

3. 我们建议对红细胞沉降率和（或）C 反应蛋白结果异常的膝关节周围感染患者进行关节穿刺。我们建议将抽出的液体送去做微生物培养、滑膜液白细胞计数和分类鉴别。

4. 我们建议根据患者人工关节感染的概率和红细胞沉降率和 C 反应蛋白的结果，有选择地进行髋关节穿刺。我们建议将抽出的液体送去做微生物培养、滑膜液白细胞计数和分类鉴别。

5. 当人工关节感染的可能与最初的穿刺结果不一致时，我们建议再次进行髋关节穿刺。

6. 在没有可靠证据的情况下，被判断为髋关节周围感染概率较低且没有计划再手术的患者，如果红细胞沉降率异常或 C 反应蛋白水平异常，应在 3 个月内进行重新评估。在这次随访中，我们无法推荐特异性的诊断检测方法。

7. 在没有可靠证据的情况下，当人工关节感染的可能性与最初的穿刺培养结果不一致时，应重新进行膝关节穿刺。

8. 建议患者在获得关节内培养前至少停用抗生素 2 周。

9. 核素显像（标记的白细胞成像结合骨或骨髓成像、FDG-PET 成像、镓成像或标记的白细胞成像）是诊断人工关节感染尚未确定且未安排再次手术的患者的一个选择。

10. 目前无法推荐支持或反对计算机断层扫描或磁共振成像作为人工关节感染的诊断常规检测。

11. 建议不要使用术中革兰染色法来排除人工关节感染。

12. 建议对术前人工关节感染的诊断尚未确立或排除需接受再次手术的患者进行人工关节周围组织的冰冻切片。

13. 建议对可疑人工关节感染的患者再次手术时获得多份培养。

14. 建议在获得关节的培养物之前，不要对怀疑有人工关节感染的患者使用抗生素治疗。

15. 建议对于人工关节感染可能性较低的患者和人工关节感染诊断明确且再次手术的患者，术前可预防性使用抗生素不应被停用。

参考文献

[1] Kurtz SM, Lau E, Ong K, Zhao K, Kelly M, Bozic KJ. .(2009). Future young patient demand for primary and revision joint replacement: national projections from 2010 to 2030. Clinical Orthopaedics and Related Research ;467(10):2606–12. 2009 Oct; Epub 2009/04/11.

[2] Kurtz S, Mowat F, Ong K, Chan N, Lau E, Halpern M. Prevalence of primary and revision total hip and knee arthroplasty in the United States from 1990 through 2002. The Journal of Bone and Joint Surgery American Volume 2005;87(7):1487–97. 2005 Jul; Epub 2005/07/05.

[3] Maradit Kremers H, Larson DR, Crowson CS, Kremers WK, Washington RE, Steiner CA, et al. Prevalence of Total Hip and Knee Replacement in the United States. The Journal of Bone and Joint Surgery American Volume. 2015;97(17):1386–97. 2015 Sept 2; Epub 2015/09/04.

[4] Kurtz S, Ong K, Lau E, Mowat F, Halpern M. Projections of primary and revision hip and knee arthroplasty in the United States from 2005 to 2030. The Journal of Bone and Joint Surgery American Volume. 2007;89(4):780–5. 2007 Apr; Epub 2007/04/04.

[5] Tande AJ, Patel R. Prosthetic joint infection. Clinical Microbiology Reviews 2014;27(2):302–45. Epub 2014/04/04.

[6] Kurtz SM, Lau E, Watson H, Schmier JK, Parvizi J. Economic burden of periprosthetic joint infection in the United States. The Journal of Arthroplasty. 2012;27(8 Suppl):61–5.e1. 2012 Sep; Epub 2012/05/05.

[7] Dale H, Fenstad AM, Hallan G, Havelin LI, Furnes O, Overgaard S, et al. Increasing risk of prosthetic joint infection after total hip arthroplasty. Acta Orthopaedica 2012;83(5):449–58. 2012 Oct; Epub 2012/10/23.

[8] Kurtz SM, Ong KL, Lau E, Bozic KJ, Berry D, Parvizi J. Prosthetic joint infection risk after TKA in the Medicare population. Clinical Orthopaedics and Related Research 2010;468(1):52–6. 2010 Jan; Epub 2009/08/12.

[9] Parvizi J, Pawasarat IM, Azzam KA, Joshi A, Hansen EN, Bozic KJ. Periprosthetic joint infection: the economic impact of methicillin-resistant infections. The Journal of Arthroplasty 2010;25(6 Suppl):103–7. 2010 Sep; Epub 2010/06/24.

[10] Bozic KJ, Kurtz SM, Lau E, Ong K, Chiu V, Vail TP, et al. The epidemiology of revision total knee arthroplasty in the United States. Clinical Orthopaedics and Related Research 2010;468(1):45–51. 2010 Jan; Epub 2009/06/26.

[11] Toulson C, Walcott-Sapp S, Hur J, Salvati E, Bostrom M, Brause B, et al. Treatment of infected total hip arthroplasty with a 2–stage reimplantation protocol: update on "our institution's" experience from 1989 to 2003. The Journal of Arthroplasty 2009;24(7):1051–60. 2009 Oct; Epub 2008/10/14.

[12] Berend KR, Lombardi AV, Jr., Morris MJ, Bergeson AG, Adams JB, Sneller MA. Two-stage treatment of hip periprosthetic joint infection is associated with a high rate of infection control but high mortality. Clinical Orthopaedics and Related Research 2013;471(2):510–8. 2013 Feb; Epub 2012/09/18.

[13] Kapadia BH, Berg RA, Daley JA, Fritz J, Bhave A, Mont MA. Periprosthetic joint infection. Lancet 2016;387(10016):386–94. 2016 Jan 23; Epub 2015/07/03.

[14] Coventry MB. Treatment of infections occurring in total hip surgery. The Orthopedic Clinics of North America 1975;6(4):991–1003. 1975 Oct; Epub 1975/10/01.

[15] Fitzgerald RH, Jr., Nolan DR, Ilstrup DM, Van Scoy RE, Washington JA, 2nd, Coventry MB. Deep wound sepsis following total hip arthroplasty. The Journal of Bone and Joint Surgery American Volume. 1977;59(7):847–55. 1977 Oct; Epub 1977/10/01.

[16] Tsukayama DT, Estrada R, Gustilo RB. Infection after total hip arthroplasty. A study of the treatment of one hundred and six infections. The Journal of Bone and Joint Surgery American Volume. 1996;78(4):512–23. 1996 Apr; Epub 1996/04/01.

[17] Zimmerli W, Trampuz A, Ochsner PE. Prosthetic-joint infections. The New England Journal of Medicine 2004;351(16):1645–54. 2004 Oct 14; Epub 2004/10/16.

[18] Barrett L, Atkins B. The clinical presentation of prosthetic joint infection. The Journal of Antimicrobial Chemotherapy 2014;69 Suppl 1:i25–7. 2014 Sep; Epub 2014/08/20.

[19] Zimmerli W. Infection and musculoskeletal conditions: Prosthetic-joint-associated infections. Best Practice & Research. Clinical Rheumatology 2006;20(6):1045–63. 2006 Dec; Epub 2006/11/28.

[20] Izakovicova P, Borens O, Trampuz A. Periprosthetic joint infection: Current concepts and outlook. EFORT Open Reviews 2019;4(7):482–94. 2019 Jul; Epub 2019/08/20.

[21] Romano CL, Romano D, Logoluso N, Drago L. Bone and joint infections in adults: A comprehensive classification proposal.

European Orthopaedics and Traumatology 2011;1(6):207–17. 2011 May; Epub 2011/08/13.

[22] McPherson EJ, Woodson C, Holtom P, Roidis N, Shufelt C, Patzakis M. Periprosthetic total hip infection: outcomes using a staging system. Clinical Orthopaedics and Related Research 2002(403):8–15. 2002 Oct; Epub 2002/10/03.

[23] Cierny G, 3rd, Mader JT, Penninck JJ. A clinical staging system for adult osteomyelitis. Clinical Orthopaedics and Related Research. 2003(414):7–24. 2003 Sept; Epub 2003/09/11.

[24] Cierny G, 3rd, DiPasquale D. Periprosthetic total joint infections: staging, treatment, and outcomes. Clinical Orthopaedics and Related Research. 2002 403:23–8. 2002 Oct; Epub 2002/10/03.

[25] Southwood RT, Rice JL, McDonald PJ, Hakendorf PH, Rozenbilds MA. Infection in experimental arthroplasties. Clinical Orthopaedics and Related Research 1987(224):33–6. 1987 Nov; Epub 1987/11/01.

[26] Southwood RT, Rice JL, McDonald PJ, Hakendorf PH, Rozenbilds MA. Infection in experimental hip arthroplasties. The Journal of Bone and Joint Surgery British Volume. 1985;67(2):229–31. 1985 Mar; Epub 1985/03/01.

[27] Sendi P, Banderet F, Graber P, Zimmerli W. Periprosthetic joint infection following Staphylococcus aureus bacteremia. The Journal of Infection 2011;63(1):17–22. 2011 Jul; Epub 2011/06/15.

[28] Zeller V, Kerroumi Y, Meyssonnier V, Heym B, Metten MA, Desplaces N, et al. Analysis of postoperative and hematogenous prosthetic joint-infection microbiological patterns in a large cohort. The Journal of Infection 2018;76(4):328–34. 2018 Apr; Epub 2018/02/06.

[29] Lee J, Kang CI, Lee JH, Joung M, Moon S, Wi YM, et al. Risk factors for treatment failure in patients with prosthetic joint infections. The Journal of Hospital Infection 2010;75(4):273–6. 2010 Aug; Epub 2010/07/17.

[30] Konigsberg BS, Della Valle CJ, Ting NT, Qiu F, Sporer SM. Acute hematogenous infection following total hip and knee arthroplasty. The Journal of Arthroplasty 2014;29(3):469–72. 2014 Mar; Epub 2013/09/04.

[31] Rodriguez D, Pigrau C, Euba G, Cobo J, Garcia-Lechuz J, Palomino J, et al. Acute haematogenous prosthetic joint infection: prospective evaluation of medical and surgical management. Clinical Microbiology and Infection 2010;16(12):1789–95. 2010 Dec; Epub 2010/11/17.

[32] Illingworth KD, Mihalko WM, Parvizi J, Sculco T, McArthur B, el Bitar Y, et al. How to minimize infection and thereby maximize patient outcomes in total joint arthroplasty: a multicenter approach: AAOS exhibit selection. The Journal of Bone and Joint Surgery American Volume. 2013;95(8):e50. 2013 Apr 17; Epub 2013/04/19.

[33] Canale ST, Beaty JH. Campbell's operative orthopaedics London e-book: Elsevier Health Sciences; 2012.

[34] Tan TL, Shohat N, Rondon AJ, Foltz C, Goswami K, Ryan SP, et al. Perioperative Antibiotic Prophylaxis in Total Joint Arthroplasty: A Single Dose Is as Effective as Multiple Doses. The Journal of Bone and Joint Surgery American Volume. 2019;101(5):429–37. 2019 Mar 6; Epub 2019/03/08.

[35] Saeed K, McLaren AC, Schwarz EM, Antoci V, Arnold WV, Chen AF, et al. 2018 international consensus meeting on musculoskeletal infection: Summary from the biofilm workgroup and consensus on biofilm related musculoskeletal infections. Journal of Orthopaedic Research 2019;37(5):1007–17. 2019 May; Epub 2019/01/23.

[36] Stewart PS. Antimicrobial Tolerance in Biofilms. Microbiol Spectrum. 2015;3(3). 2015 Jun; Epub 2015/07/18.

[37] Cramton SE, Gerke C, Schnell NF, Nichols WW, Gotz F. The intercellular adhesion (ica) locus is present in Staphylococcus aureus and is required for biofilm formation. Infection and Immunity 1999;67(10):5427–33. 1999 Oct; Epub 1999/09/25.

[38] Roy R, Tiwari M, Donelli G, Tiwari V. Strategies for combating

bacterial biofilms: A focus on anti-biofilm agents and their mechanisms of action. Virulence 2018;9(1):522–54. 2018 Jan 1; Epub 2017/04/01.

[39] Walters MC, 3rd, Roe F, Bugnicourt A, Franklin MJ, Stewart PS. Contributions of antibiotic penetration, oxygen limitation, and low metabolic activity to tolerance of Pseudomonas aeruginosa biofilms to ciprofloxacin and tobramycin. Antimicrobial Agents and Chemotherapy 2003;47(1):317–23. 2003 Jan; Epub 2002/12/25.

[40] Brown MR, Allison DG, Gilbert P. Resistance of bacterial biofilms to antibiotics: a growth-rate related effect? The Journal of Antimicrobial Chemotherapy 1988;22(6):777–80. 1988 Dec; Epub 1988/12/01.

[41] Anderl JN, Zahller J, Roe F, Stewart PS. Role of nutrient limitation and stationary-phase existence in Klebsiella pneumoniae biofilm resistance to ampicillin and ciprofloxacin. Antimicrobial Agents and Chemotherapy 2003;47(4):1251–6. 2003 Apr; Epub 2003/03/26.

[42] Ma H, Bryers JD. Non-invasive determination of conjugative transfer of plasmids bearing antibiotic-resistance genes in biofilm-bound bacteria: effects of substrate loading and antibiotic selection. Applied Microbiology and Biotechnology 2013;97(1):317–28. 2013 Jan; Epub 2012/06/07.

[43] Koseki H, Yonekura A, Shida T, Yoda I, Horiuchi H, Morinaga Y, et al. Early staphylococcal biofilm formation on solid orthopaedic implant materials: in vitro study. PLoS One 2014;9(10):e107588. Epub 2014/10/10.

[44] Rochford ET, Richards RG, Moriarty TF. Influence of material on the development of device-associated infections. Clinical Microbiology and Infection 2012;18(12):1162–7. 2012 Dec; Epub 2012/08/29.

[45] Otto M. Staphylococcal infections: mechanisms of biofilm maturation and detachment as critical determinants of pathogenicity. Annual Review of Medicine 2013;64:175–88. Epub 2012/08/22.

[46] Darouiche RO. Anti-infective efficacy of silver-coated medical prostheses. Clinical Infectious Diseases 1999;29(6):1371–7; quiz 8. 1999 Dec; Epub 1999/12/10.

[47] Lusiak-Szelachowska M, Zaczek M, Weber-Dabrowska B, Miedzybrodzki R, Klak M, Fortuna W, et al. Phage neutralization by sera of patients receiving phage therapy. Viral Immunology 2014;27(6):295–304. 2014 Aug; Epub 2014/06/04.

[48] Defoirdt T. Quorum-Sensing Systems as Targets for Antivirulence Therapy. Trends in Microbiology 2018;26(4):313–28. Epub 2017/11/15.

[49] Parvizi J, Zmistowski B, Berbari EF, Bauer TW, Springer BD, Della Valle CJ, et al. New definition for periprosthetic joint infection: from the Workgroup of the Musculoskeletal Infection Society. Clinical Orthopaedics and Related Research 2011;469(11):2992–4. Epub 2011/09/23.

[50] Parvizi J, Gehrke T. Definition of periprosthetic joint infection. The Journal of Arthroplasty 2014;29(7):1331. Epub 2014/04/29.

[51] Parvizi J, Tan TL, Goswami K, Higuera C, Della Valle C, Chen AF, et al. The 2018 definition of periprosthetic hip and knee infection: An evidence-based and validated criteria. The Journal of Arthroplasty. 2018;33(5):1309–14.e2. Epub 2018/03/20.

[52] Signore A, Sconfienza LM, Borens O, Glaudemans A, Cassar-Pullicino V, Trampuz A, et al. Consensus document for the diagnosis of prosthetic joint infections: A joint paper by the EANM, EBJIS, and ESR (with ESCMID endorsement). European Journal of Nuclear Medicine and Molecular Imaging 2019;46(4):971–88. 2019 Apr; Epub 2019/01/27.

[53] Osmon DR, Berbari EF, Berendt AR, Lew D, Zimmerli W, Steckelberg JM, et al. Executive summary: diagnosis and management of prosthetic joint infection: clinical practice guidelines by the Infectious Diseases Society of America. Clinical Infectious Diseases 2013;56(1):1–10. 2013 Jan; Epub 2012/12/12.

[54] Lee YS, Koo KH, Kim HJ, Tian S, Kim TY, Maltenfort MG, et al. Synovial fluid biomarkers for the diagnosis of periprosthetic joint

infection: A systematic review and meta-analysis. The Journal of Bone and Joint Surgery American Volume 2017;99(24):2077–84. 2017 Dec 20; Epub 2017/12/20.

[55] Shahi A, Kheir MM, Tarabichi M, Hosseinzadeh HRS, Tan TL, Parvizi J. Serum D-Dimer Test is promising for the diagnosis of periprosthetic joint infection and timing of reimplantation. The Journal of Bone and Joint Surgery American Volume 2017;99(17):1419–27. 2017 Sep 6; Epub 2017/09/06.

[56] Wyatt MC, Beswick AD, Kunutsor SK, Wilson MJ, Whitehouse MR, Blom AW. The alpha-defensin immunoassay and leukocyte esterase colorimetric strip test for the diagnosis of periprosthetic infection: A systematic review and meta-analysis. The Journal of Bone and Joint Surgery American Volume 2016;98(12):992–1000. 2016 Jun 15; Epub 2016/06/17.

[57] Tischler EH, Cavanaugh PK, Parvizi J. Leukocyte esterase strip test: Matched for musculoskeletal infection society criteria. The Journal of Bone and Joint Surgery American Volume 2014;96(22):1917–20. 2014 Nov 19; Epub 2014/11/21.

[58] Deirmengian C, Kardos K, Kilmartin P, Cameron A, Schiller K, Parvizi J. Combined measurement of synovial fluid alpha-Defensin and C-reactive protein levels: highly accurate for diagnosing periprosthetic joint infection. The Journal of Bone and Joint Surgery American Volume 2014;96(17):1439–45. 2014 Sep 3; Epub 2014/09/05.

[59] Tarabichi M, Shohat N, Goswami K, Alvand A, Silibovsky R, Belden K, et al. Diagnosis of periprosthetic joint infection: The potential of next-generation sequencing. The Journal of Bone and Joint Surgery American Volume 2018;100(2):147–54. 2018 Jan 17; Epub 2018/01/18.

[60] Shahi A, Tan TL, Kheir MM, Tan DD, Parvizi J. Diagnosing periprosthetic joint infection: And the winner is? The Journal of Arthroplasty 2017;32(9s):S232–s5. 2017 Sep; Epub 2017/07/18.

[61] Omar M, Ettinger M, Reichling M, Petri M, Guenther D, Gehrke T, et al. Synovial C-reactive protein as a marker for chronic periprosthetic infection in total hip arthroplasty. The Bone & Joint Journal. 2015;97–b(2):173–6. 2015 Feb; Epub 2015/01/30.

[62] Diagnosis and Prevention of Periprosthetic Joint Infections Clinical Practice Guideline. American Academy of Orthopaedic Surgeons. 2019.

[63] Shohat N, Bauer T, Buttaro M, Budhiparama N, Cashman J, Della Valle CJ, et al. Hip and knee section, what is the definition of a periprosthetic joint infection (PJI) of the knee and the hip? Can the same criteria be used for both joints?: Proceedings of international consensus on orthopedic infections. The Journal of Arthroplasty 2019;34(2s):S325–s7. 2019 Feb; Epub 2018/10/23.

[64] Renz N, Yermak K, Perka C, Trampuz A. Alpha defensin lateral flow test for diagnosis of periprosthetic joint infection: Not a screening but a confirmatory test. The Journal of Bone and Joint Surgery American Volume 2018;100(9):742–50. 2018 May 2; Epub 2018/05/02.

[65] Ricciardi BF, Muthukrishnan G, Masters EA, Kaplan N, Daiss JL, Schwarz EM. New developments and future challenges in prevention, diagnosis, and treatment of prosthetic joint infection. Journal of Orthopaedic Research. 2020. 2020 Jan 22; Epub 2020/01/23.

[66] Berbari E, Mabry T, Tsaras G, Spangehl M, Erwin PJ, Murad MH, et al. Inflammatory blood laboratory levels as markers of prosthetic joint infection: A systematic review and meta-analysis. The Journal of Bone and Joint Surgery American Volume 2010;92(11):2102–9. 2010 Sep 1; Epub 2010/09/03.

[67] Austin MS, Ghanem E, Joshi A, Lindsay A, Parvizi J. A simple, cost-effective screening protocol to rule out periprosthetic infection. The Journal of Arthroplasty 2008;23(1):65–8. 2008 Jan; Epub 2008/01/01.

[68] Alijanipour P, Bakhshi H, Parvizi J. Diagnosis of periprosthetic

joint infection: The threshold for serological markers. Clinical Orthopaedics and Related Research 2013;471(10):3186–95. 2013 Oct; Epub 2013/05/22.

[69] Bounameaux H, de Moerloose P, Perrier A, Reber G. Plasma measurement of D-dimer as diagnostic aid in suspected venous thromboembolism: an overview. Thrombosis and Haemostasis 1994;71(1):1–6. 1994 Jan; Epub 1994/01/01.

[70] Gris JC, Bouvier S, Cochery-Nouvellon E, Faillie JL, Lissalde-Lavigne G, Lefrant JY. Fibrin-related markers in patients with septic shock: individual comparison of D-dimers and fibrin monomers impacts on prognosis. Thrombosis and Haemostasis 2011;106(6):1228–30. 2011 Dec; Epub 2011/09/29.

[71] Schwameis M, Steiner MM, Schoergenhofer C, Lagler H, Buchtele N, Jilma-Stohlawetz P, et al. D-dimer and histamine in early stage bacteremia: A prospective controlled cohort study. European Journal of Internal Medicine 2015;26(10):782–6. 2015 Dec; Epub 2015/11/21.

[72] Qin L, Li F, Gong X, Wang J, Huang W, Hu N. Combined measurement of D-dimer and C-reactive protein levels: Highly accurate for diagnosing chronic periprosthetic joint infection. The Journal of Arthroplasty 2020;35(1):229–34. 2020 Jan; Epub 2019/09/19.

[73] Chandy S, Joseph K, Sankaranarayanan A, Issac A, Babu G, Wilson B, et al. Evaluation of C-reactive protein and fibrinogen in patients with chronic and aggressive periodontitis: A clinico-biochemical study. Journal of Clinical and Diagnostic Research. 2017;11(3):Zc41–zc5. 2017 Mar; Epub 2017/05/18.

[74] Li R, Shao HY, Hao LB, Yu BZ, Qu PF, Zhou YX, et al. Plasma fibrinogen exhibits better performance than plasma D-dimer in the diagnosis of periprosthetic joint infection: A multicenter retrospective study. The Journal of Bone and Joint Surgery American Volume. 2019;101(7):613–9. 2019 Apr 3; Epub 2019/04/05.

[75] Pieper CF, Rao KM, Currie MS, Harris TB, Cohen HJ. Age, functional status, and racial differences in plasma D-dimer levels in community-dwelling elderly persons. The Journals of Gerontology. Series A, Biological Sciences and Medical Sciences 2000;55(11):M649–57. 2000 Nov; Epub 2000/11/15.

[76] Bottner F, Wegner A, Winkelmann W, Becker K, Erren M, Gotze C. Interleukin-6, procalcitonin and TNF-alpha: markers of periprosthetic infection following total joint replacement. The Journal of Bone and Joint Surgery American Volume 2007;89(1):94–9. 2007 Jan; Epub 2007/01/30.

[77] Yoon JR, Ko YR, Shin YS. Effect of shape on bone cement polymerization time in knee joint replacement surgery. Medicine (Baltimore) 2018;97(17):e0558. 2018 Apr; Epub 2018/04/29.

[78] Wirtz DC, Heller KD, Miltner O, Zilkens KW, Wolff JM. Interleukin-6: a potential inflammatory marker after total joint replacement. International Orthopaedics 2000;24(4):194–6. Epub 2000/11/18.

[79] Selberg O, Hecker H, Martin M, Klos A, Bautsch W, Kohl J. Discrimination of sepsis and systemic inflammatory response syndrome by determination of circulating plasma concentrations of procalcitonin, protein complement 3a, and interleukin-6. Critical Care Medicine 2000;28(8):2793–8. 2000 Aug; Epub 2000/08/31.

[80] Ahmad SS, Hirschmann MT, Becker R, Shaker A, Ateschrang A, Keel MJB, et al. A meta-analysis of synovial biomarkers in periprosthetic joint infection: Synovasure is less effective than the ELISA-based alpha-defensin test. Knee Surgery, Sports Traumatology, Arthroscopy: Official Journal of the ESSKA. 2018;26(10):3039–47. 2018 Oct; Epub 2018/03/21.

[81] Xie K, Dai K, Qu X, Yan M. Serum and Synovial Fluid Interleukin-6 for the Diagnosis of Periprosthetic Joint Infection. Scientific Reports 2017;7(1):1496. 2017 May 4; Epub 2017/05/06.

[82] Randau TM, Friedrich MJ, Wimmer MD, Reichert B, Kuberra D,

Stoffel-Wagner B, et al. Interleukin-6 in serum and in synovial fluid enhances the differentiation between periprosthetic joint infection and aseptic loosening. PLoS One 2014;9(2):e89045. Epub 2014/03/04.

[83] Dinneen A, Guyot A, Clements J, Bradley N. Synovial fluid white cell and differential count in the diagnosis or exclusion of prosthetic joint infection. The Bone & Joint Journal. 2013;95–b(4):554–7. 2013 Apr; Epub 2013/03/30.

[84] Zmistowski B, Restrepo C, Huang R, Hozack WJ, Parvizi J. Periprosthetic joint infection diagnosis: a complete understanding of white blood cell count and differential. The Journal of Arthroplasty 2012;27(9):1589–93. 2012 Oct; Epub 2012/05/01.

[85] Bedair H, Ting N, Jacovides C, Saxena A, Moric M, Parvizi J, et al. The Mark Coventry Award: Diagnosis of early postoperative TKA infection using synovial fluid analysis. Clinical Orthopaedics and Related Research 2011;469(1):34–40. 2011 Jan; Epub 2010/06/30.

[86] Ghanem E, Parvizi J, Burnett RS, Sharkey PF, Keshavarzi N, Aggarwal A, et al. Cell count and differential of aspirated fluid in the diagnosis of infection at the site of total knee arthroplasty. The Journal of Bone and Joint Surgery American Volume 2008;90(8):1637–43. 2008 Aug; Epub 2008/08/05.

[87] Proceedings of the International Consensus Meeting on Periprosthetic Joint Infection. Foreword. Journal of Orthopaedic Research. 2014;32 Suppl 1:S2–3. 2014 Jan; Epub 2014/01/28.

[88] Goswami K, Parvizi J, Maxwell Courtney P. Current recommendations for the diagnosis of acute and chronic PJI for hip and knee-cell counts, alpha-defensin, leukocyte esterase, Next-generation Sequencing, Current Reviews in Musculoskeletal Medicine 2018;11(3):428–38. 2018 Sep; Epub 2018/08/01.

[89] Schinsky MF, Della Valle CJ, Sporer SM, Paprosky WG. Perioperative testing for joint infection in patients undergoing revision total hip arthroplasty. The Journal of Bone and Joint Surgery American Volume. 2008;90(9):1869–75. 2008 Sep; Epub 2008/09/03.

[90] Shahi A, Deirmengian C, Higuera C, Chen A, Restrepo C, Zmistowski B, et al. Premature therapeutic antimicrobial treatments can compromise the diagnosis of late periprosthetic joint infection. Clinical Orthopaedics and Related Research 2015;473(7):2244–9. 2015 Jul; Epub 2015/01/22.

[91] Ghanem E, Houssock C, Pulido L, Han S, Jaberi FM, Parvizi J. Determining "true" leukocytosis in bloody joint aspiration. The Journal of Arthroplasty 2008;23(2):182–7. 2008 Feb; Epub 2008/02/19.

[92] Shahi A, Parvizi J, Kazarian GS, Higuera C, Frangiamore S, Bingham J, et al. The alpha-defensin test for periprosthetic joint infections is not affected by prior antibiotic administration. Clinical Orthopaedics and Related Research 2016;474(7):1610–5. 2016 Jul; Epub 2016/02/13.

[93] Cipriano CA, Brown NM, Michael AM, Moric M, Sporer SM, Della Valle CJ. Serum and synovial fluid analysis for diagnosing chronic periprosthetic infection in patients with inflammatory arthritis. The Journal of Bone and Joint Surgery American Volume. 2012;94(7):594–600. 2012 Apr 4; Epub 2012/04/11.

[94] Parvizi J, Jacovides C, Adeli B, Jung KA, Hozack WJ., Mark B. Coventry Award: synovial C-reactive protein: a prospective evaluation of a molecular marker for periprosthetic knee joint infection. Clinical Orthopaedics and Related Research 2012;470(1):54–60. 2012 Jan; Epub 2011/07/26.

[95] Tetreault MW, Wetters NG, Moric M, Gross CE, Della Valle CJ. Is synovial C-reactive protein a useful marker for periprosthetic joint infection? Clinical Orthopaedics and Related Research 2014;472(12):3997–4003. 2014 Dec; Epub 2014/07/30.

[96] Stone WZ, Gray CF, Parvataneni HK, Al-Rashid M, Vlasak RG, Horodyski M, et al. Clinical evaluation of synovial alpha defensin and synovial C-reactive protein in the diagnosis of periprosthetic joint infection. The Journal of Bone and Joint Surgery American Volume. 2018;100(14):1184–90. 2018 Jul 18; Epub 2018/07/19.

[97] Deirmengian C, Kardos K, Kilmartin P, Gulati S, Citrano P, Booth RE, Jr. The alpha-defensin test for periprosthetic joint infection responds to a wide spectrum of organisms. Clinical Orthopaedics and Related Research 2015;473(7):2229–35. 2015 Jul; Epub 2015/01/30.

[98] Deirmengian C, Kardos K, Kilmartin P, Cameron A, Schiller K, Parvizi J. Diagnosing periprosthetic joint infection: has the era of the biomarker arrived? Clinical Orthopaedics and Related Research 2014;472(11):3254–62. 2014 Nov; Epub 2014/03/05.

[99] Kleiss S, Jandl NM, Novo de Oliveira A, Ruther W, Niemeier A. Diagnostic accuracy of alpha-defensin enzyme-linked immunosorbent assay in the clinical evaluation of painful hip and knee arthroplasty with possible prosthetic joint infection: a prospective study of 202 cases. The Bone & Joint Journal. 2019;101–b(8):970–7. 2019 Aug; Epub 2019/08/01.

[100] Bonanzinga T, Zahar A, Dutsch M, Lausmann C, Kendoff D, Gehrke T. How reliable is the alpha-defensin immunoassay test for diagnosing periprosthetic joint infection? A prospective study. Clinical Orthopaedics and Related Research 2017;475(2):408–15. 2017 Feb; Epub 2016/06/28.

[101] Sigmund IK, Yermak K, Perka C, Trampuz A, Renz N. Is the enzyme-linked immunosorbent assay more accurate than the lateral flow alpha defensin test for diagnosing periprosthetic joint infection? Clinical Orthopaedics and Related Research 2018;476(8):1645–54. 2018 Aug; Epub 2018/07/19.

[102] Bonanzinga T, Ferrari MC, Tanzi G, Vandenbulcke F, Zahar A, Marcacci M. The role of alpha defensin in prosthetic joint infection (PJI) diagnosis: A literature review. EFORT Open Rev. 2019;4(1):10–3. 2019 Jan; Epub 2019/02/26.

[103] Zagra L, Villa F, Cappelletti L, Gallazzi E, Materazzi G, De Vecchi E. Can leucocyte esterase replace frozen sections in the intraoperative diagnosis of prosthetic hip infection? The Bone & Joint Journal. 2019;101–b(4):372–7. 2019 Apr; Epub 2019/04/02.

[104] Wetters NG, Berend KR, Lombardi AV, Morris MJ, Tucker TL, Della Valle CJ. Leukocyte esterase reagent strips for the rapid diagnosis of periprosthetic joint infection. The Journal of Arthroplasty 2012;27(8 Suppl):8–11. 2012 Sep; Epub 2012/05/23.

[105] Qu X, Zhai Z, Wu C, Jin F, Li H, Wang L, et al. Preoperative aspiration culture for preoperative diagnosis of infection in total hip or knee arthroplasty. Journal of Clinical Microbiology 2013;51(11):3830–4. 2013 Nov; Epub 2013/08/16.

[106] Hughes JG, Vetter EA, Patel R, Schleck CD, Harmsen S, Turgeant LT, et al. Culture with BACTEC Peds Plus/F bottle compared with conventional methods for detection of bacteria in synovial fluid. Journal of Clinical Microbiology 2001;39(12):4468–71. 2001 Dec; Epub 2001/11/29.

[107] Font-Vizcarra L, Garcia S, Martinez-Pastor JC, Sierra JM, Soriano A. Blood culture flasks for culturing synovial fluid in prosthetic joint infections. Clinical Orthopaedics and Related Research 2010;468(8):2238–43. 2010 Aug; Epub 2010/02/18.

[108] Geller JA, MacCallum KP, Murtaugh TS, Patrick DA, Jr., Liabaud B, Jonna VK. Prospective comparison of blood culture bottles and conventional swabs for microbial identification of suspected periprosthetic joint infection. The Journal of Arthroplasty 2016;31(8):1779–83. 2016 Aug; Epub 2016/03/30.

[109] Peel TN, Spelman T, Dylla BL, Hughes JG, Greenwood-Quaintance KE, Cheng AC, et al. Optimal periprosthetic tissue specimen number for diagnosis of prosthetic joint infection. Journal of Clinical Microbiology 2017;55(1):234–43. 2017 Jan; Epub 2016/11/04.

[110] Bemer P, Leger J, Tande D, Plouzeau C, Valentin AS, Jolivet-Gougeon A, et al. How many samples and how many culture

media to diagnose a prosthetic joint infection: A clinical and microbiological prospective multicenter study. Journal of Clinical Microbiology 2016;54(2):385–91. 2016 Feb; Epub 2015/12/08.

[111] Tsaras G, Maduka-Ezeh A, Inwards CY, Mabry T, Erwin PJ, Murad MH, et al. Utility of intraoperative frozen section histopathology in the diagnosis of periprosthetic joint infection: a systematic review and meta-analysis. The Journal of Bone and Joint Surgery American Volume 2012;94(18):1700–11. 2012 Sep 19; Epub 2012/09/21.

[112] Inagaki Y, Uchihara Y, Munemoto M, Scarborough M, Dodd CAF, Gibbons C, et al. Correlation of histological and microbiological findings in septic and aseptic knee implant failure. Archives of Orthopaedic and Trauma Surgery 2019;139(5):717–22. 2019 May; Epub 2019/03/13.

[113] Sadiq S, Wootton JR, Morris CA, Northmore-Ball MD. Application of core biopsy in revision arthroplasty for deep infection. The Journal of Arthroplasty 2005;20(2):196–201. 2005 Feb; Epub 2005/05/21.

[114] Bemer P, Plouzeau C, Tande D, Leger J, Giraudeau B, Valentin AS, et al. Evaluation of 16S rRNA gene PCR sensitivity and specificity for diagnosis of prosthetic joint infection: A prospective multicenter cross-sectional study. Journal of Clinical Microbiology 2014;52(10):3583–9. 2014 Oct; Epub 2014/07/25.

[115] Liu K, Fu J, Yu B, Sun W, Chen J, Hao L. Meta-analysis of sonication prosthetic fluid PCR for diagnosing periprosthetic joint infection. PLoS One 2018;13(4):e0196418. Epub 2018/04/28.

[116] Tarabichi M, Alvand A, Shohat N, Goswami K, Parvizi J. Diagnosis of Streptococcus canis periprosthetic joint infection: the utility of next-generation sequencing. Arthroplast Today. 2018;4(1):20–3. 2018 Mar; Epub 2018/03/22.

[117] Thoendel M, Jeraldo P, Greenwood-Quaintance KE, Chia N, Abdel MP, Steckelberg JM, et al. A novel prosthetic joint infection pathogen, mycoplasma salivarium, identified by metagenomic shotgun sequencing. Clinical Infectious Diseases 2017;65(2):332–5.

[118] Wang C, Huang Z, Li W, Fang X, Zhang W. Can metagenomic next-generation sequencing identify the pathogens responsible for culture-negative prosthetic joint infection? BMC Infectious Diseases 2020;20(1):253. 2020 Mar 30; Epub 2020/04/02.

[119] Carli AV, Abdelbary H, Ahmadzai N, Cheng W, Shea B, Hutton B, et al. Diagnostic accuracy of serum, synovial, and tissue testing for chronic periprosthetic joint infection after hip and knee replacements: A systematic review. The Journal of Bone and Joint Surgery American Volume 2019;101(7):635–49. 2019 Apr 3; Epub 2019/04/05.

[120] Di Cesare PE, Chang E, Preston CF, Liu CJ. Serum interleukin-6 as a marker of periprosthetic infection following total hip and knee arthroplasty. The Journal of Bone and Joint Surgery American Volume 2005;87(9):1921–7. 2005 Sep; Epub 2005/09/06.

[121] Buttaro MA, Tanoira I, Comba F, Piccaluga F. Combining C-reactive protein and interleukin-6 may be useful to detect periprosthetic hip infection. Clinical Orthopaedics and Related Research 2010;468(12):3263–7. 2010 Dec; Epub 2010/07/14.

[122] Worthington T, Dunlop D, Casey A, Lambert R, Luscombe J, Elliott T. Serum procalcitonin, interleukin-6, soluble intercellular adhesin molecule-1 and IgG to short-chain exocellular lipoteichoic acid as predictors of infection in total joint prosthesis revision. British Journal of Biomedical Science 2010;67(2):71–6. Epub 2010/07/31.

[123] Abou El-Khier NT, El Ganainy Ael R, Elgeidy A, Rakha SA. Assessment of interleukin-6 and other inflammatory markers in the diagnosis of Egyptian patients with periprosthetic joint infection. The Egyptian Journal of Immunology 2013;20(2):93–9. Epub 2013/01/01.

[124] Glehr M, Friesenbichler J, Hofmann G, Bernhardt GA, Zacherl M, Avian A, et al. Novel biomarkers to detect infection in revision hip and knee arthroplasties. Clinical Orthopaedics and Related

Research 2013;471(8):2621–8. 2013 Aug; Epub 2013/04/24.

[125] Gollwitzer H, Dombrowski Y, Prodinger PM, Peric M, Summer B, Hapfelmeier A, et al. Antimicrobial peptides and proinflammatory cytokines in periprosthetic joint infection. The Journal of Bone and Joint Surgery American Volume. 2013;95(7):644–51. 2013 Apr 3; Epub 2013/04/05.

[126] Ettinger M, Calliess T, Kielstein JT, Sibai J, Bruckner T, Lichtinghagen R, et al. Circulating biomarkers for discrimination between aseptic joint failure, low-grade infection, and high-grade septic failure. Clinical Infectious Diseases 2015;61(3):332–41. 2015 Aug 1; Epub 2015/04/15.

[127] Gallo J, Svoboda M, Zapletalova J, Proskova J, Juranova J. Serum IL-6 in combination with synovial IL-6/CRP shows excellent diagnostic power to detect hip and knee prosthetic joint infection. PLoS One 2018;13(6):e0199226. Epub 2018/06/22.

[128] Deirmengian C, Hallab N, Tarabishy A, Della Valle C, Jacobs JJ, Lonner J, et al. Synovial fluid biomarkers for periprosthetic infection. Clinical Orthopaedics and Related Research 2010;468(8):2017–23. 2010 Aug; Epub 2010/03/20.

[129] Frangiamore SJ, Gajewski ND, Saleh A, Farias-Kovac M, Barsoum WK, Higuera CA. Alpha-defensin accuracy to diagnose periprosthetic joint infection-best available test? The Journal of Arthroplasty 2016;31(2):456–60. 2016 Feb; Epub 2015/11/08.

[130] Jacovides CL, Parvizi J, Adeli B, Jung KA. Molecular markers for diagnosis of periprosthetic joint infection. The Journal of Arthroplasty. 2011;26(6 Suppl):99–103.e1. 2011 Sep; Epub 2011/05/17.

[131] Lenski M, Scherer MA. The significance of interleukin-6 and lactate in the synovial fluid for diagnosing native septic arthritis. Acta Orthopaedica Belgica 2014;80(1):18–25. 2014 Mar; Epub 2014/05/31.

[132] Nilsdotter-Augustinsson A, Briheim G, Herder A, Ljunghusen O, Wahlstrom O, Ohman L. Inflammatory response in 85 patients with loosened hip prostheses: a prospective study comparing inflammatory markers in patients with aseptic and septic prosthetic loosening. Acta Orthopaedica 2007;78(5):629–39. 2007 Oct; Epub 2007/10/30.

[133] Buttaro MA, Martorell G, Quinteros M, Comba F, Zanotti G, Piccaluga F. Intraoperative synovial C-reactive protein is as useful as frozen section to detect periprosthetic hip infection. Clinical Orthopaedics and Related Research 2015;473(12):3876–81. 2015 Dec; Epub 2015/05/28.

[134] Parvizi J, McKenzie JC, Cashman JP. Diagnosis of periprosthetic joint infection using synovial C-reactive protein. The Journal of Arthroplasty 2012;27(8 Suppl):12–6. 2012 Sep; Epub 2012/05/09.

[135] Ronde-Oustau C, Diesinger Y, Jenny JY, Antoni M, Gaudias J, Boeri C, et al. Diagnostic accuracy of intra-articular C-reactive protein assay in periprosthetic knee joint infection – A preliminary study. Orthopaedics & Traumatology, Surgery & Research : OTSR. 2014;100(2):217–20. 2014 Apr; Epub 2014/03/04.

[136] Vanderstappen C, Verhoeven N, Stuyck J, Bellemans J. Intra-articular versus serum C-reactive protein analysis in suspected periprosthetic knee joint infection. Acta Orthopaedica Belgica 2013;79(3):326–30. 2013 Jun; Epub 2013/08/10.

[137] De Vecchi E, Villa F, Bortolin M, Toscano M, Tacchini L, Romano CL, et al. Leucocyte esterase, glucose and C-reactive protein in the diagnosis of prosthetic joint infections: a prospective study. Clinical Microbiology and Infection 2016;22(6):555–60. 2016 Jun; Epub 2016/04/05.

[138] De Vecchi E, Romano CL, De Grandi R, Cappelletti L, Villa F, Drago L. Alpha defensin, leukocyte esterase, C-reactive protein, and leukocyte count in synovial fluid for pre-operative diagnosis of periprosthetic infection. International Journal of Immunopathology and Pharmacology 2018; 32:2058738418806072. 2018 Mar–Dec; Epub

2018/11/01.

[139] Kim SG, Kim JG, Jang KM, Han SB, Lim HC, Bae JH. Diagnostic value of synovial white blood cell count and serum C-reactive protein for acute periprosthetic joint infection after knee arthroplasty. The Journal of Arthroplasty 2017;32(12):3724–8. 2017 Dec; Epub 2017/08/13.

[140] Sousa R, Serrano P, Gomes Dias J, Oliveira JC, Oliveira A. Improving the accuracy of synovial fluid analysis in the diagnosis of prosthetic joint infection with simple and inexpensive biomarkers: C-reactive protein and adenosine deaminase. The Bone & Joint Journal. 2017;99–b(3):351–7. 2017 Mar; Epub 2017/03/03.

[141] Plate A, Anagnostopoulos A, Glanzmann J, Stadler L, Weigelt L, Sutter R, et al. Synovial C-reactive protein features high negative predictive value but is not useful as a single diagnostic parameter in suspected periprosthetic joint infection (PJI). The Journal of Infection 2019;78(6):439–44. 2019 Jun; Epub 2019/04/10.

[142] Bingham J, Clarke H, Spangehl M, Schwartz A, Beauchamp C, Goldberg B. The alpha defensin-1 biomarker assay can be used to evaluate the potentially infected total joint arthroplasty. Clinical Orthopaedics and Related Research 2014;472(12):4006–9. 2014 Dec; Epub 2014/09/27.

[143] Deirmengian C, Kardos K, Kilmartin P, Cameron A, Schiller K, Booth RE, Jr., et al. The alpha-defensin test for periprosthetic joint infection outperforms the leukocyte esterase test strip. Clinical Orthopaedics and Related Research 2015;473(1):198–203. 2015 Jan; Epub 2014/06/20.

[144] Kasparek MF, Kasparek M, Boettner F, Faschingbauer M, Hahne J, Dominkus M. Intraoperative diagnosis of periprosthetic joint infection using a novel alpha-defensin lateral flow assay. The Journal of Arthroplasty 2016;31(12):2871–4. 2016 Dec; Epub 2016/06/23.

[145] Sigmund IK, Holinka J, Gamper J, Staats K, Bohler C, Kubista B, et al. Qualitative alpha-defensin test (Synovasure) for the diagnosis of periprosthetic infection in revision total joint arthroplasty. The Bone & Joint Journal. 2017;99–b(1):66–72. 2017 Jan; Epub 2017/01/06.

[146] Suda AJ, Tinelli M, Beisemann ND, Weil Y, Khoury A, Bischel OE. Diagnosis of periprosthetic joint infection using alpha-defensin test or multiplex-PCR: Ideal diagnostic test still not found. International Orthopaedics 2017;41(7):1307–13. 2017 Jul; Epub 2017/02/06.

[147] Berger P, Van Cauter M, Driesen R, Neyt J, Cornu O, Bellemans J. Diagnosis of prosthetic joint infection with alpha-defensin using a lateral flow device: a multicentre study. The Bone & Joint Journal. 2017;99–b(9):1176–82. 2017 Sep; Epub 2017/09/02.

[148] Balato G, Franceschini V, Ascione T, Lamberti A, D'Amato M, Ensini A, et al. High performance of alpha-defensin lateral flow assay (Synovasure) in the diagnosis of chronic knee prosthetic infections. Knee Surgery, Sports Traumatology, Arthroscopy : Official Journal of the ESSKA. 2018;26(6):1717–22. 2018 Jun; Epub 2017/10/11.

[149] Gehrke T, Lausmann C, Citak M, Bonanzinga T, Frommelt L, Zahar A. The accuracy of the alpha defensin lateral flow device for diagnosis of periprosthetic joint infection: Comparison with a gold standard. The Journal of Bone and Joint Surgery American Volume 2018;100(1):42–8. 2018 Jan 3; Epub 2018/01/04.

[150] Sigmund IK, Holinka J, Lang S, Stenicka S, Staats K, Hobusch

G, et al. A comparative study of intraoperative frozen section and alpha defensin lateral flow test in the diagnosis of periprosthetic joint infection. Acta Orthopaedica 2019;90(2):105–10. 2019 Apr; Epub 2019/01/24.

[151] Riccio G, Cavagnaro L, Akkouche W, Carrega G, Felli L, Burastero G. Qualitative alpha-defensin versus the main available tests for the diagnosis of periprosthetic joint infection: Best predictor test? Journal of Bone and Joint Infection 2018;3(3):156–64. Epub 2018/08/22.

[152] de Saint Vincent B, Migaud H, Senneville E, Loiez C, Pasquier G, Girard J, et al. Diagnostic accuracy of the alpha defensin lateral flow device (Synovasure) for periprosthetic infections in microbiologically complex situations: A study of 42 cases in a French referral centre. Orthopaedics & Traumatology, Surgery & Research : OTSR. 2018;104(4):427–31. 2018 Jun; Epub 2018/03/28.

[153] Tahta M, Simsek ME, Isik C, Akkaya M, Gursoy S, Bozkurt M. Does inflammatory joint diseases affect the accuracy of infection biomarkers in patients with periprosthetic joint infections? A prospective comparative reliability study. Journal of Orthopaedic Science : Official Journal of the Japanese Orthopaedic Association 2019;24(2):286–9. 2019 Mar; Epub 2018/10/01.

[154] Plate A, Stadler L, Sutter R, Anagnostopoulos A, Frustaci D, Zbinden R, et al. Inflammatory disorders mimicking periprosthetic joint infections may result in false-positive alpha-defensin. Clinical Microbiology and Infection. 2018;24(11):1212.e1–1212.e6. 2018 Nov; Epub 2018/03/03.

[155] Hischebeth GT, Randau TM, Buhr JK, Wimmer MD, Hoerauf A, Molitor E, et al. Unyvero i60 implant and tissue infection (ITI) multiplex PCR system in diagnosing periprosthetic joint infection. Journal of Microbiological Methods 2016;121:27–32. 2016 Feb; Epub 2015/12/23.

[156] Prieto-Borja L, Rodriguez-Sevilla G, Aunon A, Perez-Jorge C, Sandoval E, Garcia-Canete J, et al. Evaluation of a commercial multiplex PCR (Unyvero i60((R))) designed for the diagnosis of bone and joint infections using prosthetic-joint sonication. Enfermedades Infecciosas y Microbiología Clínica 2017;35(4):236–42. 2017 Apr; Epub 2016/10/23.

[157] Lausmann C, Zahar A, Citak M, Branes J, Schmidl S, Frommelt L, et al. Are there benefits in early diagnosis of prosthetic joint infection with multiplex polymerase chain reaction? Journal of Bone and Joint Infection 2017;2(4):175–83. Epub 2017/11/10.

[158] Portillo ME, Salvado M, Sorli L, Alier A, Martinez S, Trampuz A, et al. Multiplex PCR of sonication fluid accurately differentiates between prosthetic joint infection and aseptic failure. The Journal of Infection 2012;65(6):541–8. 2012 Dec; Epub 2012/09/11.

[159] Suren C, Feihl S, Cabric S, Banke IJ, Haller B, Trampuz A, et al. Improved pre-operative diagnostic accuracy for low-grade prosthetic joint infections using second-generation multiplex Polymerase chain reaction on joint fluid aspirate. International Orthopaedics. 2020. 2020 Apr 15; Epub 2020/04/17.

[160] Morgenstern C, Cabric S, Perka C, Trampuz A, Renz N. Synovial fluid multiplex PCR is superior to culture for detection of low-virulent pathogens causing periprosthetic joint infection. Diagnostic Microbiology and Infectious Disease 2018;90(2):115–9. 2018 Feb; Epub 2017/12/02.

第 5 章 软组织感染
Soft Tissue Infections

Rajendra Sawh-Martinez　　Sabrina N. Pavri　著

摘 要

皮肤、皮下脂肪、肌肉及包绕这些组织的筋膜出现的感染统称为软组织感染，临床上包括蜂窝织炎、软组织疖肿、肌腱滑膜炎、肌肉感染和坏死性筋膜炎在内的结缔组织感染。本章以渐进性方式阐述这些临床疾病谱的总体概况，并关注减轻软组织感染破坏性的治疗进展。尽管天然材料和合成材料在不断更新，但是针对新技术进行随机对照试验仍面临各种挑战。控制并发症（如糖尿病、血管疾病、戒烟和营养等）和伤口处理原则（清创、感染控制和脓肿的外科处理）仍是重中之重。

关键词

软组织；感染；蜂窝织炎；脓肿；腱鞘滑膜炎；骨骼肌炎；伤口；管理；坏死性筋膜炎；伤口护理；新疗法

皮肤、皮下脂肪、肌肉和包绕深部组织的结缔组织（即筋膜）的感染统称软组织感染，包括一系列临床疾病谱。这些组织包围着骨骼，易受到微生物（病毒和细菌）的侵袭，出现软组织感染。表现上形式复杂多变，重则危及生命。

本章旨在以渐进的方式对这些临床疾病谱的介绍进行全面概述，特别关注改善软组织感染破坏的管理、重建和治疗的新方法。

一、蜂窝织炎

蜂窝织炎来自拉丁语 cellula（cella：cell 的缩写）和 itis（表示炎症的后缀），定义为皮肤和皮下组织的弥漫性细菌感染。表现为边界清楚、浅表扩散的红斑区域，边界不规则，通常为单侧，并且没有潜在的脓液聚集（脓肿）。通常细菌侵入皮肤屏障引起，但常不被发现。无法准确

及时发现，确切的发病率仍然未知。然而，它确是急诊就诊和急诊住院的最常见原因之一，增加住院率和医疗花费。

（一）诊断困难

蜂窝织炎的典型表现是红斑、肿胀、发热和疼痛。既不敏感也不特异，多种疾病也可以有相似的临床表现，需要一系列的鉴别诊断才能做出诊断。最近的一项研究表明，近 1/3 被诊断为蜂窝织炎的住院患者被发现误诊了，随之而来的是在美国每年估计有 50 000～130 000 例不必要的住院，以及 1.95 亿～5.15 亿美元可避免的医疗额外支出[1]。其常被误诊为蜂窝织炎的疾病，包括淤滞性皮炎、深静脉血栓形成、血栓性静脉炎、痛风、淋巴水肿、血肿、坏死性筋膜炎和接触性皮炎（表 5–1）[2]。

尽管存在误诊情况，蜂窝织炎仍然是一种常

表 5-1　假性蜂窝织炎的病因及鉴别方法	
淤滞性皮炎	双侧，通常位于膝关节和足踝之间的下肢，逐渐出现症状，红色至棕色色素沉着，有外周血管疾病 / 功能不全病史
痛风	局部发热、红斑、压痛和水肿通常局限于单个关节（通常是膝盖或第一跖指骨关节）、痛风病史
深静脉血栓形成	近期创伤、手术、固定、制动或癌症病史，超声提示血栓形成
接触性皮炎	红斑局限于与刺激物接触的区域或瘙痒
血栓性静脉炎	浅静脉发炎，常伴有可触及的细嫩的红斑样条索
淋巴水肿	四肢水肿（单侧多于双侧），Kaposi-Stemmer 征阳性
血肿	皮肤呈红色至紫色变色，皮下肿块实性或波动感，取决于时间进程，常有外伤或抗凝史
坏死性筋膜炎	剧痛疼痛与临床表现不成比例，发病迅速，全身疾病，大疱，皮肤紫色或蓝色变色，皮下捻发感

见病。虽然实验室和影像等辅助手段通常有助于明确诊断，但对蜂窝织炎没有单一的敏感和特异性检测。询问病史仍然是诊断的关键步骤，包括起病时间、方式和进展速度，年龄和并发症（糖尿病、慢性肾病或肝病、心力衰竭、血管疾病、恶性肿瘤和免疫抑制），近期抗生素史，既往蜂窝织炎患病史，旅行史，动物或人类咬伤，溪河或者海水接触史（包括水池 / 温泉），接触动物、鱼类或爬行动物，静脉注射毒品等。实验室常见包括白细胞增多，伴提示细菌感染的中性粒细胞左移（见于 35%～50% 的患者）和 CRP（C 反应蛋白）升高（见于 60%～95% 的患者）[3]。感染常局限于软组织的特定区域，通常没有发热和感染中毒的全身体征和症状（图 5-1）。用于诊断感染（如培养拭子）的检测手段并不十分有效，因为在蜂窝织炎区域上的皮肤拭子常会只生长出定植于皮肤上的正常细菌，而不是深层感染的致病菌。使用皮肤穿刺活检的组织培养通常被认为是一种过度侵入性操作，穿刺点周围皮肤的天然屏障受到破坏，通常需要培养几天才能出结果，无法及时指导轻中度感染患者的抗生素使用。因此，组织培养通常仅用于少见感染病例，怀疑存在不常见的致病菌感染（通常动物咬伤史或疫水接触史），或针对广谱经验性治疗有耐药性的情

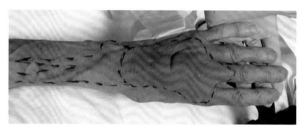

▲ 图 5-1　手背蜂窝织炎伴淋巴管炎（皮肤淋巴管沿线有红斑条纹）

况下。根据美国传染病学会（Infectious Diseases Society of America，IDSA）发布的建议，除非存在恶性肿瘤化疗史、中性粒细胞减少症、严重的细胞介导免疫缺陷、浸泡损伤史或动物咬伤，否则不推荐血培养作为常规检测[4]。然而，这些建议很少得到遵循。数据表明，约 1/3 的蜂窝织炎患者接受了血液培养（根据指南，只有 10% 的患者接受了血液培养），超过 2/3 的患者接受了至少一种检查项目（大多数 IDSA 指南不推荐的检查项目，因检查后而需要调整治疗方案的不到 10%）。每年估计有 2.269 亿美元用于几乎没有临床价值的诊断研究上[5]。超声是一种快速、经济且广泛使用的检查方法，有助于评估局部积液情况（脓肿或血肿）、血管血栓或异物的存在等混杂因素。蜂窝织炎超声影像主要表现为皮肤回声增强、厚度增加，以及由线状无回声区与发炎的皮下脂肪相交而形成的"鹅卵石状图案"。这都

提示存在非特异性组织水肿。借助 CT 或 MRI，还可发现包括皮肤和浅筋膜增厚，及皮下脂肪浸润[6]。

（二）危险因素

皮肤作为人体最大的器官，具有先天性免疫保护机制，可因创伤、老年和各种慢性疾病（如糖尿病、血管疾病和肥胖）受损。一项涉及 600 多名蜂窝织炎患者的前瞻性研究中，54.8% 的患者存在易于发展为蜂窝织炎的伤口（最常见的是皮肤溃疡 18.2% 和非手术创伤 17.8%）。1/4 的患者报告曾发生过蜂窝织炎，除其他危险因素外，25.2% 为糖尿病，20.5% 为静脉功能不全，27.7% 为水肿或淋巴水肿，37.8% 为肥胖，11.6% 为免疫抑制，74.6% 存在其他疾病（图 5-2）[7]。

（三）病因

蜂窝织炎常较弥散，仅约 1/4 的病例能够获得明确的致病菌。若病灶为孤立性，其致病菌多为金黄色葡萄球菌和链球菌[7]。若存在人类或动物咬伤史，需注意非典型致病菌，最常见的是多杀巴氏杆菌（猫）、腐蚀性艾克奈拉菌（狗）和绿色链球菌（人类咬伤）。若有溪河或海洋疫水接触史，需警惕非结核性杆菌（海洋分枝杆菌）和创伤弧菌感染，并且应排除水生动物物种的毒害（表 5-2）[9]。

（四）治疗

根据 2014 年 IDSA 更新的指南[4]，轻度蜂窝织炎（无全身症状或化脓性病灶）应接受为期

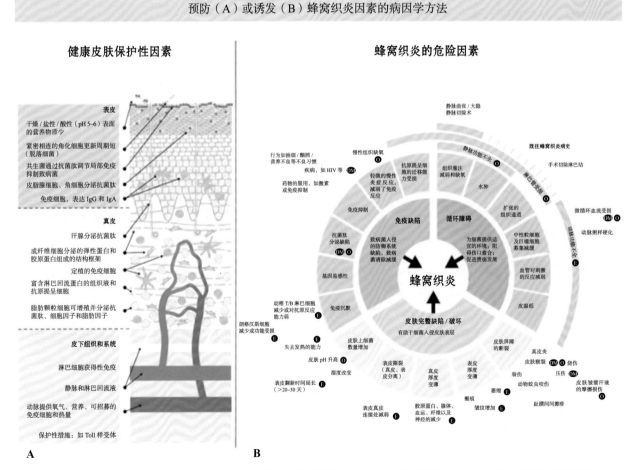

预防（A）或诱发（B）蜂窝织炎因素的病因学方法

健康皮肤保护性因素

蜂窝织炎的危险因素

A

B

与老年（E）、糖尿病（DM）或肥胖（O）患者相关的因素用黑圈标记。IgA. 免疫球蛋白 A；HIV. 人体免疫缺陷病毒[34-52]

▲ 图 5-2　易患和预防蜂窝织炎的局部和全身因素[8]

5 天的口服抗链球菌药物治疗，尽管大多数临床医生建议所选择的抗生素的抗菌谱需覆盖包括葡萄球菌，主要包括头孢氨苄、克林霉素或阿莫西林克拉维酸盐。血清学研究表明，A 组链球菌是培养阴性蜂窝织炎的最常见原因，而化脓性蜂窝织炎与金葡菌感染密切相关[10]。

存在贯通伤、耐甲氧西林金黄色葡萄球菌引起的其他部位感染、鼻腔 MRSA 定植和静脉毒品注射史等相关的蜂窝织炎患者，建议使用对 MRSA 和链球菌均有效的抗生素（多西环素、克林霉素、甲氧苄啶磺胺甲噁唑）。

推荐用于 MRSA 感染的抗生素如下[11]。

1. 口服

- 米诺环素 100mg，每 12 小时 1 次。
- 甲氧苄啶和磺胺甲噁唑 160/800mg，每 12 小时 1 次。
- 多西环素 100mg，每 12 小时 1 次。
- 克林霉素 300～600mg，每 8 小时 1 次（高耐药率）。
- 利奈唑胺 600mg，每 12 小时 1 次。
- 替地唑胺 200mg，每 24 小时 1 次。

2. 静脉注射

- 万古霉素 15mg/kg 静脉注射，每 12 小时 1 次。
- 替考拉宁 LD12mg/kg 静脉注射，每 12 小时 1 次，3 次，然后单次静脉注射 6mg/kg，每 12 小时 1 次。
- 替加环素 100mg，然后静脉注射 50mg，每 12 小时 1 次。
- 利奈唑胺 600mg，每 12 小时 1 次。
- 达托霉素 4～6mg/kg，每 24 小时 1 次。
- 头孢洛林 600mg，每 12 小时 1 次。

表 5–2　蜂窝织炎中的非典型病原体	
条　件	可能的非典型病原体
中性粒细胞减少症	大肠埃希菌、肠杆菌科、铜绿假单胞菌
肝硬化	大肠埃希菌、克雷伯菌属、假单胞菌属、变形杆菌属、气单胞菌属、弧菌属、不动杆菌属
糖尿病足感染	
● 慢性溃疡或以前用抗生素	肠杆菌科
● 软化性溃疡	铜绿假单胞菌（与其他生物结合）
● 长期、广谱抗生素治疗的非愈合伤口	肠球菌、白喉、肠杆菌、假单胞菌属、非发酵革兰阴性杆菌
淡水或盐水暴露	嗜水气单胞菌、迟缓爱德华菌、红脓杆菌、偶然分枝杆菌、海洋分枝杆菌、腐败谢瓦菌、猪链球菌
● 热带温水	紫罗兰色杆菌、创伤弧菌
鱼鳍或骨头受伤	肠杆菌属、红脓杆菌属、肺炎克雷伯菌属、海洋分枝杆菌属、链球菌属、创伤弧菌属
人类咬伤	腐蚀埃肯杆菌、嗜血杆菌属、肠杆菌科、双球菌属、奈瑟菌属、普雷沃菌属、梭杆菌属、真菌属、韦荣球菌属、消化链球菌属
猫或狗咬伤	巴氏杆菌属、奈瑟菌属、棒状杆菌属、莫拉克菌属、肠球菌属、梭杆菌属、卟啉单胞菌属、普雷沃菌属、丙酸杆菌属、细菌菌属、消化链球菌菌属

• 达巴万星 1000mg 1 次，1 周后再注射 500mg 或 1500mg 1 次，替地唑胺 200mg，每 24 小时 1 次。

伴有全身症状时，建议使用静脉（而非口服）抗生素。高危患者（恶心肿瘤化疗期间、中性粒细胞减少、严重的细胞介导免疫缺陷、严重创伤损伤和动物咬伤），建议静脉使用万古霉素加哌拉西林 – 他唑巴坦或亚胺培南 / 美罗培南作为经验性用药，持续时间通常为 5 天。感染仍没有改善，可适当延长（图 5–3）。然而，如果没有明显的改善，必须怀疑存在脓肿形成、非典型致病菌感染或其他复杂因素的可能。静脉使用抗生素治疗的患者，通常如果 1～3 天后临床症状有所改善，可转为口服治疗。

门诊应用抗生素治疗主要针对没有全身炎症反应综合征（systemic inflammatory response syndrome，SIRS）、精神状态改变或血流动力学不稳定的患者。住院治疗上，主要针对深部或坏死性感染，治疗依从性差，合并严重免疫功能低下，或者门诊治疗失败的患者。疗效不佳的因素主要是既往 3 次或 3 次以上的蜂窝织炎病史、非手术治疗创伤患者或存在静脉功能不全、免疫抑制和脓毒血症等情况[7]。

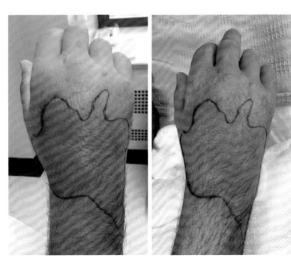

▲ 图 5–3　静脉使用抗生素、制动（夹板）和抬高 48h 后手背蜂窝织炎的改善

二、软组织脓肿

软组织脓肿是皮肤和皮下组织内被隔离的感染液体（脓液）聚积形成。软组织脓肿的形成伴随着蜂窝织炎一起出现，未经治疗或治疗欠佳的蜂窝织炎通常因随着机体试图隔离细菌而发展为脓肿。链球菌更易引起非化脓性蜂窝织炎，金黄色葡萄球菌（MSSA 或 MRSA）通常引起化脓性蜂窝织炎和脓肿。

临床评估通常足以诊断软组织脓肿。其特征为波动性皮下肿块，以及（如果足够浅）表皮变色或变薄，时有经皮肤渗出的脓性分泌物。然而，当临床表现不明显，超声检查是一种低成本检查，各级医疗机构广泛使用，其灵敏度约为 91%，特异度约为 77%。对区分软组织脓肿和蜂窝织炎有很大帮助，10% 患者因此改变了治疗方案得到有效治疗[12]。

软组织脓肿的主要治疗方法是切开引流。必须按照以下步骤进行。

• 去除所有分隔，将脓液完全排空。
• 脓液必须送革兰染色，需氧和厌氧培养。
• 任何可能复发的脓液需要放置引流。

因此，脓肿针吸不是一种合适的治疗方法，因脓液无法持续引流，脓肿很大程度上会复发。脓肿切开引流后留下的无效腔会延迟愈合，即通过肉芽化、收缩和上皮化从底部向上愈合类似开放性伤口的愈合。切开和引流有多种技术，其选择通常取决于脓肿的位置、大小和深度、患者的社会经济状况和进行伤口护理的意愿 / 能力，以及主治医师对各种技术的熟悉程度。

如果脓肿位置表浅，其表面上皮肤通常会变色（白色或紫色）并失活。在这种情况下，最好对失活的皮肤进行清创，促进开放性伤口愈合。对于更深部的脓肿，真皮下血管丛维持皮肤的活力。切开和引流后皮肤边缘对其，它们的愈合速度将快于肉芽组织填充的脓腔的生长速度。脓肿很可能会重新形成。因此，切口为线性时，应延长引流管的拔出时间，并每天对伤口进行加压包扎，以防止液体积聚和伤口边缘重叠。若切口改为十字形，可减少脓液伤口聚集，但会引起瘢痕过度增生。

填塞伤口作为引流物质多种多样。通常选择吸水性强且不容易降解，以免在伤口内留下异物。一般选择盐水浸湿的纱布，但常见的其他引流材料也包括普通或碘仿浸渍的纱条，或亲水性纤维敷料 Aquacel（羧甲基纤维素钠）。

另一种引流技术称为闭环引流技术（loop drainage technique，LDT）。与传统切开引流（conventional incision and drainage，CID）区不同。在伤口周围脓液的再聚积发生率低（4.1% vs. 9.4%）。这项技术主要用于儿童患者，因为年龄轻，包扎伤口依从性差。成年人深部脓肿的引流也可考虑使用，它可减轻疼痛、瘢痕形成，减少随访次数和医疗费用[13]。LDT 手术技术是在脓肿的两端各做一个小切口，钝性分离以打通分隔后置入引流管，将引流管两头在皮肤表面打个结。脓腔可通过小切口得到持续引流，无须填塞伤口。

切开引流仍为软组织脓肿的主要方法。一项包含 2000 多名参与者的 4 项随机安慰剂对照试验的 Meta 分析发现，同时使用覆盖 MRSA 的药物（克林霉素或甲氧苄啶磺胺甲噁唑），脓肿的治愈率可显著增加（风险降低 7.4%）和新发病变得以减少（10%），但轻微不良事件发生率仅轻度上升（4.4%）[14]。

三、腱鞘炎和骨骼肌炎

骨骼肌炎和腱鞘炎是两种不同的临床疾病，细菌感染的深度不同。本章将对两者的治疗分别阐述。但在临床上，它们在疾病的演变中同时或先后出现[15]。

（一）腱鞘炎

肌腱是坚韧的纤维结缔组织，是肌纤维的

绳索状延伸并附着在骨骼上。在骨骼系统中，肌腱充当连接带和滑轮，肌肉收缩后可发生复杂转位。肌腱表面覆盖一层腱周组织。并穿过骨纤维隧道形成的滑膜鞘，减少肌腱与周围结构之间的摩擦。腱鞘感染是指肌腱及其滑膜鞘的炎症，其发生有三种主要机制，它们都与细菌入侵有关。最常见的是，创伤后局部大量细菌种植。腱鞘的感染也可能血流播散（较少）或邻近受损软组织感染蔓延。邻近组织蔓延导致的感染可发生在任何肌腱，最常见是在手和腕部的感染。严重者影响肌腱的滑动和功能。下肢肌腱中出现的感染，影响患者的负重功能[16, 17]。

通常，腱鞘感染发生在手的屈肌肌腱，有五种主要的临床表现。通常称为 Kanavel 征象，包括纺锤指（最常见）、屈曲挛缩、沿肌腱走行的压痛及被动牵拉痛（最早）[18, 19]。与大多数感染一样，腱鞘感染在发病初期表现轻微，发展到广泛的组织破坏。重度感染的早期多表现为轻微症状，甚至被忽视。动物咬伤或轻微刺伤可能将大量细菌带到深部组织，无法预示潜在的后遗症，常表现间歇性轻微肿胀，或治疗中无法完全缓解症状，进而沿着腱鞘蔓延到深部组织。

借助腱鞘及其在腕部的解剖结构，感染可播散到周围的深部间隙，导致肌腱的孤立性持续性肿胀，或者手和腕部联合感染。例如，拇指或小指的感染扩散到相应的桡侧滑囊或尺侧滑囊，两者通过手腕 Parona 间隙相通，形成特征性的"马靴脓肿"。类似的播散同样发生在手背伸肌肌腱感染蔓延到手掌间隙，并可通过深部结构向近端蔓延至腕管和前臂[20, 21]。如果治疗不及时，可导致前臂骨筋膜室综合征，组织坏死和血行播散。

腱鞘感染进程可分以下三个阶段[18, 22]。

第 1 阶段：渗出液的积聚和腱鞘内潜在空间的扩张。

第 2 阶段：化脓性液体的积聚和腱鞘的扩张。

第 3 阶段：腱鞘、周围支持带结构的坏死和破坏（图 5-4）。

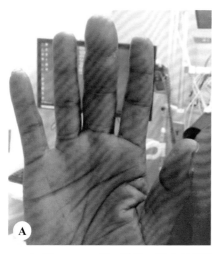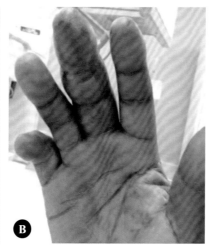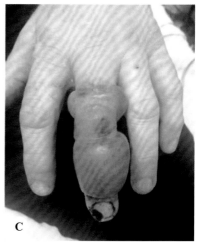

▲ 图 5-4　A. 第 1 阶段：渗出液积聚和腱鞘内潜在空间扩张；B. 第 2 阶段：化脓性液体积聚和腱鞘扩张；C. 第 3 阶段：腱鞘、周围支持带结构的坏死和破坏。所有这些都包括 Kanavel 征，包括受累手指的梭形肿胀、手指屈曲、屈肌鞘沿线的压痛、肌腱被动伸展的疼痛

对可能涉及的致病菌的全面阐述超出了本部分的范围，仅对最常见的病原体进行介绍[23, 24]。

腱鞘感染最常见的病原体如下。

- 金黄色葡萄球菌。
- 链球菌属。
- 多杀性巴氏杆菌。
- 腐蚀埃肯杆菌。
- 海洋分枝杆菌。

腱鞘感染每个阶段的时间节点和严重程度表现各不一样，与致病菌的种类和数量相关。一般来说，金黄色葡萄球菌和 A 组链球菌引起的感染在数天内出现，而由多杀性巴氏杆菌或海洋分枝杆菌引起的感染可在最初感染数天或数周内出现。对于咬伤、撕裂伤和糖尿病出现的感染，最常见含有革兰阴性菌的混合感染，也包括上述致病菌的不同组合[24]。刺穿或树枝刺伤可出现真菌性感染。

多种疾病的表现与腱鞘感染极为相似，分辨它们对于及时干预至关重要。

鉴别诊断如下。

- 痛风。
- 带状疱疹。
- 银屑病性关节炎。
- 类风湿关节炎。

- 假性痛风。
- de Quervain 狭窄性腱鞘炎。
- 扳机指。
- 创伤。
- 软组织感染。

早期诊断是必要的，找出致病源是指导治疗的关键。对 Kanavel 征的理解和评估有助于诊断，对于类似软组织感染且经过抗菌治疗没有改善的患者，应考虑是否需要对腱鞘炎进行手术干预。通过腱鞘穿刺及对穿刺液培养（包括细菌、分枝杆菌和真菌培养）和组织病理学检查，有助于明确诊断。虽然诊断成像不能评估感染，但平片可用于评估骨质受累程度，是否存在异物、软组织肿胀程度、是否有骨髓炎表现的 X 线改变。尽管超声、CT 和 MRI 是明确受累范围的辅助手段，但不是常规需要的，腱鞘感染的诊断是需要通过临床症状群综合分析。

对可疑腱鞘感染的治疗可因临床表现不同而改变；然而，一旦确诊为腱鞘感染，治疗的主要方法是静脉使用抗生素和手术清除深部间隙的感染。早期治疗包括口服广谱抗生素，多为针对既定的致病菌（皮肤菌群、口腔菌群、真菌）的抗生素。腱鞘感染的常见表现为前期口服抗生素治疗失败，使用抗生素期间伴有症状加重或者在缺乏合适治疗的情况下出现的纺锤形肿胀及疼痛。延迟发现的病例可表现淋巴或血行播散，需要血培养排除脓毒血症。腱鞘感染可源于血源性传播，与淋病奈瑟菌和分枝杆菌有关。

如果怀疑腱鞘滑膜感染，应立即静脉使用抗生素。及时进行手术评估，积极治疗急性感染，避免第 3 阶段的破坏性并发症的出现（腱鞘坏死和破坏）。症状轻微可保守治疗，应使用夹板制动，抬高四肢。如果怀疑腱鞘滑膜感染在使用抗生素后临床上疗效欠佳的，需要考虑腱鞘也受累，尽早手术干预。需对腱鞘进行灌洗引流，进行坏死组织的清创。传统上，术后持续冲洗腱鞘，以确保完全清除感染物质，常需多次对伤口探查清创。

腱鞘滑膜感染多为密闭间隙的感染，如果无法早期干预，常导致腱鞘和周围支持结构的严重破坏，造成手指运动范围和功能的不可修复的损害。治疗的耽误或者 3 期病例常出现手指僵硬、肌腱粘连 / 瘢痕形成、肌腱坏死和纽扣畸形，甚至可能需要截肢[25]。

（二）骨骼肌炎

骨骼肌炎表现为受累肌肉显著肿胀和坏死。骨骼肌炎是一个广泛的术语，包含可引起肌肉炎症的各种临床症候群，包括皮肌炎、多发性肌炎、坏死性肌病和包涵体肌炎。感染性肌炎或坏死性肌病为可有相同的临床表现，包括发热、不适和肌肉疼痛。

诊断症状轻微的肌炎具有一定挑战性，肌肉活检是诊断的主要依据。MRI 等检查有助于评估肿胀和局部感染的严重程度。累及深部结构的软组织感染常继发于皮肤感染恶化，对药物注射史、受感染的昆虫咬伤和糖尿病患者相关的感染应排除肌肉受累。肌肉感染可能由致病微生物引起，如病毒（HIV）、分枝杆菌、真菌和寄生虫。

肌肉感染的常见致病菌如下。

• 金黄色葡萄球菌（腰肌脓肿）

▫ A、B、C 和 G 组链球菌。
▫ 肠杆菌科。
▫ 耶尔森菌。
▫ 假单胞菌属。
▫ 气单胞菌属。
▫ 梭状芽孢杆菌属（尤其是产气荚膜）。
▫ 类杆菌。
▫ 消化链球菌属。

皮肤 / 皮下脓肿、穿透性伤口、骨髓炎、创伤和压疮等感染的直接蔓延是临床肌炎的最常见原因[26]。原发性肌肉脓肿发生在邻近组织无感染，可起源于血源性扩散和（或）血管功能不全[27]。肌炎曾被认为是一种传染性致病菌引起的"热带"感染性疾病，如在糖尿病、类固醇治疗或免疫抑制状态下易感的丝虫病和疟疾。然而，肌炎可由控制不佳或播散性感染性疾病累及肌肉引起，或为是各种软组织感染后期的自然病程。

与软组织脓肿类似，诊断和早期治疗是控制感染进展和减轻全身炎症反应的关键。在周围感染不明时，可对临床高度怀疑感染或影像学异常的肌肉活检，分析是否存在非特异性炎症性肌病。这类临床症候群可来自以下各种自身免疫或风湿性疾病。对所有的症候群进行讨论超出了本章的范围，但诊断肌炎要进行鉴别的疾病如下。

• 特发性炎性肌病
▫ 皮肌炎。
▫ 多肌炎。
▫ 抗合成酶综合征肌炎。
▫ 免疫介导的坏死性肌病。
▫ 包涵体肌炎。
▫ 系统性红斑狼疮。
▫ 系统性硬化 / 硬皮病。
▫ 混合性结缔组织病（mixed connective tissue disease，MCTD）。
▫ 类风湿关节炎。

□ Sjögren 综合征。

累及肌肉的软组织感染的治疗至关重要，它可导致重要组织结构的感染和深部组织坏死。伤口清创、充分引流和坏死组织的清除可减轻肌肉感染和防止感染播散。分辨出局部还是弥散性筋膜的感染至关重要，坏死性肌筋膜感染可危及生命。肌酸激酶和乳酸脱氢酶等实验室指标可反应感染的严重程度，以及提示是否需要外科干预。这些指标水平升高可能提示感染加重或不明肌肉坏死/受累。需要牢记的是，肌酸激酶水平与疾病严重程度无明显相关。

肌炎的诊断和临床评估的同时，也应明确是否存在筋膜室综合征。深部组织感染引起的肿胀和炎症改变造成整体功能严重受损。筋膜室综合征是一种涉及 "5P" 的临床诊断，分别为疼痛（pain）、苍白（poikilothermia）、感觉异常（paresthesias）、麻痹（paralysis）和无脉（pulselessness）。筋膜室压力升高（>30mmHg），提示肌肉血供受压和相应神经血管受损。常伴随或引起肌炎，需要外科急诊治疗。通过紧急筋膜切开减压，保护神经肌肉功能，减少因严重肌炎出现的功能障碍。

四、坏死性筋膜炎

坏死性筋膜炎是一种危及生命的软组织感染，包括坏死性肌炎和蜂窝织炎[28, 29]。当怀疑坏死性感染时，早期积极干预至关重要，可改善病情和降低病死率。其特征为伴有全身症状的败血症/毒血症的广泛组织破坏，包括生命征不稳表现（发热、低血压、心动过速、呼吸急促）。

字面上，坏死性筋膜炎是指特定解剖结构的感染，组织破坏可同时发生在多个组织层次，包括皮肤（蜂窝织炎）、软组织、肌肉（肌炎）和骨骼（骨髓炎）。坏死性筋膜炎主要发生在筋膜层，包括几个特征性表现：深部间隙的感染，伴有气体形成的播散性感染（体检有捻发感）。坏死性筋膜炎常累及广泛的周围结构，在临床检查中难以区分具体组织的感染（即坏死性筋膜炎与坏死性肌炎）。

导致致命性感染播散的原因是肌筋膜的血供减少和便于感染快速传播的解剖学纵向结构[28-30]。发展为坏死性肌筋膜炎的单纯深部软组织感染常无法明确感染的范围，无浅表组织的感染迹象。其迟发性及易被延迟诊断常导致病情加重，与高死亡率相关（图 5-5）。

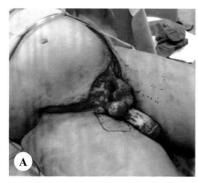
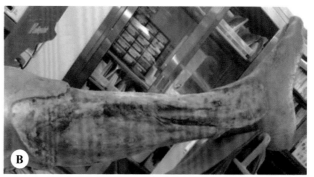
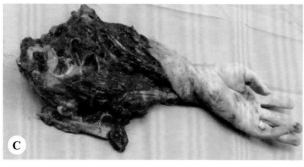

▲ 图 5-5　坏死性感染的后遗症
A. 福尼尔坏疽在将感染组织切除至健康、出血组织后；B. 下肢坏死性感染需要对受累组织进行全层清创；C. 无活力上肢的截肢术

坏死性筋膜炎分类和常见原因如下[29, 31-33]。

1. Ⅰ型：混合细菌（厌氧菌和需氧菌）

- 厌氧菌（至少一种）。

- 脆弱类杆菌、艰难梭菌和消化链球菌。

- 需氧菌：大肠埃希菌、肠杆菌、克雷伯菌和变形杆菌。

- A 组链球菌以外的兼性厌氧菌。

- 罕见的铜绿假单胞菌（专性需氧菌）和真菌（念珠菌）。

- 临床表现：福尼尔坏疽和头颈部。

2. Ⅱ型：单一细菌

- A 组链球菌（GAS）w/M 蛋白。

- M 蛋白 1 型和 3 型相关 w/ 链球菌中毒性休克综合征。

- β 溶血性链球菌。

- 金黄色葡萄球菌。

- 未知来源：血源性移位（GAS）。

- 不常见（水源性创伤）：创伤弧菌和嗜水气单胞菌。

A 群链球菌的Ⅱ型单菌感染可产生热原性外毒素，与中毒性休克综合征最相关。这些蛋白质导致组织破坏、休克和器官衰竭[34]。

大多数坏死性感染好发在下肢，主要是下肢常伴发糖尿病神经病变和周围血管疾病，导致血流减少和保护性感觉丧失容易出现感染。严重的是，坏死性感染通常表现为急性，进行性加重的中毒症状，在数小时内恶化。这一特征性临床表现导致坏死性感染病情加重和死亡率高。临床上常在出现明确感染真正范围前，已经广泛播散。疾病的快速进展和迟发诊断常导致进行性加重的全身中毒症状、潜在器官功能障碍和死亡。早期识别坏死性感染对患者预后至关重要。

遗憾的是，实验室检测标志物异常是非特异性的，但具有一定临床意义。炎症和代谢血清标志物通常升高，有助于在体检和病史中发现细节。血清肌酐、乳酸、天冬氨酸氨基转移酶升高常提示深部感染，而非蜂窝织炎。虽然血培养通常呈阳性（Ⅱ型坏死性筋膜炎约 60%），但其要注意混合感染可能。影像学检查可提示皮下积气和脓肿聚集，需追踪感染灶。临床高度怀疑坏死性感染及时进行手术探查和清创。术中判断组织肿胀程度、暗灰色外观，伴有渗出情况，并探查感染范围，进一步明确诊断。

- 坏死性感染的死亡率

  □ Ⅰ型坏死性筋膜炎：20%。

  □ Ⅱ型坏死性筋膜炎：高达 30%。

  □ 福尼尔坏疽：高达 40%。

五、伤口管理和重建

诸多因素可导致伤口，如手术、创伤、辐射、感染和慢性疾病（如糖尿病和血管疾病）。伤口处理的注意事项和技术因伤口类型而异，不在讨论范围，本章只对因软组织感染的伤口的管理和重建进行概述。其主要目标是清除任何感染或失活的组织，获得清洁的创面。清创后伤口的处理是避免污染，局部消毒伤口护理，调理患者的健康和营养状况。经过上述治疗，根据伤口的大小和位置及需要显露的结构进行创面修复重建。

伤口的愈合需要以下条件：没有感染、坏死组织和任何异物。手术清创仍是实现这一目标的金标准。充分清创的手术原则包括感染灶的大范围清创，清除所有化脓和坏死组织（酌情将病变组织送微生物培养），切至出血健康创面组织，并大量盐水冲洗以清除任何残留污染。在严重坏死性软组织感染中，往往需要多次清创，感染边界在早期并不清晰。

需特别注意的是，伤口极有可能形成生物膜。生物膜是指表面附着的结构化微生物群落，其中包含嵌入自产胞外聚合物基质（extracellular polymeric substance，EPS）中的固着细菌。生物膜能够富集细胞外基质环境中的营养物质，增强对抗菌物质的抵抗能力，并允许细菌缓慢扩散到伤口中，是导致慢性感染的持久性细菌来源[35]。

在清创过程中，可以使用多种技术对可疑生物膜进行机械破坏，包括刮除空腔，或用亚甲基蓝涂抹空腔，然后切除所有有色组织。生物膜在清创术后 24h 内的再次分布，因此如果计划彻底闭合伤口，选择合适的清创时机[36]。使用外科清创术治疗生物膜相关感染时需联合生物利用度高的抗生素。口服药可选择包括克林霉素、利福平、氟喹诺酮类药物和甲氧苄啶 – 磺胺甲噁唑，它们的生物利用度与静脉抗生素治疗相当。

控制继发于软组织感染的伤口的另一个重要因素是防止伤口持续污染。对于会阴区的伤口（通常继发于福尼尔坏疽），必须根据需要考虑粪便和（或）尿液分流。虽然这可以通过非手术方式完成，如 Foley 尿管或直肠管，但患者通常需要通过耻骨上导管或分流造口术进行更持久的长期分流。

伤口局部消毒护理对于保持伤口清洁、促进伤口愈合也至关重要。可用于减少生物负荷和表面污染的局部消毒剂包括达金溶液（0.5% 次氯酸钠）、聚六亚甲基双胍（PHMB）/ 甜菜碱（Prontosan）、聚维酮碘、乙酸、醋酸镁铁酰胺和各种含银敷料。高浓度达金溶液可能具有显著的细胞毒性，建议将其稀释至 0.025% 的浓度（1∶20 达金溶液在无菌水或生理盐水中稀释）。伤口初始阶段，仍在清除感染 / 渗出物时，填塞敷料通常会浸湿一下这些防腐溶液，而在后期，伤口变得更清洁，换药频次减少，可使用银敷料和伤口负压敷料（negative pressure wound therapy，NPWT）[35]。

伤口的愈合还必须调理患者的健康状况。愈合过程中，热量需求增加，估计为 30～35kcal/kg。所需热量因年龄、医学共病、体重指数、愈合过程阶段及伤口的严重程度、大小和数量而有所不同[37]。前白蛋白和白蛋白水平等实验室值通常可用于跟踪患者总体营养状况，其中，白蛋白是患者前 3 个月营养状况的总体反映，前白蛋白反应患者更近期前 2～3 周的营养状况。并发症的治

疗在优化伤口愈合方面也发挥着重要作用，如糖尿病的血糖控制、停止含尼古丁物质摄入，以及为保障录传血供针对外周动脉疾病的治疗。

负压伤口治疗也称为伤口真空辅助闭合技术（vacuum-assisted closure，VAC），是一种可用于管理和减少大面积创伤大小的辅助手段。该技术使用可连接至真空泵的密封泡沫敷料，促使伤口周围的压力恒定或间歇性低于大气压。并通过清除多余的细胞外液和减轻伤口组织水肿来促进伤口愈合，从而增加血管密度并稳定伤口环境。在实验模型中，它还能减少全身和局部炎症介质，在临床上能降低基质金属蛋白酶活性和细菌负荷。它已被证明可促进成纤维细胞增殖和迁移、胶原蛋白形成，以及血管内皮生长因子和成纤维细胞生长因子 –2（FGF-2）的表达，从而促进伤口愈合[38]。

伤口重建的手术选择多种多样，受诸多因素影响：伤口大小和位置，重要组织结构受累情况（血管、肌腱、神经、骨、腹腔内容物等），患者的整体临床状况。阶梯性重建是整形外科领域的提出的一个概念，强调从最基本到最复杂的逐步治疗伤口的方法。目前，这一概念已被认为过时了，"重建升降机"是一个更贴切描述。因为它强调对患者的初始治疗，应采用更好更复杂的综合性治疗（图 5–6）。

继发于软组织感染的伤口通常局限于皮下组织（不累及重要的神经 / 血管或骨骼），因此通常可通过二次清创闭合，或者进行皮肤移植以加快大面积伤口愈合。Integra 双层基质伤口敷料是一种真皮替代品，由交联牛肌腱胶原和糖胺聚糖的多孔基质组成，并覆有半透明性的聚硅氧烷（硅酮）层。它可以用在干净、血管化良好的伤口床上，3～4 周后可再血管化，从而形成新的真皮，通过薄薄的中厚皮片移植就可以上皮化。这增加了移植物的耐用性和有助于整体重建，减少了伤口深度和所需皮肤移植物的厚度。这对活动度大的伤口重建尤为有用，伤口周围挛缩或广泛瘢痕

组织的处理比较棘手（图 5-7 和图 5-8）。

　　偶尔，严重的坏死性软组织感染使组织血管或神经外露，肌腱裸露，骨膜缺失。在这种情况

下，整形外科医生需要考虑局部或带蒂皮瓣或微血管游离组织转位以获得伤口覆盖，这些病例在软组织感染所占比例少。

　　下面详述 1 例晚期食管癌患者局部穿孔累及左颈部，继发引起的坏死性筋膜炎。清创后导致左侧颈总动脉和颈内静脉结扎，大血管残端和迷走神经外露。考虑到重要结构的暴露且因长期暴露增加血管破裂风险，结合患者系食管癌术后可能进行放化疗，联合整形科进行会诊治疗。最终采用左侧带蒂胸大肌皮瓣和中厚皮片覆盖伤口的手术方式，并顺利愈合（图 5-9）。见图 5-10 和图 5-11。

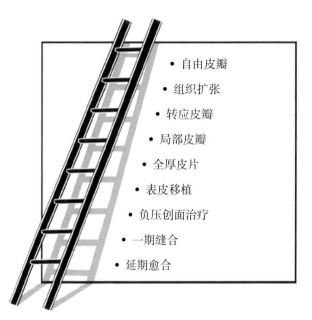

　　　• 自由皮瓣
　　　• 组织扩张
　　　• 转应皮瓣
　　　• 局部皮瓣
　　　• 全厚皮片
　　　• 表皮移植
　　　• 负压创面治疗
　　　• 一期缝合
　　　• 延期愈合

▲ 图 5-6　阶梯化缺损皮肤重建

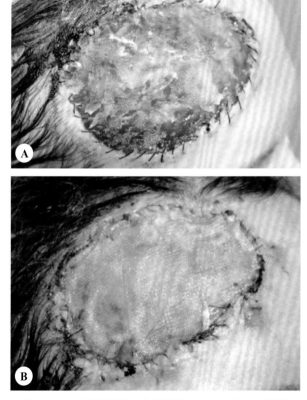

▲ 图 5-7　在前额缺损上应用双层 Integra（A），随后应用中厚皮片（B）

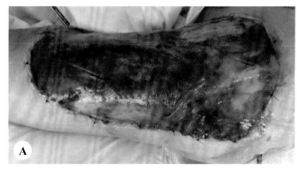

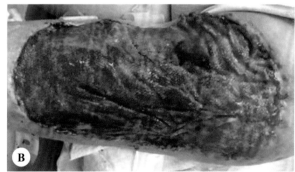

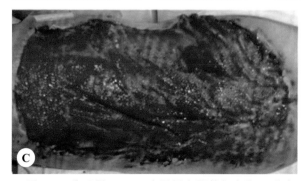

▲ 图 5-8　将双层 Integra 应用于大腿前部大伤口（A），在 4 周时去除硅胶层（B），并在植皮前 6 周进一步愈合，增加血管和健康肉芽组织（C）

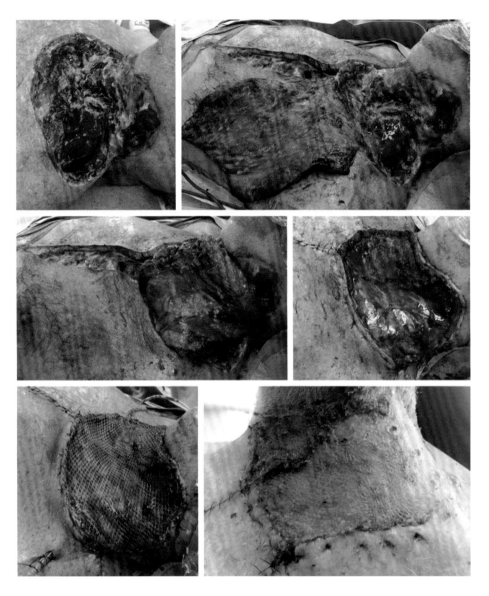

◀ 图 5-9 继发于局部晚期穿孔食管癌的左颈部坏死性筋膜炎患者

由于暴露了重要结构和长时间暴露导致血管破裂的风险，需要紧急重建。患者接受了左侧带蒂胸大肌皮瓣和中厚皮片覆盖伤口的手术

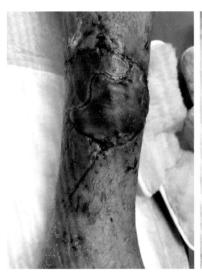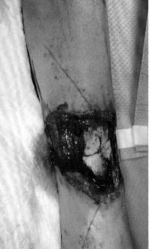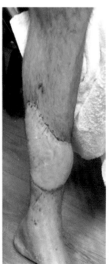

◀ 图 5-10 下肢全层伤口

伤口清创、感染处理和适当重建的关键外科原则，在本例中，采用大腿游离皮瓣保肢

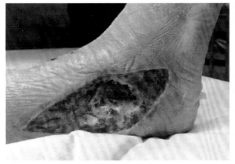
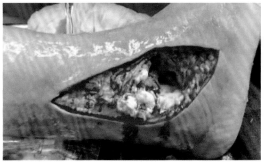
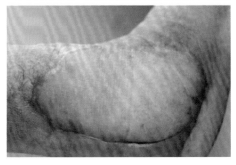

▲ 图 5-11　暴露、受污染植入物的下肢伤口

主要原则是通过广泛清创去除受污染的植入物。可使用抗生素珠作为临时措施。一旦伤口清除了受污染的植入物，则使用坚实的血管化组织覆盖伤口，并可根据需要进行二次重建

六、伤口护理的新疗法

2019 年，伤口护理市场是一个达 198 亿美元的产业，预计 2024 年将达到 248 亿美元。针对有问题和无法愈合的伤口的处理和辅助治疗研究，包括特殊敷料、胚胎来源的微粒以实验性新疗法，旨在改善组织的再生并减轻并发症带来的影响。下面概述一些临床应用主流之外的有前景的新技术，随着该领域的快速发展，不断出现新的进展。

先进的治疗方法侧重于处理伤口的基本方面，即控制感染，建立没有失活组织的含水、清洁的创面，以及预防后期组织降解。对伤口愈合生物学的理解要比对新技术的效果的理解更重要。伤口通过三个相互作用的阶段愈合：①炎症反应阶段，中性粒细胞占主导地位；②清除碎屑、增生阶段，成纤维细胞形成和细胞外基质的降解；③重塑阶段，闭合伤口逐渐向细胞含量和血流减少的成熟瘢痕转变。针对并发症的治疗和社会条件的改善是伤口护理管理和细胞功能的基础。应用辅助疗法和技术需与患者病情的背景环境相平衡（图 5-12）。

新疗法旨在改善伤口管理（感染控制、去除失活组织）、招募（直接或间接）细胞因子和细胞介导反应及处理成熟伤口。

（一）敷料

理想的伤口敷料应具有氧透气性、清除渗出物、预防感染和保持干燥的性能，并具有细胞外基质的结构和生物学特性[39, 40]。通常使用的聚合物有壳聚糖、褐藻酸、纤维素、透明质酸。这些聚合物是由纳米粒子、微粒、薄膜、泡沫、水凝胶和纳米纤维或其组合制成[40]。

水合凝胶是由明胶、果胶或纤维素提供碳水化合物为基础组成的水胶体，预防伤口过度干燥。它们可黏附特定伤口上，变成相应的形状。应用在渗出液较多的伤口，过多液体可裂解凝胶成分，使其发生变形[41]。

水凝胶是由羧甲基纤维素和丙二醇组成的水基交联亲水聚合物，既防止水分流失，又对伤口"供水"，有助于失活组织的自溶清创[41, 42]。值得注意的是，这些可能出现周围皮肤浸渍，可能需延迟使用时间才能达到临床效果。

泡沫敷料具有海绵状结构，吸收渗出物，同时具有可模塑性，适合不规则形状的伤口。值得注意的是，敷料吸收渗出物饱和后须及时更换，

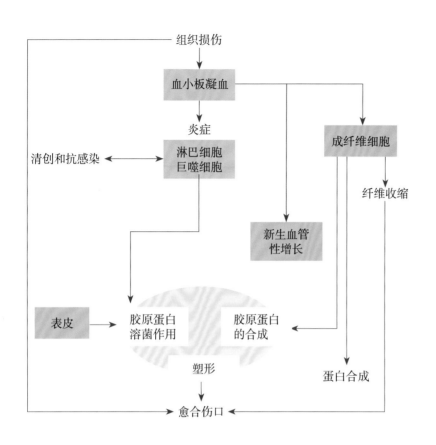

◀ 图 5-12
引自 Harding KG, Morris HL, Patel GK. Science, medicine and the future: healing chronic wounds. BMJ. 2002;324(7330):160–163. doi:https://doi.org/10.1136/bmj.324.7330.160

否则会导致皮肤浸渍。

海藻酸钠凝胶是褐藻的黏性亲水性衍生物，具有良好的吸水性，常用于渗出多的伤口。但不注意的话，容易出现过度吸收。

壳聚糖是一种具有抗菌特性的天然聚合物，能够促进气体交换和伤口引流。含有壳聚糖的敷料包括纳米 / 微粒输送系统和壳聚糖水凝胶复合物。当前的研究旨在改善壳聚糖敷料的机械性能和抗菌效果[40, 43]。后续的工作还将开发 3D 打印壳聚糖 – 果胶生物聚合物水凝胶[44]。

透明质酸是一种普遍存在的蛋白质，存在于皮肤和多种结缔组织中。它对伤口愈合和胚胎发育中起着至关重要的作用，能够保持组织完整性，促进炎症期间细胞的黏附和分化[45]。目前正在研究几种实验性水凝胶和组织工程结构，有望可以促进伤口愈合、提高生物相容性和促进生物降解[40, 46]。

复合聚合物是另一个活跃的研究领域。细菌纤维素的组合是可修饰的，可用于药物传递[47, 48]。具有褐藻酸盐和胶原蛋白的背景的物质具有多孔特性，用于模拟细胞外基质[46, 49, 50]。基于胶原蛋白的生物材料可激发细胞因子，用来招募巨噬细胞和成纤维细胞[40, 51, 52]。

（二）胎盘衍生膜

人类胎盘由胎盘、羊膜和绒毛膜组成，包围着羊水和胎儿。羊膜基底膜由 I 型胶原和纤维连接蛋白组成。绒毛膜与羊膜之间有一层薄薄的海绵层。有趣的是，这些结构不包含血管或神经，营养的传输通过羊水扩散。临床上，这些组织可以单独使用或合并使用，并通过冷冻保存、灭活和脱水或脱细胞和脱水进行处理[53, 54]。与药物和器械相比，组织同种异体移植不需要上市前准入，因此，市场上出现越来越多的胎盘来源的同种异体移植。虽然没有随机对照试验，体外数据和现有的临床研究表明，其可促进炎症和血管生成生长因子的聚集，缩短伤口

愈合时间 [54, 55]。

尽管可改善伤口愈合的天然和合成材料有着巨大的应用前景和日新月异的进步，但新技术和进步仍面临着完成随机对照临床试验以证明其能够加快伤口愈合的挑战。当前控制并发症（糖尿病、血管疾病、避免摄入尼古丁、营养等）和加强伤口管理（清创、感染控制、脓肿 / 坏死的外科治疗）仍然是伤口护理的重点。

参 考 文 献

[1] Weng, Q. Y. *et al.* Costs and Consequences Associated With Misdiagnosed Lower Extremity Cellulitis. *JAMA Dermatol* 153, 141–146, https://doi.org/10.1001/jamadermatol. 2016.3816 (2017).

[2] Garcia, B. M., Cruz-Diaz, C., Agnihothri, R. & Shinkai, K. Distinguishing Cellulitis from Its Noninfectious Mimics: Approach to the Red Leg. *Infect Dis Clin North Am* 35, 61–79, https://doi.org/10.1016/j.idc.2020.10.001 (2021).

[3] Krasagakis, K. *et al.* Analysis of epidemiology, clinical features and management of erysipelas. *Int J Dermatol* 49, 1012–1017, https://doi.org/10.1111/j.1365–4632.2010.04464. x (2010).

[4] Stevens, D. L. *et al.* Practice guidelines for the diagnosis and management of skin and soft tissue infections: 2014 update by the Infectious Diseases Society of America. *Clin Infect Dis* 59, e10–52, https://doi.org/10.1093/cid/ciu444 (2014).

[5] Ko, L. N. *et al.* Clinical Usefulness of Imaging and Blood Cultures in Cellulitis Evaluation. *JAMA Intern Med* 178, 994–996, https://doi.org/10.1001/jamainternmed.2018.0625 (2018).

[6] Altmayer, S., Verma, N., Dicks, E. A. & Oliveira, A. Imaging musculoskeletal soft tissue infections. *Semin Ultrasound CT MR* 41, 85–98, https://doi.org/10.1053/j.sult.2019.09.005 (2020).

[7] Collazos, J. *et al.* Cellulitis in adult patients: A large, multicenter, observational, prospective study of 606 episodes and analysis of the factors related to the response to treatment. *PLoS One* 13, e0204036, https://doi.org/10.1371/journal.pone.0204036 (2018).

[8] Cranendonk, D. R., Lavrijsen, A. P. M., Prins, J. M. & Wiersinga, W. J. Cellulitis: current insights into pathophysiology and clinical management. *Neth J Med* 75, 366–378 (2017).

[9] Israel, J. S., McCarthy, J. E., Rose, K. R. & Rao, V. K. Watch Out for Wild Animals: A Systematic Review of Upper Extremity Injuries Caused by Uncommon Species. *Plast Reconstr Surg* 140, 1008–1022, https://doi.org/10.1097/PRS.0000000000003754 (2017).

[10] Chambers, H. F. Cellulitis, by any other name. *Clin Infect Dis* 56, 1763–1764, https://doi. org/10.1093/cid/cit126 (2013).

[11] Sartelli, M. *et al.* 2018 WSES/SIS-E consensus conference: recommendations for the management of skin and soft-tissue infections. *World J Emerg Surg* 13, 58, https://doi.org/10.1186/s13017–018–0219–9 (2018).

[12] Gottlieb, M., Avila, J., Chottiner, M. & Peksa, G. D. Point-of-Care Ultrasonography for the Diagnosis of Skin and Soft Tissue Abscesses: A Systematic Review and Meta-analysis. *Ann Emerg Med* 76, 67–77, https://doi.org/10.1016/j.annemergmed.2020.01.004 (2020).

[13] Gottlieb, M. & Peksa, G. D. Comparison of the loop technique with incision and drainage for soft tissue abscesses: A systematic review and meta-analysis. *Am J Emerg Med* 36, 128–133, https://doi. org/10.1016/j.ajem.2017.09.007 (2018).

[14] Gottlieb, M., DeMott, J. M., Hallock, M. & Peksa, G. D. Systemic Antibiotics for the Treatment of Skin and Soft Tissue Abscesses: A Systematic Review and Meta-Analysis. *Ann Emerg Med* 73, 8–16, https://doi.org/10.1016/j.annemergmed.2018.02.011 (2019).

[15] Brook, I. Microbiology and management of soft tissue and muscle infections. *Int J Surg* 6, 328–338, https://doi.org/10.1016/j.ijsu.2007.07.001 (2008).

[16] Millerioux, S., Rousset, M. & Canavese, F. Pyogenic tenosynovitis of the flexor hallucis longus in a healthy 11–year-old boy: a case report and review of the literature. *Eur J Orthop Surg Traumatol* 23 Suppl 2, S311–315, https://doi.org/10.1007/s00590–012–1147–0 (2013).

[17] Greenhalgh, M. S., Iyengar, K. P., Sangani, C. & Toh, E. M. Isolated pyogenic tenosynovitis of tibialis anterior. *BMJ Case Rep* 13, https://doi.org/10.1136/bcr-2020–236368 (2020).

[18] Pang, H. N. *et al.* Factors affecting the prognosis of pyogenic flexor tenosynovitis. *J Bone Joint Surg Am* 89, 1742–1748, https://doi.org/10.2106/JBJS.F.01356 (2007).

[19] Nikkhah, D., Rodrigues, J., Osman, K. & Dejager, L. Pyogenic flexor tenosynovitis: one year's experience at a UK hand unit and a review of the current literature. *Hand Surg* 17, 199–203, https://doi.org/10.1142/S0218810412500190 (2012).

[20] Hausman, M. R. & Lisser, S. P. Hand infections. *Orthop Clin North Am* 23, 171–185 (1992).

[21] Siegel, D. B. & Gelberman, R. H. Infections of the hand. *Orthop Clin North Am* 19, 779–789 (1988).

[22] Michon, J. [Phlegmon of the tendon sheaths]. *Ann Chir* 28, 277–280 (1974).

[23] Small, L. N. & Ross, J. J. Suppurative tenosynovitis and septic bursitis. *Infect Dis Clin North Am* 19, 991–1005, xi, https://doi.org/10.1016/j.idc.2005.08.002 (2005).

[24] Kour, A. K., Looi, K. P., Phone, M. H. & Pho, R. W. Hand infections in patients with diabetes. *Clin Orthop Relat Res*, 238–244, https://doi.org/10.1097/00003086–199610000–00034 (1996).

[25] Giladi, A. M., Malay, S. & Chung, K. C. A systematic review of the management of acute pyogenic flexor tenosynovitis. *J Hand Surg Eur Vol* 40, 720–728, https://doi. org/10.1177/1753193415570248 (2015).

[26] Lundberg, I. E. *et al.* 2017 European League Against Rheumatism/American College of Rheumatology Classification Criteria for Adult and Juvenile Idiopathic Inflammatory Myopathies and Their Major Subgroups. *Arthritis Rheumatol* 69, 2271–2282, https://doi.org/10.1002/art.40320 (2017).

[27] Targoff, I. N., Miller, F. W., Medsger, T. A., Jr. & Oddis, C. V. Classification criteria for the idiopathic inflammatory myopathies. *Curr Opin Rheumatol* 9, 527–535, https://doi.org/10.1097/00002281–199711000–00008 (1997).

[28] Stevens, D. L. & Bryant, A. E. Necrotizing Soft-Tissue Infections. *N Engl J Med* 377, 2253–2265, https://doi.org/10.1056/NEJMra1600673 (2017).

[29] Bonne, S. L. & Kadri, S. S. Evaluation and Management of Necrotizing Soft Tissue Infections. *Infect Dis Clin North Am* 31, 497–511, https://doi.org/10.1016/j.idc.2017.05.011 (2017).

[30] Gozal, D., Ziser, A., Shupak, A., Ariel, A. & Melamed, Y. Necrotizing fasciitis. *Arch Surg* 121, 233–235, https://doi.org/10.1001/archsurg.1986.01400020119015 (1986).

[31] McLellan, E., Suvarna, K. & Townsend, R. Fatal necrotizing fasciitis caused by Haemophilus influenzae serotype f. *J Med Microbiol* 57,

249–251, https://doi.org/10.1099/jmm.0.47603–0 (2008).

[32] Stumvoll, M. & Fritsche, A. Necrotizing fasciitis caused by unencapsulated Haemophilus influenzae. *Clin Infect Dis* 25, 327, https://doi.org/10.1086/516908 (1997).

[33] Wong, C. H. *et al.* Necrotizing fasciitis: clinical presentation, microbiology, and determinants of mortality. *J Bone Joint Surg Am* 85, 1454–1460 (2003).

[34] Stevens, D. L. *et al.* Group A streptococcal bacteremia: the role of tumor necrosis factor in shock and organ failure. *J Infect Dis* 173, 619–626, https://doi.org/10.1093/infdis/173.3.619 (1996).

[35] Gompelman, M., van Asten, S. A. V. & Peters, E. J. G. Update on the Role of Infection and Biofilms in Wound Healing: Pathophysiology and Treatment. *Plast Reconstr Surg* 138, 61S–70S, https://doi.org/10.1097/PRS.0000000000002679 (2016).

[36] Wolcott, R. D. *et al.* Biofilm maturity studies indicate sharp debridement opens a timedependent therapeutic window. *J Wound Care* 19, 320–328, https://doi.org/10.12968/jowc.2010.19.8.77709 (2010).

[37] Quain, A. M. & Khardori, N. M. Nutrition in Wound Care Management: A Comprehensive Overview. *Wounds* 27, 327–335 (2015).

[38] Blume, P. A., Walters, J., Payne, W., Ayala, J. & Lantis, J. Comparison of negative pressure wound therapy using vacuum-assisted closure with advanced moist wound therapy in the treatment of diabetic foot ulcers: a multicenter randomized controlled trial. *Diabetes Care* 31, 631–636, https://doi.org/10.2337/dc07–2196 (2008).

[39] Ehterami, A. *et al.* In vitro and in vivo study of PCL/COLL wound dressing loaded with insulin-chitosan nanoparticles on cutaneous wound healing in rats model. *Int J Biol Macromol* 117, 601–609, https://doi.org/10.1016/j.ijbiomac.2018.05.184 (2018).

[40] Okur, M. E., Karantas, I. D., Senyigit, Z., Ustundag Okur, N. & Siafaka, P. I. Recent trends on wound management: New therapeutic choices based on polymeric carriers. *Asian J Pharm Sci* 15, 661–684, https://doi.org/10.1016/j.ajps.2019.11.008 (2020).

[41] Taquino, L. T. Promoting wound healing in the neonatal setting: process versus protocol. *J Perinat Neonatal Nurs* 14, 104–118, https://doi.org/10.1097/00005237–200006000–00008 (2000).

[42] Steen, E. H. *et al.* Wound Healing and Wound Care in Neonates: Current Therapies and Novel Options. *Adv Skin Wound Care* 33, 294–300, https://doi.org/10.1097/01.ASW.0000661804.09496.8c (2020).

[43] Reyes-Ortega, F. *et al.* Bioactive bilayered dressing for compromised epidermal tissue regeneration with sequential activity of complementary agents. *Acta Biomater* 23, 103–115, https://doi.org/10.1016/j.actbio.2015.05.012 (2015).

[44] Long, J. *et al.* A 3D printed chitosan-pectin hydrogel wound dressing for lidocaine hydrochloride delivery. *Mater Sci Eng C Mater Biol Appl* 104, 109873, https://doi.org/10.1016/j.msec.2019.109873 (2019).

[45] Brenes, R. A. *et al.* Hyaluronate-iodine complex: a new adjunct for the management of complex sternal wounds after a cardiac operation. *Arch Surg* 146, 1323–1325, https://doi.org/10.1001/archsurg.2011.272 (2011).

[46] Hussain, Z., Thu, H. E., Shuid, A. N., Katas, H. & Hussain, F. Recent Advances in Polymer-based Wound Dressings for the Treatment of Diabetic Foot Ulcer: An Overview of State-ofthe-art. *Curr Drug Targets* 19, 527–550, https://doi.org/10.2174/1389450118666170704 13252 3 (2018).

[47] Portela, R., Leal, C. R., Almeida, P. L. & Sobral, R. G. Bacterial cellulose: a versatile biopolymer for wound dressing applications. *Microb Biotechnol* 12, 586–610, https://doi.org/10.1111/1751–7915.13392 (2019).

[48] Carvalho, T., Guedes, G., Sousa, F. L., Freire, C. S. R. & Santos, H. A. Latest Advances on Bacterial Cellulose-Based Materials for Wound Healing, Delivery Systems, and Tissue Engineering. *Biotechnol J* 14, e1900059, https://doi.org/10.1002/biot.201900059 (2019).

[49] Aderibigbe, B. A. & Buyana, B. Alginate in Wound Dressings. *Pharmaceutics* 10, https://doi.org/10.3390/pharmaceutics10020042 (2018).

[50] Hoseinpour Najar, M., Minaiyan, M. & Taheri, A. Preparation and in vivo evaluation of a novel gel-based wound dressing using arginine-alginate surface-modified chitosan nanofibers. *J Biomater Appl* 32, 689–701, https://doi.org/10.1177/0885328217739562 (2018).

[51] Li, X. *et al.* Functionalized silk fibroin dressing with topical bioactive insulin release for accelerated chronic wound healing. *Mater Sci Eng C Mater Biol Appl* 72, 394–404, https://doi.org/10.1016/j.msec.2016.11.085 (2017).

[52] Fleck, C. A. & Simman, R. Modern collagen wound dressings: function and purpose. *J Am Col Certif Wound Spec* 2, 50–54, https://doi.org/10.1016/j.jcws.2010.12.003 (2010).

[53] Raspovic, K. M. *et al.* Effectiveness of viable cryopreserved placental membranes for management of diabetic foot ulcers in a real world setting. *Wound Repair Regen* 26, 213–220, https://doi.org/10.1111/wrr.12635 (2018).

[54] Brantley, J. & Verla, T. Use of Placental Membranes for the Treatment of Chronic Diabetic Foot Ulcers. *ADVANCES IN WOUND CARE* 4, 545–559 (2015).

[55] Zelen, C. M., Serena, T. E., Denoziere, G. & Fetterolf, D. E. A prospective randomised comparative parallel study of amniotic membrane wound graft in the management of diabetic foot ulcers. *Int Wound J* 10, 502–507, https://doi.org/10.1111/iwj.12097 (2013).

第 6 章　糖尿病肢体溃疡：发病率、并发症和治疗新策略

Incidence, Complications, and Novel Treatment Strategies: Diabetic Ulcer of the Limb

Leila Yazdanpanah　著

摘　要

　　糖尿病是医疗卫生系统的主要问题之一，也是过去几十年来急剧增长的全球性疾病。根据流行病学研究，DM 患者的数量从 1985 年的约 3000 万例增加到 2014 年的 4.22 亿例。本章介绍了糖尿病足的高危患者和与糖尿病有关的肢体并发症，包括糖尿病神经病变、感染、足部畸形和缺血。糖尿病足的管理是多学科协作的，不仅需要普外科医生和内分泌医生，传染病、血管外科、骨科、介入、矫形器和假肢等方面的专家，更需要受过教育的护士组成一个运作良好的团队。本章除了讨论基本的治疗策略，还提出了未来可能改善临床结果的新兴治疗方法。

关键词

　　糖尿病；感染；糖尿病神经病变；糖尿病足感染；炎症；骨髓炎；夏科病足；糖尿病缺血；治疗；新策略

一、高危患者

　　糖尿病（diabetes mellitus，DM）是医疗保健系统的主要问题之一，也是过去几十年来急剧增加的全球性疾病[1, 2]。根据流行病学研究，DM 患者的数量从 1985 年的约 3000 万例增加到 2014 年的 4.22 亿[3, 4]。这些数字令人震惊，随着糖尿病患病率的增加，普通人群中急性和慢性相关并发症的数量也逐渐增加，其生活质量和经济负担受到巨大影响[5]。

　　在糖尿病相关的并发症方面，糖尿病足的管理仍然是医护人员面临的一大挑战，其仍然是糖尿病患者最常见的住院因素。全球来看，糖尿病截肢的占非外伤性截肢的 70%（超过一半）[6-8]。

数年前，每 30 秒就有一个患者下肢因糖尿病截肢，遗憾的是，糖尿病的迅速蔓延使得今天这个数字已经变成了 20 秒[6, 9, 10]。糖尿病足溃疡（diabetic foot ulcer，DFU）给社会和个人造成巨大的经济负担，需要花费 90 亿～130 亿美元，这包括治疗糖尿病本身所需费用。治愈一位 DFU 患者估计需要花费 17 500 美元，如果需要截肢，费用将更升高，为 30 000～33 500 美元。此外，还有需要残疾、康复、家庭护理等花费。因此，在北美和欧洲，7%～20% 的糖尿病相关支出花费在 DFU 的治疗上。全球 DFU 市场预计在 2016—2024 年将有 6.6% 的复合年增长率。以这个速度，到 2024 年底，市场的估计可能达到 49 亿美元[10, 11]。

在全球不同的研究中，DFU 的发病率为
1.3%～12%，平均为 6.3%[10, 12]。15%～25% 的
糖尿病患者在其一生中可能会发生足部溃疡。
据评估，糖尿病患者每年发生糖尿病足溃疡
的风险约为 2%，但在有过足部溃疡史的患者
中，这一风险在随后的 3 年内预计会增加到
17%～60%[10, 13, 14]。最近的研究发现多种与 DFU
发展相关的危险因素[13-15]。它们是：①糖尿病持
续时间＞10 年；②男性；③高体重指数；④年
龄；⑤并发症，如糖尿病周围神经病变、周围动
脉疾病（peripheral arterial disease，PAD）、足部
畸形、糖尿病视网膜病变、代谢控制（如血红蛋
白、HbA1C）、感染、不合适的鞋类及自我护理
行为减少[4, 14-16]。

虽然文献已经认识到一些导致下肢溃疡和截
肢的糖尿病相关风险因素，但大多数 DFU 是由
神经病变、缺血或足部畸形引起的。纯粹的缺血
性溃疡可能只占 DFU 的 10%，而 90% 是由神经
病变引起，包括单独引起或与缺血因素相伴行。
神经缺血性溃疡是目前糖尿病足门诊中最常见的
溃疡类型[6, 17, 18]。

如今，各种调查显示，足底压力的升高与足
部溃疡有关。此外，事实证明，足部畸形和步态
不稳定会增加足底压力，从而导致足部溃疡[19, 20]
（图 6-1）。不幸的是，经常有糖尿病患者倾向于
否认自己的疾病，没有参与到疾病的自我管理
中。然而，一些研究表明，适当的 DFU 管理可
以大大减少、延迟或防止并发症，如感染、坏
疽、截肢，甚至死亡[17, 20, 21]。

由于糖尿病是一种多器官的全身性疾病，所
有影响伤口愈合的并发症都必须由一个多学科的
团队来管理，以达到治疗 DFU 的理想效果。目
前，一些研究表明，多学科团队可以减少截肢
率，降低费用，并为 DFU 患者带来更好的生
活质量。一个被定义为多学科团队的预防性护
理团队，可以将 DFU 和截肢的相关风险降低
50%～85%[21-26]。

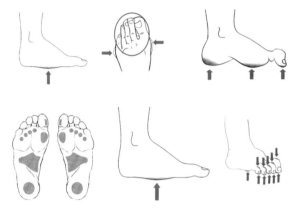

▲ 图 6-1　足部溃疡风险最高的区域
引自 IWGDF guideline 2019[21]

二、糖尿病神经病变

神经病变是 DM 最常见的并发症，影响多达
50% 的患者。就两种类型的糖尿病而言，其发病
率是不同的。以前的研究报道称，1 型糖尿病患
者的多发性神经病变患病率为 8%～54%，2 型
糖尿病患者的患病率为 13%～46%[27, 28]。大约 10%
的患者在诊断糖尿病之初就可能出现，甚至可能
出现在糖尿病前期患者身上。周围神经病变是
DFU 最常见的风险因素，促使 80% 以上的这些
溃疡发生[29-31]。糖尿病患者最常见的神经病变类
型是感觉－运动远端对称性神经病变。感觉神经
病变出现在肢体远端袖套或袜套区域。感觉症状
可能是阳性或阴性，局灶性或弥漫性。阴性感觉
症状表现是由于轴突 / 神经元丢失而导致的感觉
丧失，包括麻木和失去平衡的感觉。阳性症状反
映了神经系统的异常兴奋性，可描述为刺痛、烧
灼感、紧绷感或对触摸的过度敏感。踝关节反射
缺失或减少发生在疾病的早期，尽管更广泛的反
射丧失和运动无力是晚期的表现[27, 31]。此外，运
动神经病变可以导致足部畸形。

糖尿病神经病变会影响大直径、有髓鞘
的神经纤维和小直径、无髓鞘的神经纤维的损
伤。小直径神经纤维占据所有周围神经纤维的
70%～90%，应该是糖尿病中最早受损的纤维，
引起温度、疼痛和压力感觉障碍。大纤维受累见
于振动感觉障碍[30, 32, 33]。因此，对于有可能发生

足部溃疡的患者，应将神经系统检查作为首选和最重要的筛查工具，因为糖尿病神经病变可导致DFU、下肢感染和截肢[31]。这方面最重要的问题是通过筛查保护性感觉丧失（loss of protective sensation，LOPS）来识别高危患者。建议用以下技术之一来评估 LOPS。

1. 压力感知实验：10g 单根纤维

如图 6-2 所示，将 10g Semmes-Weinstein 单丝垂直刺激三个不同部位。为此，将丝线压在皮肤上，并询问患者是否感觉到所施加的压力（是 /否）。测试的总间隔时间大约 2s。在测试过程中，要避开有溃疡、老茧、坏死组织和瘢痕的区域。如果患者在三次应用中的两次准确回答，则每个部位都有保护性感觉，如果三次回答中的两次不准确，则没有保护性感觉[21]。

2. 振动觉实验感知：128Hz 音叉实验。

在这个测试中，音叉被放置在第一脚趾远端指骨背侧的骨质部分（如果没有指甲，则为另一个脚趾）。音叉垂直放置，持续施压（图 6-3）。有必要确保患者看不到检查者是否使用音叉或在哪里使用音叉。如果患者在三次中至少有两次能准确回答，则测试为阳性；如果三次中的两次回答不准确，则测试为阴性[21]。

所有的糖尿病患者（2 型 DM 在诊断即刻和1 型 DM 诊断 5 年后）每年都要通过神经系统筛查进行检查，使用 10g 单丝感觉、振动觉、疼痛和温度感觉测试。检查后，我们可以根据表 6-1将患者分为不同的风险组来管理他们。

三、糖尿病足感染

糖尿病足感染（diabetic foot infection，DFI）常有较多的并发症，需要日常的伤口护理、抗菌治疗、多次就医和外科手术，所有这些都造成了高额的医疗费用[34]。DFI 仍然是糖尿病患者住院治疗的最常见原因，也是下肢截肢的最常见原因[35, 36]。约有一半以上的 DFU 患者（近 60%）发生感染[37, 38]。在超过 2/3 的病例中，感染是DFU 患者下肢截肢的主要原因。据报道，DFI 的发病率为 25%～60%。与没有感染的患者相比，有 DFI 的患者经历截肢的可能性要大 155 倍。近

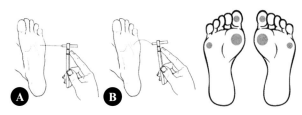

▲ 图 6-2　10g 单丝试验及其检查部位

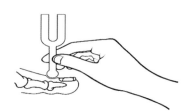

▲ 图 6-3　128Hz 音叉测试

分　级	溃疡风险	表　现	频　率
\multicolumn{4}{c}{表 6-1　IWGDF2019 年的风险分层系统[21]}			
0	很低	没有 LOPS，也没有 PAD	每年 1 次
1	低	有 LOPS 或 PAD	每 6～12 个月 1 次
2	中	LOPS+PAD，或 LOPS+ 足部畸形或 PAD+ 足部畸形	每 3～6 个月 1 次
3	高	LOPS 或 PAD，以及下列一项或多项 • 有足部溃疡病史 • 下肢截肢（轻微或重大） • 晚期肾病	每 1～3 个月 1 次

LOPS. 保护性感觉丧失；PAD. 周围动脉疾病

20% 的中度和重度 DFI 导致截肢[38, 39]。感染可能会使 DFU 复杂化，不仅是那些神经病理性溃疡，而且还有缺血性溃疡。感染的糖尿病足溃疡患者的结果很差。例如，在一项大型的前瞻性研究中，在第 1 年结束时，只有 46% 的患者溃疡愈合，而 15% 的患者死亡，17% 的患者需要进行下肢截肢。因此，全球对糖尿病足溃疡的研究表明，DFI 是这方面最常见的话题[36, 40, 41]。

（一）识别 DFI

即使各种各样的细菌可能在足部溃疡中定植，只有在细菌和宿主组织之间出现炎症反应后才认为是感染。定植通常限于皮肤表面，而感染的特点为累及皮下或更深的组织层。DFI 治疗上需要仔细了解病情，争取获得适当的标本进行培养，慎重选择抗生素，充分评估选择最佳手术时机，做好伤口和患者的护理。只有通过系统性评估、基于循证医学的方法来治疗 DFI，才能减少并发症的发生（如下肢截肢）。多学科团队最好包括一名感染病或医学微生物学专家。这些团队应努力确保最佳的局部伤口护理（如清洁和清创）、减压、血管评估和代谢（主要是血糖）控制。诸多指南可以帮助临床医生管理 DFI[42]。

感染的最佳定义是微生物在宿主组织中的入侵和繁殖，诱发宿主的炎症反应，以及随之而来的组织破坏[21, 43]。在 DFU 患者中，深层组织暴露于定植菌细菌，此时皮肤的保护层已经丧失。糖尿病足的感染不能仅仅用伤口培养结果来描述。因此，在糖尿病患者的任何类型的足部组织中出现炎症征兆都被认为是 DFI。尽管如此，在糖尿病患者中，由于糖尿病神经病变、免疫功能紊乱或存在 PAD，某些炎症症状或体征可能被掩盖。肢体缺血和糖尿病神经病变会增加溃疡感染和更复杂的风险[35, 44-47]。这些患者具有足部感染的易感因素包括深层、复发或长期的溃疡、慢性肾衰竭和持续的高血糖[46, 48]。由于足部解剖结构的性质包括独立并相互交通的间室，感染可能导致间隔压力增高、缺血性组织坏死和进行性感染[49, 50]。

基于某种分类，DFI 分为非肢体威胁性、肢体威胁性和生命威胁性感染。非肢体威胁性感染是浅表的，没有缺血和骨髓炎。其中，溃疡周围的蜂窝织炎≤2cm，患者的临床症状稳定，可在门诊服务中接受病情监测。肢体威胁性感染可伴随着发热、肢体水肿、淋巴管炎、高血糖、白细胞增多和缺血。其蜂窝织炎≥2cm，探针试验可能是阳性的，而且可能存在骨髓炎。因此，如果有任何坏疽、脓肿、骨髓炎或坏死性筋膜炎的表现，必须住院治疗[43, 51, 52]。如果治疗不当，DFI 恶化并引起骨髓炎，甚至危及肢体或生命的感染。为了方便，建议医护人员使用 SINBAD 分类法（表 6-2）。IWGDF 建议对 DF 感染分类采用这种分类法（表 6-3）。

表 6-2 糖尿病足溃疡（DFU）的 SINBAD 分类[21]

分类	定义	分值
部位	前足	0
	中足和后足	1
局部血运	足部血运完好：至少有一个可触到的脉搏	0
	有足部血运减少的临床证据	1
神经病变	保护性感觉完好	0
	保护性感觉丧失	1
细菌感染	无	0
	有	1
范围	溃疡<1cm²	0
	溃疡≥1cm²	1
深度	局限在皮肤和皮下组织的溃疡	0
	溃疡到达肌肉、肌腱或更深的地方	1
总分		6

感染的临床分类及未感染的定义	IWGDF 分类
没有全身或局部感染的症状或体征	1（未感染）
感染 下列项目至少有两项 • 局部肿胀或菱缩 • 伤口周围出现＞0.5cm* 的红斑 • 局部触痛或疼痛 • 局部皮温升高 • 脓性分泌物 没有其他原因导致的皮肤炎症反应（如外伤、痛风、急性夏科神经骨关节病、骨折、血栓形成或静脉瘀血）	
没有系统性表现的感染，包括 • 只有皮肤或皮下组织（没有任何深层组织） • 存在的任何红斑不超过伤口周围 2cm**	2（轻度感染）
无全身症状的感染，并涉及 • 红斑从伤口边缘延伸≥2cm* • 比皮肤和皮下组织更深的组织（如肌腱、肌肉、关节、骨骼）	3（中度感染）
任何足部感染并伴有全身表现（全身炎症反应综合征），包括下列至少 2 项 • 温度＞38℃或＜36℃ • 心率＞90 次 / 分 • 呼吸频率＞20 次 / 分或 $PaCO_2$＜4.3kPa（32mmHg） • 白细胞计数＞12000/mm^3 或＞10% 的不成熟（带状）形态	4（重度感染）
涉及骨骼的感染（骨髓炎）	在 3 或 4 的后面加上（O）***

表 6-3 定义糖尿病足感染（DFI）的存在和严重程度的分类系统[21]

注：* 感染是指足部的任何部位，而不仅仅是伤口或溃疡；** 任何方向，从伤口的边缘开始，临床上存在明显的足部缺血使感染的诊断和治疗都变得相当困难；*** 如果在没有≥2 个局部或全身炎症的体征 / 症状的情况下表现出骨髓炎，将足部归为 3 级（O）（如果＜2 个 SIRS 体征）或 4 级（O）（如果≥2 个 SIRS 体征）

（二）骨髓炎

骨髓炎（osteomyelitis，OM）是 DFU 感染的一个常见并发症，出现在 10%～15% 的中度感染和 50% 的重度感染中，可发生在任何 DFU，尤其是那些慢性、持续数周的伴有红斑、肿胀（"香肠"）的脚趾。OM 主要是软组织感染累及骨骼系统引起，最先侵犯皮质，然后是骨髓[38, 40]。

骨髓炎可以累及任何骨骼，但主要累及前足（90%），其次是中足（5%）和后足（5%）。前足 OM 的预后比中足和后足骨髓炎要好。后足（50%）的踝上截肢风险远高于中足（18.5%）和前足（0.33%）[53, 54]。

OM 的诊断很困难，目前仍没有特异的标准[55, 56]，至少要有两个炎症表现。糖尿病足的 OM 是比较特殊，可以在没有任何局部炎症体征的情况下出现。两个特定的临床症状可用于预测骨髓炎。首先是足部溃疡的大小（宽度和深度）。＞2cm 的溃疡，其灵敏度为 56%，特异度为 92%。与浅表溃疡相比，深部溃疡（＞3mm）合并 OM 相关性更强（82% vs. 33%）。骨探针实验是第二种判断合并 OM 的有效方式。然而，其可靠性取决于临床医生的经验和溃疡的位置和成因。该试验只需要将一个无菌钝性金属探针轻轻插入伤口，阳性的试验表现为感觉到硬的结构。总体上讲，PTB 检测灵敏度为 66%～87%，特异度 85%～91%，阳性预测值 57%～89%，以及阴性预测值约 98%[38, 40, 57, 58]。不同的研究数值各有差异。如果 PTB 检测在高危患者中为阳性，在低危患者中为阴性，则通过 PTB 诊断 DFI 是可靠的。在伴感染的溃疡中，PTB 试验阳性者多数合并 OM，但阴性者并不能排除。同样，在没有感染的溃疡中，阳性试验可能对 OM 没有特异性。但是，PBT 试验阴性应排除骨髓炎可能[37, 59, 60]（表 6-4）。

（三）血清炎症指标

通常 OM 中血清炎症指标，如白细胞、C 反

表 6-4 IWGDF/IDSA 系统		
临床表现	感染的严重程度	PEDIS 等级
伤口没有化脓或任何炎症的表现	非感染	1
存在≥2 种炎症表现（化脓、红斑、触痛、发热或压痕），但任何蜂窝织炎 / 红斑延伸到溃疡周围≤2cm，并且感染仅限于皮肤或皮下浅层组织；无其他局部并发症或全身性疾病	轻度	2
全身健康和代谢稳定患者的感染（同上），但有≥1 个以下特征：蜂窝织炎延伸>2cm，淋巴管条纹，在浅筋膜下蔓延，深层组织脓肿，坏疽，以及肌肉、肌腱、关节或骨骼受累	中度	3
感染伴有脓毒血症或代谢不稳定（如发热、寒战、心动过速、低血压、意识模糊、呕吐、白细胞减少、酸中毒、严重高血糖或氮质血症）。	重度	4

应蛋白、红细胞沉降率和降钙素高于软组织感染。在许多研究中，白细胞计数与感染严重程度有弱相关，将近一半的 DFI 病例的白细胞是正常的[52, 61]。大多数研究发现 ESR 作为炎症的另一个指标，在感染的糖尿病足中高于不伴感染的糖尿病足溃疡。然而，ESR 值受多因素影响，如贫血和氮质血症，急性期时可能不会升高。当 ESR>60mm/h 和（或）CRP>3.2mg/dl 时，合并 OM 的患者白细胞和降钙素可能在正常范围内。在感染累及骨骼系统时红细胞沉降率常高于 70mm/h，高于软组织感染。降钙素是降钙素激素的多肽前体，在健康人群中常常检测不到或浓度很低。诸多组织（肾脏、脂肪组织、肺和肝脏）受感染后可产生 PCT，血液浓度升高。如果 PCT≥0.5ng/ml，即为阳性[38, 62-65]。

软组织和骨感染的白细胞、CRP 和 PCT 值在治疗后约 3 周恢复到正常范围。但是，红细胞沉降率经常保持在较高的水平，尤其合并骨髓炎。CRP 水平在感染时易迅速升高，而在感染缓解时下降较快。DFI 中 CRP 的血清水平一直高于无感染的糖尿病足溃疡，其水平随着感染的严重程度而明显增加。在炎症标志物中，CRP 已显示出比 WBC 和 ESR 更高的诊断准确性[38, 63, 66, 67]。

（四）诊断 DFI 和骨髓炎的影像学方法

所有怀疑骨髓炎的患者都应该进行足部的普通 X 线检查。X 线检查常常有效，价格较便宜，而且不良反应较少[68, 69]。如表 6-5 所示，X 线片中骨感染的特征性表现对骨髓炎诊断有较大的指导作用，但在感染的前几周，X 线片往往是阴性的，因为与骨髓炎相关的征象大多只在 30%～50% 的骨骼受累后才会显现，常在感染 2～3 周后才出现。在这个时期，钆的磁共振成像对 OM 的诊断有非常大的敏感性（90%）和特异性（85%）。与 CT 和闪烁成像方法相比，钆的摄取在区分软组织和骨方面有优势。MRI 是大多数患者都可以做的检查，可以提供有关足部软组织和骨感染的信息。诊断骨髓炎的骨髓内的主要变化是 T_1 加权像的低信号强度和 T_2 加权像的高信号强度[37, 38]。

在骨感染的初始阶段和随访中，闪烁检查比 X 线检查更敏感。然而，其局限性在于对鉴别软组织和骨感染诊断的特异性低。就感染诊断、骨评估和随访而言，标记的白细胞成像比骨扫描更有价值。已经证明，联合 ^{99m}Tc WBC 标记的 SPECT/CT 成像具有良好的空间分辨率，三维 CT 图像和 WBC 摄取强度在感染的部位和程度方面可获得更多证据。^{99m}Tc WBC 标记的 SPECT/CT 在跟踪抗生素治疗的患者过程中，在区分感染的完全控制上的作用得到了积极的评价。^{18}F-FDG PET/CT 是一种出色的混合成像，可用于 OM 的

表 6-5 糖尿病足骨髓炎的 X 线片特征[21]

- 在连续的 X 线片上有新的 * 或不断变化的放射学特征 **，包括以下几项
  - 骨皮质的缺损，伴有骨质侵蚀或脱矿现象
  - 局部小梁缺损或骨髓放射状的变化（脱矿）
  - 骨膜反应或隆起
  - 骨质硬化，有或没有侵蚀现象
- 皮下脂肪的软组织密度异常，或气体密度异常，从皮肤向骨下延伸，提示有深层溃疡或窦道形成
- 存在死骨：与正常骨质分离的具有放射性外观的坏死骨质
- 存在包膜 *：在以前存在的骨之外，有一层新的骨生长，它来自于骨膜的剥离
- 存在窦道 *：包膜或皮质上的开口，死骨或肉芽组织可以通过这些开口排出

注：* 一些特征（如死骨、包膜和窦道）在糖尿病足骨髓炎中的出现率低于年轻的大骨骨髓炎患者；** 通常相隔数周

诊断和区分骨与软组织感染。OM 的诊断上，建议综合使用各种诊断方法，如 PTB、血清炎症标志物、X 线片、MRI 和放射性核素扫描。第一种影像学检查应该是 X 线评估，但当需要更详细的影像学检查时，MRI 是首选。白细胞标记的放射性核素扫描、SPECT/CT 和 ^{18}F-FDG PET/CT 用于 MRI 禁忌的情况[37, 38, 70, 71]。

需要注意的是，如果糖尿病患者被怀疑有骨髓炎，而 X 线片和实验室结果与临床判断强烈提示有骨髓炎，则不建议再做其他影像检查[72-75]。

（五）DFI 的微生物学

判断 DFI 何时治愈比较困难。炎症标志物和普通 X 线片对诊断 DFI 有帮助。DFI 要在治愈后至少 1 年，并且没有感染复发的证据时才算痊愈。但如果仅是情况有所改善，而不是彻底解决，那么这应该仅仅被视为缓解，邻近位置的感染复发并不少见[76, 77]。

对于疑似足部骨髓炎的糖尿病患者，如果可能的话，经皮或手术采集骨的样本进行培养是有效的。诊断骨髓炎的金标准是进行骨活检，以及在此基础上进行组织学检查。这种方法是用来确定致病病原体的标准方法。在进行骨培养前接受抗生素治疗并没有关系，因为在许多研究中，这似乎并没有减少培养的阳性率。对所有的病例进行骨活检是最理想的；但是，这当然不总是可能的，因为这个过程需要经验、时间和额外的费用。然而，当预测致病的病原体有困难时，进行骨活检是非常必要的。如果从软组织感染中无菌采集的深层组织样本只出现明确的侵袭性病原体，特别是金黄色葡萄球菌，可能不需要进行活检[38, 78, 79]。

在 DFI 中，伤口拭子提供的关于病原体生长的临床有用信息不如伤口组织样本（在清洁和清创后通过活检获得）。有趣的是，从骨活检和拭子培养中分离出来的相应细菌的准确率约为 38%。目前，不建议将分子微生物学技术作为病原体鉴定的一线措施。低收入国家由于缺乏针对性的培养系统，革兰染色涂片是一种低成本的方法，确定致病菌类别，有助于选择合适的抗生素进行治疗[37, 80, 81]。

伤口恢复的结果在很大程度上取决于伤口受污染的微生物学的定性和定量特征，这是影响伤口愈合的关键因素。DFI 培养出的致病菌通常是多菌性的（涉及需氧菌和厌氧菌）。在这些分离培养出微生物，侵袭性病原体（如金黄色葡萄球菌或 β- 溶血性链球菌）必须得到治疗，而一些侵袭性弱的致病菌（如冠状病毒或凝固酶阴性葡萄球菌）常为定植菌，不一定需要用抗生素治疗[21, 82]。糖尿病足 OM 中最常检测到的细菌是金黄色葡萄球菌（高达 50% 的病例）、表皮葡萄球菌（约 25%）、链球菌（约 30%）和肠杆菌科（高达 40%），它们都会引起皮肤的急性感染。在常见的革兰阴性菌中，大肠埃希菌、肺炎克雷伯菌、变形杆菌和铜绿假单胞菌是最常见的微生物。厌氧菌经常出现在伴有需氧菌感染的深部组织的混合感染中，但发生率通常较低。混合感染引起微生物间的协同作用并加重感染。通常认为，尚未

使用抗生素治疗的急性感染是单一菌引起的，而有抗生素治疗史的慢性感染常为多菌性的混合感染。住院治疗、外科手术和长期使用抗生素导致了多重耐药菌或耐甲氧西林金黄色葡萄球菌的产生。糖尿病本身是 MRSA 感染的最易感因素之一[37, 82–84]。

（六）DFI 的抗生素治疗

用于治疗 DFI 的抗生素应根据以下标准进行选择：可能的或确认的致病病原体及其药敏试验报告；已公布的药品对 DFI 有效的证据；感染的严重程度；不良反应的风险，包括对菌群的损害；药物相互作用的可能性；药品的可用性；经济成本。总之，对感染的糖尿病足伤口的治疗应集中在窄谱的病原体覆盖范围内，最好是根据培养药敏结果。可以考虑的药物包括头孢菌素类、克林霉素、联合阿莫西林、喹诺酮类、哌拉西林 / 他唑巴坦、碳青霉烯类、青霉素、甲硝唑（与其他抗生素联合使用）、利奈唑胺和万古霉素[21, 40]。

任何患有严重 DFI 的患者必须主要使用肠外方法进行治疗。如果患者在临床上正在康复，并且没有使用合适的、可用的口服药物的禁忌证，可以改用口服途径进行治疗。轻度和经常是中度 DFI 的患者最初可以采用口服治疗。不建议在治疗轻度 DFI 时只使用任何局部抗生素[21, 85]。

DFI 的抗生素使用时长 1～2 周。在某些情况下，如广泛感染、感染缓解缓慢和严重的周围动脉疾病，需要适当延长，可持续 3～4 周。如果抗生素使用持续 4 周以上的感染，建议重新评估患者感染情况，明确是否改变治疗方法或进行更多的诊断性检查。糖尿病足骨髓炎的抗生素治疗时间不应超过 6 周。当然，抗生素治疗的最佳持续时间没有定论。根据美国感染病协会的建议，对感染累及的骨骼进行部分清创后，使用抗生素 4～6 周就够了，而在单纯抗生素治疗的情况下，却至少需要 3 个月。国际糖尿病足工作组（ International working Group on the Diabetic Foot, IWGDF ）的最新建议，如果感染的骨病灶部分切除后，则抗生素治疗 6 周，如果感染的骨头被完全切除，则不超过 1 周。2012 年的 IDSA 和 2016 年的 IWGDF 指南都建议，仍存有感染或坏死的骨病灶，至少需要 4 周的抗生素治疗。旨在限制抗生素使用时间，以减少不良后果。还应考虑到以下问题：服用抗生素是否覆盖了所有可能的病原体？抗生素是否按照处方服用？病灶周围血流灌注和肠道对抗生素制剂的吸收是否充分或受损？是否有任何手术指征（如脓肿、异物、骨髓炎等 ）[21, 40, 86–89]？在大多数 DFI 患者中，经验性抗生素治疗是可以覆盖可疑致病菌。最常见的病原体是需氧革兰阳性球菌，特别是金黄色葡萄球菌，其次是链球菌和凝固酶阴性葡萄球菌。生活在温和至中等湿润气候地区且近期没有使用过任何抗生素轻度糖尿病足感染患者，经验性使用抗生素治疗必须涵盖革兰阳性需氧病原体（β- 溶血性链球菌和金黄色葡萄球菌）。生活在炎热或潮湿气候下，在几周内接受抗生素治疗，或有严重缺血肢体或中度或重度感染的患者，建议使用经验性抗生素方案需覆盖革兰阳性病原体、通常分离的革兰阴性病原体及可能的专性厌氧菌。如果既往培养出铜绿假单胞菌者或者足部反复与水接触的感染者，慎重选择合适抗生素治疗。同时，在脓肿和缺血性肢体中必须考虑专性厌氧菌[90]，针对这些病原体可选用咪唑类药物（甲硝唑 ）或 β- 内酰胺类药物与 β- 内酰胺酶抑制药作为经验治疗（表 6–5 ）。后续根据临床反应和培养结果，可将经验性抗生素治疗调整为合适的治疗方法[91–94]。

某些国家 MRSA 的流行率为 20%～30%，非 β- 内酰胺类抗生素如利福平、夫西地酸、三甲氧苄啶和磺胺甲噁唑等也广泛使用，尽管它们有很多不良反应，如影响细胞的胰岛素敏感性而增加低血糖的风险、周围神经病变和与 SSRI 共同使用导致的 5- 羟色胺综合征等。门诊患者可以谨慎地使用利奈唑胺。新型头孢菌素制剂头孢拉林福萨米的静脉用药已被证明对包括 MRSA 在内的革兰阳性感染有效，可用于治疗糖尿病足感染。喹诺酮类抗生素，包括环丙沙星，是口服治疗革兰阴性感染合适的选择，联合（如利福平）可用于治疗金黄色葡萄球菌感染，在皮肤和软组织（包括骨骼）内显示出良好的组织渗透性。左氧氟沙星与环丙沙星具有相似的骨渗透性，可用于一些革兰阳性菌引起的骨感染。Q-T 间期延长的患者（如同时服用一些抗抑郁药）应慎用氟喹诺酮类抗生素。治疗期间，需要定期检查心电图[37, 40]。

慢性肾脏病（chronic kidney disease，CKD）是 DFU 患者的常见并发症，会增加足部溃疡的风险。使用如庆大霉素等具有肾毒性药物需要密切监测肾功能。高钾血症等不良反应在 CKD 患者中发生的频率更高。因此，经验性使用抗生素时必须考虑肾功能情况。有时，判断糖尿病足溃疡是否存在感染具有挑战性，特别是合并周围神经病变或周围动脉疾病。因此，某些次要的体征或症状（如溃疡下陷、气味大或渗出物的数量）可能会有帮助。建议临床上无感染的足部溃疡患者，不要使用全身甚至局部抗生素治疗，大约一半的 DFU 在发病初期并不伴有感染。不必要的抗生素治疗对患者、医疗系统和整个人群来说都是毁灭性的[21, 40, 94]（表 6-6）。

表 6-6　选择糖尿病足感染的经验性抗生素治疗方案[21]

感染程度	额外因素	常见的病原体*	潜在的经验性治疗方案**
轻度	没有复杂的特征	GPC	S-S pen；first-gen ceph
	β- 内酰胺类药物过敏或不耐受	GPC	克林霉素；FQ；T/S；大环内酯；doxy
	最近接触抗生素	GPC+GNR	β-L-ase-l T/S；FQ
	感染 MRSA 的高风险	MRSA	利奈唑胺；T/S；doxy；大环内酯
中度或重度	没有复杂的特征	GPC ± GNR	β-L-ase 1；second-/third-gen ceph
	最近使用抗生素	GPC ± GNR	β-L-ase 2；third-gen ceph；1组碳青霉烯（取决于先前的治疗，寻求建议）
	溃疡或温暖的气候	GNR，包括假单胞菌	β-L-ase 2；S-S pen+ 头孢他啶；S-S pen+cipro；2组碳青霉烯类
	缺血性肢体 / 坏死 / 气体	GPC ± GNR ± 厌氧菌	β-L-ase 1 或 2；第 1 组或第 2 组碳青霉烯；第二/三代头孢 + 克林霉素或甲硝唑
	感染 MRSA 的高风险	MRSA	考虑添加或用糖肽类药物代替；利奈唑胺；达托霉素；夫西地酸 T/S（ ± rif）；多西环素
	耐药 GNR 的风险因素	ESBL	碳青霉烯类药物；FQ；氨基糖苷类和大肠埃希菌素

*GPC. 革兰阳性球菌（葡萄球菌和链球菌）；GNR. 革兰阴性杆菌；MRSA. 耐甲氧西林金黄色葡萄球菌；ESBL. 产生扩展谱系 β- 内酰胺酶的生物体；S-S pen. 半合成抗青霉素酶的青霉素；β-L-ase. β- 内酰胺，β- 内酰胺酶抑制药；β-L-ase 1. 阿莫西林 / 克拉维酸钠，氨苄西林 / 舒巴坦；β-L-ase 2. 替卡西林 / 克拉维酸，哌拉西林 / 他唑巴坦；doxy. 多西环素；第 1 组碳青霉烯. 厄他培南；第 2 组碳青霉烯. 亚胺培南，美罗培南，多里培南；ceph. 头孢菌素；gen. 代；Pip/tazo. 哌拉西林 / 他唑巴坦；FQ. 对需氧革兰阳性球菌有良好活性的氟喹诺酮，如左氧氟沙星或莫西沙星；cipro. 抗假性氟喹诺酮，如环丙沙星；T/S. 三甲氧嘧啶 / 磺胺甲噁唑；rif. 利福平

**. 如果存在一些并发症，如氮质血症、肝功能障碍和肥胖症，应考虑调整为患者选择的剂量

许多 DFI 患者不需要住院治疗，但存在以下情况的可住院治疗。

- 需要获得诊断程序（血管评估等）。
- 需要详细评估的复杂足部感染（如紧急手术、广泛坏疽、筋膜室综合征或深部脓肿）。
- 肠外抗生素治疗。
- 液体复苏。
- 多学科讨论和会诊。
- 代谢控制。
- 存在并发症，如肾衰竭、免疫抑制情况等。

- 心理、社会或身体残疾。

令人庆幸的是，大多数轻度和中度 DFI 可以在门诊治疗，除了明显的相关软组织感染或需要手术治疗外，单纯骨骼受累的 DFI 并不需要住院治疗[21, 88, 95-97]。DFI 的住院指征见表 6-7[21]。

目前，还没有能够确定骨髓炎完全治愈的检测方法。IWGDF 提出，在确定何时停止抗生素治疗时，血清炎症标志物的降低，特别是红细胞沉降率，以及积极的愈合进展和放射学评估都是有用的。管理 DFU 的医护人员在某些情况下应

表 6-7　表示严重糖尿病足感染的特征和可能的住院指征

A. 提示有更严重的糖尿病足感染的表现

伤口	穿透到皮下组织（如筋膜、肌腱、肌肉、关节或骨骼）
蜂窝织炎	广泛的（＞2cm），远离溃疡或迅速进展的（包括淋巴管炎）
局部体征 / 症状	严重的炎症或萎缩、皱褶、鼓包、变色、坏死或坏疽、瘀斑或瘀点，以及新的麻木或局部疼痛
整体表现	急性起病 / 恶化或迅速进展
系统性体征	发热、寒战、低血压、意识混乱和血容量不足
实验室检测	白细胞增多，C 反应蛋白或红细胞沉降率高度升高，严重或恶化的高血糖，酸中毒，新的 / 恶化的氮质血症，以及电解质异常
复杂的特征	存在异物（意外或手术植入）、穿刺伤口、深部脓肿、动脉或静脉功能不全、淋巴水肿、免疫抑制性疾病或治疗、急性肾损伤
失败的治疗	在接受适当的抗生素和支持性治疗时病情进展

B. 提示可能需要住院治疗的一些因素

严重的感染（见前文提示更严重的糖尿病足感染的研究结果）

代谢或血流动力学不稳定

需要静脉注射治疗（而且不能 / 不适合作为门诊患者）

需要进行门诊无法提供的诊断性检查

存在足部缺血现象

需要进行外科手术（不只是小手术）

门诊治疗失败

患者不能或不愿意遵守以门诊为基础的治疗方法

需要比患者 / 护理人员所能提供的更复杂的敷料更换

需要仔细、持续的观察

向外科专家咨询，如严重感染或中度复杂感染、广泛坏疽合并感染、坏死性感染、怀疑有深部脓肿、筋膜室综合征或严重下肢缺血。如果手术中切除了骨，应取骨标本进行培养，以检测切除骨残端残留的骨感染。据报道，积极的手术方法与小范围截肢可降低踝部以上大面积截肢的风险，以及住院时间和相关费用 [37, 98, 99]。慢性骨髓炎与 DFI 复发率相关，无论是否有长期的抗生素治疗。感染复发率接近 30%。复发可能与部分切除部分病灶骨有关，也可能与耐药微生物留在生物膜内有关。生物膜可以保护病原体不被检测到，这就是需进行深部组织采样的原因。如果溃疡在第一次愈合后 12 个月内再次出现，就必须考虑 OM 的复发 [38, 40, 100]。糖尿病足的感染性特征仍不确定，因为处理糖尿病足的感染性仍是一个广泛和具有挑战性的领域，并且 OM 的治疗仍是一个备受关注的话题。

四、糖尿病足畸形

运动神经病变导致足部固有肌肉的无力，扰乱了足趾屈伸肌力平衡。小肌肉的萎缩导致跖趾关节掌屈，出现爪状趾、锤状趾、突出的跖骨头和平足内翻畸形（图 6-4）。畸形部位所受的重复性压力可导致组织破裂、胼胝形成、表皮下出血和溃疡。足部畸形（足趾畸形和突出的跖骨头）是重要的诱因，局部受力增加，增加局部溃疡风险 [101, 102]。

夏科病足

夏科病足或夏科神经性关节病（Charcot neuropathic arthropathy，CN）是一种晚期的失神经支配引起的足部承重关节退变的关节病 [103]。它是伴周围神经病变的一种复杂和具有破坏性的并发症。最常与糖尿病相关，但可发生在任何因传入本体感觉纤维丧失的患者中。近 10% 的糖尿病患者有神经病性关节病，在西方国家，糖尿病是神经病性关节病最常见的病因 [104, 105]。

	跖趾关节	近端指间关节	远端指间关节
锤状指	过伸	屈曲	僵直
杵状指	僵直	僵直	屈曲
爪形指	过伸	屈曲	屈曲
大脚趾	僵直	屈曲	屈曲

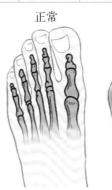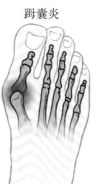

正常　　　　　蹞囊炎

▲ 图 6-4　糖尿病足畸形

早期发现和对畸形的早期治疗对改善预后至关重要。临床评估和足部骨骼的影像学表现是诊断的重要依据。CN 通常表现为单侧的、局部的、足部或踝部病灶区域的炎症反应，伴有红斑、发热和肿胀，可能由创伤或重复性微创伤引起 [106-108]。受累的骨在破坏阶段会发生变化，包括碎裂、凝聚和后期的硬化，这个过程可能需要几个月甚至几年才能完全愈合。CN 经常被误诊为蜂窝织炎或骨髓炎，这可延误诊断，增加骨质破坏。CN 通常累及跗跖关节，大约 50% 的病例受累，但足部或踝部的任何关节都可能受累，表现为骨质碎块化、关节脱位和扭曲畸形 [109-111]。

临床检查后要进行 X 线检查。放射性检查可明确具体的受累的区域（如中足、踝部等），并提供了关于是否需要紧急手术的指征（如明显脱位）。如果伴有神经病变的患者近期受伤后出现足部红斑和水肿，但没有伤口或明显的影像学改变，MR 检查可显示早期疾病，同时也有利于判断是否合并感染或脓肿形成 [112, 113]。

五、糖尿病足缺血

据统计，在中高收入国家中，高达 50% 的糖尿病足溃疡患者伴有外周动脉疾病（peripheral artery disease，PAD）[114, 115]，而在低收入国家，神经性溃疡更为普遍[116, 117]。在 DFU 的早期阶段判断是否合并 PAD 是很重要的，它与溃疡不愈合、感染、截肢和总体死亡率的风险升高相关。患有 DFU、PAD 和截肢的患者的预后比许多常见的癌症更差，这些患者中高达 50% 的人的生存期不到 5 年[115, 118-120]。

PAD 的危险因素包括年龄≥70 岁或年龄 50—69 岁伴有糖尿病和吸烟史或年龄 40—49 岁伴有糖尿病和另一个动脉粥样硬化危险因素，间歇性跛行或足部静息痛，足部脉搏减弱，或其他部位的动脉粥样硬化（冠状动脉、颈动脉、肾动脉等）。建议每年对所有糖尿病患者进行 PAD 筛查[121-123]。在大多数糖尿病和 DFU 患者中，临床单独检查如足背动脉搏动并不能排除 PAD。因此，结合收缩期踝肱指数（ankle-brachial index，ABI）或趾肱指数（toe-brachial index，TBI）的

测量，足部多普勒动脉波形的评估是必要的（图 6-5）。当然，没有哪种检测手段是理想的；在 ABI0.9～1.3、足趾 - 肱骨指数≥0.75 和三相足部多普勒波形的情况下，PAD 的可能性较小；但没有确切的数值可以明确排除 PAD[21, 124, 125]。

无论临床表现如何，采用标准护理 4～6 周内仍未愈合的溃疡，需进行血管成像。如果踝部压力<50mmHg，ABI<0.5，足 - 趾压力<30mmHg，或经皮氧压（TcPO$_2$）<25mmHg 的 DFU，应考虑选择紧急血管成像和再血管化重建[126, 127]（表 6-8）。需注意的是，下肢灌注减少不仅仅是由 PAD 引起的，水肿和感染也会以同样的方式引起组织氧合的减少，这些都应该得到适当的处理[128, 129]。

任何血管再造手术都应该是多学科治疗的一部分。足部感染的患者失去肢体的风险较大，常需紧急医疗救治。1 年内的截肢率为 44%，延迟治疗常出现危及生命的脓毒症[130]。治疗足部

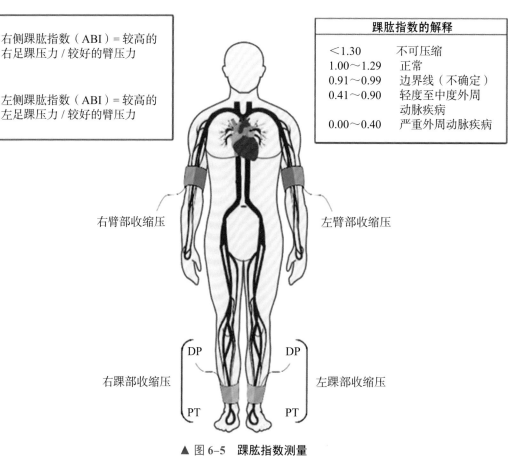

踝肱指数的解释	
<1.30	不可压缩
1.00～1.29	正常
0.91～0.99	边界线（不确定）
0.41～0.90	轻度至中度外周动脉疾病
0.00～0.40	严重外周动脉疾病

右侧踝肱指数（ABI）= 较高的右足踝压力 / 较好的臂压力

左侧踝肱指数（ABI）= 较高的左足踝压力 / 较好的臂压力

右臂部收缩压　　　　左臂部收缩压

右踝部收缩压　　　　左踝部收缩压

▲ 图 6-5　踝肱指数测量
DP. 足背肌；PT. 胫骨后肌

脓肿等深部感染时，需要通过引流来控制感染。有时需急诊切开引流，并进行积极的抗生素治疗。目的是控制败血症，对这些患者来说"时间就是组织"。感染得到控制后进行造影评估组织动脉灌注情况。在血供改善及感染治疗后，可能需要进行最后的手术，构建一个具有功能的脚。灌注严重受损、组织严重缺失但没有感染的患者，组织恢复灌注之前，不应进行全面清创或截肢[131-133]。

表 6-8　PAD 的缺血程度分级			
	缺　血		
级　别	踝肱指数	踝部收缩压（mmHg）	趾压，经皮氧压（mmHg）
0	≥0.80	>100	≥60
1	0.6～0.79	70～100	40～59
2	0.4～0.59	50～70	30～39
3	≤0.39	<50	<30

六、基本处理

糖尿病足溃疡的治疗针对下面几个内容：再血管化重建、感染控制、清创、减压和包扎，以及良好的血糖控制。再血管化重建和感染控制前面已讨论，这里我们讨论其他因素。

（一）清创

清创是指清除伤口中的坏死组织或感染异物，这是 DFU 治疗中促进伤口愈合的最重要的步骤。清创可以减少局部细菌数量，促进生长因子的产生，通畅伤口引流。多种类型的清创，包括外科手术、酶解、自溶、机械和生物疗法（表 6-9）。建议用锐性清创术去除 DFU 的坏死组织及其周围的胼胝体，而不是其他方法[134-142]。

清创最重要目的是将慢性溃疡转变为急性创面。此外，清创次数越多，愈合就越快。90% 以上的慢性伤口的治疗因存在生物膜而变得复杂。生物膜即使在锐性清创后也会重新形成，延迟愈合和康复。Cadexomer 碘是一种采用微珠技

表 6-9　糖尿病足溃疡的不同类型的清创术			
方　法	说　明	优　势	劣　势
手术	用手术刀、组织撕裂器、刮刀和弯剪从开放的伤口上去除胼胝体和所有不能生存的软组织和骨。对坏死组织的切除应尽可能深入和接近，直到遇到健康、出血的软组织和骨	只需要无菌剪刀或手术刀，因此具有成本效益	需要一定的技巧以防止扩大伤口
机械	这种方法包括从湿到干的敷料、高压灌洗、脉冲灌洗和水疗，常用于手术或锐器清创前的伤口清洁	允许清除硬化的坏死组织	不具有鉴别性，可能会去除肉芽组织；对患者来说可能会有疼痛感
自溶	当动脉灌注和静脉引流得到维持时，这种方法在健康、湿润的伤口环境中自然发生	它具有成本效益，适用于极度疼痛的伤口	很费时，治疗时间可能不确定
酶解	在英国唯一可用的配方含有链激酶和链球菌去氧核糖核酸酶（varidase topical wyeth laboratories）。这种酶能积极地消化蛋白质纤维蛋白。胶原蛋白和弹性蛋白通常存在于伤口的坏死渗出物中	它们可以直接应用于坏死的区域	链激酶可被全身吸收，因此在有心肌梗死风险的患者中禁用它很昂贵
生物疗法	将绿瓶蝇（lucilia sericata）的无菌蛆虫直接放入患处，用密网包扎固定。幼虫可积极地食用坏死的物质，同时可避开新形成的健康组织	它们能区分坏死组织和肉芽组织	患者和临床医生可能不愿意使用这种昂贵的治疗方法

术的新一代碘制剂，可以有效地清除生物膜和渗出物，并具有去屑功能。一种生物清创的早期类型是蛆虫清创疗法（maggot debridement therapy，MDT）或幼虫疗法。

这种早期生物清创是将无菌和活体形式的 Lucilia sericata 幼虫放在伤口上，产生一种强大的自溶酶，溶解坏死的组织，加快愈合进程和破坏生物膜。某些研究报道证明，该方法可明显减少伤口的臭味和致病菌数量，包括 MRSA[38, 143-148]。

（二）减压

减压技术即压力调节，被认为是糖尿病性神经性溃疡治疗的最重要组成部分。这些装置可以分散足底压力，降低极端的足底组织压力，达到治疗和预防的目的。DFU 减压后需要同时进行血管重建、感染控制、包扎、清创和代谢控制等措施，确保每个措施作用得到充分发挥。如果患者没有减压，这些措施无法促进伤口愈合，或者愈合的时间可能会延长[33, 149, 150]。目前多种减压方式（表 6-10），如何选择合适的减压方式是根据患者的身体特征和医从性、溃疡的位置和严重程度来选择。在 DFU 患者中，没有采取合适的干预导致步态恶化，甚至出现病情恶化的不良后果，包括 DFU 恶化、截肢、虚弱、跌倒的风险和缺失独立生活能力[33, 150]。

治疗神经性 DFU 最常用的减压技术是全接触石膏（total contact cast，TCC）[150-152]。全接触石膏是有衬垫的，并根据足部轮廓精心设计，包括脚跟，以便行走（图 6-6）。石膏的设计是为了减少来自溃疡处的压力，并将压力分散到整个足部表面。此外，患者无法自己拆除石膏，这增加了依从性，减少了活动量，从而促进了伤口愈合[150, 153]。

但是，TCC 无法每天对伤口进行评估。这在治疗软组织或骨感染中常常是禁忌的[137, 154, 155]。在某些特殊情况下，建议采用其他类型的技术，如可拆卸石膏步行器（removable cast walker，RCW）（图 6-6）或即时 TCC（iTCC）。在 DFU 治疗中，前足和后足减压鞋在治疗 DFU 是比较有用的（图 6-7）。愈合后，患者应穿任何不会引起溃疡的鞋类或鞋垫，鞋类在预防溃疡发生发挥重要作用。此外，某些现代方法，如足底扫描仪能够测量足底压力，根据足底承重位置来设计鞋子[156, 157]。

（三）高级敷料

在过去的几十年中，新型敷料是治疗糖尿病足溃疡的重大进展[158, 159]。理想的敷料应能够维持水分平衡、刺激生长因子分泌、蛋白酶封存、氧渗透率、抗菌活性，并且能够促进自溶的清创，刺激肉芽组织的形成和组织再上皮化。更重要的是，具有高效和持久作用[158, 160]。但是，目前没有哪一种敷料可以满足糖尿病足溃疡患者的所有需求。根据糖尿病足溃疡的病因、伤口的部

表 6-10 不同类型的应力分散技术 [150]				
技 术	护具技术	鞋类相关技术	手 术	其 他
示例	• TCC（图 6-6） • iTCC RCW（图 6-6） • Scotch-cast 靴子 • 开窗支具 • 定制夹板	• 鞋 或 半鞋（图 6-7） • 凉鞋 • 鞋垫 • 鞋内矫形器 • 袜子	• ATL • 液体硅胶注射 / 组织增生 • 胼胝体清创术 • 跖骨头切除术 / 截骨术 / 关节置换术 / 截骨术 • 外固定术	• 卧床休息 • 拐杖 / 手杖 / 轮椅 • 支架（髌骨肌腱承托的踝足矫形器） • 助行器 • 敷料 • 毛毡泡沫 / 衬垫 • 塞子

TCC. 全接触石膏；iTCC. 即时 TCC；RCW. 可拆卸石膏步行器；ATL. 跟腱延长术

位、深度、渗出物、伤口边缘情况、是否存在感染或疼痛、是否需要黏附来选择合适的敷料[159]。糖尿病足溃疡敷料中最常见的有薄膜敷料、水凝胶敷料、水胶体敷料、海藻酸盐敷料、泡沫敷料、银包被敷料（表 6-11）。选择敷料时，还要考虑渗出液的控制、易用性和成本。针对糖尿病足部溃疡的特征，选用合适的敷料；然而，在糖

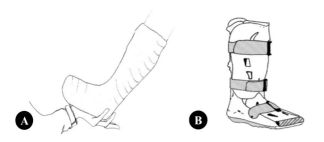

▲ 图 6-6　**A.** 全接触石膏；**B.** 可拆卸石膏步行器

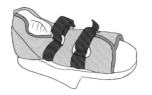

▲ 图 6-7　前足减压半鞋

尿病足溃疡所有类型的辅料中常用水凝胶辅料。有些敷料包含抗菌特性的制剂（蜂蜜、碘、银、聚六亚甲基），以及一些能改变慢性伤口生物学特性的物质（如影响表面蛋白酶活性）。除了最佳的护理标准之外，建议考虑使用胎盘衍生产品作为辅助治疗，因为人胎盘胎膜含有生长因子、富含胶原的细胞外基质，以及包括间充质干细胞、新生儿成纤维细胞和上皮细胞在内的细胞，这些细胞为伤口愈合所需[15, 139]。

七、新疗法

本部分主要介绍一些用于治疗 DFU 和促进伤口愈合的新方法。

（一）高压氧疗法

高压氧疗法（hyperbaric oxygen therapy, HBOT）已经被证实对 DFU 的治疗是有益的。通常认为，日常训练中，间断地提供 100% 的氧是有益的。治疗过程是在 1.4～3.0 大气压的高压舱中吸入 3 个循环（每个循环持续 30min，共

表 6-11　基于糖尿病足溃疡特征的敷料类型选择

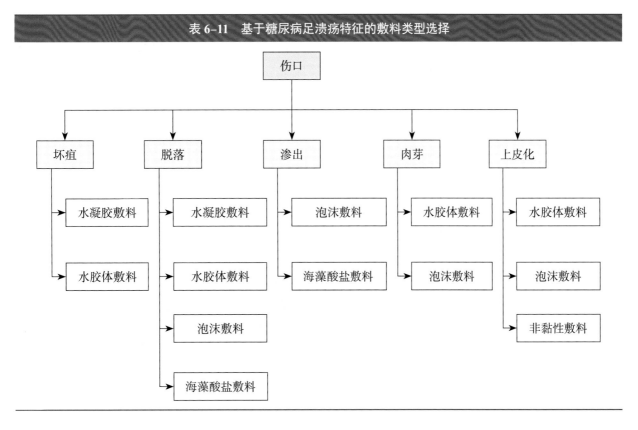

90min）的纯氧，中间间隔5min[161-163]（图6-8）。多项研究表明，HBOT能够改善创面组织缺氧，减轻水肿，增加血流灌注，减少炎性细胞因子，促进成纤维细胞增殖、胶原蛋白合成和血管生成[164-166]。但是，这种技术在DFU的辅助治疗中的应用仍然存在着争论。HBOT不能替代抗生素治疗或外科伤口清创。此外，HBOT费用昂贵且费时，仅在一小部分医疗机构中使用[17, 139, 167]。

（二）负压伤口治疗

负压伤口疗法或负压疗法是一种无创的伤口处理方法，通过调节伤口敷料压力来促进慢性和急性伤口的愈合。该方法需要在每个伤口使用无菌、无乳胶的聚氨酯或聚乙烯醇泡沫敷料，并用不透水的黏合剂覆盖物进行防护。通常，采用80～125mmHg的连续或循环负压。利用抽吸设备抽取伤口渗出液[139, 168, 169]。

NPWT能有效地减少皮肤水肿及伤口渗出，降低细菌的定植，促进血管重建，促进肉芽组织的形成，并提高伤口的氧合和收缩。可能出现的不良反应有伤口浸渍、敷料滞留、伤口感染[139, 170-172]。

（三）生物工程皮肤

近数十年来，生物工程皮肤（bioengineered skin，BES）已成为治疗DFU的一种新的治疗技术。该方法用新的基质取代了受损和恶化的原生细胞外基质，激活了新的愈合途径。目前，美国批准了3种用于DFU的BES产品：Derma graft（Advanced BioHealing Inc., La Jolla, CA），Apligraf（Organogenesis Inc., Canton, MA），Oasis（Cook Biotech, West Lafayette, IN）[172-175]。

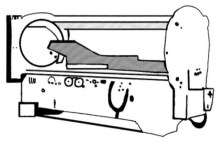

▲ 图6-8　高压氧舱

BES产品含有体外培养的细胞，能不断地分泌生长因子加快DFU愈合。此外，BES还提供细胞外基质和促进血管生成因子，促进伤口愈合。外周缺血是DFU的特征之一，影响BES移植的关键因素。因此，外科血管重建术、减压、创面床的准备是应用BES的必要组成部分。此外，由于这种方法需要控制感染，可能需要高昂的费用和长期护理[175-178]。

（四）富含血小板的血浆

近年来，富血小板自体血浆（platelet-rich plasma，PRP）也成为DFU的一种辅助治疗方法。全血经过离心分离获得的，可分成3层：贫血小板血浆、富血小板血浆、红细胞。这些血小板中有很多活性蛋白，它们参与伤口愈合的分子途径[179, 180]。血小板α颗粒释放多种细胞因子，主要有PDGF、TGF-β、VEGF、EGF、纤维蛋白原、纤维连接蛋白和玻连蛋白。其中，重组人血小板衍生生长因子（rhPDGF）（Becaplermin或Regranex）是一种内含0.01%的PDGF-BB（rhPDGF-BB）的水凝胶。多个临床试验证实，伤口的愈合率高于对照组，从而获得了美国食品药品管理局（Food and Drug Administration，FDA）的批准[165, 181]。即使通过了FDA的审批，它的临床使用还是受到了限制，因为Becaplermin的价格昂贵和局部使用存在致癌性。此外，血小板δ-颗粒释放5-羟色胺、组胺、多巴胺、钙和腺苷，对伤口的修复有一定的调节作用。迄今为止，小规模随机对照研究和病例报道评估了局部自体PRP对DFU的疗效做出评估，表明许多混杂变量与PRP的使用相关，对制订标准的治疗方案造成一定的影响[180, 181]。

（五）理疗

物理治疗包括冲击波、超声波、激光疗法、磁疗和电流刺激。电刺激（electrical stimulation，ES）是DFU患者的一种治疗辅助疗法。目前，许多研究都支持证实了ES治疗DFU是有效的。ES可以恢复变少的血流量、降低感染和细胞反应低，所以建议使用。此方法成本低，操作简便，能有效地促进 DFU 的愈合过程[182-183]。

低强度激光疗法（low-level laser therapy，LLLT）或软激光疗法为身体细胞提供直接光能。这项技术在医领域学已经有三十多年的历史；但是，却没有得到足够的重视。吸收的激光能量激发细胞的分子和原子，不会引起组织温度的大幅升高。它对细胞有丝分裂、角质形成细胞的传代和增殖、细胞因子的构建具有刺激作用，并会促进皮肤血管生成增加[184-186]。不同波长的激光可穿透到不同的深度的人体组织。低能量激光可以刺激细胞分化，而高能辐射则会抑制细胞生长。建议用低能量光刺激来促进难愈合溃疡伤口的愈合[185,186]。

（六）臭氧疗法

臭氧层是一种由三个氧原子环形构成的气体。臭氧（O_3）在医学中的应用始于 19 世纪中叶，因具有抗氧化和抗菌的作用，用于多种疾病的治疗。例如，它可用于治疗由耐药病原体引起的慢性感染[187,188]。越来越多的证据表明，O_3 可以用于治疗 DFU。此外，O_2-O_3 可提高伤口 VEGF、TGF-β 和 PDGF 的水平，修复局部坏疽。O_3 能促进成纤维细胞的增殖，改善细胞间基质的重塑和DFU 周围组织愈合[188,189]。一些研究报道表明，伤口愈合速率的增快，可能是因为 O_3 在封闭伤口区域增加 O_2 张力，作为一种抗菌物质，减少细菌的感染。20 世纪末，一个德国科学家的团队在糖尿病皮肤溃疡中应用了臭氧治疗[190]。用装有 O_3 的聚乙烯塑料袋，密度为 10～80μg/ml，约25min。DFU 的减压和清创是神经性溃疡创面治疗的基础阶段。O_2-O_3 联合疗法对于无法愈合的伤口很有帮助。O_2-O_3 是一种消毒剂，通过氧化特定的蛋白质和脂肪来破坏细菌的外壳，从而使细菌失去活力。此外，用 O_3 疗法治疗 DFU 过程中，干扰素、TNF 和 IL-2 能刺激免疫系统，减少感染的发生。虽然 O_3 疗法被视为是安全，无不良

反应，但若超出其治疗剂量，则可能会产生毒性。由于其安全性尚不明确，所以目前还没有应用 O_3在病灶内注射治疗 DFU 的研究。此外，O_3 疗法并不适用于深度、严重感染或坏死的创面[187,189]。

（七）冷常压等离子治疗

等离子体是一种不同于固体、液体或气体的形态，这就是所谓的第四形态，可以利用高电压来减少气体填充的间隙，从而产生很强的电场来获取它。一种在大气压下产生等离子体的方法是通过使用介质阻挡放电（dielectric-barrier discharge，DBD）来减少电流流动和气体升温。在空气中，DBD 除了产生微弱电流以外，还会产生带电碎片、化学反应物质（O_3、OH、H_2O_2、O、N_xO_y 等）、紫外线辐射（UV-A 和 UV-B）及巨大的波动电场。传统的医疗设备消毒或组织烧灼的等离子是热等离子体[191,192]。冷大气等离子体（cold atmospheric plasma，CAP）一种热等离子体的替代品，又称大气冷等离子体（atmospheric cold plasma，ACP）、冷大气压等离子体（atmospheric pressure plasma，APP）或组织耐受等离子体（tissue-tolerable plasma，TTP）。经体外和体内模型证明，CAP 在减少多种真菌和细菌生长，包括耐药性生物膜菌株方面具有优势。它在体内通过上调 IL-6、IL-8、MCP-1、TGF-β1/2 和 Ⅰ 型胶原蛋白促进创面愈合。研究表明，每天 3min 的 CAP 可以抑制炎症、减轻氧化应激和增加血管生成，并可在不损害肝和肾的情况下，加快糖尿病伤口的愈合速度。但是，CAP 对伤口愈合的作用还不明确[192,193]。

（八）干细胞

随着再生医学的到来，以干细胞为基础的疗法逐渐成为学术界关注的焦点。干细胞疗法，尤其是间充质干细胞疗法，经多次肌内注射后，被视为是一种针对糖尿病足合并动脉缺血性肢体疾病的有效治疗方法。虽然目前没有针对 DFU 的治疗，但未来有望找到应用干细胞治疗 DFU 的

有效方法[194, 195]。

八、糖尿病合并其他下肢感染

DFU 患者卧床后，脓液可沿着内踝区域的方向转移到足底中央区域的近端，并通过屈趾肌腱向上蔓延至小腿。足底间室分为内侧、中央、外侧和骨筋膜室，小腿的 3 个筋膜室分别为前、侧和后三个间室。通过腿部和足部的肌腱周围的隧道，足部的筋膜室与腿部的对应间室相连接。足部内侧间隔通过蹬长屈肌腱与小腿后筋膜室相连。足中央间隔通过蹬长屈肌腱和指长屈肌腱与小腿后筋膜室相连，促进感染从足播散到小腿。糖尿病足感染蔓延至腿部是临床的常见问题。多项回顾性病例对照研究发现了多种参与腿部感染播散的危险因素，并且每个危险因素都很容易在患者的首次检查中得到评估。这些因素包括脚趾截肢，局限于足跟的伤口，大小超过 5cm 伤口合并 Wagner3～5 级或严重败血症 4 级。如果这些因素得到控制，这种扩散不会对临床疗效产生不良的影响[196]。某些研究指出，感染蔓延到腿部与周围血管疾病（peripheral vascular disease，PVD）之间无关联，鉴于这一事实，缺血和感染同时存在将增加因感染蔓延至腿部而进行大截肢的风险。这有助于将腿部溃疡与局限于足部的溃疡区分开来，突出这些部位溃疡的致病因素发生率的差异。静脉疾病、动脉疾病和糖尿病都是足部孤立性溃疡的病因，而非腿部溃疡的病因[197]。大量研究表明，在接受各种手术干预的患者中，糖尿病是术后不良结局（如死亡率和手术部位感染）的独立危险因素[198]。糖尿病也是关节置换手术患者的常见并发症，它与许多微血管和大血管并发症相关，而且可能影响骨骼重塑，因此，糖尿病患者实施全髋关节置换后可能出现严重的医疗并发症。对大量 THR 和全膝关节置换患者进行的研究发现，糖尿病患者术后并发症的风险增加。例如，在进行关节置换手术后，糖尿病患者可能会有更高的并发症发生率，其中包括肺炎和关节感染[199-201]。糖尿病患者关节置换术后并发症的发生率和严重程度尚无统计数字。任何形式的组织损伤，如 THR 手术，都可能会出现胰岛素抵抗和高血糖，术后高血糖会增加手术部位感染的风险。在冠状动脉搭桥手术和下肢愈合中也出现了相同的病理生理反应[202]。糖尿病患者也需特别重视是否合并静脉病变。事实上，约 1/3 的慢性静脉功能不全的糖尿病患者在 40 岁之前也会发生静脉溃疡，这是存在血管循环障碍和感觉丧失，尤其合并周围神经病变[197, 203]。

慢性腿部溃疡占总人口的 1% 以上，可通过检测易感因素来评估预后，更好地指导治疗[203]。一项关于腿部溃疡病因的研究调查发现包括肥胖、糖尿病、女性、贫血、年龄和外周血管疾病。与非糖尿病患者相比，糖尿病患者的腿部伤口并发症如血肿、蜂窝织炎、坏死、裂开和脓肿的发生率更高[204]。

九、COVID-19 大流行与糖尿病肢体

在撰写本章时，全世界人民都在经历着一种新的广泛传播的流行病，即 COVID-19。一些研究报道称，糖尿病患者感染 COVID-19 的风险更高。此外，由于 DFU 是糖尿病患者住院的最常见原因，因此要降低与医院相关的 COVID-19 传播。这就需要减少工作人员、患者和设备之间的接触。在 COVID-19 大流行过程中，阻止和控制医院感染至关重要[205, 206]。

DFU 患者会有发热，通常会出现局部发红、肿胀、疼痛、炎症分泌物，从而导致炎症反应标志物〔如 WBC、CRP、ESR 和（或）降钙素原〕的增加，这些都与 COVID-19 的体征和症状有很大程度的重叠。对于有 COVID-19 确诊或疑似阳性诊断标准的患者，应立即转到指定医院。血糖控制对于患有 COVID-19 的糖尿病患者至关重要，因为血糖控制不佳的患者更容易出现并发症，而且预计死亡率也会增加。血糖监测是必要的，建议通过胰岛素治疗严格控制血糖水平。择期手术

（如负压引流、胫骨横向骨搬移术和动脉血供重建）应在近期内推迟。对于某些外科（如介入治疗、保守治疗或截肢），若延迟不会对患者的短期病情造成影响，则可以推迟手术。如果患者需紧急的外科治疗（如清创或局部减压），可在咨询外科医生、麻醉师和其他相关专科医生后，采取相应的防护措施进行手术[206]。

DFU 感染的患者，如局部脓肿、严重的炎症反应或感染性休克，必须进行引流，并控制感染。进行性感染、肝肾功能不全、感染性休克、非手术治疗失败的患者，需要进行紧急截肢手术以挽救生命时，必须紧急接受手术治疗。对于感染 COVID-19 的患者，在选择治疗方案时必须考虑肺炎的严重程度。经皮腔内血管成形术（percutaneous transluminal angioplasty，PCTA）适用于轻度和中度感染 COVID-19 的患者。在选择手术治疗之前，需要彻底评估手术的风险和益处。

上述诊断和治疗方法应与患者接受及时和合适的治疗相一致，同时采取有效的 COVID-19 预防措施[206]。

给 DFU 患者实施分流制度，包括家访、更高保护级别的诊室就诊、远程医疗和远程患者监测，可以协助医疗服务提供者治疗患者，降低 COVID-19 的感染风险。COVID-19 大流行期间的目标就是通过安抚 DFU 患者，保护他们，让他们在家工作，从而减轻医疗系统的负担。在疫情期间，承担 DFU 护理的创伤中心应关闭其服务或减少工作时间。DFU 手术和干预措施被误认为是非必要的，因此这些患者面临快速感染的风险，可能会导致截肢率和死亡率的增加。此外，糖尿病患者是 COVID-19 死亡率高的人群。表6–12 展示了足科医生提出的下肢伤口和糖尿病足的分诊制度。

需要进行血管重建的患者可以由血管外科医生、心脏病专家或门诊介入放射科医生在办公室实验室里进行处理。

表 6–12 足科医生为下肢创伤和糖尿病足问题拟议的分诊系统[207]		
条 件	护理地点	紧 急
危重 （0.25% 的糖尿病患者）	• IDSA 严重和一些中度感染 • 气性坏疽 • SIRS/ 脓毒症 • 急性肢体威胁性缺血	• 医院	• 优先级 1 级 • 紧急
严重 （0.75% 的糖尿病患者）	• IDSA 一些中度感染（包括骨髓炎） • 慢性肢体威胁性缺血 • 干性坏疽 • 不断恶化的足部溃疡 • 活动性夏科足	• 门诊部 • 办公室实验室 • 外科中心 • 足科医生办公室	• 优先级 2 级
受保护 （3% 的糖尿病患者）	• 改善的足部溃疡 • 非活动性夏科足（未穿稳定的特殊鞋子）	• 足科医生办公室 • 家 • 远程医疗	• 优先级 3 级
稳定 （94% 的糖尿病患者）	• 未合并并发症的静脉性足部溃疡 • 近期治愈的足部溃疡 • 非活动性夏科足（穿稳定的特殊鞋子） • 愈合性截肢	• 家 • 远程医疗	• 优先级 4 级

IDSA. 美国传染病学会；SIRS. 全身炎症反应综合征

随着远程医疗和远程设备的发展，一些技术的使用也助于筛查感染和评估伤口，包括基于伤口评估的 FaceTime 和 Google Glass，也可借助"存储和转发"照片的组合、短信服务（short message service，SMS）文本或文本视频聊天软件[208]。细胞因子水平升高（IL-6、IL-10 和 TNF-α）对 COVID-19 的不良结局影响很大。同时，在 DFU 患者中也观察到其他细胞因子的变化和升高。促炎细胞因子释放失衡与夏科骨关节病的发病机制有关[205]。神经病变加快 DFU 的进展，同时，其严重形式可能会降低 DFU 患者对感染的免疫反应，合并 COVID-19 情况下对促炎细胞因子的产生有一定影响[118]。另外，PAD 引起的缺血也是 DFU 的另一个重要促成因素[29]。在严重的缺血情况下，临床医生担心静脉注射的抗生素无法到达下肢感染部位。因此，关于 COVID-19 感染的静脉注射药物如何到达 DFU 患者的目标部位仍有一些担忧。相比之下，患有

呼吸困难的 COVID-19 患者通常会减少日常活动（或者可能是因为隔离），这对 DFU 的减压很有价值，并可能提高神经性溃疡的愈合率[205]。

这里提出的问题是，在这些情况下，COVID-19 与糖尿病足之间是否存在潜在的联系。这只是在特定时刻的一个假设，需要更多的知识来证明或反驳它。

结论

总之，糖尿病足管理是一种多学科的综合方法，需要全科医生、内分泌科医生及传染病、血管外科、骨科、介入放射学、矫形、假肢和受过教育的护士组成的运作良好的团队合作。为了改善结果和预后，需要考虑以下问题：患者教育（不仅在治疗中，还包括在预防 DFU 方面），血糖控制（理想情况下 HbA1c≤为 7%），彻底清创，适当减压，先进的敷料选择及合适的鞋子。患者在截肢后必须进行糖尿病足康复锻炼。

参考文献

[1] Zhang H, Qi D, Gu H, Wang T, et al. Trends in the prevalence, awareness, treatment and control of diabetes in rural areas of northern China from 1992 to 2011. J Diabetes Investig 2020; 11: 241–249. https://doi.org/10.1111/jdi.13095.

[2] Ramachandran A, Snehalatha C, Shetty AS, Nanditha A. Trends in prevalence of diabetes in Asian countries. World J Diabetes 2012; 3: 110–117. https://doi.org/10.4239/wjd.v3.i6.110.

[3] Whiting DR, Guariguata L, Weil C, Shaw J. IDF diabetes atlas: global estimates of the prevalence of diabetes for 2011and 2030. Diabetes Res Clin Pract 2011; 94: 311–321. https://doi. org/10.1016/j.diabres.2011.10.029.

[4] Shahbazian H, Yazdanpanah L, Latifi SM. Risk assessment of patients with diabetes for foot ulcers according to risk classification consensus of international Working Group on Diabetic Foot (IWGDF). Pak J Med Sci 2013; 29: 730–734. https://doi.org/10.12669/pjms.293.3473.

[5] Marshall SM. A life course perspective on diabetes: developmental origins and beyond. Diabetologia 2019; 62:1737–1739. https://doi.org/10.1007/s00125-019-4954-6.

[6] Paola LD, Cimaglia P, Carone A, Scavone G, et al. Limb salvage in diabetic patients with no-option critical limb ischemia: outcomes of a specialized center experience. Diabetic Foot & Ankle 2019, 10(1): 1696012. https://doi.org/10.1080/2000625X.2019.1696012.

[7] Leone S, Pascale R, Vitale M, Esposito S. Epidemiology of diabetic foot. Infez Med 2012; 20 (1): 8–13.

[8] Richard JL, Schuldiner S. Epidemiology of diabetic foot problems. Rev Med Interne 2008; 29 (2): S222–S230. https://doi.org/10.1016/S0248-8663(08)73949-3.

[9] Ragnarson Tennvall G, Apelqvist J. Health-economic consequences of diabetic foot lesions. Clin Infect Dis 2004; 39(2): S132–S139. https://doi.org/10.1086/383275.

[10] Yazdanpanah L, Shahbazian H, Nazari I, Arti HR, et al. Prevalence and related risk factors of diabetic foot ulcer in Ahvaz, south west of Iran, Diab Met Syndr: Clin Res Rev (2018). https://doi.org/10.1016/j.dsx.2018.03.018.

[11] Sen CK. Human wounds and its burden: An updated compendium of estimates. Advances in Wound Care 2019; 8(2):39–48. https://doi.org/10.1089/wound.2019.0946.

[12] Yazdanpanah L, Shahbazian H, Nazari I, Arti HR, et al. Incidence and risk factors of diabetic foot ulcer: A population-based diabetic foot cohort (ADFC Study)—Two-year follow-up study. International Journal of Endocrinology 2018: Article ID 7631659, 9 pages. https://doi. org/10.1155/2018/7631659.

[13] Bortoletto MS, Andrade SM, Matsuo T, Haddad M C, et al. Risk factors for foot ulcers – A cross sectional survey from a primary care setting in Brazil. Prim Care Diabetes 2014; 8: 71–76. https://doi.org/10.1016/j.pcd.2013.04.003.

[14] Waaijman R, Haart M, Arts ML, Wever D, et al. Risk factors for plantar foot ulcer recurrence in neuropathic diabetic patients. Diabetes Care 2014; 37: 1697–1705. https://doi.org/10.2337/dc13-2470.

[15] Monteiro-Soares M, Boyko EJ, Ribeiro J, Ribeiro I, et al. Predictive factors for diabetic foot ulceration: A systematic review. Diabetes Metab Res Rev 2012; 28: 574–600. https://doi. org/10.1002/dmrr.2319.

[16] Wu L, Hou Q, Zhou Q, Peng F. Prevalence of risk factors for diabetic foot complications in a Chinese tertiary hospital. Int J Clin Exp Med

2015; 8(3):3785–3792.

[17] Alavi A, Sibbald RG, Mayer D, Goodman L, et al. Diabetic foot ulcers: Part II. Management. *J Am Acad Dermatol* 2014; 70: 21.e1–2124; quiz 21.e1–2124 https://doi.org/10.1016/j. jaad.2013.07.048.

[18] Anichini R, Brocco E, Caravaggi CM, Da Ros R, et al. Physician experts in diabetes are natural team leaders for managing diabetic patients with foot complications. A position statement from the Italian diabetic foot study group. Nutrition, Metabolism and Cardiovascular Diseases 2020; 30(2):167–178. https://doi.org/10.1016/j.numecd.2019.11.009.

[19] Formosa C, Gatt A, Chockalingam N. Diabetic foot complications in Malta: prevalence of risk factors. Foot (Edinb) 2012; 22: 294–297. https://doi.org/10.1016/j.foot.2012.08.008.

[20] Bus SA, van Deursen RW, Armstrong DG, Lewis JEA, et al. Footwear and offloading interventions to prevent and heal foot ulcers and reduce plantar pressure in patients with diabetes: a systematic review. Diabetes Metab Res Rev 2015; 32(s1): 99–118. https://doi.org/10.1002/dmrr.2702.

[21] Schaper NC, Van Netten JJ, Apelqvist J, Bus SA, et al. IWGDF guidelines on the prevention and management of diabetic foot disease. Available on: https://iwgdfguidelines.org/guidelines/guidelines/

[22] Pérez-Panero AJ, Ruiz-Muñoz M, Cuesta-Vargas AI ,Gónzalez-Sánchez M. Prevention, assessment, diagnosis and management of diabetic foot based on clinical practice guidelines: A systematic review. Medicine 2019; 98:35(e16877). https://doi.org/10.1097/MD.0000000000016877.

[23] Wennberg L, Widgren S, Axelsson R, Gerok-Andersson R, et al. Multidisciplinary diabetic foot care in Sweden – A national survey. Diabetes research and clinical practice 2019; 149:126–131. https://doi.org/10.1016/j.diabres.2019.02.003.

[24] Jiao F, Cheung Fung CS, Fai Wan EY, Chun Chan AK, et al. Five-year cost-effectiveness of the multidisciplinary Risk Assessment and Management Programme–Diabetes Mellitus (RAMP-DM). Diabetes Care 2018; 41:250–257. https://doi.org/10.2337/dc17–1149.

[25] Jiao F, Fai Wan EY, Cheung Fung CS, Chun Chan AK, et al. Cost-effectiveness of a primary care multidisciplinary Risk Assessment and Management Program for patients with diabetes mellitus (RAMP-DM) over lifetime. Endocrine 2019; 63:259–269. https://doi.org/10.1007/s12020–018–1727–9.

[26] Wang C, Mai L, Yang C, Liu D, et al. Reducing major lower extremity amputations after the introduction of a multidisciplinary team in patient with diabetes foot ulcer. BMC Endocrine Disorders 2016; 16:38. https://doi.org/10.1186/s12902–016–0111–0.

[27] Karki DB, Yadava SK, Pant S, Thusa N, et al. Prevalence of sensory neuropathy in Type 2 diabetes mellitus and its correlation with duration of disease. Kathmandu Univ Med J 2016; 54(2):120–124.

[28] Ziegler D, Rathmann W, Dickhaus T, Meisinger C, et al. Prevalence of polyneuropathy in pre-diabetes and diabetes is associated with abdominal obesity and macro-angiopathy. Diabetes Care 2008; 31:464–469.

[29] Ziegle I, Papanas N, Vinik AI, Shaw JE. Handbook of Clinical Neurology; Chapter 1 – Epidemiology of polyneuropathy in diabetes and pre-diabetes, Handb Clin Neurol. 2014, 126: 3–22. https://doi.org/10.1016/B978–0–444–53480–4.00001–1Getrightsandcontent

[30] Breiner A, Lovblom LE, Perkins BA, Bril V. Does the prevailing hypothesis that small-fiber dysfunction precedes large-fiber dysfunction apply to Type 1 diabetic patients? Diabetes Care 2014; 37:1418–1424. https://doi.org/10.2337/dc13–2005.

[31] Tabatabaei-Malazy O, Mohajeri-Tehrani MR, Madani SP, Heshmat R, et al. The prevalence of diabetic peripheral neuropathy and related factors. Iranian J Publ Health 2011; 40(3): 55–62.

[32] Sveen KA, Karimé B, Jørum E, Mellgren SI, et al. Small-and large-fiber neuropathy after 40 years of type 1 diabetes. Diabetes Care 2013, 36:3712–3717.

[33] Ling E, Lepow B, Zhou H , Enriquez A, et al. The impact of diabetic foot ulcers and unilateral offloading footwear on gait in people with diabetes. Clinical Biomechanics 2020; 73:157–161. https://doi.org/10.1016/j.clinbiomech.2020.01.014.

[34] Raspovic KM, Wukich DK. Self-reported quality of life and diabetic foot infections. J Foot Ankle Surg 2014; 53:716–719.

[35] Lavery LA, Armstrong DG, Murdoch DP, Peters EJ, Lipsky BA. Validation of the infectious diseases society of America's diabetic foot infection classification system. Clin Infect Dis 2007; 44:562–5.

[36] Ndosi M, Wright-Hughes A, Brown S, et al. Prognosis of the infected diabetic foot ulcer: A 12–month prospective observational study. Diabet Med 2018; 35:78–88.

[37] Giurato L, Meloni M, Izzo V, Uccioli L. Osteomyelitis in diabetic foot: A comprehensive overview. World J Diabetes 2017; 8(4): 120–171.

[38] Tan TW, Shih CD, Concha-Moore KC, et al. Disparities in outcomes of patients admitted with diabetic foot infections. PLoS One 2019; 14:e0211481.

[39] Jia L, Parker CN, Parker TJ, Kinnear EM, et al. Incidence and risk factors for developing infection in patients presenting with uninfected diabetic foot ulcers. PLoS ONE 2017; 12(5):e0177916. https://doi.org/10.1371/journal.pone.0177916.

[40] Barwell ND, Devers MC, Kennon B, Hopkinson HE, et al. Diabetic foot infection: Antibiotic therapy and good practice recommendations. Int J Clin Pract 2017; 71:e13006. https://doi.org/10.1111/ijcp.13006.

[41] Zha ML, Cai JY, Chen HL. A bibliometric analysis of global research production pertaining to diabetic foot ulcers in the past ten years. J Foot Ankle Surg 2019; 58:253–9.

[42] Paisley AN, Kalavalapalli S, Subudhi CP, Chadwick PR, et al. Real time presence of a microbiologist in a multidisciplinary diabetes foot clinic. Diabetes Res Clin Pract 2012; 96:e1–3.

[43] Frykberg RG. An evidence-based approach to diabetic foot infections. The American journal of surgery 2003; 186(5):44–54.

[44] Grigoropoulou P, Eleftheriadou I, Jude E.B, Tentolouris N. Diabetic foot infections: An update in diagnosis and management. Curr Diab Rep 2017; 17: 3. https://doi.org/10.1007/s11892–017–0831–1.

[45] Ramamoorthy V. Physiatrist's assessment and management of diabetic foot. Int J Health Sci Res. 2019; 9(9):219–223.

[46] Lavery LA, Armstrong DG, Wunderlich RP, Mohler MJ, et al. Risk factors for foot infections in individuals with diabetes. Diabetes Care 2006; 29:1288–1293.

[47] Peters EJ, Lavery LA, Armstrong DG. Diabetic lower extremity infection: Influence of physical, psychological, and social factors. J Diabetes complications 2005; 19:107–112.

[48] Lavery LA, Peters EJ, Armstrong DG, Wendel CS, et al. Risk factors for developing osteomyelitis in patients with diabetic foot wounds. Diabetes Res Clin Pract 2009; 83:347–352.

[49] Del Core MA, Ahn J, Lewis RB, Raspovic K.M, et al. The evaluation and treatment of diabetic foot ulcers and diabetic foot infections. Foot & Ankle Orthopaedics 2018; https://doi.org/10.1177/2473011418788864.

[50] Sen P, Demirdal T, Emir B. Meta-analysis of risk factors for amputation in diabetic foot infections. Diabetes/metabolism research and reviews 2019; 35(7): e3165. https://doi.org/10.1002/dmrr.3165

[51] Gomes A, Teixeira C, Ferraz R, Prudêncio C, et al. Wound-healing peptides for treatment of chronic diabetic foot ulcers and other infected skin injuries. Molecules 2017; 22: 1743. https://doi.org/10.3390/molecules22101743.

[52] Cervantes-García E, Salazar-Schettino PM. Clinical and surgical characteristics of infected diabetic foot ulcers in a tertiary hospital of Mexico. Diabetic Foot & Ankle 2017; 8(1):1367210. https://doi.org/10.1080/2000625X.2017.1367210 T.

[53] Lázaro-Martínez JL, García álvarez Y, Tardáguila-García A, García Morales E. Optimal management of diabetic foot osteomyelitis: challenges and solutions. Diabetes, Metabolic Syndrome and Obesity: Targets and Therapy 2019;12 947–12959.

[54] Lázaro-Martínez JL, Tardáguila-García A, García-Klepzig JL. Diagnostic and therapeutic update on diabetic foot osteomyelitis. Endocrinología, Diabetes y Nutrición (English ed) 2017; 64: 100–108.

[55] Meyr AJ, Seo K, Khurana JS, Choksi R, et al. Level of agreement with a multi-test approach to the diagnosis of diabetic foot osteomyelitis. J Foot Ankle Surg 2018; 57:1137–9.

[56] Aragón-Sánchez J, Lipsky BA. Modern management of diabetic foot osteomyelitis. The when, how and why of conservative approaches. Expert Review of Anti-infective Therapy2018; 16 (1): 35–50. https://doi.org/10.1080/14787210.2018.1417037.

[57] Senneville E. Editorial Commentary: Probe-to-bone test for detecting diabetic foot osteomyelitis: rapid, safe, and accurate-but for which patients? Clin Infect Dis 2016; 63: 949–50.

[58] Lam K, van Asten SA, Nguyen T, La Fontaine J, et al. Diagnostic accuracy of probe to bone to detect osteomyelitis in the diabetic foot: A systematic review. Clin Infect Dis 2016; 63:944–948.

[59] Elamurugan TP, Jagdish S, Kate V, Parija SC. Role of bone biopsy specimen culture in the management of diabetic foot osteomyelitis. International Journal of Surgery 2011; 9(3): 214–216. https://doi.org/10.1016/j.ijsu.2010.11.011.

[60] Hobizal K.B, Wukich D.K. Diabetic foot infections: current concept review. Diabetic Foot & Ankle 2012; 3(1); 18409. https://doi.org/10.3402/dfa.v3i0.18409.

[61] Ong E, Farran S, Salloum M. Does everything that's counted count? Value of inflammatory markers for following therapy and predicting outcome in diabetic foot infection. The International Journal of Lower Extremity Wounds 2017; 16(2). https://doi.org/10.1177/1534734617700539.

[62] Uzun G, Solmazgul E, Curuksulu H, et al. Procalcitonin as a diagnostic aid in diabetic foot infections. Tohoku J Exp Med 2007; 213:305–312.

[63] Park JH, Suh DH, Kim HJ, Lee YI, et al. Role of procalcitonin in infected diabetic foot ulcer. Diabetes Res Clin Pract 2017; 128:51–57.

[64] Singer AJ, Tassiopoulos A, Kirsner RS. Evaluation and management of lower-extremity ulcers. N Engl J Med 2017; 377:1559–1567. https://doi.org/10.1056/NEJMra1615243.

[65] Meloni M, Izzo V, Giurato L, Brocco E, et al. Procalcitonin is a prognostic marker of hospital outcomes in patients with critical limb ischemia and diabetic foot infection. Journal of Diabetes Research 2019, Article ID 4312737, 5. https://doi.org/10.1155/2019/4312737.

[66] Umapathy D, Dornadula S, Rajagopalan A, et al. Potential of circulatory procalcitonin as a biomarker reflecting inflammation among South Indian diabetic foot ulcers. J Vasc Surg 2018; 67:1283–1291 e2.

[67] Ozer Balin S, Sagmak Tartar A, Ugur K, et al. Pentraxin-3: A new parameter in predicting the severity of diabetic foot infection? Int Wound J 2019; 16(3): 659–664. https://doi.org/10.1111/iwj.13075.

[68] Ramanujam CL, Han D, Zgonis T. Medical imaging and laboratory analysis of diagnostic accuracy in 107 consecutive hospitalized patients with diabetic foot osteomyelitis and partial foot amputations. Foot Ankle Spec 2018; 11:433–443.

[69] Mendes JJ, Marques-Costa A, Vilela C, Neves J, et al. Clinical and bacteriological survey of diabetic foot infections in Lisbon. Diabetes Research and Clinical Practice 2012; 95(1) :153–161. https://doi.org/10.1016/j.diabres.2011.10.001.

[70] Slater R, Lazarovitch T, Boldur I, Ramot Y, et al. Swab cultures accurately identify bacterial pathogens in diabetic foot wounds not involving bone. Diabetic medicine 2004; 21(7):705–709.

[71] Dinh MT, Abad CL, Safdar N. Diagnostic accuracy of the physical examination and imaging tests for osteomyelitis underlying diabetic foot ulcers: Meta-analysis. Clin Infect Dis 2008; 47:519–527.

[72] Cildag MB, Ertugrul BM, Koseoglu OF, Cildag S, et al. Angiographic assessment of atherosclerotic load at the lower extremity in patients with diabetic foot and charcot neuro-arthropathy. J Chin Med Assoc 2018; 81:56570.

[73] Lauri C, Tamminga M, Glaudemans AWJM, et al. Detection of osteomyelitis in the diabetic foot by imaging techniques: A systematic review and meta-analysis comparing MRI, white blood cell scintigraphy, and FDG-PET. Diabetes Care 2017; 40:1111–1120.

[74] Lipsky BA, Berendt AR, Embil J, de Lalla F. Diagnosing and treating diabetic foot infections. Diabetes/Metabolism Research and Reviews. 2004; 20(S1): S56–S64. https://doi.org/10.1002/dmrr.441.

[75] Jeffcoate WJ, Lipsky BA. Controversies in diagnosing and managing osteomyelitis of the foot in diabetes. Clinical Infectious Diseases. 2004; 39(2):S115–S122 https://doi.org/10.1086/383272.

[76] Gariani K, Lebowitz D, von Dach E, Kressmann B, et al. Remission in diabetic foot infections: Duration of antibiotic therapy and other possible associated factors. Diabetes Obes Metab 2019; 21:244–251. https://doi.org/10.1111/dom.13507.

[77] Vouillarmet J, Morelec I, Thivolet C. Assessing diabetic foot osteomyelitis remission with white blood cell SPECT/CT imaging. Diabet Med 2014; 31:1093–1099. https://doi.org/10.1111/dme.12445

[78] Senneville E, Melliez H, Beltrand E, et al. Culture of percutaneous bone biopsy specimens for diagnosis of diabetic foot osteomyelitis: concordance with ulcer swab cultures. Clin Infect Dis 2006; 42:57–62. https://doi.org/10.1086/498112.

[79] Senneville E, Morant H, Descamps D, et al. Needle puncture and transcutaneous bone biopsy cultures are inconsistent in patients with diabetes and suspected osteomyelitis of the foot. Clin Infect Dis 2009; 48:888–893. https://doi.org/10.1086/597263.

[80] Abbas ZG, Lutale JK, Ilondo MM, Archibald LK. The utility of Gram stains and culture in the management of limb ulcers in persons with diabetes. Int Wound J 2012; 9:677–682. https://doi.org/10.1111/j.1742–481X. 2011.00937.x.

[81] Johani K, Fritz BG, Bjarnsholt T, Lipsky BA, et al. Understanding the microbiome of diabetic foot osteomyelitis: insights from molecular and microscopic approaches. Clin Microbiol Infect 2019; 25(3): 332–339. https://doi.org/10.1016/j.cmi.2018.04.036.

[82] Sella EJ, Grosser DM. Imaging modalities of the diabetic foot. Clinics in podiatric medicine and surgery. 2003; 20(4):729–740. https://doi.org/10.1016/S0891–8422(03)00070–3.

[83] Lin SY, Lin NY, Huang YY, Hsieh CC, et al. Methicillin-resistant Staphylococcus aureus nasal carriage and infection among patients with diabetic foot ulcer. J of Microbiology, immunology and infection 2020; 53: 292–299. https://doi.org/10.1016/j.jmii.2018.03.005.

[84] Mergenhagen KA, Croix M, Starr KE, Sellick JA, et al. Utility of methicillin-resistant Staphylococcus Aureus nares screening for patients with a diabetic foot infection. Antimicrob Agents Chemother 2020; 64:e02213–19. https://doi.org/10.1128/AAC.02213–19.

[85] Selva Olid A, Sola I, Barajas-Nava LA, Gianneo OD, et al. Systemic antibiotics for treating diabetic foot infections. Cochrane Database Syst Rev 2015:CD009061.

[86] Lipsky BA, Dryden M, Gottrup F, Nathwani D, et al. Antimicrobial stewardship in wound care: A Position Paper from the British Society for Antimicrobial Chemotherapy and European Wound Management Association. J Antimicrob Chemother 2016; 71(11):3026–3035. https://doi.org/10.1093/jac/dkw287.

[87] Uckay I, Berli M, Sendi P, Lipsky BA. Principles and practice of antibiotic stewardship in the management of diabetic foot infections. Curr Opin Infect Dis 2019; 32 (2):95–101. https://doi.org/10.1097/QCO.0000000000000530.

[88] Zgonis T, Roukis TS. A systematic approach to diabetic foot

infections. Adv in Therapy 2005; 22, 244. https://doi.org/10.1007/BF02849934.

[89] Siami G, Christou N, Eiseman I, Tack KJ. Clinafloxacin versus piperacillin-tazobactam in treatment of patients with severe skin and soft tissue infections. Antimicrob Agents Chemother 2001; 45:525–531. https://doi.org/10.1128/AAC.45.2.525–531.2001.

[90] Percival SL, Malone M, Mayer D, Salisbury AM, et al. Role of anaerobes in polymicrobial communities and biofilms complicating diabetic foot ulcers. Int Wound J 2018; 15:776–782.https://doi.org/10.1111/iwj.12926.

[91] Charles PG, Uckay I, Kressmann B, Emonet S, et al. The role of anaerobes in diabetic foot infections. Anaerobe 2015; 34:8–13. https://doi.org/10.1016/j.anaerobe.2015.03.009.

[92] Lipsky BA, Itani K, Norden C, Group LDFIS. Treating foot infections in diabetic patients: a randomized, multicenter, open-label trial of linezolid versus ampicillin-sulbactam/amoxicillin-clavulanate. Clinical Infectious Diseases. 2004; 38(1):17–24. https://doi.org/10.1086/380449.

[93] Wakefield MC, Kan VL, Arora S, Weiswasser JM, et al. Nonoperative management of diabetic foot infections. In: Diabetic foot: Lower extremity arterial disease and limb salvage. Philadelphia: Lippincott Williams & Wilkins; 2006 Chapter 6, pages: 43–48.

[94] Uckay I, Jornayvaz FR, Lebowitz D, Gastaldi G, et al. An overview on diabetic foot infections, including issues related to associated pain, hyperglycemia and limb ischemia. Curr Pharm Des 2018; 24(12):1243–1254. https://doi.org/10.2174/13816128246661803021 4575 4.

[95] Commons RJ, Raby E, Athan E, et al. Managing diabetic foot infections: a survey of Australasian infectious diseases clinicians. J Foot Ankle Res 2018; 11:13. https://doi.org/10.1186/s13047–018–0256–3.

[96] Sumpio BE. Contemporary evaluation and management of the diabetic foot. Scientifica 2012; Article ID 435487. https://doi.org/10.6064/2012/435487.

[97] Lesens O, Desbiez F, Theis C, et al. Staphylococcus aureus-related diabetic osteomyelitis: medical or surgical management? A French and Spanish retrospective cohort. Int J Low Extrem Wounds 2015; 14:284–290. https://doi.org/10.1177/1534734614559931.

[98] Morrison WB, Ledermann HP. Work-up of the diabetic foot. Radiologic Clinics 2002; 40 (5):1171–1192. https://doi.org/10.1016/S0033–8389(02)00036–2.

[99] Ruke MG, Savai J. Diabetic foot infection, biofilm & new management strategy. Diab Res Open Access 2019; 1(1):7–22. https://doi.org/10.36502/2019/droa.6152.

[100] van Schie CL, Vermigli C, Carrington AL, Boulton A. Muscle weakness and foot deformities in diabetes: Relationship to neuropathy and foot ulceration in Caucasian diabetic men. Diabetes Care 2004; 27(7):1668–1673. https://doi.org/10.2337/diacare.27.7.1668.

[101] Shively VP, Feinglass J, Martin GJ, Huang ME, et al. How 'preventable' are lower extremity amputations? A qualitative study of patient perceptions of precipitating factors. Disability and Rehabilitation J 2012; 34(25): 2158–2165. https://doi.org/10.3109/09638288.2012.677936.

[102] Game F, Jeffcoate W. The Charcot foot: Neuropathic osteoarthropathy. Adv Skin Wound Care 2013; 26 (9):421–428. https://doi.org/10.1097/01.ASW.0000433789.25992.e5.

[103] Petrova N, Dew T, Musto R, Sherwood R, et al. Inflammatory and bone turnover markers in a cross-sectional and prospective study of acute Charcot osteoarthropathy. Diabetic Medicine 2015; 32(2):267–273. https://doi.org/10.1111/dme.12590.

[104] Kaynak G, Birsel O, Güven MF, Oğüt T. An overview of the Charcot foot pathophysiology. Diabet Foot Ankle 2013; Article: 21117. https://doi.org/10.3402/dfa.v4i0.21117.

[105] Salini D, Harish K, Minnie P, et al. Prevalence of Charcot arthropathy in type 2 diabetes patients aged over 50 years with severe peripheral neuropathy: A retrospective study in a tertiary care south Indian hospital. Indian J Endocrinol Metab 2018; 22(1):107–111. https://doi.org/10.4103/ijem.IJEM_257_17.

[106] Rogers LC, Frykberg RG, Armstrong DG, et al. The Charcot foot in diabetes. J Am Podiatr Med Assoc 2011; 101 (5): 437–446.https://doi.org/10.7547/1010437.

[107] Botek G, Anderson MA, Taylor R. Charcot neuro arthropathy: An often overlooked complication of diabetes. Cleve Clin J Med 2010; 77(9):593–599. doi:https://doi.org/10.3949/ccjm.77a.09163.

[108] Bem R, Jirkovská A, Dubsky M, et al. Role of quantitative bone scanning in the assessment of bone turnover in patients with Charcot foot. Diabetes Care 2010; 33:348.

[109] Ferreira RC, Gonçalez DH, Filho JM, et al. Midfoot charcot arthropathy in diabetic patients: Complication of an epidemic disease. Revista Brasileira de Ortopedia (English Edition) Rev Bras Ortop 2012; 47(5):616–625. https://doi.org/10.1016/S2255–4971(15)30013–6.

[110] Hartemann-Heurtier A, Van GH, Grimaldi A. The Charcot foot. Lancet 2002; 360 (9347): 1776–1779. DOI:https://doi.org/10.1016/S0140–6736(02)11671–0.

[111] Dalla Paola L, Faglia E. Treatment of diabetic foot ulcer: An overview strategies for clinical approach. Curr Diabetes Rev 2006; 2 (4): 431–447.

[112] Ong E, Farran S, Salloum M, et al. The role of inflammatory markers: WBC, CRP, ESR, and neutrophil-to-lymphocyte ratio (NLR) in the diagnosis and management of diabetic foot infections. Open Forum Infectious Diseases 2015; 2 (s1):1526. https://doi.org/10.1093/ofid/ofv133.1079.

[113] Prompers L, Huijberts M, Apelqvist J, Jude E, et al. High prevalence of ischemia, infection and serious comorbidity in patients with diabetic foot disease in Europe. Baseline results from the Eurodiale study. Diabetologia 2007; 50(1):18–25. https://doi.org/10.1007/s00125–006–0491–1.

[114] Morbach S, Furchert H, Groeblinghoff U, Hoffmeier H, et al. Long-term prognosis of diabetic foot patients and their limbs. Dia Care. 2012; 35(10):2021–2027. https://doi.org/10.2337/dc12–0200.

[115] Rigato M, Pizzol D, Tiago A, Putoto G, et al. Characteristics, prevalence, and outcomes of diabetic foot ulcers in Africa. A systemic review and meta-analysis. Diabetes Research and Clinical Practice 2018; 142:63–73. doi:https://doi.org/10.1016/j.diabres.2018.05.016.

[116] Younis BB, Shahid A, Arshad R, Khurshid S, et al. Frequency of foot ulcers in people with type 2 diabetes, presenting to specialist diabetes clinic at a Tertiary Care Hospital, Lahore, Pakistan. BMC Endocr Disord 2018; 18(1):53. https://doi.org/10.1186/s12902–018–0282–y.

[117] Junrungsee S, Kosachunhanun N, Wongthanee A, Rerkasem K. History of foot ulcers increases mortality among patients with diabetes in Northern Thailand. Diabet Med 2011; 28(5):608–611. doi:https://doi.org/10.1111/j.14645491.2011.03262.x.

[118] Spreen MI, Gremmels H, Teraa M, Sprengers RW, et al. Diabetes is associated with decreased limb survival in patients with critical limb ischemia: pooled data from two randomized controlled trials. Dia Care. 2016; 39(11):2058–2064. https://doi.org/10.2337/dc16–0850.

[119] Elgzyri T, Larsson J, Thörne J, Eriksson K-F, et al. Outcome of ischemic foot ulcer in diabetic patients who had no invasive vascular intervention. Eur J Vasc Endovasc Surg 2013; 46(1):110–117. doi:https://doi.org/10.1016/j.ejvs.2013.04.013.

[120] Hart T, Milner R, Cifu A. Management of a diabetic foot. JAMA 2017; 318(14):1387–1388. doi:https://doi.org/10.1001/jama.2017.11700.

[121] Diabetic foot problems Prevention and management, NICE Clinical Guideline19 (Methods, evidence and recommendations), Published August 2015, updated May 2016. Commissioned by the National Institute for Health and Care Excellence.4.6.6.P:96.

[122] Albert N, Bozkurt B, Brindis FRG, Curtis LH, et al. Management of patients with peripheral artery disease (Compilation of 2005 and 2011 ACCF/AHA Guideline Recommendations). Journal of the American College of Cardiology 2013; 61(14): 1555–1570. https://doi. org/10.1016/j.jacc.2013.01.004.

[123] Wukich DK, Shen W, Raspovic KM, Suder NC, et al. Noninvasive arterial testing in patients with diabetes: A guide for foot and ankle surgeons. Foot Ankle Int 2015; 36(12):1391–1399. https://doi. org/10.1177/1071100715593888.

[124] Bunte MC, Jacob J, Nudelman B, Shishehbor MH. Validation of the relationship between ankle-brachial and toe brachial indices and infra genicular arterial patency in critical limb ischemia. Vasc Med 2015; 20(1):23–29. https://doi.org/10.1177/1358863X14565372.

[125] Wang Z, Hasan R, Firwana B, Elraiyah T, et al. A systematic review and meta-analysis of tests to predict wound healing in diabetic foot. YMVA 2016; 63(2):29S–U99. doi:https://doi. org/10.1016/j.jvs.2015.10.004.

[126] Schreuder SM, Nieuwdorp M, Koelemay MJW, Bipat S, et al. Testing the sympathetic nervous system of the foot has a high predictive value for early amputation in patients with diabetes with a neuroischemic ulcer. BMJ Open Diabetes Res Care 2018; 6(1):e000592. https://doi.org/10.1136/bmjdrc-2018-000592.

[127] Ruangsetakit C, Chinsakchai K, Mahawongkajit P, Wongwanit C, et al. Transcutaneous oxygen tension: a useful predictor of ulcer healing in critical limb ischemia. Journal of Wound Care 2013; 19 (5). https://doi.org/10.12968/jowc.2010.19.5.48048.

[128] Gazzaruso C, Coppola A, Falcone C, Luppi C, et al. Transcutaneous oxygen tension as a potential predictor of cardiovascular events in Type 2 diabetes. Comparison with ankle-brachial index. Diabetes Care 2013; 36(6): 1720–1725. https://doi.org/10.2337/dc12–1401.

[129] Prompers L, Schaper N, Apelqvist J, Edmonds M, et al. Prediction of outcome in individuals with diabetic foot ulcers: focus on the differences between individuals with and without peripheral artery disease. The EURODIALE Study. Diabetologia 2008; 51(5):747–755. https://doi.org/10.1007/s00125008–0940–0.

[130] Fisher TK, Scimeca CL, Bharara M, Mills JLS, et al. A stepwise approach for surgical management of diabetic foot infections. Journal of the American Podiatric Medical Association 2010; 100(5):401–405. https://doi.org/10.7547/1000401.

[131] Schaper NC, Van Netten JJ, Apelqvist J, Bus SA, Hinchliffe RJ, et al. IWGDF Practical Guidelines on the prevention and management of diabetic foot disease. Diab Metab Res Rev 2016; 32(51):7–15. https://doi.org/10.1002/dmrr.2695.

[132] Lipsky BA, Senneville E, Abbas ZG, Aragón-Sánchez J, et al. IWGDF guideline on the diagnosis and treatment of foot infection in people with diabetes. Diab Metab Res Rev 2020; 36(s1). https://doi.org/10.1002/dmrr.3280.

[133] Tallis A, Motley TA, Wunderlich RP, Dickerson JE, et al. Clinical and economic assessment of diabetic foot ulcer debridement with collagenase: Results of a randomized controlled study. Clin Ther 2013; 35: 1805–1820 . https://doi.org/10.1016/j.clinthera.2013.09.013.

[134] Lebrun E, Tomic-Canic M, Kirsner RS. The role of surgical debridement in healing of diabetic foot ulcers. Wound Repair Regen 2010; 18: 433–438. https://doi. org/10.1111/j.1524–475X.2010.00619.x.

[135] Edwards J, Stapley S. Debridement of diabetic foot ulcers. Cochrane Database Syst Rev 2010; (1): CD003556. https://doi.org/10.1002/14651858.CD003556.

[136] Brem H, Sheehan P, Boulton AJ. Protocol for treatment of diabetic foot ulcers. Am J Surg 2004; 187: 1S–10S. https://doi.org/10.1016/S0002–9610(03)00299–X.

[137] DiPreta JA. Outpatient assessment and management of the diabetic foot. Med Clin North Am 2014; 98: 353–373. https://doi.org/10.1016/j.mcna.2013.10.010.

[138] Rayman G, Vas P, Dhatariya K, Driver V, et al. Guidelines on use of interventions to enhance healing of chronic foot ulcers in diabetes (IWGDF 2019 update). Diabetes Metab Res Rev. 2020; 36(S1):e3283. https://doi.org/10.1002/dmrr.3283.

[139] Cardinal M, Eisenbud DE, Armstrong DG, Zelen C, et al. Serial surgical debridement: A retrospective study on clinical outcomes in chronic lower extremity wounds. Wound Repair Regen 2009; 17: 306–311. https://doi.org/10.1111/j.1524475X.2009.00485.x.

[140] Jain AC. A new classification (grading system) of debridement in diabetic lower limbs-an improvisation and standardization in practice of diabetic lower limb salvage around the world. Medicine Science 2014; 3: 991–1001. https://doi.org/10.5455/medscience.2013.02.8093.

[141] Enoch S, Harding K. Wound bed preparation: the science behind the removal of barrier to healing. Wounds 2003; 15: 213–229.

[142] Sherman RA. Maggot therapy for foot and leg wounds. Int J Low Extrem Wounds 2002; 1: 135–142. https://doi.org/10.1177/1534734602001002009.

[143] Sherman RA. Maggot therapy for treating diabetic foot ulcers unresponsive to conventional therapy. Diabetes Care 2003; 26: 446–451. https://doi.org/10.2337/diacare.26.2.446.

[144] van Veen LJ. Maggot debridement therapy: A case study. J Wound Ostomy Continence Nurs 2008; 35: 432–436. https://doi.org/10.1097/01.WON.0000326667.62884.51.

[145] Armstrong DG, Salas P, Short B, Martin BR, et al. Maggot therapy in "lower-extremity hospice" wound care: Fewer amputations and more antibiotic-free days. J Am Podiatr Med Assoc 2005; 95: 254–257. PMID: 15901812.

[146] Paul AG, Ahmad NW, Lee HL, Ariff AM, et al. Maggot debridement therapy with Lucilia cuprina: A comparison with conventional debridement in diabetic foot ulcers. Int Wound J 2009; 6: 39–46. https://doi.org/10.1111/j.1742–481X. 2008.00564.x.

[147] Scott RG, Loehne HB. 5 questions – and answers – about pulsed lavage. Adv Skin Wound Care 2000; 13: 133–134. PMID: 11075009.

[148] Armstrong DG, Nguyen HC, Lavery LA, van Schie CH, et al. Off-loading the diabetic foot wound: a randomized clinical trial. Diabetes Care 2001; 24: 1019–1022. https://doi.org/10.2337/diacare.24.6.1019.

[149] Armstrong DG, Lavery LA, Nixon BP, Boulton AJ. It's not what you put on, but what you take off: Techniques for debriding and off-loading the diabetic foot wound. Clin Infect Dis 2004; 39 (S2): S92–S99. https://doi.org/10.1086/383269.

[150] Rathur HM, Boulton AJ. The diabetic foot. Clin Dermatol 2007; 25: 109–120. https://doi. org/10.1016/j.clindermatol.2006.09.015.

[151] Wukich DK, Motko J. Safety of total contact casting in high-risk patients with neuropathic foot ulcers. Foot & Ankle International J 2004; 25 (8): 556–560. https://doi.org/10.1177/107110070402500808.

[152] Boulton AJ. Pressure and the diabetic foot: clinical science and offloading techniques. Am J Surg 2004; 187: 17S–24S. https://doi.org/10.1016/S0002–9610(03)00297–6.

[153] Cavanagh PR, Bus SA. Off-loading the diabetic foot for ulcer prevention and healing. J Vasc Surg 2010; 52: 37S–43S. https://doi.org/10.1016/j.jvs.2010.06.007.

[154] Frykberg RG. Diabetic foot ulcers: Pathogenesis and management. Am Fam Physician 2002; 66: 1655–1662.

[155] Collings R, Freeman J, M. Latour, Paton J. Footwear and insole design features for offloading the diabetic at risk foot—A

systematic review and meta-analyses. Endocrinol Diab Metab 2020; 00:e00132. https://doi.org/10.1002/edm2.132.

[156] Singh N, Armstrong DG, Lipsky BA. Preventing foot ulcers in patients with diabetes. JAMA 2005; 293: 217–228. doi:https://doi.org/10.1001/jama.293.2.217.

[157] Moura LI, Dias AM, Carvalho E, de Sousa HC. Recent advances on the development of wound dressings for diabetic foot ulcer treatment – A review. Acta Biomater 2013; 9:7093–7114. https://doi.org/10.1016/j.actbio.2013.03.033.

[158] Fard AS, Esmaelzadeh M, Larijani B. Assessment and treatment of diabetic foot ulcer. Int J Clin Pract 2007; 61: 1931–1938. https://doi.org/10.1111/j.1742–1241.2007.01534. x.

[159] Hilton JR, Williams DT, Beuker B, Miller DR, et al. Wound dressings in diabetic foot disease. Clin Infect Dis 2004; 39 (S2): S100–S103. https://doi.org/10.1086/383270.

[160] Oliveira N, Rosa P, Borges L, Dias E, et al. Treatment of diabetic foot complications with hyperbaric oxygen therapy: a retrospective experience. Foot Ankle Surg 2014; 20: 140–143. https://doi.org/10.1016/j.fas.2014.02.004.

[161] Landau Z, Sommer A, Miller EB. Topical hyperbaric oxygen and low-energy laser for the treatment of chronic ulcers. European Journal of Internal Medicine 2006; 17 (4): 272–275. https://doi.org/10.1016/j.ejim.2005.11.028.

[162] Thackham JA, McElwain DL, Long RJ. The use of hyperbaric oxygen therapy to treat chronic wounds: A review. Wound Repair Regen 2008; 16: 321–330. doi:https://doi. org/10.1111/j.1524–475X. 2008.00372.x

[163] Gill AL, Bell CN. Hyperbaric oxygen: Its uses, mechanisms of action and outcomes. QJM 2004; 97: 385–395. https://doi.org/10.1093/qjmed/hch074.

[164] Yazdanpanah L, Nasiri M, Adarvishi S. Literature review on the management of diabetic foot ulcer. World J Diabetes 2015; 6(1): 37–53. https://doi.org/10.4239/wjd.v6.i1.37.

[165] Thom SR. Hyperbaric oxygen: Its mechanisms and efficacy. Plast Reconstr Surg 2011; 127 (S1): 131S–141S. https://doi.org/10.1097/PRS.0b013e3181fbe2bf.

[166] Aalaa M, Malazy OT, Sanjari M, Peimani M, et al. Nurses' role in diabetic foot prevention and care; a review. J Diabetes Metab Disord 2012; 11: 24. https://doi. org/10.1186/2251–6581–11–24.

[167] Armstrong DG, Lavery LA. Negative pressure wound therapy after partial diabetic foot amputation: A multicentre, randomized controlled trial. Lancet 2005; 366: 1704–1710. https://doi.org/10.1016/S0140–6736(05)67695–7.

[168] Vikatmaa P, Juutilainen V, Kuukasjärvi P, Malmivaara A. Negative pressure wound therapy: A systematic review on effectiveness and safety. Eur J Vasc Endovasc Surg 2008; 36:438–448. https://doi.org/10.1016/j.ejvs.2008.06.010.

[169] DeFranzo AJ, Argenta LC, Marks MW, Molnar JA, et al. The use of vacuum-assisted closure therapy for the treatment of lower-extremity wounds with exposed bone. Plast Reconstr Surg 2001; 108:1184–1191 https://doi.org/10.1016/j.cpm.2007.03.011.

[170] Espensen EH, Nixon BP, Lavery LA, Armstrong DG. Use of subatmospheric (VAC) therapy to improve bioengineered tissue grafting in diabetic foot wounds. J Am Podiatr Med Assoc 2002; 92: 395–397. https://doi.org/10.7547/87507315–92–7–395.

[171] Venturi ML, Attinger CE, Mesbahi AN, Hess CL, et al. Mechanisms and clinical applications of the vacuum-assisted closure (VAC) Device: A review. Am J Clin Dermatol 2005; 6:185–194. PMID: 15943495.

[172] Kim PJ, Heilala M, Steinberg JS, Weinraub GM. Bioengineered alternative tissues and hyperbaric oxygen in lower extremity wound healing. Clin Podiatr Med Surg 2007; 24(3):529–546. https://doi.org/10.1016/j.cpm.2007.03.011.

[173] Richmond NA, Vivas AC, Kirsner RS. Topical and biologic

therapies for diabetic foot ulcers. Med Clin North Am 2013; 97:883–898. https://doi.org/10.1016/j.mcna.2013.03.014.

[174] Futrega K, King M, Lott WB, Doran MR. Treating the whole not the hole: Necessary coupling of technologies for diabetic foot ulcer treatment. Trends Mol Med 2014; 20: 137–142. https://doi.org/10.1016/j.molmed.2013.12.004.

[175] Kirsner RS, Warriner R, Michela M, Stasik L, et al. Advanced biological therapies for diabetic foot ulcers. Arch Dermatol 2010; 146: 857–862. https://doi.org/10.1001/archdermatol.2010.164.

[176] Dinh TL, Veves A. The efficacy of Apligraf in the treatment of diabetic foot ulcers. Plast Reconstr Surg 2006; 117:152S–157S. https://doi.org/10.1097/01.prs.0000222534.79915.d3.

[177] Ramundo J, Gray M. Enzymatic wound debridement. J Wound Ostomy Continence Nurs 2008; 35: 273–280. doi:https://doi.org/10.1097/01.WON.0000319125.21854.78.

[178] Hirase T, Ruf E, Surani S, Ratnani I. Topical application of platelet-rich plasma for diabetic foot ulcers: A systematic review. World J Diabetes 2018; 9(10): 172–179. 2018 October 15 https://doi.org/10.4239/wjd.v9.i10.172.

[179] Dai J, Jiang C, Sun Y, Chen H. Autologous platelet-rich plasma treatment for patients with diabetic foot ulcers: A meta-analysis of randomized studies. Journal of Diabetes and Its Complications. doi:https://doi.org/10.1016/j.jdiacomp.2020.107611. In Press.

[180] Elsaid A, El-Said M, Emile S, Youssef M, et al. Randomized controlled trial on autologous platelet-rich plasma versus saline dressing in treatment of non-healing diabetic foot ulcers. World J Surg 2020; 44:1294–1301. https://doi.org/10.1007/s00268–019–05316–0.

[181] Seaman S. The role of the nurse specialist in the care of patients with diabetic foot ulcers. Foot Ankle Int 2005; 26:19–26. https://doi.org/10.1177/107110070502600104.

[182] Barnes R, Shahin Y, Gohil R, Chetter I. Electrical stimulation vs. standard care for chronic ulcer healing: a systematic review and meta-analysis of randomized controlled trials. Eur J Clin Invest 2014; 44: 429–440. https://doi.org/10.1016/j.ejvs.2008.06.010.

[183] Nather A, Bee CS, Huak CY, Chew JL, et al. Epidemiology of diabetic foot problems and predictive factors for limb loss. J Diabetes Complications 2008; 22: 77–82. https://doi. org/10.1016/j.jdiacomp.2007.04.004.

[184] Beckmann K, Meyer-Hamme G, Schröder S. Low level laser therapy for the treatment of diabetic foot ulcers: A critical survey. Evidence-Based Complementary and Alternative Medicine .2014, Article ID 626127, 9 pages. https://doi.org/10.1155/2014/626127.

[185] Landaua Z, Schattnerb A. Topical hyperbaric oxygen and low energy laser therapy for chronic diabetic foot ulcers resistant to conventional treatment Yale J Biol Med 2001; 74(2): 95–100. PMID: 11393266.

[186] Izadi M, Jonaidi Jafari N, Sadat Hosseini M, Saafaat O. Therapeutic effects of ozone in patients with diabetic foot ulcers: review of the literature, review article. Biomedical Research 2017; 28(18). Available on: https://www.biomedres.info/biomedical-research/therapeutic-effects-of-ozone-in-patients-with-diabetic-foot-ulcers-review-of-the-literature-8469. html.

[187] Kushmakov R, Gandhi J, Seyam O, Jiang W. Ozone therapy for diabetic foot. Med Gas Res 2018; 8(3):111–115. https://doi.org/10.4103/2045–9912.241076.

[188] Izadi M, Kheirjou R, Mohammad Pour R, Aliyoldashi M.H, et al. Efficacy of comprehensive ozone therapy in diabetic foot ulcer healing. Diabetes & Metabolic Syndrome: Clinical Research & Reviews 2019; 13:822–825. doi:https://doi.org/10.1016/j.dsx.2018.11.060.

[189] Borrelli E, De Monte A, Bocci V. Oxygen ozone therapy in the integrated treatment of chronic ulcer: A case series report. International Journal of Recent Scientific Research 2015;

6(5):4132e6.

[190] Rezaeinezhad A, Eslami P, Mirmiranpour H & Ghomi H. The effect of cold atmospheric plasma on diabetes-induced enzyme glycation, oxidative stress, and inflammation; in vitro and in vivo. Scientific RepoRtS 2019; 9:19958. https://doi.org/10.1038/s41598–019–56459–y.

[191] Kisch T, Helmke A, Schleusser S, Song J. Improvement of cutaneous microcirculation by cold atmospheric plasma (CAP): Results of a controlled, prospective cohort study. Micro vascular Research 2016; 104: 55–62. https://doi.org/10.1016/j.mvr.2015.12.002.

[192] He R, Li Q, Yu M, Wang T, et al. The efficacy and safety of cold atmospheric plasma as a novel therapy for diabetic wound in vivo and in vitro. Diabetes 2019; 68(1). https://doi. org/10.2337/db19–646–P.

[193] Wang J, Zeng X.X, Cai W, Han ZB, et al. Safety and efficacy of placenta-derived mesenchymal stem cell treatment for diabetic patients with critical limb ischemia: A pilot study. Exp Clin Endocrinol Diabetes 2020. https://doi.org/10.1055/a-0978–4972.

[194] Ahmadi Ashtiani H, Firooz A, Rastegar H, Askaripour A. Healing potential of stem cells for diabetic ulcers. jdc 2020; 10 (4):252–270. Available on: http://jdc.tums.ac.ir/article-1–5419–en. html.

[195] Adam KM, Mahmoud SM, Mahadi SI, Widatalla AH, et al. Extended leg infection of diabetic foot ulcers: Risk factors and outcome. Journal of Wound Care 2011; 20(9):440–444. https://doi. org/10.12968/jowc.2011.20.9.440.

[196] Baker SR, Stacey MC, Singh G, Hoskin SE, et al. Aetiology of chronic leg ulcers. Eur J Vasc Surg 1992; 6: 245–251.

[197] Wallaer JB, Nolan BW, Adams J, Stanley AC, et al. The impact of diabetes on postoperative outcomes following lower-extremity bypass surgery. Journal of Vascular Surgery 2012; 56(5):1317–1323. https://doi.org/10.1016/j.jvs.2012.04.011.

[198] Han HS, Kang SB. Relations between long-term glycemic control and postoperative wound and infectious complications after total knee arthroplasty in Type 2 diabetics. Clin Orthop Surg 2013; 5(2):118–123. https://doi.org/10.4055/cios.2013.5.2.118.

[199] Tsang STG, Gaston P. Adverse peri-operative outcomes following elective total hip replacement in diabetes mellitus. A systematic review and meta-analysis of cohort studies. Bone Joint J 2013; 95–B: 1474–9. doi:https://doi.org/10.1302/0301–620X. 95B11.3.

[200] Kermers HM, Lewallen LW, Mabry TM, Berry DJ, et al. Diabetes mellitus, hyperglycemia, hemoglobin A1C and the risk of prosthetic joint infections in total hip and knee arthroplasty. The Journal of Arthroplasty 2015; 30 (3):439–443. https://doi.org/10.1016/j.arth.2014.10.009.

[201] Pedersen AB, Mehnert F, Johnsen SP, Sørensen HT. Risk of revision of a total hip replacement in patients with diabetes mellitus. A population-based follow up study. The Journal of Bone and Joint Surgery 2010; 92 (7): https://doi.org/10.1302/0301–620X. 92B7.

[202] Gohel MS, Taylor M, Earnshaw JJ, Heather BP, et al. Risk factors for delayed healing and recurrence of chronic venous leg ulcers—An analysis of 1324 legs. Eur J Vasc Endovasc Surg 2005; 29:74–77. doi:https://doi.org/10.1016/j.ejvs.2004.10.002.

[203] Allen KB, Heimansohn DA, Robison RJ, Schier JJ, et al. Risk factors for leg wound complications following endoscopic versus traditional saphenous vein harvesting. The Heart Surgery Forum 2000; 3(4):325–330.

[204] Papanas N, Papachristou S. COVID-19 and diabetic foot: Will the lamp burn bright?. The International Journal of Lower Extremity Wounds 2020; https://doi. org/10.1177/1534734620921382.

[205] Tao F, Tang X, Tao H, Luo Y, et al. Surgical treatment of diabetic foot ulcers during the COVID-19 pandemic in China. Journal of Diabetes and Its Complications 2020. https://doi. org/10.1016/j.jdiacomp.2020.107622.

[206] Rogers LC, Lavery LA, Joseph WS, Armstrong DG. All feet on deck—the role of podiatry during the covid-19 pandemic: preventing hospitalizations in an overburdened healthcare system, reducing amputation and death in people with diabetes. Journal of the American Podiatric Medical Association 2020. https://doi.org/10.7547/20–051.

[207] Armstrong DG, Giovinco N, Mills JL, Rogers LC. FaceTime for physicians: Using real time mobile phone-based videoconferencing to augment diagnosis and care in telemedicine. Eplasty 2011; 11:e23.

第 7 章　骨髓炎的发病率、并发症和新治疗策略
Incidence, Complications, and Novel Treatment Strategies: Osteomyelitis

Catherine G. Ambrose　James F. Kellam　Lindsay Crawford　Timothy S. Achor　著

摘　要

　　骨髓炎即骨骼感染，是一种相对罕见的肌肉骨骼疾病。然而，它的诊断和治疗困难，显著增加患者的医疗费用和并发症发生率。骨髓炎的并发症：一般性/全身性并发症和特异性并发症。一般性并发症与任何疾病过程的全身性影响有关，而特定并发症是疾病过程本身的结果。本章描述了与骨髓炎相关的一般性并发症，如全身性脓毒症和慢性疾病表现及特异性的并发症，包括骨坏死、多灶性骨髓炎、骨髓炎恶变、截肢、畸形和骨折等。儿童骨髓炎的早期诊断是紧急启动治疗的关键，本章还重点介绍了可能对治疗儿童和成人骨髓炎有效的最新创新和策略。

关键词

　　骨髓炎；感染；骨；脓毒血症；慢性；急性；儿科；成人；新治疗策略

　　骨髓炎即骨骼感染，是一种相对罕见的肌肉骨骼疾病。然而，它的诊断和治疗困难，显著增加患者的医疗费用和并发症发生率。骨髓炎的诊断很困难，因为高达 47% 的确诊骨髓炎病例是培养阴性[1, 2]。样本采集不当、微生物检测不当、生物膜细菌或样本采集前使用抗生素都可能导致培养阴性。骨髓炎治疗也很困难，因为大多数肠外应用的抗生素都不能穿透骨骼，有生物膜的细菌可抵抗抗生素和免疫系统，而且细菌可以入侵哺乳动物细胞。此外，随着耐药菌株感染的发生率不断增加，使得骨髓炎的治疗更加复杂。

　　Waldvogel 提出了一种基于病因学的骨髓炎分类系统[3-5]：通过血液传播的感染或从局部污染扩散到骨骼的感染。一种是由血行播散引起的骨髓炎，通常发生在青春期前的儿童或老年人，多数影响椎体或长骨的干骺端区域。由邻近扩散引起的骨髓炎可以进一步细分为宿主组织血管化良好的病例（如健康受试者的创伤或手术引起的病例）和血供不佳的病例（如糖尿病足部溃疡的病例）。在上述三种情况中，感染可进一步归类为急性或慢性。Cierny-Mader 系统是一种更详细的分类系统[6]，它基于解剖、临床和放射学特征来分类。虽然这个系统比 Waldvogel 提出的系统更复杂，但它更具体，可决定治疗方案，而且可根据机体状态变化进行动态调整。

一、发病率

　　骨髓炎的真实发病率很难评估，因为有些病例可能漏诊或误诊，而且大多数已发表的肌肉骨骼感染报道没有明确说明骨髓炎的数值（它们只报道浅部和深层的感染率）。由于骨髓炎是"深

部感染"的一个子集，我们可以推测其发病率不会高于报道的深部感染，但我们仍可能不知道真实的发病率。

不过确有一些研究报道了骨髓炎的总体发病率。一项研究调查了美国明尼苏达州一个县41年（1969—2009年）的骨髓炎病例[7]。利用该县这段时间的总人口，计算出骨髓炎的年总发病率为每10万人中21.8例。研究发现，无论研究的年龄组，男性的年发病率都高于女性，并且随着时间的推移，年发病率也在增加（发病率从研究的前十年的每10万人年11.4例增加到后十年的24.4例）。骨髓炎患者的平均年龄随着时间的推移而增加，葡萄球菌引起的感染的比例随着时间的推移而下降，而培养阴性病例的比例随着时间的推移而增加。总体而言，超过一半的病例是由葡萄球菌引起的（44%的金黄色葡萄球菌和17%的表皮葡萄球菌），另有16%的病例是由链球菌引起的。血源性传播引起的骨髓炎病例中有13%是混合感染，而在无糖尿病和合并糖尿病的连续传播感染病例中，混合感染病例的比例分别增加到35%和40%。

Rubin和其共同执笔者[8]的一项研究调查了1995年纽约市立医院的感染情况。他们研究了所有的感染，总的骨髓炎发病率可以从报道的数据中计算出来。本研究共发现1 351 362例非产科出院患者中有4000例骨髓炎，约占非产科出院的0.3%。使用当年和所研究的县的年度人口估计（data.ny.gov），年总发病率为每10万人32.4例。

一些特定类别的骨髓炎的研究比较多。多位作者发表了儿童急性血源性骨髓炎的发病率[9-15]。这些研究的时间范围和研究人群各不相同，但有共同的趋势。在每10万人年的病例数中，发病率从挪威的1.31例（1990—1994年）[11]到西澳大利亚土著人口的82.5例（1971—1982年）[9]不等。在所有研究中，男性的发病率都高于女性，而且随着时间的推移，发病率普遍呈下降的趋势。欧洲人口的发病率（2～11.1/10万人年）低于新西兰毛利人或西澳大利亚原住民（29.1～82.5/10万人年）。

一些团队也报道了人工关节感染的发生率，虽然在本书的另一章有所涉及，但这里提供了一些数字以供参考。以人工关节感染率（感染次数/关节置换手术总数）计算，初次膝关节置换术后感染率为1%～4%，初次髋关节置换术后感染率为1%～2%[2, 16]。然而，由于这些感染率包括所有感染，而不仅仅是骨髓炎病例，重要的是要记住，骨髓炎的发病率可能要低。

开放性骨折是骨髓炎的重要危险因素，许多研究报道了胫骨开放性骨折后的感染率。感染的发生率可以通过Giannoudis其同事提供的关于下肢开放性骨折的综述来估计[17]。在这篇综述中，他们报道了开放性胫骨骨折经固定后的感染率。钢板螺钉固定术后深部感染率为35%，扩髓髓内钉术后深部感染率为6.4%。并非所有研究都报道了骨髓炎病例，但Giannoudis其同事从报道病例中确定，采用外固定架治疗的开放性胫骨骨折中有4.2%发展为慢性骨髓炎，而采用未扩髓胫骨髓内钉治疗的开放性胫骨骨折中仅有0.7%发生骨髓炎。开放性骨折的年发病率估计为30.7例/10万人[18]，其中约14%发生在胫骨。因此，开放性胫骨骨折的发病率约为4.3例/10万人年。

最后，有研究报道了脊椎骨髓炎的发病率。瑞典的一项研究[19]发现，总发病率为2.2例/10万人年。34%的病例的病原体是金黄色葡萄球菌，27%的病例发现结核分枝杆菌。来自法国的一项研究[20]发现了椎体骨髓炎的总发病率、并发症和新的治疗策略，每10万人年有2.4例骨髓炎。他们发现与年龄有很强的相关性，20岁以下的受试者每10万人年有0.3例，而70岁以上的受试者每10万人年有6.5例。他们还发现金黄色葡萄球菌（38%）和结核分枝杆菌（31%）是最常见的致病菌。

二、一般并发症

并发症可分为两组：一般性 / 全身性和特异性。一般并发症与任何疾病过程的全身性影响有关，而特殊并发症是疾病过程本身的结果。对于骨髓炎，发生的一般并发症通常与感染引起的炎症过程的全身影响有关，即骨髓炎。由于骨髓炎可能是急性或慢性炎症过程，这些影响以不同的方式表现出来。

（一）全身脓毒症

这种情况通常是由于未经治疗的急性骨髓炎引起的。菌血症引起脓毒症状态，通常表现为体温升高、脉搏加快和血压降低。这是一种急症，需要对全身情况和局部感染灶迅速进行治疗。支持性治疗是最首要的措施，通过提供静脉补液和升压药治疗低血压，以及评估呼吸支持的需要（如吸氧或气管插管），这取决于肺部对持续炎症的反应严重程度。根据高热的严重程度，可能需要退热治疗。复苏治疗开始后，基于可能引起骨髓炎的病原体的经验性广谱静脉注射抗生素是一线治疗。如果事先已经进行了细菌诊断，则可以根据药敏结果确定使用特定的抗生素。一旦确定了急性脓毒症过程并开始使用抗生素治疗，必须使用手术引流的方式来处理骨脓肿灶，这将为感染微生物的培养提供标本，从而允许更特异的抗生素治疗，同时清创也能够尽可能地去除致病微生物和死骨。

（二）慢性病表现

无论是未经治疗还是治疗不足，急性骨髓炎都可能进展为慢性骨髓炎。因此，患者会经历一种慢性炎症刺激，导致患者出现一系列免疫、生理、代谢和行为反应。这些反应通常会导致疲劳或疲倦、身体不适、偶尔恶心，以及对日常活动不感兴趣。慢性疼痛可能发生在骨髓炎部位，导致麻醉药或止痛药滥用。这种情况的治疗关键在于确定慢性感染病灶并将其根除。可能的方法是包括单纯静脉或口服抗生素，或外科引流及切除并重建骨骼或截肢。

三、特异性并发症

（一）骨坏死

这是一种罕见的并发症，通常见于婴儿股骨近端。它是继发性感染，继发于股骨颈干骺端次生骨化中心出现之前的股骨骺区的感染。如果它暴发到髋关节，感染会向近端扩散，穿过骺板进入股骨头的软骨内膜，导致破坏和潜在的化脓性关节炎。由于股骨头软骨现在已经变形或被破坏，孩子在成长过程中会出现髋关节畸形和相应的肌肉骨骼残疾。由于对骨骺的损害程度未知，因此疗效也难以预测。

（二）慢性骨髓炎

慢性骨髓炎是在急性骨髓炎未得到治疗或治疗不充分的情况下出现的。这种疾病的特点是死骨伴周围脓肿。患者通常会有急性骨髓炎的病史，或某种形式的开放性骨损伤或开放性骨折的病史，或有既往骨骼手术史并通常伴有某种形式的植入物。患者也会表现出间断性的窦道渗出，以及与肿胀和红斑相关的波动性疼痛。虽然诊断相对简单，重要的是要找出导致骨髓炎长期存在的坏死死骨或栓塞。检查包括炎症标志物，如红细胞沉降率、C 反应蛋白、白细胞计数和血培养（如果患者有发热或全身症状的证据）。放射学检查包括 X 线片、CT 和（或）MRI 以确定骨髓炎的骨内累及范围及死骨。评估围绕慢性感染形成的新骨很重要，因为这将是重建过程的一部分[6]（图 7-1）。评估患者的生理状态也很重要，因为愈合的能力对于决定治疗方案和预后方面都极其重要。Cierny 和 Mader[6] 描述了三个宿主类别：正常的、受损的和极严重的。健康的宿主不会受到免疫损害，感染部位周围有良好的血管。在受损的宿主中，有局部或全身因素会影响免疫力和愈合。最后，极严重的宿主则可能只有很小

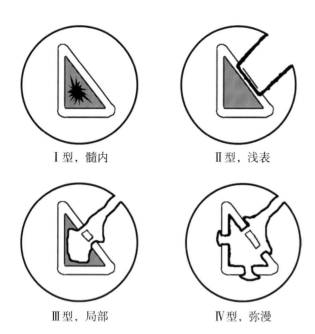

Ⅰ型，髓内　　　　　　　Ⅱ型，浅表

Ⅲ型，局部　　　　　　　Ⅳ型，弥漫

▲ 图 7-1　成人骨髓炎的解剖学分类

Ⅰ型，髓内骨髓炎，病灶为骨内膜；Ⅱ型，浅表性骨髓炎，局限于骨表面；Ⅲ型，局限性骨髓炎，累及全层皮质；Ⅳ型，弥漫性骨髓炎，累及整个骨骼[6]

的病灶，但治疗和治愈的预后很差；在这种情况下，治疗比疾病本身更糟糕。检查的最后一个方面和治疗的第一部分涉及从病灶部位采集组织进行培养，以鉴定病原菌及其对抗生素的敏感性。一旦检查完成，通常建议进行手术治疗。手术治疗包括清创清除死骨，尽可能多地保留包膜或有活力的骨，以便于重建，并采用某种骨性支撑方法。基于组织培养药敏的抗生素将通过最佳途径给药，以达到最大的骨内浓度[21]。在感染被清除后，可按需进行骨重建和畸形矫正。根据感染的部位、病原菌和慢性程度[22]，也可以建议截肢。

（三）亚急性骨髓炎

这是一种隐匿性的情况，症状轻微，有轻度到中度疼痛，体温轻微升高。这种情况的病因尚不清楚，但它可能在症状出现之前使用抗生素掩盖了全部症状，或细菌毒力降低有关。诊断延迟通常超过 2 周。只有 50% 的患者红细胞沉降率升高，60% 的患者发现了病原菌。X 线片和骨扫描通常是阳性的。它通常发生在骨骼的干骺端区域，通过被硬化边界包围的放射透明区来识

别，该区域可能穿过干骺端或在干骺端或皮质的位置。它可以有多个空洞，但不会有真正的皮质骨破坏。亚急性骨髓炎的经典例子由 Brodie 在 1836 年[23] 描述为患者胫骨干骺端的局限性脓肿，以前没有任何感染病史。治疗通常包括手术活检并用于培养、手术刮除及使用抗生素。

（四）慢性复发性多灶性骨髓炎

慢性复发性多灶性骨髓炎（chronic recurrent multifocal osteomyelitis，CRMO）是一种少见的儿童和青春期发生的自身炎症性疾病，在多个骨质部位发生隐匿性的疼痛和炎症表现，通常局限于干骺端或骨骺。以下是 CRMO 的诊断标准：①两个或两个以上类似骨髓炎的骨骼病变，与骨髓炎一致的放射和骨扫描结果；② 6 个月或以上的慢性和复发症状，至少 1 个月的适当治疗无效；③缺乏其他可识别的原因。目前还没有有效的治疗方法，但双膦酸盐已被证明是有帮助的[24]。

（五）Garré 硬化性骨髓炎

这种慢性疾病在 1893 年[25] 由 Garré 首次报道，发生在幼儿和青春期，有皮质骨增厚和膨胀，没有脓肿或死骨。其原因尚不清楚，但可能是轻度厌氧细菌感染，如痤疮丙酸杆菌或放线菌感染。患者会有间歇性疼痛、肿胀和压痛，骨骼本身会在硬化皮质区扩张。红细胞沉降率和 C 反应蛋白水平轻度升高，活检将显示慢性低度非特异性感染。目前还没有成功的治疗方法，骨开窗和广谱抗生素对某些病例是有帮助的[26]。

（六）慢性骨髓炎的恶变（马约林溃疡）

会有 1.6%～23% 的慢性骨髓炎病例发展为恶性肿瘤，最常见于医疗服务受限的地区[27-29]。这种肿瘤被认为是慢性炎症刺激干细胞导致的癌症[30, 31]。本病多见于 18—40 岁男性，癌变潜伏期为 18～72 年。胫骨是最常受累的骨骼[32]。大多数肿瘤是起源于窦道的侵袭性鳞状细胞癌，但也有基底细胞癌、网状细胞癌、纤维肉瘤和其他

肿瘤的报道。临床表现为疼痛加重，引流有异味，伴有红斑、出血和肿块增大。X 线片将显示骨膜改变和进行性骨质破坏，而 CT 将显示骨受累的范围，MRI 用于评估软组织受累。一般来说，临床高度怀疑时，需要对与慢性骨髓炎相关的慢性引流窦道或愈合不良的溃疡进行活检，以做出诊断。这些都是具有侵袭性的恶性肿瘤，有局部复发和淋巴结转移的倾向。尽管局部非转移性疾病患者的广泛局部切除（Mohs 手术）是有效的，但是截肢是治疗与恶变相关的骨髓炎最可靠的方法[33]。

（七）截肢

截肢可能被认为是骨髓炎的主要并发症。在与严重脓毒症相关的急性期，这可能是一种挽救生命的方法。在慢性骨髓炎中，截肢可能是一个改变生命的过程，使患者摆脱慢性炎症部位。这种情况特指有顽固性骨髓炎、多种不同病原菌混合感染、经历过多次手术、伴有畸形、骨不连或恶变。

（八）畸形

畸形即可以发生于生长期儿童的急性骨髓炎，也可继发于慢性骨髓炎，还可继发于内固定或骨性手术的骨髓炎。畸形可能需要矫正，而且会因为有慢性持续感染而变得复杂，需要在矫正手术前先根除感染。

（九）骨折

在治疗骨髓炎的过程中，骨折并不少见。骨强度和完整性可能会因为清除患者感染病灶而进行必要的清创而受损，从而导致骨折。为了避免这种并发症，需要根据感染的情况和严重程度采取某种形式的保护性治疗，如使用石膏、外固定架或内固定。如果发生骨折，治疗就会变得更加困难，因为它恰好与感染部位重合。如果感染仍然活跃，通常需要某种形式的临时骨折固定（如外固定），直到感染被根除，此时可以进行内固

定和植骨（如果需要）。如果骨折发生在感染被根除之后，可以进行标准的手术或非手术骨折固定[22]。

四、骨髓炎治疗的创新：儿科

儿童骨髓炎发生在长骨干骺端，被认为是由迁回的血流所致。感染可累及骨内、骨膜下、骨膜外脓肿或蔓延至关节，尤其是关节囊位于关节内的关节。儿童骨髓炎最常见的三个部位是股骨、胫骨和肱骨[34]。

儿童骨髓炎的早期诊断是紧急启动适当治疗的关键。传统的 X 线片仅在骨髓炎儿童感染后 1~2 周显示骨破坏的证据。因此，必须利用先进的成像技术来早期识别骨髓炎。主诊医生在选择先进的成像技术时，必须考虑成本、准确性和治疗或诊断的潜在延误。超声是一种低成本的评估关节积液、脓肿和深静脉血栓的方法，但对骨髓炎骨侵犯观察受限。虽然 CT 提供了更好的骨骼成像，特别是死骨，但由于辐射暴露的问题，它在儿科的应用受限[34]。尽管骨显像对骨髓炎的早期诊断高度敏感，但其特异性较低，不能区分软组织、关节和骨感染。基于上述原因，MRI 越来越多地被用于骨髓炎的评估。MRI 可用于诊断软组织脓肿、肌炎、关节积液和骨髓炎，包括骨内和骨膜下脓肿。磁共振成像的主要问题是，无法尽快检查防止延误治疗和检查时可能需要全身麻醉。在机构中设置 MRI 检查，可极大减少等待 MRI 所需的时间，因此可能也无须麻醉[34, 35]。MRI 检测的方案使用有限序列（冠状位 STIR、冠状位 T_1、轴位 T_2 脂肪抑制、增强后的冠状位和轴位 T_1 脂肪抑制），以便更快地确定感染蔓延的位置和范围（图 7-2）。鉴于合并骨髓炎的高发病率，研究还建议在儿童化脓性关节炎的常规检查中增加 MRI。在对化脓性髋关节炎的评估中，应用 MRI 在 47.9% 的患者中发现骨髓炎（Kocher 标准中的 3 个或 4 个阳性）[36]。各机构还制订了临床实践指南，以加快 MRI 的速度，并创建临

床路径，使全身麻醉下的患者每天都能得到 MRI 检查，并促进在 MRI 检查后直接进入手术室[35]。

根据患者年龄进行初始经验性抗生素治疗是金标准。传统上，急性骨髓炎的静脉抗生素治疗时间是 6 周，会造成住院时间长、费用高、需要中心静脉通路等问题。这些长疗程的静脉抗生素治疗的并发症发生率为 25%～38%，再住院率为 19%～27%[34]。目前的趋势已转向短疗程的静脉注射抗生素，并及早转换为口服抗生素。一些研究表明，只需静脉注射抗生素几天，然后口服抗生素 3～4 周，即可有效治疗急性骨髓炎。转换为口服抗生素的指导原则是未再发热、患者病情改善和 C 反应蛋白降低。涉及新生儿、免疫功能低下患者或耐甲氧西林金黄色葡萄球菌或沙门菌等细菌的复杂急性骨髓炎病例仍需要较长疗程的静脉注射抗生素[37]。除了缩短静脉注射抗生素的疗程外，包括制订循证临床实践指南和急性血源性骨髓炎病情分类系统在内的措施还与缩短住院时间和减少再入院有关[35, 38]。

对于急性血源性骨髓炎的儿童，可能需要手术治疗联合抗生素治疗。儿童骨髓炎的具体手术技术或手术范围尚未明确。手术治疗包括了从微创骨穿刺活检或脓肿抽吸术到广泛的皮质骨开窗和松质骨清理术[34]（图 7-3A 和 B）。患有关

节积液和（或）巨大脓肿的儿童应考虑立即进行手术治疗。有中度骨膜下或骨内脓肿的儿童在 48～72h 的抗生素治疗后无效，需考虑手术治疗。任何骨髓炎的手术都应该包括骨活检，用于排除恶性肿瘤和病原菌培养。再次手术干预的决定是基于儿童的体温曲线和 C 反应蛋白趋势[34]。

人们已经认识到，儿童中骨髓炎并发邻近化脓性关节炎的比例可高达 17%～33%[34, 39]。这些并发的关节感染的原因是骨髓炎扩散到关节，特别是在干骺端位于关节囊内的关节。合并感染的危险因素包括年龄（新生儿和青少年）、肩部感染、症状出现前持续时间的延长及金黄色葡萄球菌（包括 MSSA 和 MRSA）感染。识别合并关节感染很重要，因为这些患者疾病更严重与住院时间更长、手术次数更多和进入重症监护病房（intensive care unit，ICU）的概率更高[39]。漏诊

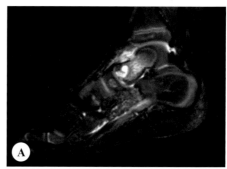

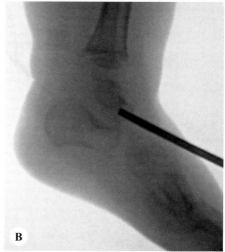

▲ 图 7-3　A. 15 月龄男性患儿，左脚无法负重，红细胞沉降率和 C 反应蛋白升高，MRI 矢状位 STIR 图像显示距骨 Brodie 脓肿；B. Brodie 脓肿经皮抽吸及骨活检的术中影像

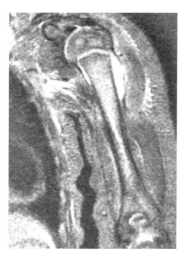

▲ 图 7-2　12 月龄的女性患儿表现为左上臂疼痛肿胀，MRI 检查的冠状位 STIR 图像提示肱骨干骨髓炎伴周围骨膜下脓肿

的骨髓炎并发症包括未经治疗的感染、骨缺血性坏死和病理性骨折。鉴于化脓性髋关节炎并发骨髓炎的比例很高，研究表明，在化脓性髋关节的切开引流（incision and drainage，I&D）过程中进行股骨颈抽吸，与 MRI 相比，其识别骨髓炎的敏感性和特异性更高（图 7-4）[40]，但是未提及骨内细菌种植播散和抽吸相关的骨折。肱骨骨髓炎也与肩部和肘部感染性关节炎有关[41]。儿童化脓性关节炎合并骨髓炎的发病率很高，75% 的儿童因化脓性关节炎接受 MRI 检查后发现有骨髓炎，26% 的儿童有骨膜下脓肿。MRI 评估可指导手术治疗，包括在肩关节 I&D 时骨膜下脓肿引流或皮质切开术[42]。由于骨髓炎通常需要比单纯化脓性关节炎更长的抗生素持续时间，并且可能需要除受累关节 I&D 之外的手术干预，因此对医生来说，评估和确定化脓性关节炎可能的骨骼受

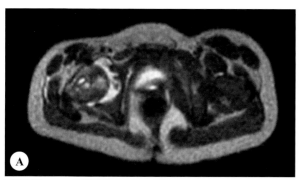

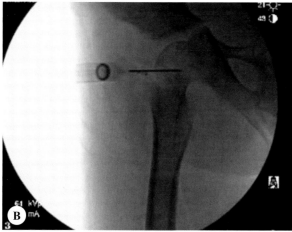

▲ 图 7-4　A. 12 岁儿童的脂肪抑制 T_2 轴位 MRI 图像，该儿童有镰状细胞性贫血病史，表现为右髋部疼痛和 WBC、ESR 和 CRP 升高。MRI 显示大量髋关节积液和股骨头骨髓炎；B. 右侧髋关节 I&D 时股骨颈穿刺的术中影像

累关键。

儿童急性骨髓炎的总体并发症发生率约为6%。并发症发生率包括：慢性骨髓炎为 1.7%，复发感染率为 6.8%，深静脉血栓形成（deep vein thrombosis，DVT）的发生率为 0.4%～6%，病理性骨折的发生率为 1.7%[34]。早期识别骨髓炎和恰当的靶向治疗可以降低儿科患者的这些风险。

五、骨髓炎治疗的创新：成人

成人骨髓炎的治疗仍然基于 Hiram Winnett Orr 提出的原则，他指出，必须去除所有的死骨，并对所产生的空腔进行碟形处理，然后固定骨骼[43]。最近这一原则的创新进展包括对死骨的诊断、无效腔的处理和合理适当使用抗生素等方面。

骨髓炎可发生为急性或慢性。成人急性骨髓炎并不常见，通常与远隔部位感染灶的血行播散有关。它有急性炎症过程的典型体征和症状：红肿、肿胀、发热和功能丧失。急性骨髓炎通常是单种病原菌造成的，最常见的是由凝固酶阳性细菌引起的，特别是金黄色葡萄球菌。治疗包括快速识别和诊断、及时外科清创和根据培养结果使用抗生素。

慢性骨髓炎在成人中更为常见，通常是非血源性的扩散，可以是发生于相邻的病灶的蔓延，要么是植入物手术的直接感染，或者是继发于血管功能不全或神经病变使皮肤开裂和定植。慢性骨髓炎通常是多种病原的混合感染，金黄色葡萄球菌也是最常见的细菌，但也发现了链球菌、类杆菌、克雷伯菌、肠球菌和假单胞菌。

由于成人骨髓炎最常见的病因是通过创伤、疾病或手术受到某种类型的细菌的接种，因此预防成为诊疗中的最关键部分。需要在择期手术前对患者进行更完善的评估，特别是关节置换术。通过在开放性骨折时迅速给予抗生素和适当的清创技术，以及改善糖尿病和动脉硬化等疾病，已然降低了骨髓炎的发生率。最后，标准化和强制性地在术前预防性使用抗生素也有助于降低植入

物相关手术的感染发生率，从而降低了发生骨髓炎的可能性。

人们认识到病原菌在慢性感染过程中能够创造自己的保护性环境，即生物膜，这激发了诊疗的创新[44]。人体对植入物的天然反应是在植入物周围形成一层黏附因子，如纤维连接蛋白和胶原结合蛋白。感染的细菌改变了这层膜，将自身包裹在其中，这可保护细菌不被白细胞吞噬，同时还分泌一些因子，通过增加成骨细胞细胞凋亡与核转录因子kappa-B受体激活剂配体（receptor activator of nuclear kappa-B ligand，RANKL）的表达来减少成骨。生物膜也是疏水性的，这抑制了抗生素的渗透，而生物膜细菌可能会变得静止和休眠，因此对许多抗生素不敏感。最后，由于细胞和细菌的分解，生物膜细菌能够改变它们的基因组成，并有可能对抗生素产生抗性。对生物膜的理解，让我们知道了为什么清除感染如此困难，并明白了在某些情况下固着细菌、生物膜和宿主之间的共生关系是可能的。

（一）诊断的创新

慢性骨髓炎的临床表现为慢性的疾病，伴有低热、复发性窦道和渗出，既往有创伤、手术或植入物的病史。

实验室检查通常包括使用红细胞沉降率、C反应蛋白水平、白细胞计数来评估炎症过程。它们对特定的诊断帮助不大，因为它们是炎症的非特异性检查，但对于跟踪治疗效果是必要的。由于CRP测量的是宿主外来物质的消化产物，因此当细菌进入系统循环时会升高，ESR仅测量任何原因引起的血清蛋白升高[45]。包括IL-6和降钙素原在内的新的血液化验并没有显示出比使用CRP更好的诊断效果[6]。

（二）培养和非培养的方法

现在人们认识到，培养物应该是从炎症部位获得的组织。从窦道或局部表浅组织的拭子不足以预测感染的病原[46]。最近，推出了更新的方

法来更好地识别感染和病原菌的存在。聚合酶链式反应提高了鉴定出传统方法难以培养细菌的能力，特别是生长缓慢的细菌，这可能有助于在培养阴性的骨髓炎病例中检出致病微生物[47]。虽然有人担心随着细菌的分解，细菌的DNA污染可能会被当作假阳性结果，但尚不清楚来自死亡细菌的DNA是否能在24~48h被检测到[48]。现在引入的病原特异性PCR更快、更特异，可以改进对感染和引起感染的病原菌的检出[49]。荧光原位杂交（fluorescence in situ hybridization，FISH）是另一种基于DNA和RNA的分子生物学技术，最近已被应用于兔的骨髓炎[50]。基质辅助激光解吸电离与飞行时间分析质谱学（MALDI-TOF/MS）相结合，使用完整细菌或其提取物的软激光电离来鉴定特定细菌独特的表面蛋白和多肽。这项检测有可能为诊断提供一种廉价、可靠和有效的方法[51, 52]。最后，聚合酶链式反应电子喷雾电离/质谱仪（PCR-ESI/MS）已被用于鉴定人工关节感染的感染、病原菌和耐药标志物[53]。

（三）影像学

诊断骨髓炎最简单、最便宜的方法仍然是普通X线检查[45]。X线表现为骨膜反应、皮质侵蚀、局灶性骨量减少、骨溶解和骨内膜扇贝样改变，以及在感染灶（死骨）周围有新骨形成，还有在包壳上形成引流脓性物质的开口。

冠状位和矢状位重建的CT提供了最详细的骨质受累情况，最适合用于骨髓炎的分期。植入物往往会在一定程度上使图像失真，但最近该技术的改进已将大大减少这一问题。MRI可区分软组织和骨髓受累，以及早期发现急性骨髓炎。静脉注射对比剂增强了血管化的感染区域和非血管化区域（如死骨）之间的区别。植入物、近期的手术和瘢痕组织可能会影响MRI检测感染的能力。

使用^{99m}亚甲基二磷酸盐的三相骨扫描用于确定骨灌注和骨转换；但是，肿瘤、骨折愈合及感染都会呈阳性扫描结果。第一阶段在0~60s

评估血流，第二阶段在 2～5min 显示血池，第三阶段在 2～4h 显示静态骨代谢。如果第一阶段和第二阶段显示同位素摄取增加，而第三阶段显示没有摄取，则软组织感染可能，而所有三个阶段的摄取增加可能是骨髓炎的非特异性指标。[111]In 标记的白细胞会渗入炎症区域，如骨髓炎。为了确定检测是阳性的，需要在 3～4h 和 20～24h 执行两组图像扫描。如果两组图像的摄取都在增加，那么很可能是炎症过程，如骨髓炎，而在 20～24h 摄取的减少或稳定意味着没有感染。在慢性骨髓炎中，灵敏度和特异度较低，因此不建议使用[54, 55]。

最近的创新是放射检查与核医学的结合可提高诊断价值。单光子发射计算机断层扫描已与三相白细胞扫描相结合，而另一种更常见的组合是 ^{18}F-FDG-PET/CT。虽然目前 FDG-PET/CT 不作为常规的检测，但这项技术已经显示出 86%～94% 的灵敏度和 76%～100% 的特异度[54]。

（四）治疗

如上所述，治疗的基础是根据临床情况清除所有死骨和感染骨。为了确定是否可能及如何最好地实现这一点，必须制订一个计划，评估宿主患者及感染的位置和程度。治疗计划的重大进展是 Mader 和 Cierny 对宿主和骨质范围进行分类[6]。患者有三个基本层次。A 型宿主是一个健康的个体，具有免疫活性，拥有良好的局部血管和活组织。B 型宿主存在损害他们的免疫反应和治愈潜力的情况。这些情况可能是局部的（B 型 - 局部），如既往的创伤或手术、慢性窦道或软组织覆盖不良，所有这些都会影响感染部位的局部血管和活力。另一种 B 型宿主患有全身性疾病（B 型 - 全身性），这将使治疗变得困难，如免疫功能受损、营养不良或糖尿病。显然，为了最大限度地提高治疗效果，局部和全身情况都需要纠正。C 型宿主是那些太过脆弱而基本上不能耐受和考虑手术治疗的患者，因为手术治疗可能比疾病本身更糟。

为了改善 B 型局部患者对治疗的反应，需要对局部软组织进行彻底评估，然后制订纠正这些问题的计划。慢性引流窦道通常伴有皮肤和皮下组织的瘢痕，必须切除。窦道可能直接与死骨相通，也可能有一条迂回的途径通过筋膜平面到达外部。切除死骨后，窦道通常会消失。已清创的瘢痕皮肤、皮下组织和肌肉必须用有活力的组织替代。其目的是实现一个干净、无感染和有活力的组织床，以便在可能的情况下允许骨骼和功能性软组织的再生。通常需要咨询整形或微血管外科医生，以提供某种形式的可行的软组织覆盖。带血管蒂肌皮瓣比筋膜皮瓣更好，因为它们提供了更好的血供；如果皮瓣下有细菌，则会有更好的吞噬功能[56-59]。

对于骨病灶的处理，首先是放射学检查以确定骨髓炎的程度。通常仅需 X 线片和 CT 即可确定死骨的位置和累及骨骼的程度，特别是干骺端和关节面的累及程度。MRI 往往会高估骨质的受累程度，但对于评估非连续病变（即"跳跃性病变"）和髓内骨髓炎的存在非常有帮助[45]。Cierny 定义的骨骼受累的位置和程度将指导手术计划[6]。1 期病变仅累及髓腔，可通过髓内清创和移除任何植入物（如果植入物功能受损）得到足够充分的治疗。最近引进的扩孔器 - 冲洗器 - 吸引器扩髓系统极大地促进了髓腔清创的能力。因此化脓性物质可以通过吸引去除，而不是被髓腔锉推进导致髓腔内的播散[60, 61]。2 期病变并不常见，仅累及浅层皮质骨膜区域，无髓质扩散。这是由慢性创面继发的局部定植引起的。治疗包括切除感染的骨质，直到看到有活力的出血骨，然后通过适当的软组织手术来处理慢性伤口，以增强其血供。3 期病变累及全层皮质和骨内膜，提示髓内扩散，但同一区域有未感染的骨。这是直接骨骼创伤导致骨血供破坏和细菌侵入骨骼的结果。治疗上，需要切除受感染的骨骼，但由于同一区域有健康的未受感染的骨骼，骨骼稳定性通常不会受到影响。最后的病变是 4 期，这是一种浸润性病变，累及一段骨。由于这个感染节段被血供完全破坏，因此有必要完全切除感染节段。这会导致轴向的骨不稳定，并产生的无效腔。

正如需要一个有活力的软组织袖套一样，感染骨的处理也遵循类似的计划。所有死亡和不能存活的骨头都必须切除，这也将给外科医生留下必须处理的骨缺损。在切除感染区域后，受累的骨要么保持其轴向稳定，要么会存在导致轴向不稳定的节段性缺损。治疗骨髓炎的主要创新是在治疗领域，即根除感染、无效腔处理和骨重建。

最初的手术治疗包括切除所有死骨，并进行病理和培养活组织检查。已经尝试了许多方法来定义有活力的骨骼，但到目前为止，最好的方法是外科医生通过观察被称为辣椒征的点状皮质出血部位来估计骨骼的活性。在去除死骨后，需要处理残留的无效腔，以能够形成有活力的血管床，同时在局部清除所有残留的感染性微生物。对于 1 期病变，即髓内骨髓炎，可在清创后的髓腔内植入带聚甲基丙烯酸甲酯（polymethylmethacrylate，PMMA）抗生素涂层的髓内钉 6～8 周[61]，或植入抗生素浸渍的可生物降解物质，如硫酸钙或磷酸钙（图 7-5）。这些可降解化合物会释放抗生素，同时被吸收或整合到骨骼中，避免二次手术切除。目前在美国还没有被批准的商业化可生物降解的抗生素输送系统，但外科医生可以将抗生素与可生物降解物混合。报道结果显示，使用这些化合物的治愈率高达 86%[62, 63]。使用硫酸钙制剂可能出现手术部位持续渗出的问题。生物活性玻璃（bioactive glass，BAG）S53P4 在体外和体内都被证明与钙基替代品一样有效，而且渗出更少。可以为 2 期病变制订类似的治疗计划。在清创和碟形处理后，可以使用抗生素浸渍的可吸收给药装置，如硫酸钙，并使用有活力的软组织覆盖[64, 65]。

处理 3 期病变和 4 期病变时，会在骨缺损处或无效腔内放置局部抗生素。由于 3～4 期病变通常需要几次手术进行骨重建，抗生素给药系统是使用 PMMA，并在其中混入抗生素（如万古霉素或妥布霉素），最后制作成小珠状或块状[61, 66]。由于 PMMA 凝固过程中会产生放热反应，因此只能混合耐热的抗生素。通常是根据经验选择抗生素，直到培养出特定的细菌。已发现 PMMA 可在无效腔内会刺激异物反应。6 周后，形成了一层高度血管化的膜，富含成骨基因和细胞因子。这是放置移植骨以辅助骨重建的理想选择[67]（图 7-6）。

在失去轴向稳定的情况下，或者在清创后外科医生担心剩余的可存活的骨骼不够坚固，不足以承受生理负荷，就需要加上某种形式的稳定。采用何种固定方式，这取决于治疗的阶段。如果有持续的感染或在最初清除感染的阶段，通常使用外固定装置，因为它可以确保感染区域没有异物。一旦感染被清除，就适合使用内固定。通常是使用髓内钉来治疗骨干病变，以钢板固定干骺端或关节受累。另一种技术是牵张成骨术，可同时提供稳定性和促进骨再生。这项技术最早由 Ilizarov 报道，新进展是计算后的直接搬运和畸形。最近引入的动力化髓内钉更易被患者接受，并且能达到同样的效果。

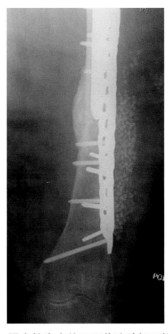

▲ 图 7-5　混有抗生素的可吸收硫酸钙颗粒的 X 线片

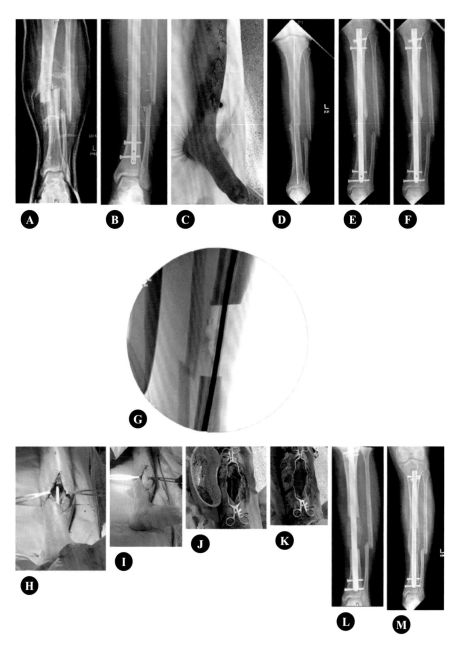

◀ 图 7-6　**A.** 44 岁男性患者发生开放性胫骨骨干骨折，并伴有严重的软组织损伤。接受急诊的冲洗和清创；**B.** 髓内钉和游离皮瓣软组织覆盖；**C.** 1 个月后，伤口出现感染，培养出 **MRSA**。接受冲洗、清创和静脉注射抗生素的治疗；**D.** 由于无法根除感染，接受植入物移除手术，放置抗生素水泥棒；**E.** 8 周后，炎症标志物恢复正常，接受抗生素棒取出和更换髓内钉的手术；**F.** 5 个月后，患者又出现慢性渗出和骨髓炎的放射征象；**G.** 广泛切除受累的胫骨；**H.** 放置抗生素棒；**I.** 抗生素骨水泥间隔物。接受静脉抗生素治疗，8 周后，又接受手术取出骨水泥间隔器和骨水泥棒；**J 和 K.** 重新植入髓内钉（**J**）和髂骨植骨（**K**）修复骨缺损；**L.** 术后即刻 **X** 线片；**M.** 6 个月随访。患者痊愈，没有疼痛，也没有腿部组织的问题

（五）抗生素

需要主诊外科医生和感染病专家共同制订合理有效的抗生素方案。在健康的宿主（A 型和 B 型 - 局部）中，可能不需要长期使用抗生素[68, 69]。通常可以给这些患者 3～5 天的非肠道抗生素疗程，然后口服抗生素 7～10 天[45]。

也可长期使用抗生素，使感染能够长时间得到抑制，让骨折得以愈合，如在可能需要保留金属植入物的情况下。一旦骨折愈合，就可以停止

抗生素治疗，取出植入物。应该认识到，抗生素抑制疗法并不是治愈的方法，它应该是在感染发作情况下临时使用。应该使用非广谱的、尽可能具体的治疗特定细菌的药物，为期 7～10 天。其目的是能够消除浮游的全身性细菌，使生物膜停止释放细菌。从本质上讲，患者和生物膜是共生的，只有当这种关系被破坏时才需要使用抗生素。这就避免了长期使用抗生素的并发症和耐药病原的进展[45]。

参考文献

[1] Floyed RL, Steele RW. 2003. Culture-negative osteomyelitis. Pediatr Infect Dis J. 22(8):731–736.

[2] Kalbian I, Park JW, Goswami K, et al. 2020. Culture-negative periprosthetic joint infection: prevalence, aetiology, evaluation, recommendations, and treatment. Int Orthop. 44(7):1255–1261.

[3] Waldvogel FA, Medoff G, Swartz MN. 1970. Osteomyelitis: a review of clinical features, therapeutic considerations and unusual aspects. N Engl J Med. 282(4):198–206.

[4] Waldvogel FA, Medoff G, Swartz MN. 1970. Osteomyelitis: a review of clinical features, therapeutic considerations and unusual aspects (second of three parts). N Engl J Med. 282(5):260–266.

[5] Waldvogel FA, Medoff G, Swartz MN. 1970. Osteomyelitis: a review of clinical features, therapeutic considerations and unusual aspects. 3. Osteomyelitis associated with vascular insufficiency. N Engl J Med. 282(6):316–322.

[6] Cierny G, 3rd, Mader JT, Penninck JJ. 2003. A clinical staging system for adult osteomyelitis. Clin Orthop Relat Res 414:7–24.

[7] Kremers HM, Nwojo ME, Ransom JE, et al. 2015. Trends in the epidemiology of osteomyelitis: a population-based study, 1969 to 2009. J Bone Joint Surg Am. 97(10):837–845.

[8] Rubin RJ, Harrington CA, Poon A, et al. 1999. The economic impact of Staphylococcus aureus infection in New York City hospitals. Emerg Infect Dis 5(1):9–17.

[9] Gillespie WJ. 1985. The epidemiology of acute haematogenous osteomyelitis of childhood. Int J Epidemiol 14(4):600–606.

[10] Craigen MA, Watters J, Hackett JS. 1992. The changing epidemiology of osteomyelitis in children. J Bone Joint Surg Br 74(4):541–545.

[11] Dahl LB, Høyland AL, Dramsdahl H, Kaaresen PI. 1998. Acute osteomyelitis in children: a population-based retrospective study 1965 to 1994. Scand J Infect Dis 30(6):573–577.

[12] Blyth MJ, Kincaid R, Craigen MA, Bennet GC. 2001. The changing epidemiology of acute and subacute haematogenous osteomyelitis in children. J Bone Joint Surg Br. 83(1):99–102.

[13] Rossaak M, Pitto RP. 2005. Osteomyelitis in Polynesian children. Int Orthop. 29(1):55–58.

[14] Malcius D, Trumpulyte G, Barauskas V, Kilda A. 2005. Two decades of acute hematogenous osteomyelitis in children: are there any changes? Pediatr Surg Int. 21(5):356–359.

[15] Riise φR, Kirkhus E, Handeland KS, et al. 2008. Childhood osteomyelitis-incidence and differentiation from other acute onset musculoskeletal features in a population-based study. BMC Pediatr 8:45.

[16] Koh CK, Zeng I, Ravi S, et al. 2017. Periprosthetic Joint Infection Is the Main Cause of Failure for Modern Knee Arthroplasty: An Analysis of 11,134 Knees. Clin Orthop Relat Res 475(9):2194–2201.

[17] Giannoudis PV, Papakostidis C, Roberts C. 2006. A review of the management of open fractures of the tibia and femur. J Bone Joint Surg Br. 88(3):281–289.

[18] Court-Brown CM, Bugler KE, Clement ND, et al. 2012. The epidemiology of open fractures in adults. A 15–year review. Injury. 43(6):891–897.

[19] Beronius M, Bergman B, Andersson R. 2001. Vertebral osteomyelitis in Göteborg, Sweden: a retrospective study of patients during 1990–95. Scand J Infect Dis. 33(7):527–532.

[20] Grammatico L, Baron S, Rusch E, et al. 2008. Epidemiology of vertebral osteomyelitis (VO) in France: analysis of hospital-discharge data 2002–2003. Epidemiol Infect. 136(5):653–660.

[21] Rao N, Ziran BH, Lipsky BA. 2011. Treating osteomyelitis: antibiotics and surgery. Plast Reconstr Surg. 127 Suppl 1:177s–187s.

[22] Roesgen M, Hierholzer G, Hax PM. 1989. Post-traumatic osteomyelitis. Pathophysiology and management. Arch Orthop Trauma Surg. 108(1):1–9.

[23] Brodie BC. 1836. Pathological and surgical observations on disease of joints.

[24] Roderick MR, Shah R, Rogers V, et al. 2016. Chronic recurrent multifocal osteomyelitis (CRMO) – advancing the diagnosis. Pediatr Rheumatol Online J. 14(1):47.

[25] Garre C. 1893. Uber besondere Formen und Folgezustande der akuten infektiosen Osteomyelitis. Beitr z klin Chir. 10:241–298.

[26] Song S, Jeong HJ, Shin HK, et al. 2019. Sclerosing osteomyelitis of Garré: A confusing clinical diagnosis. J Orthop Surg (Hong Kong). 27(3):2309499019874704.

[27] Altay M, Arikan M, Yildiz Y, Saglik Y. 2004. Squamous cell carcinoma arising in chronic osteomyelitis in foot and ankle. Foot Ankle Int. 25(11):805–809.

[28] Kerr-Valentic MA, Samimi K, Rohlen BH, et al. 2009. Marjolin's ulcer: modern analysis of an ancient problem. Plast Reconstr Surg. 123(1):184–191.

[29] Onah, II, Olaitan PB, Ogbonnaya IS, Onuigbo WI. 2006. Marjolin's ulcer (correction of ulcer) at a Nigerian hospital (1993–2003). J Plast Reconstr Aesthet Surg. 59(5):565–566.

[30] Sell S. 2011. Infection, stem cells and cancer signals. Curr Pharm Biotechnol. 12(2):182–188.

[31] Samaras V, Rafailidis PI, Mourtzoukou EG, et al. 2010. Chronic bacterial and parasitic infections and cancer: a review. J Infect Dev Ctries. 4(5):267–281.

[32] Alami M, Mahfoud M, El Bardouni A, et al. 2011. Squamous cell carcinoma arising from chronic osteomyelitis. Acta Orthop Traumatol Turc. 45(3):144–148.

[33] Panteli M, Puttaswamaiah R, Lowenberg DW, Giannoudis PV. 2014. Malignant transformation in chronic osteomyelitis: recognition and principles of management. J Am Acad Orthop Surg. 22(9):586–594.

[34] Funk SS, Copley LA. 2017. Acute Hematogenous Osteomyelitis in Children: Pathogenesis, Diagnosis, and Treatment. Orthop Clin North Am. 48(2):199–208.

[35] Copley LA, Kinsler MA, Gheen T, et al. 2013. The impact of evidence-based clinical practice guidelines applied by a multidisciplinary team for the care of children with osteomyelitis. J Bone Joint Surg Am. 95(8):686–693.

[36] Nguyen A, Kan JH, Bisset G, Rosenfeld S. 2017. Kocher criteria revisited in the era of MRI: How often does the Kocher Criteria identify underlying osteomyelitis? J Pediatr Orthop. 37(2):e114–e119.

[37] Castellazzi L, Mantero M, Esposito S. 2016. Update on the management of pediatric acute osteomyelitis and septic arthritis. Int J Mol Sci. 17(6).

[38] Athey AG, Mignemi ME, Gheen WT, et al. 2019. Validation and modification of a severity of illness score for children with acute hematogenous osteomyelitis. J Pediatr Orthop. 39(2):90–97.

[39] Montgomery CO, Siegel E, Blasier RD, Suva LJ. 2013. Concurrent septic arthritis and osteomyelitis in children. J Pediatr Orthop. 33(4):464–467.

[40] Schlung JE, Bastrom TP, Roocroft JH, et al. 2018. Femoral neck aspiration aids in the diagnosis of osteomyelitis in children with septic hip. J Pediatr Orthop. 38(10):532–536.

[41] Street M, Crawford H. 2015. Pediatric humeral osteomyelitis. J Pediatr Orthop. 35(6):628–633.

[42] Ernat J, Riccio AI, Fitzpatrick K, et al. 2017. Osteomyelitis is commonly associated with septic arthritis of the shoulder in children. J Pediatr Orthop. 37(8):547–552.

[43] Klenerman L. 2007. A history of osteomyelitis from the Journal of Bone and Joint Surgery: 1948 TO 2006. J Bone Joint Surg Br. 89(5):667–670.

[44] Nickel JC, Ruseska I, Wright JB, Costerton JW. 1985. Tobramycin resistance of Pseudomonas aeruginosa cells growing as a biofilm on urinary catheter material. Antimicrob Agents Chemother. 27(4):619–624.

[45] Lowenberg DW, Rupp M, Volker A. Understanding and treating chronic osteomyelitis. In: Browner B, Jupiter J, Krettek C, Anderson PA, eds. Skeletal trauma. 1. 6th. Philadelphia: Elsevier; 2020:707–742.

[46] Zuluaga AF, Galvis W, Saldarriaga JG, et al. 2006. Etiologic diagnosis of chronic osteomyelitis: a prospective study. Arch Intern Med. 166(1):95–100.

[47] Saiki RK, Gelfand DH, Stoffel S, et al. 1988. Primer-directed enzymatic amplification of DNA with a thermostable DNA polymerase. Science. 239(4839):487–491.

[48] Kaplan HB, Miranda JA, Gogola GR, et al. 2018. Persistence of bacterial DNA in orthopedic infections. Diagn Microbiol Infect Dis. 91(2):136–140.

[49] Yang S, Rothman RE. 2004. PCR-based diagnostics for infectious diseases: uses, limitations, and future applications in acute-care settings. Lancet Infect Dis. 4(6):337–348.

[50] Alt V, Lips KS, Henkenbehrens C, et al. 2011. A new animal model for implant-related infected non-unions after intramedullary fixation of the tibia in rats with fluorescent in situ hybridization of bacteria in bone infection. Bone. 48(5):1146–1153.

[51] Dhiman N, Hall L, Wohlfiel SL, et al. 2011. Performance and cost analysis of matrix-assisted laser desorption ionization-time of flight mass spectrometry for routine identification of yeast. J Clin Microbiol. 49(4):1614–1616.

[52] Hirai J, Sakanashi D, Huh JY, et al. 2017. The first human clinical case of chronic osteomyelitis caused by Clostridium hydrogeniformans. Anaerobe. 45:138–141.

[53] Melendez DP, Uhl JR, Greenwood-Quaintance KE, et al. 2014. Detection of prosthetic joint infection by use of PCR-electrospray ionization mass spectrometry applied to synovial fluid. J Clin Microbiol. 52(6):2202–2205.

[54] Govaert GA, FF IJ, McNally M, et al. 2017. Accuracy of diagnostic imaging modalities for peripheral post-traumatic osteomyelitis – a systematic review of the recent literature. Eur J Nucl Med Mol Imaging. 44(8):1393–1407.

[55] Al-Sheikh W, Sfakianakis GN, Mnaymneh W, et al. 1985. Subacute and chronic bone infections: diagnosis using In-111, Ga-67 and Tc-99m MDP bone scintigraphy, and radiography. Radiology. 155(2):501–506.

[56] Chang N, Mathes SJ. 1982. Comparison of the effect of bacterial inoculation in musculocutaneous and random-pattern flaps. Plast Reconstr Surg. 70(1):1–10.

[57] Calderon W, Chang N, Mathes SJ. 1986. Comparison of the effect of bacterial inoculation in musculocutaneous and fasciocutaneous flaps. Plast Reconstr Surg. 77(5):785–794.

[58] Eshima I, Mathes SJ, Paty P. 1990. Comparison of the intracellular bacterial killing activity of leukocytes in musculocutaneous and random-pattern flaps. Plast Reconstr Surg. 86(3):541–547.

[59] Gosain A, Chang N, Mathes S, et al. 1990. A study of the relationship between blood flow and bacterial inoculation in musculocutaneous and fasciocutaneous flaps. Plast Reconstr Surg. 86(6):1152–1162; discussion 1163.

[60] Cox G, Jones E, McGonagle D, Giannoudis PV. 2011. Reamer-irrigator-aspirator indications and clinical results: a systematic review. Int Orthop. 35(7):951–956.

[61] Bar-On E, Weigl DM, Bor N, et al. 2010. Chronic osteomyelitis in children: treatment by intramedullary reaming and antibiotic-impregnated cement rods. J Pediatr Orthop. 30(5):508–513.

[62] Gauland C. 2011. Managing lower-extremity osteomyelitis locally with surgical debridement and synthetic calcium sulfate antibiotic tablets. Adv Skin Wound Care. 24(11):515–523.

[63] Ferguson JY, Dudareva M, Riley ND, et al. 2014. The use of a biodegradable antibiotic-loaded calcium sulphate carrier containing tobramycin for the treatment of chronic osteomyelitis: a series of 195 cases. Bone Joint J. 96–b(6):829–836.

[64] McKee MD, Wild LM, Schemitsch EH, Waddell JP. 2002. The use of an antibiotic-impregnated, osteoconductive, bioabsorbable bone substitute in the treatment of infected long bone defects: early results of a prospective trial. J Orthop Trauma. 16(9):622–627.

[65] McKee MD, Li-Bland EA, Wild LM, Schemitsch EH. 2010. A prospective, randomized clinical trial comparing an antibiotic-impregnated bioabsorbable bone substitute with standard antibiotic-impregnated cement beads in the treatment of chronic osteomyelitis and infected nonunion. J Orthop Trauma. 24(8):483–490.

[66] Henry SL, Ostermann PA, Seligson D. 1993. The antibiotic bead pouch technique. The management of severe compound fractures. Clin Orthop Relat Res. (295):54–62.

[67] Morelli I, Drago L, George DA, et al. 2016. Masquelet technique: myth or reality? A systematic review and meta-analysis. Injury. 47 Suppl 6:S68–s76.

[68] Blázquez J, Oliver A, Gómez-Gómez JM. 2002. Mutation and evolution of antibiotic resistance: antibiotics as promoters of antibiotic resistance? Curr Drug Targets. 3(4):345–349.

[69] Baym M, Lieberman TD, Kelsic ED, et al. 2016. Spatiotemporal microbial evolution on antibiotic landscapes. Science 353(6304):1147–1151.

第8章 关节置换术的发生率、并发症和新治疗策略

Incidence, Complications and Novel Treatment Strategies: Joint Arthroplasty

A. Hamish R. W. Simpson 著

摘 要

　　北美、澳大利亚和英国每年约有150万例初次人工关节置换术。平均而言，2000—2015年，初次髋关节置换术的手术量增加了30%，初次膝关节置换术的手术数量增加了近100%。人工关节感染的发生会对患者报告的生活质量和功能、医疗成本和诉讼风险有重大影响。在北美、澳大利亚和英国，PJI的累积治疗成本估计为每年约15亿美元。PJI的理想治疗目标是彻底根除病原体并保留关节功能。本章介绍了膝关节、髋关节、踝关节、肩关节和肘关节置换术后PJI的发生率，并描述了治疗PJI的原则和手术策略。本章还重点介绍了在组织层面上改进PJI的创新方法，以及一些新兴治疗方式，包括抑制细菌传播、细菌黏附、调节新陈代谢、分解生物膜、新型抗生素、免疫疗法和旨在对抗宿主细胞内渗透的方法。

关键词

　　人工关节感染；生物被膜；治疗；手术；膝关节；髋关节；肩关节；肘关节；新治疗策略

　　在北美、澳大利亚和英国，每年约有开展150万例初次人工关节置换术（total joint arthroplasties，TJA）[1-7]。其中超过90%是全髋关节置换术和全膝关节置换术，它们所占比例大致相等[1-7]。在对经济合作与发展组织（Organisation for Economic Co-operation and Development，OECD）成员国的最新医疗保健调查中，自2000年以来，初次髋关节和膝关节置换术的数量迅速增加。2000—2015年，初次髋关节置换手术的数量平均增加了30%，初次膝关节置换手术的数量增加了近100%[8]。预计到2030年，北美、澳大利亚和英国每年的关节置换手术数量将增加到近600万例[5, 9-11]。

　　国家监测项目估计人工关节感染（prosthetic joint infection，PJI）的发生率为0.2%～5%[12-15]。一项对国际登记数据的综述报道称，TJA术后深部感染发生率为0.76%～1.28%[16]。初次全髋关节置换术后PJI的发生率没有变化，而全膝关节置换术后PJI的平均发生率略有增加，从0.88%增加到1.03%[17]。尽管PJI的发生率很低，但随着每年初次关节置换术手术量的飙升，意味着PJI的总体负担正在迅速增加。美国全国住院患者样本报告称，2001—2011年，人工关节置换术后PJI的绝对数量增加了1倍以上[18]。然而，应该指出的

是，由于信息漏报，即使是国家监测项目也会低估了 PJI 的真实发病率[19]。

革兰阳性菌感染占 PJI 的大部分[15]。凝固酶阴性葡萄球菌（约 40%）、金黄色葡萄球菌（约 20%）、链球菌（约 10%）、肠球菌（约 5%）、革兰阴性菌（约 5%）和厌氧菌（约 3%）占单一病原菌感染的绝大多数[20]。在多种病原菌感染病例中，70%～80% 的病例涉及革兰阳性菌[15]。然而，此前对致病菌的估计可能具有误导性，因为一些致病菌，如 Cutibacterium acnes（C.acnes）（前身为痤疮丙酸杆菌），以前被认为是非致病的或"弱"致病的，通常被视为污染。通过更可靠的采样和检测方法，已经证实了痤疮皮肤杆菌感染的真实发生率[21-23]。人们对"培养阴性"的 PJI 的认识越来越多，即临床特征符合诊断标准的，但不能分离出任何微生物[24]。培养阴性 PJI 的发生率为 5%～41%，普遍接受的估计值是 10%[25-27]。据报道，阴性培养的原因包括生长条件苛刻的苛养菌、以前认为不致病的少见微生物或不正确的采样[28]。然而，培养阴性 PJI 的最重要原因被认为是在采样前应用抗生素[29, 30]。众所周知，亚治疗性抗菌疗法会在许多病原体中诱导出一种称为"可存活但不可培养"的生理状态[31-34]，使培养结果呈假阴性[30, 35]。这是一种代谢活性低、无法在常规细菌培养基上生长的细胞状态[36]，其中一个关键的特征是营养刺激可以恢复其代谢活动和可培养能力，即所谓的复苏[37, 38]。

PJI 发生后可对患者报告的生活质量和功能[39-41]、医疗费用[12, 42] 和诉讼风险[39] 产生重大影响。PJI 的 90 天死亡率为 2%～4%[43, 44]，5 年死亡率上升至 20%～26%[44, 45]。据报道，PJI 的 5 年死亡率超过了美国最常见的五种癌症中的四种[46]。根据美国的经济估算，一名 PJI 患者的总住院治疗费用为 30 000～120 000 美元[47-49]，英国也得出类似的报道[12, 50]。在北美、澳大拉西亚和英国，PJI 治疗的累积治疗费用估计为每年约 15 亿美元[9, 12, 51, 52]。

一、治疗

总体原则

PJI 有多种治疗策略，要根据病原体、宿主和局部感染部位等因素选择何种治疗策略。McPherson 等[53] 提出的 PJI 分期系统（表 8-1）和

表 8-1　McPherson 分期系统

分　类	等　级	描　述
感染	I	人工关节感染，关节植入术后＜4 周
	II	急性血源性 PJI，症状持续时间＜4 周
	III	晚期和慢性 PJI，症状持续时间＞4 周
宿主（全身的）	A	没有损害因素 a
	B	存在损害因素（≤2 个因素）
	C	存在严重损害因素（＞2 个因素）或以下因素之一 ● 中性粒细胞计数＜1000/mm³ ● CD4⁺ T 细胞计数＜100/mm³ ● 静脉注射药物滥用 ● 慢性活动性感染（关节以远部位） ● 免疫系统发育不良或肿瘤
局部的	1	没有损害因素 b
	2	损害因素（≤2 个因素）
	3	严重的损害因素（＞2 个因素）

a. 全身性损害因素包括年龄＞80 岁、酗酒、慢性活动性皮炎或蜂窝织炎、慢性留置尿管、慢性营养不良（白蛋白＜3.0g/dl）、当前仍有尼古丁使用（吸入或口服）、糖尿病（未经饮食控制）、肝功能不全（肝硬化）、使用免疫抑制药物、恶性肿瘤（既往或活动性）、肺功能不全（未吸氧时动脉血氧饱和度≤60%）、肾透析、全身性炎症疾病（类风湿关节炎、系统性红斑狼疮），以及因感染或疾病而导致的全身性免疫功能损害（如 HIV 感染或获得性免疫缺陷综合征）

b. 局部的危险因素包括超过 3 个月的局部活动性感染，多次切开形成皮桥，既往创伤造成软组织缺损，皮下脓肿＞8cm²，滑膜皮下瘘口，既往关节周围骨折或创伤（尤其是挤压伤），既往局部放疗创面和血管功能不全（肢体搏动缺失，慢性静脉淤积症，严重的钙化性动脉疾病）

Zimmerli[54] 等提出的治疗流程都强调了以上这些因素的重要性（图 8-1 和图 8-2）。上述分期系统和治疗流程已在临床实践中得到广泛采用，并且被认为这是近年来 PJI 疗效改善的重要原因[28, 55]。这些系统和流程还重视感染的慢性化，即把阈值设定为自症状出现 4 周以内被认为是影响预后的关键因素。然而，最近一项对队列研究的系统回顾和 Meta 分析报道称，如果在症状出现后 7 天内进行保留假体的清创手术，会有良好的治疗结果[55]。尽管进行了这些研究，但最近新的进展是重新审视传统的按感染时间分类方法[56]。人们认为，在早期感染中采用低并发症率策略取得的明显成功，实际上可能反映了相关的宿主和病原体因素，而不是应用了由症状出现的时间驱动的二元决策过程。有人提出，在宿主、病原体和环境因素的更广泛框架内考量，将感染的慢性化视为一个连续过程（从早期到晚期），将更好地反映

目前对 PJI 病理生理学的理解[56]。

治疗的总体目标是根除感染和保留患者功能。最近的一次国际共识会议对根除感染的定义进行了分层，摒弃了传统的二分分类方法[57]。患者功能结果的评估使用总体健康量表和专门用于关节的患者报告问卷，如 EQ-5D 和牛津髋关节评分[58-61] 等定量方法[62]。

目前抗生物被膜感染的努力主要基于早期和积极的物理清除（清创和灌洗 +/− 切除），并给予局部[63] 和全身[64] 抗菌治疗。一般而言，进展仅限于系统和局部抗生素方案的修改[65-67]，以及重新审视以前的"最后手段"抗生素，如黏菌素[68]。治疗的关键部分是生物膜的物理清除[69]。自 20 世纪初以来，清创手术一直是肌肉骨骼感染治疗的核心原则。"清创"一词的词源来源于法语 débrider，意为解脱，因为这个词最初指的是 16 世纪 Ambrose Paré 所描述的有意延长伤口

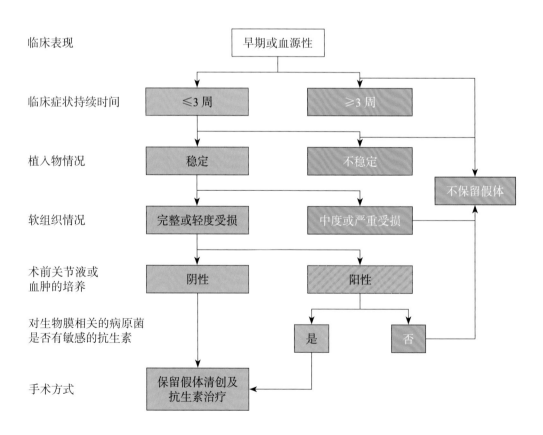

▲ 图 8-1 早期或血源性感染的治疗流程
引自 Zimmerli et al. [54]

和清除碎片 [70]。目前使用的清创一词是指切除所有丧失活力和（宏观上）受污染的组织 [71]。清创可以被认为是浅表的或深的。浅层伤口清创可进一步细分为：①自溶，通过使用水凝胶和自体酶；②酶，使用链激酶和胶原酶；③生物法，最广泛使用的是蝇蛆疗法 [72]。深层伤口清创 [69] 也可细分为：①外科手术，包括软组织切开和切除 +/- 假体植入术；②机械方法（如刮骨扩髓、动力洗涤和过氧化氢）[73]；③化学方法，可以包括醋酸 [74, 75] 和蜂蜜 [76]。基于对 PJI 发病机制了解的最新进展，清除细胞内病原体 [77, 78] 也应成为目标 [77-80]。开放清创的另一个优点是有机会进行局部抗菌治疗。通过使用抗生素库增加了局部软组织浓度有助于根除残留的生物膜并防止再定植。局部抗生素库可不依赖于有血供的组织，在局部达到的浓度比全身给药的安全浓度可高出数量级水平。20 世纪 70 年代首次报道了抗生素在骨科医学中的局部应用，在人类身上首次测试了载庆大霉素的骨水泥 [63]。骨水泥是一种方便的抗生素输送工具，通常用于骨水泥关节置换术。庆大霉素是一种合适的抗生素，因为它能够承受骨水泥固化过程中放热反应产生的热能，并且对 PJI 相关的最常见病原体有足够的敏感性。有证据表明，骨水泥在降低初次髋关节和膝关节置换术后 PJI 风险方面是有效的 [81-83]。在 PJI 的治疗中，在局部使用抗生素已被证明与 75%～91% 的病例有效根除有关 [54, 84]。然而，骨水泥最初并不是作为抗生素递送工具而设计的。因此，全身应用抗生素的药效动力学原则并不适用于抗生素骨水泥。尽管距首次使用抗生素骨水泥已经过去了 40 多年，但最佳的剂量仍尚未确定。因此，在局部使用庆大霉素时出现耐药的报道也就不足为奇了 [85, 86]。耐药产生的原因是由于局部抗生素给药载体以亚治疗水平实现长期释放，这与庆大霉素等浓度依赖型抗生素的理想释放动力学直接相反 [87]。载抗生素的植入物表面和涂层（如抗生素涂层钉和银涂层假体）和生物可降解系统（如胶原纤维、硫酸钙颗粒和水凝胶）已获得监管部门的批准，并在临床研究中显示出潜力 [88-91]。尽管有替代系统可用，但在包括 PJI 在

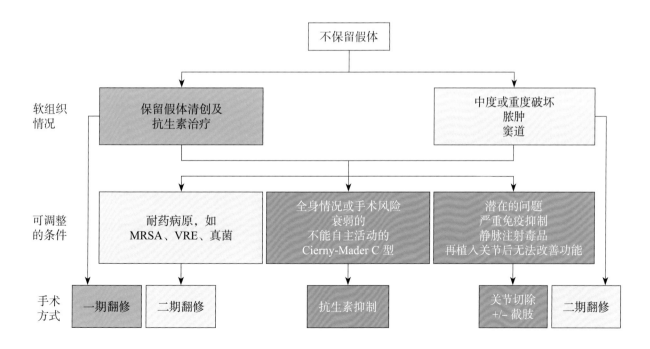

▲ 图 8-2 不适合保留假体的人工关节感染病例的治疗流程

MRSA. 耐甲氧西林金黄色葡萄球菌；VRE. 万古霉素耐药肠球菌（引自 Zimmerli et al. [54]）

内的骨科植入物相关感染的治疗中，抗生素骨水泥仍然是最常用的抗生素载体[92, 93]。当前治疗的另一个原则是使用全身抗菌药物。通常是使用具有良好的结缔组织穿透性的广谱抗生素。在术后初期通过静脉注射，当病原分离出来后，即可合理使用病原体靶向的特异性药物。传统认为术后应静脉注射抗生素2～6周[94]。然而，越来越多的证据表明，缩短静脉治疗的持续时间并不会导致不良结果[95-97]。以前，由于这些非随机研究中存在一些混杂因素和固有的偏倚，人们认为这一说法的证据等级很弱[98]。最近的一项随机对照研究发现，在骨和关节感染中，以1年后的治疗失败为终点，口服6周的抗生素不劣于静脉注射6周的抗生素[99]。尽管应该指出，35%的纳入对象在感染部位没有外科植入物或假体[99]。需要进一步探讨的是，联合使用的抗生素之间存在相互作用。最近的体外生物被膜研究表明，葡萄球菌PJI中常用的抗生素组合具有意想不到的协同和拮抗作用[65, 100]。以前在使用标准实验室药敏检测模型时没有观察到这些相互作用[101]。

二、手术策略

PJI的理想治疗目标是彻底根除病原体和保留关节功能。目前的外科治疗策略可以大致按照假体保留和患者并发症进行分类（图8-3）。然而，PJI的治疗选择通常取决于许多因素，包括涉及骨骼和软组织状况的局部因素、假体的固定和稳定性、感染的慢性程度、微生物的类型和宿主的状况[54, 102-104]。对于患有多种并发症的患者，避免手术干预并寻求抗生素抑制可能是合适的。在早期感染的情况下，清创、抗生素和植入物保留可以是一线的选择[54, 102]。翻修手术是DAIR的一种替代的治疗方法，可行一期或二期手术[105]。在一期翻修术时，与清创手术一样，假体也要在手术过程中更换。另一方面，二期翻修手术包括移除假体并对患者进行系统的抗生

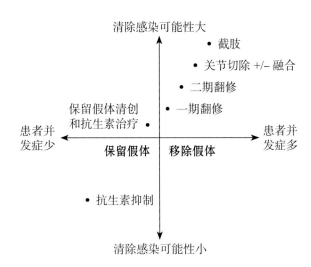

▲ 图8-3　目前的人工关节感染治疗策略

素治疗（通常为6～8周），然后在感染得到控制后植入新的假体[106]。挽救性的手术包括永久移除假体（关节切除成形术）+/- 关节融合术和截肢术[107]。

（一）抗生素抑制

一般仅推荐用于以下情况：①因并发症而不能接受手术治疗的患者（如根据Cierny-Mader骨髓炎分期系统的C型[108]）；②经历过多次失败的手术干预且进一步手术不太可能改善功能的患者[109]。理想情况下，病原体应该是低毒力的，对口服抗生素敏感，没有脓毒症的征象，假体保持良好的固定[110]。仅用抗生素抑制就能成功根除感染估计约为20%[111]。这一策略的真正目标不是治愈，而是抑制细菌的复制和传播，以最大限度地减少症状和全身不适。对于一些患者来说，由于常出现不良反应，因此很难实现终身服用抗生素[28]。已被广泛认可的是，仍缺乏强有力的证据来评估抗生素抑制方法对PJI的疗效[109, 112]。

（二）清创、抗生素和保留植入物

DAIR被认为是一种低并发症的治疗策略。它允许通过一次手术保留原来的假体，可减少患者并发症及与移除植入物造成的功能损害[60, 113]。移除假体会导致骨缺损和软组织破坏，影响关

节重建。DAIR 可采用开放手术或关节镜手术方式。DAIR 的基本原则是进行开放性的关节切开，取出所有可更换的部件（可以增加显露和操作），同时将保留的部件留在原位，获取多个液体和组织样本用于微生物学和组织学检查，切除所有坏死和（或）感染的软组织，用大量液体冲洗关节，最后更换取出的模块化组件。更换的部件通常是用于膝关节置换的聚乙烯衬垫和用于髋关节置换的股骨头和髋臼内衬[114]。更换模块化组件已被证明可提高根除感染的概率[55]。关节镜下 DAIR 在理论上可减少并发症，但明确存在严重的不足之处，即无法评估假体的稳定性和更换模块化组件，以及无法进行关节间隙和滑膜的完全清创术[110]。因此，一般不建议这样做。

（三）一期或二期翻修

一期翻修（和 DAIR）与二期翻修手术相比具有某些优势，如只需要一次手术操作（如果没有感染复发）、减少住院时间和治疗费用、改善关节功能和患者报告的疗效[60, 62, 104, 115-118]。传统的 DAIR 和一期翻修仅用于急性感染（≤3 周），此时病原体及药物敏感性已确定[54]，假体无感染性松动的证据（当采用 DAIR 方式时）。在决策过程中，已经不再考虑时间因素。最近一次关于 PJI 国际共识会议结论是，94% 的受邀代表同意，症状超过 2～4 周的 PJI，并不一定需要二期翻修，前提是符合 DAIR 或一期翻修的其他适应证[119]。一期翻修和 DAIR 可有更好的功能和患者报告的疗效，但历史上报道的感染根除成功率较低[105, 120]。文献报道 DAIR 治疗 PJI 的成功率变化很大，可为 14%[121]～100%[122-124]。然而，最近的队列研究和队列研究的系统综述显示，DAIR[55, 60, 125] 和一期翻修[104] 可获得更好的成功率。一期翻修的禁忌证包括：①存在耐药病原体；②存在窦道；③软组织覆盖受损。当一个或多个这些禁忌证存在时，就需要二期翻修策略，

这被一些人描述为 PJI 治疗的金标准[126, 127]。遵循这一治疗原则的系列研究报道的感染根除成功率可超过 90%[43, 54, 128, 129]。鉴于 DAIR 和一期翻修有更好的功能和患者报告的疗效，临床上有必要优化低并发症的治疗方案。

（四）挽救性手术

挽救性手术，如切除关节成形术 +/- 关节融合术和截肢，只有在用尽所有其他方法后才应考虑。切除关节成形术包括外科清创和从感染病灶中取出包括丙烯酸骨水泥在内的所有假体材料。它的优点是手术时间短，可以将异物从感染部位移除，但代价是牺牲关节功能[130, 131]。关节融合术一般用于膝关节 PJI，在人工髋关节感染应用少[131]。膝关节融合术可以通过多种方式完成：①髓内固定（组配式和非组配式）；②外固定器（单 / 双平面、混合和细针框架）；③钢板技术[130]。没有一种技术在融合率、并发症或术后功能方面优于其他技术[130]。对于感染的踝关节和膝关节假体患者来说，在用尽其他的治疗方法后，又不适合切除关节成形或关节融合术时，截肢是最后的选择，在胫骨（膝下截肢）或股骨（膝上截肢）水平切除肢体。截肢的适应证包括接受过多次手术但未能根除感染导致骨丢失、软组织稳定结构失效和软组织覆盖不充分[132]。通过详尽的术前讨论，探讨可能的功能受损、患者的需求和期望，可以改善挽救性手术最终的手术、功能和患者报告的结果[132]。

三、膝关节置换术

根据国际关节置换术登记系统，初次全膝关节置换术后的感染发生率估计为 1.03%（0.88%～1.28%）[16]。翻修 TKA 术后，感染发生率更高；对于任何原因翻修（包括感染），估计为 8.25%[133]；对于仅进行无菌翻修的病例，估计为 2.1%[134]。从美国全国住院患者样本中提取的数据表明，在 2001—2010 年，膝关节 PJI 的绝对

数量从 7113 例增加到 16 798 例，分别占每年进行的初次膝关节置换手术的 2.05% 和 2.32%[18]。PJI 是初次 TKA 术后（仅次于无菌松动）的第二大并发症[135]，在美国，翻修的平均成本估计为49 360 美元，住院时间为 5 天，这给医疗机构带来了巨大的负担[48]，更重要的是，对患者及其家人的身心健康造成了巨大的负担[62, 136]。然而，由于无菌松动而失败的 TKA 中，多达 10% 被认为是临床上隐匿性的 PJI[137]。

从历史上看，DAIR 治疗急性膝关节 PJI 的成功率约为 50%[138]，在一些更大型的病例队列中[139, 140]，成功率低至 30%。最近对文献的系统综述报道了 TKA 术后急性 PJI 中 DAIR 后感染根除的总体成功率>65%（16%～100%）[141]。在他们的综述中，作者认为急性 PJI（术后早期和血源性）、非耐药病原体、针对高毒力微生物的适当抗生素的选择和组配件的更换是关键的预后因素[141]。结论是，在高度选择的患者中，TKA PJI 的 DAIR 的成功率可与那些接受翻修手术的患者相当。国际共识会议提出的另一个建议是在 TKA PJI 清创期间进行滑膜切除的重要性[119]。由于成功率低，应避免在首次 DAIR 失败后再次清创[142]。

对于一期翻修手术，除了 Zimmerli 等[54]描述的一般适应证之外，还需要术前明确致病病原体和药敏结果，后者可为局部应用抗生素提供帮助。植入可局部释放病原靶向的抗生素可以防止病原在新植入假体定植和形成生物膜[143]。最初描述这项技术（使用载抗生素骨水泥）的机构报告，当使用一期翻修治疗 TKA PJI时，75%～80% 的感染可被根除[144]。Haasper 和Gehrke 提出的一个技术观点是强调了彻底清创的重要性，即必须进行全膝关节滑膜切除（包括膝关节后方关节囊），以及至少考虑切除韧带结构。他们还建议，随后再使用适当的限制性假体（如铰链假体）[143]，以恢复关节稳定性。尽管这一建议对于根除感染的目的而言是合适的，但这一说法的证据并不可靠。

二期翻修被一些人认为是治疗膝关节 PJI 的金标准[145]，感染根治率为 88%～100%[127, 146-150]。在清创和移除感染的人工关节后，植入一个局部的抗生素释放库，达到防止病原菌在关节内重新定植、保留骨量、保持软组织张力和防止关节挛缩等目的[145]。早期的占位器不能活动[151, 152]，这导致股四头肌挛缩、关节纤维化、伸膝机制中断、占位器移位和骨缺损[146]。近 25 年前流行的关节型占位器就是为了克服这些问题而开发的[153]，在翻修间隔期间可让患者更舒适，也让外科医生更容易重新植入关节假体[146, 154, 155]。在其间的几年里，已经开发了许多不同的关节间隔物：水泥对水泥、水泥对聚乙烯和金属对聚乙烯的关节[145]。关节占位器在 TKA 术后 PJI 的治疗中的应用取决于是否有足够的骨量、完整的伸膝装置和足够的软组织覆盖，伸膝装置缺损被认为是绝对的禁忌证[145]。

目前膝关节融合术在 TKA PJI 中的作用尚无定论，但公认的适应证是在反复多次感染后不可挽救的感染 TKA，这些患者常经历了多次翻修，为防止进展为膝关节以上截肢[156]。通常被认为更适合关节融合术而不是关节重建的因素包括存在多重耐药病原体、严重关节不稳定和软组织袖套缺损（包括伸膝装置缺损和关节僵硬）[156]。关节融合术的唯一绝对禁忌证是膝关节 PJI 引起的危及生命的脓毒症，截肢可能是唯一的选择[156]。相对禁忌证包括对侧截肢的患者，由于行走过程中能量消耗的程度，膝关节融合术可能不合适。膝关节融合术需要比正常步态多消耗 30% 的能量，截肢比关节融合术多 25%[157]，这使得膝关节融合术也不适合心肺储备有限的患者[156]。关节融合术可以通过内固定（髓内[158]和髓外[159]）、外固定[160]和带血管的结构植骨来实现[161]。膝关节 PJI 中的膝上截肢是那些用尽了所有其他治疗策略且不适合进一步二期翻修和（或）关节融合术的人最后的治疗选择。应向截肢的患者告知伤口裂开、皮肤坏死、骨侵蚀、异位骨化、血肿、水肿、伤害性疼痛和神经性疼痛（如神经瘤和幻肢综合征）的风险。一般来说，患者报告的膝关节 PJI 继发截肢后的结果很差，主要是因为行走时的能量成本增加[162]，导致步行速度减慢和氧气消耗增加[163]。通过术前在多学科团队环境中与患者讨论，包括功能受限、患者的需求和期望，可能可以改善最终的手术结果和挽救性手术（如膝关节融合术或膝上截肢）后的满意度[130-132]。

四、髋关节置换术

根据国际关节置换登记估计，初次全髋关节置换术后的感染率为 0.97%（范围为 0.76%～1.24%）[16]。THA 翻修后的感染率甚至更高；无菌性翻修后，PJI 的发生率约为 1.6%[164]。从美国全国住院患者样本中提取的数据显示，在 2001—2011 年，THA 术后 PJI 的绝对数量从 4545 例增加到 8858 例[18]。在美国，全髋关节置换术后 PJI 的平均总治疗费用估计为 93 600 美元，平均住院时间约为 10 天[49]。

Müller[165] 和 Coventry[166] 分别在 1974 年和 1975 年首次报道使用 DAIR 治疗急性 THA 感染，分别达到了 80% 和 20% 的感染根除率。Burton 和 Schurman[167] 在 1977 年报道了他们使用该技术的经验，75% 的患者在随访时保持无感染状态。Burton 和 Schurman 的方法是"彻底清除坏死组织、受累的骨组织及移除松动的假体部件"。这些患者用适当的抗生素进行伤口冲洗，并尽可能长时间地使用大剂量的非肠道抗生素[167]。Muller 和 Coventry 描述类似的技术，Coventry 主张"关闭切口和引流"，促进引流化脓的物质[166]。随着对该技术经验的进一步报道，被认为提高治疗成功率的因素包括植入后 4 周内出现 PJI[168]，感染症状出现后早期开始清创[169]，清创时没有窦道或影像学上没有植入物松动迹象[170]，以及抗感染治疗的类型、持续时间和途径[171-174]。

DAIR 的绝对禁忌证包括：①假体松动；②软组织覆盖差；③骨水泥鞘受损[114]。从历史的报道上看，在 DAIR 之后 PJI 感染控制率的差异非常大，为 14%[121]～100%[122-124]。最近对病例系列进行的系统综述和分析发现，自 2004 年 Zimmerli 等[54] 发表治疗流程以来，结果有所改善，72% 的已发表病例实现了感染的成功根除[55]。随着在症状出现后 7 天内进行清创和更换组件，结果进一步改善。一次成功 DAIR 后患者报告的功能结果已被证明与年龄和性别匹配的接受过初次全髋关节置换的患者相当。在同一研究中，DAIR 也被发现与接受髋关节 PJI 二期翻修术的匹配患者有相当的感染根除率，但有更高的牛津髋关节评分[60]。

目前，对于不能保留假体的髋关节 PJI 病例的翻修策略是一致的[175]。髋部 PJI 的手术翻修包括移除假体、清创、抗生素治疗和重新植入新假体。在同一手术中更换假体（一期）或延迟更换假体（二期），时间为 2 周～12 个月。在二期翻修术中，可能会安装临时的"间隔物"或临时关节置换，但在第二次再植入手术之前，患者没有植入最终的关节假体。二期翻修有可能通过使用抗生素间隔物进行额外的抗菌治疗，但代价是牺牲患者的功能和生活质量[176]。一期翻修正变得越来越受欢迎，因为它们被认为与更优良的功能结果[176]、更可接受的患者体验[136]和减少医疗成本相关[177]。从历史上看，二期翻修与较高的感染根治率（＞90%）[54]有关，被认为是治疗的"金标准"，特别是在北美[178]。然而，对文献的系统综述和 Meta 分析发现，现在一期和二期策略的根除成功率相似（91.8% vs. 92.1%）[179]。英国正在进行的一项名为 INFection ORthopaedic Management（INFORM）的随机优势试验将提供证据，打破均衡状态[175]。

髋关节 PJI 的挽救性治疗选项是关节切除成形术和髋关节离断。通常，C 型病患[108]、拒绝进一步手术、严重骨质丢失和（或）软组织缺损的患者应接受切除成形术[180]。一项对关节切除成形术后患者的队列研究报道称，85%的患者经历了轻微或严重的并发症，42%的患者需要二次手术，近4年死亡率达50%[181]。髋关节离断通常与那些多次翻修失败的患者相关，或者那些与髋关节PJI相关的危及生命的软组织感染的患者相关。文献中报道了髋关节离断的一系列结果，从成功的假肢康复[182]到63%的术后伤口感染率和44%的死亡率。然而，应该指出的是，这些结果是基于小的异质性病例系列（<50）[183]。

五、踝关节置换术

2017年，UK关节登记系统记录的踝关节置换术仅占关节置换量的0.3%[6]；然而，与髋关节和膝关节置换术相比，踝关节置换PJI的风险更高（可高达13%）[184,185]。踝关节PJI的危险因素包括低体重指数、炎性关节病、外周血管疾病和糖尿病[186]。关于踝关节PJI结果的文献报道仅限于小规模病例系列。一项对踝关节PJI手术治疗结果的系统回顾和综合分析报道称，分别有14/27（52%）接受DAIR的病例和57/72（79%）接受翻修关节置换的病例感染得以治愈[187]。据报道，关节融合术治愈了29/30例（97%）的感染，其中24/30例获得了成功的融合，但其中只有12/30例获得了良好的功能结果，包括稳定的足部着地、很少或没有跛行[187]。用于组织缺损、顽固性感染或C型病患的永久性抗生素洗脱骨水泥间隔器中，有4/12例出现并发症（半脱位3例，有症状性松动1例）。截肢作为主要治疗方法，9/9（100%）例感染未再复发。由于缺乏证据，目前还没有一个普遍认可的治疗流程用于踝关节PJI。

六、肩关节置换术

回顾美国、澳大拉西亚和欧洲的国家登记系统，肩关节置换手术的综合平均发生率为20/100 000，在过去的10年中增加了2.6倍[188]。

最高的国家（德国）和最低的国家（英国）之间相差6倍[188]。在英国，肩关节置换术仅占2017年[6]所有关节置换术的3.1%（95%CI 3.06～3.20），其中0.3%（95%CI 0.27～0.41）的肩关节置换术因感染而翻修[6]。在Bohsali等报道的肩关节置换术系统回顾，PJI并发症占所有手术的0.7%，PJI占所有并发症的4.6%[189]。一项对2002—2011年美国全国住院患者样本的分析报道称，初次手术后肩关节感染的患病率为0.98%[190]，翻修肩关节置换术后的患病率估计为4%～15%[190,191]。肩部PJI的总护理费用估计中位数为17 164美元[190,191]。

与肩关节置换术相关的一种情况是，在所谓的无菌性翻修后，意外培养阳性的发生率相对较高。据报道，在临床上不怀疑PJI的翻修病例中，有15%～29%的病例出现了意外的阳性培养结果[192-194]。在已发表的病例系列中，57%～83%的病例分离到痤疮丙酸杆菌[193-195]。一项对1405例无菌翻修反肩关节置换术的汇总分析估计，意外培养阳性的患病率为17%，其中63%的病例分离出痤疮丙酸杆菌[196]。痤疮丙酸杆菌是一种厌氧、革兰阳性杆菌，与膝关节和髋关节相比，它更喜欢在肩关节定植[197,198]。痤疮丙酸杆菌以前被认为是非致病的，但它已被证明能够形成生物膜[199]，随后被认为是致病的[192,200]。由于痤疮丙酸杆菌难以培养，通常需要延长培养时间（2～4周）才能分离出这种微生物；然而，培养时间超过2周会增加污染的可能性，从而导致假阳性结果[201]。目前尚不清楚意外培养的痤疮菌是否代表真正的感染、皮肤共生菌在深层组织种植或是实验室污染[202]。使用再次手术作为确认感染的结果衡量标准，两项研究报道了1/28（4%）[195]和2/8（25%）[193]意外培养阳性是真正的感染。一项估计开放肩关节手术中痤疮丙酸杆菌定植发生率的调查发现，在117例患者中，有24例（21%）至少有1例培养阳性。然而，在同一项研究中，7/54（13%）的无菌拭子（作为对照）与术中关节囊周围样本一起发送，也是培养阳性[194]，这表明很大比例的意外培养阳性是由于污染。随后，一次国际共识会议建议，在翻修手术产生意外的低毒力生物阳性培养的情况下，不要强制治疗性抗生素疗法[203]。

报道急性和亚急性 / 慢性肩周炎的 DAIR 治疗结果的文献很少。对于急性感染，一项对已发表的系列病例（37 名患者的 38 例肩关节置换术）的汇总分析发现，只有 19/38 例（50%）的肩关节在 DAIR 后随访时没有感染[203]。在对 51 例亚急性 / 慢性病例的汇总分析中，DAIR 仅根除了 24/57 例（47%）的 PJI。Stone 等对 79 例肩部 PJI 患者行清创和更换部分组件（n=15），并与一期翻修（n=45）和二期翻修（n=19）进行比较。发现 43/45 例（96%）采用一期翻修术可根除感染，而清创和部分部件更换后仅有 11/15 例（63%）可根除感染[204]。这项研究的结论是，尽管在某些情况下保留假体更可取（如固定良好的非组配式部件），外科医生应该意识到根除感染的可能性降低[204]。一项来自法国的多中心回顾性研究描述了 32 例因反式肩关节置换术后感染而接受手术治疗的患者。在这个队列中，13 例患者接受了清创、组件更换和部分组件保留，只有 7/13 例（54%）的患者在随访时成功清除了感染。然而，清创术后的并发症发生率为 15%，低于切除手术（33%）、一期翻修（20%）或二期翻修（36%）。此外，用 DAIR 治疗成功的患者也被发现具有更好的 Constant 肩关节评分[205]。

同样，对肩关节 PJI 进行一期和二期翻修的适应证和结局的文献很少。对文献的回顾发现，有 12 个回顾性病例系列，涉及 161 例接受一期翻修的患者，有 27 个回顾性病例系列，涉及 325 例接受二期翻修的患者[203]。结果发现，一期翻修有更高的感染根除可能性（94.4% vs. 88.6%）、更好的功能结果和较低的并发症风险（12.7% vs. 21.9%）。然而，应该指出的是，这些回溯性研究存在选择和报道偏倚的风险，目前还没有已发表的对比性研究。

在翻修感染肩关节置换术时另一个需考虑的因素是假体的选择。在明显的肩袖功能不全和（或）肱骨近端或关节盂骨质缺损的清创手术后，与解剖型植入物相比，可能更倾向于选择反向极式肩关节置换术[191, 206, 207]。感染和软组织缺损与无菌翻修术后不良的功能结局有关，解剖型假体会因肩袖功能障碍和不稳定而进一步受损[207-209]。据报道，反式假体可以更好地代偿软组织缺损或骨缺损[207, 210]，改善疼痛和整体功能恢复，而不会影响感染的控制[210-214]。对于肩袖完整的 PJI，一些人认为翻修为半肩关节置换术是合理的选择，在 PJI 翻修中可与反肩植入物具有相似的效果[212, 215, 216]。其他情况下，转换为半肩关节置换术而不是反肩假体的情况包括巨大的关节盂骨缺损，之前反肩假体的反复不稳定，以及患者因素，如不依从性差而无法植入反肩假体[217, 218]。虽然在翻修手术中[219]，解剖性肩关节置换术可以获得比半肩关节置换术更好的疼痛缓解和功能评分，但聚乙烯关节盂假体松动率很高[220]。就肩关节 PJI 而言，转换为解剖型假体的手术应严格限制在肩袖完好、功能完全、关节盂骨量充足且细菌负荷低等情况[203]。

七、肘关节置换术

肘关节置换术占 2017 年英国国家关节登记系统记录的所有关节置换术的 1.4%（95%CI 1.33～1.43）[6]。1993—2007 年，全肘关节置换术的发生率增长了 248%，同期上肢翻修关节置换的发生率增长了 500%[221]。手术量的增加也导致了包括感染在内的手术并发症出现相应增加。TEA 术后感染的风险大大高于肩关节置换术，甚至高于髋关节和膝关节置换术。早期的研究报道深部感染的风险约为 10%，尽管最近较大的队列估计接近 3%[222, 223]。

英国国家关节登记系统报道，因 PJI 行翻修占肘关节置换术的 1.13%[224]。与髋关节、膝关节和肩关节假体相比，肘关节置换术的感染风险较高，是由于一些混合因素造成的：①髋关节或膝关节置换的主要适应证是退行性骨关节炎，在初次肘关节置换术中，类风湿关节炎和创伤后骨关节炎是最常见的适应证（由于存在慢性炎症状态和使用免疫调节性的病情缓解药物来控制这些疾病，所以自身免疫性炎症性关节炎会带来较高的感染风险[225]）；②肘部周围的软组织袖套少，只能提供有限的屏障防护来防止浅表感染（如滑囊炎和浅表伤口感染）后感染的扩散；③由于创伤后或炎症性关节炎患者的组织受到损伤，以前做过手术或使用皮质类固醇后皮肤萎缩，软组织袖套更脆弱，对感染的屏障作用更小[222]。这可以从类风湿关节炎患者[226, 227]或翻修患者[228]的感染率较高（分别为约5%和8%）中得到证实。

Yamaguchi系统是一个常用的分类方法，用于辅助治疗感染性肘关节置换术的决策[223]：第一组，植入物稳定；第二组，植入物不稳定，骨量充足；第三组，骨量不足，无法再植入。根据英国肘肩协会最近的一项共识指南，DAIR仅适用于原位≤3个月、症状持续时间<3周、有足够的软组织覆盖、术前分离的病原体对针对生物膜的抗生素敏感的Yamaguchi I型感染的肘关节置换术患者[229]。英国肘肩协会详细说明了DAIR的适应证是基于对27例受感染的肘关节假体进行的队列研究中确定的危险因素[230]。对于不符合DAIR标准的Yamaguchi I型感染或II型感染，应考虑进行二期翻修[229]。对于Yamaguchi III型感染的患者应考虑关节切除成形术。当肱骨的内侧和外侧柱都被保留时，可以改善切除后的功能效果[229]。用同种异体骨延迟重建以实现再植入是一种选择，但目前没有足够的证据证明其结果，因此并不推荐使用。根据最近的共识指南，一期翻修也没有足够的证据可以推荐。应在多学科小组讨论后做出进行一期翻修的决定，只有在一期翻修被认为会对宿主造成过多的并发症，并且已知感染是由低毒性病原引起的，并具有良好的抗生素等少见情况下，才应考虑进行一期翻修[229]。

尽管PJI在当前治疗策略的标准化方面取得了很大进展，但仍有改进的潜力，特别是在非髋关节和膝关节PJI方面。希望国家感染登记系统[231]和精心设计的对照试验[175]能解决目前对现有治疗策略理解上的不足。此外，由于DAIR和一期翻修后的功能和患者报告的结果明显更好，寻求能够优化较低并发症治疗方案的模式，应成为研究和临床的优先事项。

八、新型的治疗方案

（一）组织方式的创新

医院和外科医生的手术量可以改善初次关节置换术的结局，包括降低发病率、死亡率和住院时间[32-234]。初次人工关节置换术的临界阈值是每位外科医生每年开展超过35个THA和超过20个单间室膝关节置换，以减少术后并发症的风险[232, 235]。尽管文献中没有证据表明在PJI方面也有类似的效果，但最近的一次国际协商会议建议有97%与会代表赞成，外科医生每年应开展超过25个PJI；据文献估计，目前每位外科医生的PJI病例数每年为3～50个[125, 236]。

多学科或跨学科团队（multidisciplinary or interdisciplinary team，MDT）在预防PJI中的作用已被广泛报道；然而，有关其对PJI治疗结果影响的数据有限。尽管如此，对PJI病例实施MDT主导治疗的热情却越来越高。许多中心，如英国的牛津骨感染病房和美国的俄勒冈卫生与科学大学成功开发并实施了包括PJI在内的肌肉骨骼感染MDT模式。这些中心的报告结果提示，MDT和门诊肠外抗菌治疗服务可以改善PJI的治疗，不仅在PJI的诊断和治疗方面，还体现在减少复发和对住院护理的需求[99, 237, 238]。上述MDT模式包括一些外科和医学专业，如矫形外科医生、整形外科医生、麻醉医生、放射科医生、感染病医生、临床微生物学家和内科医生。此外，一些辅助服务，如营养科、物理治疗、药房（包括门诊肠外抗生素治疗）、护理和社会护理协调（包括获得心理支持，如咨询和同伴支持小组）可以改善总体治疗结果[239]。

（二）新型治疗方式

外科技术和抗生素输送系统已经取得进展，适应证也逐步明确[63, 240]。由于单次手术方法[55, 60, 104, 125]在功能和患者报告的结果方面具有明显的优越性，因此临床上更需要优化较低并发症率的治疗方案。通过对细菌生物膜和细胞内病原体在 PJI 发病机制中作用的进一步了解，已经确定了新的治疗靶点，有可能更容易地转化为临床治疗[80]。

顽固性 PJI 是由于生物膜或宿主细胞内的病原体未被完全根除，这些病原体充当了在假体表面再定植和感染复发的病灶来源。生物膜内的细菌显示出对抗生素的耐药性（图 8-4），这使它们能够在抗生素和防腐剂浓度比标准实验室敏感性测试中使用的典型截断点（即最低抑菌浓度）高出 1000 倍的情况下存活[241, 242]。这种耐药性的一种机制是由于糖复合物的存在，一些抗生素不能完全渗透到生物膜中[243]。其次，营养耗竭的环境会诱导细菌产生应激反应，这导致细胞生长和代谢活动与浮游表型相比大幅减少[244]。由于抗生素通常要利用细菌繁殖和细胞生命维持相关的靶点，细胞生长和新陈代谢减少就会导致耐药性

生物膜耐药的机制

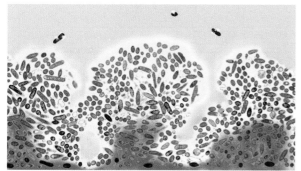

| 渗透障碍 | 微环境改变 | 应激反应 | 形成持留 |

▲ 图 8-4 细菌生物膜内抗生素耐受机制总结

的形成。这种"生物膜表型"已被比作持留细胞中的固着状态[245, 246]。20 世纪 40 年代中期，通过青霉素敏感细菌在青霉素处理后仍可存活的实验中，人们认识到了持留现象。幸存细菌的亚群被称为持留菌。这些短暂的表型变异在传代培养时可继续表现出药物敏感性[247]。

一些病原体，如金黄色葡萄球菌，之所以能够在生物材料和结缔组织等特定的环境中定居，是因为它们具有广泛的毒力因子，使它们能够逃避、灭活和操纵宿主免疫系统。它们能够抑制固有免疫和获得性免疫[248-250]。顽固性 PJI 发病的另一个机制是某些病原体入侵宿主细胞的能力[77, 78]。细胞内持久性使病原体能够避免接触抗生素及固有和获得性免疫。此外，一些病原体可以继续诱导宿主细胞的凋亡，使细菌能够在植入物和结缔组织中定植[251]。

目前正在研究的治疗技术可分为以下几个方面：①抑制传播；②抗黏附策略；③代谢调节；④生物膜分解；⑤新型抗生素；⑥免疫治疗；⑦胞内渗透（表 8-2）。

表 8-2	预防和治疗人工关节感染的潜在治疗方法
治疗分类	**潜在技术**
抑制传播	• 非抗生素去定植疗法[261, 262] • 环境杀菌光疗[263, 264]
抗黏附	• 生物材料表面改性[245, 265, 266] • 表面结合抗生素[267, 268]
代谢调节	• 代谢刺激[313-316] • 应激反应抑制 / 操纵[310-312]
生物膜分解	• 酶疗法[344-346] • 被动免疫[347-349] • 物理疗法[350-354]
新型抗生素	• 抗菌肽[408, 409, 413] • 噬菌体[435, 436, 476]
免疫治疗	主动免疫[245, 452, 453]
胞内渗透	• 添加细胞穿透性多肽[474, 475] • 脂质体封装[298, 299]

1. 抑制传播

术前使用局部消毒液和抗生素（最常见的是莫匹罗星）进行皮肤和鼻部去克隆已被证明是有效的[252-254]。这些方案的一个局限性是患者依从性低。一项在择期心胸和骨科患者中的研究报道，依从性低至39%[255]。依从性有限的原因包括去定植化的强度，特别是在患者家中进行时，以及患者对鼻腔应用莫匹罗星的耐受性较差[256]。反对广泛使用去定植化方案的另一个论点是可能产生耐药性[257]。一项研究报道说，提前局部使用莫匹罗星会使耐甲氧西林金黄色葡萄球菌携带者对莫匹罗星耐药的风险增加9倍[258]。一项系统综述报道说，广泛使用莫匹罗星进行去定植化与约1%的进展风险有关[259]。莫匹罗星耐药性与医疗相关感染的进展的相关性尚不确定，但它仍然是限制其在这一领域广泛使用的主要问题，这使人们开始探索其他的去定植化策略[260]。局部抗生素去定植的潜在替代疗法包括光动力疗法[261]和近红外光疗[262]。这些疗法利用电磁场的红外线成分来灭活驻留在鼻部上皮中的具有致病转化潜力的共生菌（如金黄色葡萄球菌）。光动力疗法结合了光疗和光敏剂，如亚甲基蓝，它被光激活，形成细胞毒性自由基，从而消除细菌。光疗的另一个应用是在连续的环境模式下使用它来净化手术室和医疗环境[263]。在照明装置中使用高强度窄光谱光（405nm）时，已被证明可有效净化重症监护病房内隔离房间的污染[264]。

2. 抗黏附

旨在防止细菌附着在生物材料表面以阻止生物膜形成的策略在临床前研发中显示出潜力。这可以通过改变假体和植入物表面的物理性质[245, 265]、促进宿主细胞的附着以竞争性地抑制细菌黏附[266]或整合抗生素（如纳米颗粒和抗菌肽）[267, 268]等方式来实现。非特异性抑制黏附通常是通过操纵假体表面的疏水性[269]、地形[270-272]和化学电荷[273, 274]来获得。表面疏水性对细菌黏附的影响取决于细菌细胞的疏水性。细胞表面疏水性较强的细菌更倾向于在疏水性物质表面定植，反之亦然[275]。近年来，人们试图开发超疏水表面[269]。受荷叶、蜻蜓翅膀和鲨鱼皮的启发[269]，具有纳米颗粒结构和非常低的水亲和力的新型表面已经被开发出来，以防止各种细菌的定植[276, 277]。微米和纳米尺度的表面形貌是细菌附着的一个重要决定因素[278]。微图案化已被证明有利于细菌黏附，不仅增加了细菌与植入物表面的接触面积，而且还减少了附着细胞所承受剪应力及植入物的疏水性[270-272]。相反，当表面上的图案小于细菌的尺寸时，表面的纳米化可削弱了细菌的黏附力[272, 277, 279]。然而，目前设计的有效性是针对特定物种的，因为细胞形状（球形葡萄球菌与杆状假单胞菌、铜绿假单胞菌和大肠埃希菌）[280]和细胞膜的组成（革兰阳性葡萄球菌、革兰阴性铜绿假单胞菌和大肠埃希菌）[281]是细菌细胞与纳米化表面相互作用的重要因素。使用自组装聚合物单分子膜的研究表明，特定的化学基团，如6（乙二醇）、3（肌氨酸）、N-乙酰基哌嗪和固体基质上的分子内两性离子，会影响PJI病原体，如金黄色葡萄球菌和表皮葡萄球菌的附着行为[265, 274, 282]。

有效的防黏附策略不仅应该影响细菌蛋白质的黏附，还应影响宿主与蛋白质的相互作用，以避免形成有利于细菌定植的膜。作为润湿剂的非浸出聚合物甜菜碱等分子可减少宿主蛋白和细胞的黏附，以及体外和体内的微生物黏附[283]。通过利用仿生特性，类糖蛋白复合物分子的甲基纤维素对真核细胞和细菌都具有抗黏附性能。它已被用于作为完全植入式静脉通路的涂层。植入大鼠体内的带涂层植入物可以抵抗铜绿假单胞菌和金黄色葡萄球菌的黏附，减少生物膜的形成，以及感染性血栓的附着[284]。

另一种表面修饰方法是通过直接结合到假体或利用载体来添加抗菌纳米颗粒或多肽[267]。纳米颗粒用途广泛，作为一种生物膜靶向方法正变得越来越受欢迎。银等无机材料具有内在抗微生物活性的纳米颗粒，可以作为抗生物被膜靶向剂或纳米涂层。这些成分的抗菌作用活性与细菌细胞膜的渗透、ATP 相关代谢的破坏和细胞毒性羟基自由基的产生有关[285, 286]。银基植入物涂层（非纳米颗粒）在节段性骨切除和骨折相关感染后的内固定装置中显示出潜力[89, 268, 287]。在一项回顾性病例对照系列研究中，发现银涂层的内固定装置与未涂层的钛肿瘤假体相比，术后感染的相对风险降低了约 50%，并且在清创和植入物保留后，感染的根除率也有所提高[287]。银作为尿管、血管植入物和气管导管的添加剂，取得了不同程度的成功[288, 289]。已经开发了增材制造和纳米颗粒整合技术，以最大限度地减少脱靶效应和全身毒性[290]。与智能表面类似，在特定刺激下具有多模式或诱导性激活的纳米粒子代表了目前正在开发的最广泛的一类纳米粒子。最近对无机纳米粒子的研究，如氧化铁（Fe_3O_4），具有类似过氧化物酶的功能 – 催化过氧化氢（H_2O_2），浓度为 0.1%～1% 的 H_2O_2，以剂量依赖和 pH 依赖的方式，显示出对口腔病原体体内生物膜的有力作用[291]。在酸性条件下，纳米颗粒可在原位激活过氧化氢产生自由基，从而导致生物膜基质的降解和对嵌入细菌的快速杀灭（与对照组细胞相比，5min 内活细胞减少 5 个 log 值以上，比单独使用 1% 过氧化氢的效率高 5000 倍）[291]。据报道，抗生素和抗真菌药与钛的共价结合可以在体外减少植入物上金黄色葡萄球菌和白色念珠菌生物膜的形成，而不会损害体内的骨整合和宿主细胞附着[266]。抗生素载体，如透明质酸水凝胶或磷脂酰胆碱材料，已被探索作为临时抗生素洗脱涂层，以防止植入物上生物膜的形成[292-294]。观察发现，基于透明质酸的化合物在体内水解降解之前就已经发挥了抗细菌黏附和抗生物膜形成的特性，这使得水凝胶作为独立产品的发展[295]。最近，它们已经调整为在植入后 72h 内降解过程中洗脱抗生素。水凝胶结合的抗生素的洗脱浓度已被证明比其最低抑制浓度高出数百或数千倍[294]。

在一项欧洲多中心随机对照试验中发现，使用抗生素水凝胶可以将初次和翻修关节成形术后早期手术部位感染的相对风险降低 10 倍[296]。一种水凝胶产品目前已获得欧洲监管部门批准，可用于关节置换和骨折固定手术[294]。由于其灵活的化学结构，纳米颗粒还可以用作药物传送载体（纳米载体），有机纳米颗粒占被批准用于人类系统的 2/3 以上[297]。脂质体是由一个或多个磷脂双分子层组成的囊泡。它们是目前研发最广泛的有机纳米药物载体之一。它们能够穿透生物膜，具有生物相容性，并在多种的抗生素对各种细菌的生物膜有效[298, 299]。这些纳米载体可以保护抗生素免于与基质发生有害作用，或在感染部位被细菌的毒力因子或宿主酶失活和降解。脂类结构还可以与细菌外膜融合，直接将药物释放到细胞内，从而有可能在减少宿主细胞毒性的同时最大化治疗效果[299]。此外，脂质体可以通过共囊化携带一种以上的药物，也可以通过在纳米粒子表面连接生物大分子（如肽和 pH 反应性聚合物）来进行功能化，以提高靶向性和触发释放[300]。目前有几种制剂正在进行临床前研究和临床试验阶段，同样，人们开发了带有 pH 响应元素[301]或 pH 敏感表面电荷开关[302]的纳米颗粒，以增加生物膜的渗透性和选择性的细菌结合，从而在酸性条件下实现靶向传递和抗菌活性[303]。

集宿主组织整合、杀菌性能和抗粘连活性于一体的多功能表面目前正在进行临床转化[304-306]。这种策略的一个例子是抗粘连聚合物刷子，它在体外显示出良好的活性。它们由带有抗菌肽的共聚聚合物 Pluronic F-127 和精氨酸 – 甘氨酸 – 天冬氨酸多肽组成，分别具有抗菌黏附和杀菌活性，促进宿主组织细胞的黏附和扩散[307]。

3. 代谢调节

人们一直关注于逆转与持留和生物膜表型相关的细胞休眠的策略。越来越多的证据表明，营养压力是促使持留形成和休眠的主要因素之一[308, 309]，临床前研究的重点是抑制和操纵细胞

压力反应 [310-312] 及刺激代谢 [313-316]。生物膜造成的一个主要问题是它们对现有抗生素的耐受性增加，影响了在临床中对 PJI 的疗效 [317]。临床上出现了对金黄色葡萄球菌等常见 PJI 病原体的耐药性，需要改变全身抗生素方案。利福平可抑制 DNA 复制，并对可形成生物膜的微生物具有杀菌活性；然而，当作为单一疗法使用时，很快就会产生耐药性。体外和体内研究表明，在目前标准的全身抗生素治疗方案中加入利福平，可以减少受感染假体周围组织中的菌落形成，并可能减少生物膜的形成 [54, 318-320]。然而，一些研究发现利福平与庆大霉素 [65]、利奈唑胺和克林霉素 [321] 等抗生素有拮抗作用。目前有研究已经发现，在亚抑制浓度的抑制 DNA 合成的抗生素（如利福平）中加入蛋白质合成抑制药（如庆大霉素、利奈唑胺和克林霉素），可以提高浮游大肠埃希菌和金黄色葡萄球菌培养物的稳态生长率 [322, 323]。研究表明，在抑制蛋白质合成和 DNA 复制之间存在一个最佳比例。只有当其中一个过程受到足够的阻碍时，浮游细菌的生长才会受到抑制。因此，联合使用蛋白质合成抑制药和 DNA 合成抑制药可以产生比单独使用单一抑制药更高的浓度增高，从而导致拮抗相互作用 [324]。此外，有人提出，抑菌性抗生素会导致代谢活动和细胞应激反应的减少 [312, 325, 326]，这些反应在生物被膜状态下已经被抑制，减少了抗生素的摄取并诱导氧化损伤 [65, 327, 328]，导致杀菌抗生素的耐受性 [329, 330]。

持留细胞被认为是生物膜抗生素抗性的另一种先天机制 [331]。生物膜相关细菌细胞的生理特性与持留细胞有着惊人的相似性。从耐药生物膜分离出来并以浮游形式生长的细胞也会恢复到药物敏感状态 [332, 333]。金黄色葡萄球菌的静止期（即营养受限）培养也表现出显著的抗生素耐受性 [334-337]。根据定义，静止期细胞是缓慢生长或不生长的，这是生物膜细胞和持留细胞的共同特征。处于这种代谢不活跃状态的细胞天生对针对活跃生长细胞的抗生素更耐受。例如，β- 内酰胺类抗生素对不积极分裂和没有合成新的细胞壁肽聚糖的细胞无效 [338]。与生物膜相关细菌一样，静止相的细胞也存在于高细胞密度的环境中。在细胞密度高的情况下，细胞可能会缺乏营养、氧气或两者兼而有之，导致细胞内 ATP 含量下降。据报道，对于金黄色葡萄球菌中的静止期细胞和持留细胞，细胞内的 ATP 浓度可能是抗生素挑战下存活的主要决定因素 [337]。生物膜相关细胞可能也是如此。生物膜内有限的营养和氧气供应可能会导致代谢活动减少和能量状态降低，这是持留细胞的一个特征，它可以在大多数杀菌抗生素的作用下存活。低的细胞能量水平可能是决定生物膜细胞、持留细胞和静止期细胞中抗生素耐受性的主要因素。例如，金黄色葡萄球菌在各种外界压力下启动生物膜黏附素的表达，包括营养限制、pH 压力、渗透压和亚致死性抗生素刺激 [339-341]。因此，生物膜的形成也可以被视为细菌对环境压力的反应，这不仅促进了细胞间的黏附，而且对代谢不活跃、能量耗竭的细胞施加了选择性压力，使其可在包括抗生素刺激在内的不利生长条件下生存 [342]。研究发现，新陈代谢刺激策略可以增强抗菌活性。葡萄糖补充剂可通过上调细菌膜运输来增加抗生素的渗透性，从而增强庆大霉素和达托霉素对金黄色葡萄球菌的杀灭作用 [313, 314, 316]。据报道，L- 精氨酸等碱性氨基酸的碱化作用也能增强氨基糖苷类药物在体外和体内对生物膜和持留菌的作用 [315]。应激诱导的持留菌形成是由转录因子（如 ppGpp）[308, 309] 介导的。针对这些严格反应因子的策略已被发现具有抗生物被膜活性。金黄色葡萄球菌严紧反应抑制药 1018（VRLIVAVRIWRR-NH2）可通过诱导 ppGpp 降解而对铜绿假单胞菌和金黄色葡萄球菌生物膜产生体外活性 [310]。此外，当在体外治疗生物膜时，它们对环丙沙星有增效作用 [311]。另一种策略是利用持留菌和生物膜相关细胞所表现出来的休眠性。低细胞活性使革兰阳性病原体容易受到一种新的酰基二肽类抗生素 ADEP4 的诱导而发生蛋白分解。它以一种不依赖 ATP 的方式激活革兰阳性病原体中的非特异性 ClpP 蛋白酶[334]。在小鼠感染的染体内模型中，ADEP4 单药即可有效地增强利福平对持留、静止期细胞和生物膜的作用[334]。

4. 生物膜分解

另一个研究领域是诱导生物膜的分解，因为生物膜分解后，细菌的耐药性可发生逆转[343]。早期的研究主要集中在利用酶疗法[344-346]；利用针对糖蛋白复合物的单克隆抗体的被动免疫疗法[347-349]；物理方式，如超声波[350]和脉冲电磁场[351-354]，以分解生物膜中的细菌。最近研究的另一种分解方法是操纵群体感应[355]。

蛋白酶 K、胰酶、分散素 B、溶葡萄球菌酶、脱氧核糖核酸酶和纤溶剂等酶处理方法在分解生物膜中葡萄球菌的能力方面显示出了良好的前景[344-346]。它们已经与抗生素联合使用，针对分离的细胞[356, 357]。生物膜降解酶，如分解素 B、脱氧核糖核酸酶 I、纤维连接蛋白和溶葡萄球菌酶，可以减少糖蛋白复合物质量和与生物膜相关的细胞数量[357-361]。分解素 B 是在伴生放线杆菌中发现的一种酶，它通过水解胞间黏附素作用于甲氧西林敏感的金黄色葡萄球菌生物膜，这是生物膜形成的关键因素[346]。Donelli 等[362]报道称，分解素 B 单独或与第二代头孢菌素（头孢孟多甲酸酯）联合使用可水解葡萄球菌生物膜的糖蛋白复合物，促进抗生素的渗透，增强抗生素的杀菌效果。此外，已经发现分散剂 B 与三氯生一起使用时，对血管导管上形成的金黄色葡萄球菌生物膜有协同作用[356]。从人类角质层中提取的纯化重组 DNase I 衍生物（DNase1L2）可有效地根除生物膜相关的铜绿假单胞菌和金黄色葡萄球菌[358]。使用重组人 DNase I 和局部消毒药（葡萄糖酸氯己定和聚维酮碘）的联合治疗金黄色葡萄球菌生物膜，可比仅使用抗生素治疗更有效[363]。有人假设，DNase 不仅导致生物膜相关细胞的

分解，而且还改变了糖蛋白复合物的地形和形态[364]。然而，更成熟的铜绿假单胞菌生物膜对 DNase I 具有耐受性。人们认为，成熟的铜绿假单胞菌生物膜产生大量的糖蛋白复合物和蛋白水解酶，使 DNase I 失活[360]。纤维蛋白水解剂（如链激酶或纳豆激酶），可分解生物膜内的纤维蛋白基质，并降低可用全身抗生素的有效生物膜清除浓度[346, 365]。溶葡萄球菌酶是一种天然分泌的细菌素，由金黄色葡萄球菌的天然竞争对手，即头状葡萄球菌[366]的固有质粒上编码的一种肽聚糖依赖的内肽酶组成。它选择性和有效地降解金黄色葡萄球菌和凝固酶阴性表皮葡萄球菌的肽聚糖细胞壁中的五甘氨酸交联物，最终导致细菌溶解和死亡。已知的溶葡萄球菌酶对葡萄球菌有高度特异性。它很少针对无关的细菌，减少了在非致病共生菌株中产生非必要耐药性的风险，而这种情况却经常在广谱抗生素中发生。据报道，溶葡萄球菌酶（15mg/kg）与萘夫西林（50mg/kg）联合使用可以有效地杀死血管导管上形成的生物膜中的 MRSA[367]。溶葡萄球菌酶与常用抗生素联合使用对 MRSA 显示出协同作用[368]。尽管生产成本很高，但在治疗顽固性感染时，消除生物膜的酶有可能被用作抗生素的替代品或增效剂[369]。由荷兰生物技术公司 Micreos 开发的一种工程（细菌）噬菌体酶（肽聚糖）内溶酶 Staphefekt™ 已获准用于人类的局部使用，用于与金黄色葡萄球菌相关的皮肤感染的早期阶段（如湿疹、粉刺和酒渣鼻），从而减少炎症症状。该产品在欧盟以"医疗器械"[370]的身份获得批准。

针对生物膜成分的被动免疫策略，如细胞外 DNA、毒力因子和黏附因子，已被发现能有效地分解已建立的金黄色葡萄球菌生物膜[347]。单克隆抗体可针对许多细菌（包括金黄色葡萄球菌）物种中保守的 DNA 结合蛋白[348]。这些单抗与达托霉素全身治疗相结合，在小鼠植入物相关感染模型中对浮游细菌和生物膜相关细菌可有协同作用[348]。抗 α 毒素和聚集因子 A（ClfA）的单抗已

被证明不仅能抑制生物膜的形成，还能诱导生物膜分解[349]。在血源性 MRSA 感染的小鼠模型中，这两种单抗的组合可减少骨 / 关节组织的 MRSA 菌落单位、感染倾向和生物膜聚集体[349]。

物理和机械疗法作为治疗感染植入物的清创辅助手段是根除细菌生物被膜的另一种策略。手术室提供的局部治疗包括局部消毒药和热疗。对人工关节感染常用的局部辅助治疗，如 Betadine、达金溶液（次氯酸钠）或过氧化氢的单一疗法对根除细菌生物膜只有部分效果[371]。醋中的醋酸自希波克拉底时代以来一直用于治疗感染[372]。它是一种弱有机酸，对革兰阳性细菌和革兰阴性细菌有活性[373-376]。以前的研究已经证明了它对浮游和生物膜状态的细菌抑制和根除作用[375, 376]。临床上，它已被用于治疗耳部感染[377]、烧伤创面[378] 和尿管相关性尿路感染[373]。它已获得 FDA 的批准，包括 0.25% 的膀胱冲洗溶液和 2% 的溶液用于治疗外耳炎[375]。最近的一项研究表明，当用作人工关节感染的清创辅助治疗时，它具有可接受的安全性和患者的耐受性[74]。Leary 等结果表明，4% 的氯己定与高压消毒和擦洗相结合能够去除 99% 以上的金黄色葡萄球菌和表皮葡萄球菌在钴铬盘上形成的生物膜[379]。这种策略的一个演变是开发了金属植入物的非接触感应加热。感应加热金属植入物会对生物膜造成热损伤，从而清除细菌。此外，感应产生的热量与抗生素具有协同作用[380]。它使用脉冲电磁场在金属假体内感应涡流。这些涡流是金属物体内的电流，它们与感应电磁场的变化相反，从而产生热能，这是法拉第电磁感应定律[381] 所得出。体外研究表明，在临床可行的参数范围内，它能有效地降低细菌载量[382-385]。也有研究探索了直流电疗法，使用阴极电压控制的电刺激直接作用于在钛表面形成的细菌生物膜。早期的体内动物研究报道显示，直流电可以有效减少浮游生物和生物膜相关的 MRSA[386]。脉冲电磁场也可以被调制成具有类似于直流电的非热效应，其优点是可以

经皮应用。据报道，它们可以提高杀菌药和抗生素对生物膜细菌的杀伤力，使其非常接近于杀死浮游细菌所需的水平[354, 387]。体外实验已在表皮葡萄球菌中复制了这种效应[354]，铜绿假单胞菌生物膜也很有希望，特别是当与现有抗生素结合时[351-353]。使用超声波处理进行细菌灭活的报道最初出现在 20 世纪 20 年代[388]，而对微生物灭活机制的研究始于 20 世纪 60 年代[389]。微生物的杀灭机制主要是由于细胞膜变薄、局部加热和自由基的产生[390]。应用于抗菌处理的超声波技术已经得以广泛的研发，在食品工业和水净化中发挥了关键作用[391, 392]。然而已知的是，用于实现这些效果的声学参数会对宿主组织造成附带损害[393]。低强度脉冲超声治疗目前已被监管部门批准用于治疗急性骨折[394]。也有人研究了它在对抗生物膜时对抗生素的增效作用。Carmen 等在 Lapine 模型中，发现低强度超声波增强了万古霉素对表皮葡萄球菌生物膜感染的活性[395]。此外，低频超声波治疗可在不影响其机械完整性的情况下，增加了加载抗生素的聚甲基丙烯酸甲酯骨水泥（PJI 最常用的局部抗菌库）中抗生素的体外洗脱[396]。虽然在体外和体内动物模型中已经报道了超声波作为一种抗菌治疗的潜力[397, 398]，但它还没有被应用到临床实践中。最近的研究表明，即使在不足以清除细菌的频率和强度下，它们仍然可以产生组织损伤[399, 400]。

进一步的研究重点是确定受超声场影响的细胞过程、群体感应和基因表达，将使人们能够更好地了解亚致死超声频率的作用。尽管越来越多的文献描述了超声波对浮游细菌和生物膜的影响，但它的全部影响仍然需要进一步阐明。迄今为止所进行的研究已经对一些物种的浮游生物和生物膜形式的细菌的超声波扩散和宏观反应进行了充分分析。进一步分析细胞代谢和膜转运活性对超声场的响应将是从实验室到外科临床进行治疗性超声的下一步。

最后，近年来，群体感应系统也被确定为触

发生物膜分解的潜在治疗目标。群体感应调节一系列细菌毒力行为，包括生物膜的形成[401]。群体感应化合物包括由革兰阴性细菌产生的 N- 酰基高丝氨酸内酯，以及由革兰阳性细菌产生的自诱导肽（如自诱导剂 2）。通过群体感应猝灭剂或抑制药抑制生物被膜的形成在防止许多病原菌形成生物被膜方面展示出潜力。对群体感应信号的酶降解，如内酯酶、酰基酶、氧化还原酶和对氧磷酶在体外控制生物膜形成方面显示出良好的效果[402]。群体感应猝灭剂还可以通过阻断或关闭病原体中群体感应基因的表达来减弱群体感应，从而在不杀死浮游细胞或影响正常生长的情况下抑制生物膜的形成。体外的自诱导肽处理可触发 MRSA 生物膜在钛圆盘上的分解，增加它们对抗生素治疗的敏感性[355]。最近，一些研究报道了抑制群体感应和生物膜形成的研究[403-405]。研究最多的群体感应猝灭剂之一是 RNAⅢ抑制肽，它已被证明具有抗金黄色葡萄球菌生物膜的活性[406, 407]。在 MRSA 植入物感染的大鼠中注射 RNAⅢ抑制肽可抑制葡萄球菌 RNAⅢ激活蛋白和 agr 群体感应系统，导致葡萄球菌生物膜分解和清除[404]。

5. 新型抗生素

已经报道了几种新型抗生素在非生物表面有效消除生物膜形成的能力；其中包括抗菌肽和噬菌体。AMP 由真核细胞和原核细胞作为其先天免疫 / 防御系统的一部分自然产生[408]。AMP 是由真核细胞和原核细胞自然产生的，是它们先天免疫 / 防御系统的一部分[408]。许多 AMP 的独特之处在于其体积小（15～30 个氨基酸）、带电（正 / 阳离子）和靶向细胞膜的能力[408, 409]。AMP 的特异性也可以通过设计特定的靶向 AMP 来操纵，对病原体具有高度选择性，但对非致病细菌无害[410, 411]。许多 AMP 通过诱导孔形成或膜扰动来靶向细胞壁膜[412]。它们对生物膜中的活菌和固着菌都有杀菌作用[413]。然而，在低浓度时，AMP 也可能起到抑菌作用[414]。据报道，AMP 与

胞外 DNA 的结合可以促进生物膜的脱离[415]。此外，天然 AMP 已被用作各种合成 AMP 的设计模板，其中一些合成 AMP 已开展了Ⅱ期和Ⅲ期临床试验[416]。它们的抗微生物作用可通过操纵氨基酸组成得以增强[417-419]。一个例子就是广谱杀菌肽 R-FV-I16 的合成[419]。最近被整合到专门的生物膜活性抗菌肽数据库中的抗生物膜抗菌肽的例子还有很多[420]。然而，与大多数受体特异性抗生素一样，细菌能够对 AMP 产生生存适应性。这种耐受性是通过一系列机制发展起来的，如改变细胞质膜的结构和电荷的突变、细胞壁内毒素的修饰，以及通过特定的外排泵分泌 AMP[421]；然而，这种对 AMP 的应激反应可以用于加强 PJI 中常用的抗生素。在金黄色葡萄球菌生物被膜的形成中，调节系统 GraRS 在微生物对 AMP 的抗性中发挥着重要作用[422]。葡萄球菌有一个多样化的调控网络，可以改变基因表达，使它们能够耐受广泛的环境压力，包括 AMP 和抗生素。它们能够通过 GraRS 系统改变细胞外聚合物基质和细胞膜中带负电的多糖、细胞间黏附素和带正电的磷壁酸的比例[312]。这些修饰可以赋予其对 AMP 和正电荷抗生素，如庆大霉素、万古霉素和达托霉素产生显著的耐受性[329, 330]。用于治疗葡萄球菌生物被膜的抗生素组合的体外研究发现，针对达托霉素、庆大霉素和万古霉素等抗生素的杀菌细胞壁组合显示出协同作用[65, 100]。有人提出，葡萄球菌包膜对双重 AMP 和（或）针对抗生素的细胞壁的过度激活应激反应可能是产生这种协同效应的原因[65, 326]。进一步的体外研究证实了这一点，当 Nisin 与达托霉素 / 环丙沙星、吲哚西丁与替考拉宁、抗菌肽 – 蜂毒素 A 酰胺与环丙沙星联合使用时，对 MRSA 生物膜可产生协同作用[423, 424]。阳离子多肽和作用于细胞壁的抗生素（如利奈唑胺和万古霉素）的组合已被发现在大鼠植入物感染模型中有效地根除静脉导管和血管植入物上的金黄色葡萄球菌生物膜[425]。当尝试将细胞膜或细胞壁靶向 AMP[426] 与抑菌抗

生素联合使用时应谨慎。一项体外研究发现，庆大霉素与利奈唑胺、利福平和克林霉素联合使用对葡萄球菌生物被膜有很强的拮抗作用[65]。有人认为，所有杀菌药共同的最终途径是羟基自由基形成的压倒性氧化损伤。虽然抑菌药物不会引起氧化应激，但它们的作用会耗尽氧化还原活性代谢中间体，如 NAD（H），导致杀菌性抗生素或 AMP 的活性受损[328]。联合使用抗生素的效力最终取决于抗生素的协同作用，其中每一种抗生素作用于不同但互补的靶点。另一个影响是 AMP 治疗的给药方式和避免宿主免疫系统的失活。已可通过各种多肽和固定技术来实现抗菌肽的表面固化。对抗菌活性至关重要的是，要使多肽在固化后有效，必须保持其结构完整性。其他决定成功的因素还有将多肽连接到表面的长度、灵活性和间隔物的种类、AMP 的表面密度和固定化多肽的方向[427]。将 AMP 化学性地拴在表面会降低其抗菌活性，在某些情况下甚至会使其失活[428, 429]。克服这一问题的一种方法是将 AMP 附着到水凝胶上，水凝胶被批准为骨科手术中的表面涂层和抗生素输送系统[430]。这一联合疗法已在体外被证明对金黄色葡萄球菌、表皮葡萄球菌和大肠埃希菌生物膜有效[430]。例如，骨科和创伤植入物的控释涂层被设计成在植入后的第一天提供抗生素的暴发性释放，并且在植入后的几周内能够连续释放，提供局部保护水平。在这种涂层中加入 AMP 仍处于早期临床前开发阶段[431]。

噬菌体是能够感染和灭活细菌的病毒[432]。自 20 世纪初[432-434] 发现以来，它们一直被用来治疗细菌感染。噬菌体作为一种抗生素疗法的转化发展仍在有限地进行，最引人注目的是在格鲁吉亚共和国，因为抗生素的广泛应用，在世界其他地区，它完全取代了噬菌体疗法[435]。每个噬菌体颗粒都包含一个核酸基因组，该基因组包裹在蛋白质或脂蛋白衣壳中。它们是专性寄生，需要细菌宿主才能复制。它们通过分裂循环进行繁殖，在分裂循环中，噬菌体颗粒被吸附到宿主细菌细胞表面，注入其基因组物质，劫持宿主的新陈代谢机制，使得噬菌体在细胞内复制。这个循环的最后一步是通过裂解细菌宿主来释放噬菌体后代[436]。由于全球对耐药性的认识，噬菌体疗法重新唤起了人们的兴趣[436-438]。与传统抗生素不同，噬菌体的活性不受限于细菌细胞休眠[439]，其穿透能力也不受生物膜糖蛋白复合物的影响[440]。事实上，在噬菌体分解中使用的裂解酶，如解聚酶，已经被证明能降解糖蛋白复合物，从而使生物膜中的细菌细胞分解[441]。它们还被证明能增强常用抗生素的效力[435]。噬菌体治疗的潜在局限性包括每个噬菌体菌株的高度特异性，甚至到细菌菌株的水平（缩小了它们的活性范围）、噬菌体抗性和患者免疫系统对噬菌体的灭活。克服这种高度特异性的一个可能的解决方案是使用"噬菌体鸡尾酒"，它结合了不同物种或菌株的特定噬菌体，使其对最常见的已知病原体具有广谱活性[436]。与抗生素一样，对噬菌体也会产生抗药性。然而，赋予噬菌体抗药性的突变对细菌细胞来说的生物成本很高，以至于对噬菌体敏感的克隆能够在种群中持续存在[442]。噬菌体是抗原性的，能在人体内引起免疫反应，从而激活噬菌体。然而，研究表明，对噬菌体的抗体反应是非常弱的，除非是以前接触过和有残余抗体滴度的情况。体外研究表明，噬菌体在细菌生物膜这种免疫缺陷的环境中是受到保护的[443, 444]。最后，设计具有增强抵抗细胞免疫系统清除能力的改性噬菌体已被证明是可行的[445]。

AMP 和噬菌体在 PJI 治疗中是很有希望的，它们既可以作为单一疗法，也可以作为当前抗生素的增效剂[369, 446]。尽管这些疗法仍在等待监管部门的批准，但多国合作机构正在推动相应立法以使进临床转化[447]。

6. 免疫治疗

免疫治疗是另一个重要的领域，它可以补充目前针对 PJI 的治疗方案；鉴于金黄色葡萄球菌在院内感染中无处不在，大多数注意力已转移到针对它的治疗上。人们认为活性疫苗的优势在于由此产生的免疫的稳健性，包括细胞免疫和体液免疫，以及产生保护性记忆 T 细胞和 B 细胞产生终身免疫的可能性。然而，主动疫苗接种的最大限制是其在个别患者中的不可预测性，特别是来自患有既定并发症（即老年人、自身免疫性疾病、肥胖和糖尿病）的免疫受损个体 [448-451]。尽管做出了努力，基于疫苗的金黄色葡萄球菌感染防治策略的开发尚未成功地通过一期试验评价 [245, 452, 453]。其中一些基于疫苗靶向的策略失败了，是由于并不是所有菌株都能普遍表达细菌细胞壁上的特异抗原，如聚 N- 乙酰氨基葡萄糖和脂磷壁酸 [245]。一种金黄色葡萄球菌疫苗已经显示出早期的前景，靶向与重组铜绿假单胞菌外毒素 A 结合的多糖。然而，最终没有发现这种疫苗可以减少血液透析患者的金黄色葡萄球菌感染 [245, 454]。默克公司的另一种疫苗（V710）通过靶向铁调节的表面决定簇 B453 显示出临床前的前景。不幸的是，在一项试图预防心胸手术后金黄色葡萄球菌的感染Ⅱb/Ⅲ期试验中，V710 没有降低感染率或死亡率。此外，在疫苗接种组中，发生手术部位感染的患者死亡风险更高，这表明这种疫苗可能抑制了宿主对脓毒症的免疫力 [452]，这也是一个与 PJI 治疗息息相关的问题 [455]。为了促进基于疫苗的策略的未来发展，关键是开发更真实地复制人类手术部位感染的动物感染模型，以阐明宿主对金黄色葡萄球菌的体液和细胞免疫反应 [347]。研制疫苗的最大障碍是，与成功的免疫技术相比，金黄色葡萄球菌已经与哺乳动物宿主共同进化，成为人类的共生体，而迄今为止，这些技术只针对暂住菌。因此，所有患者对金黄色葡萄球菌都有一定程度的获得性免疫。然而，几乎无法获知个体在接受治疗时对金黄色葡萄球菌免疫反应的保护性和易感性。因此，针对免疫反应的一个研究重点是了解特定 T 细胞（细胞免疫）和抗体（体液免疫）在金黄色葡萄球菌感染中的作用。为此，人们一直把重点放在描述生理和病理情况下的抗金黄色葡萄球菌免疫反应 [455-461]，目的是阐明金黄色葡萄球菌的免疫蛋白质组 [462]。一种用于表征患者免疫反应的多重免疫测定法已经被开发出来，用以识别已知的金黄色葡萄球菌抗原；此后，在骨髓炎患者和未感染对照组的前期研究中，该方法已被用于确定某些抗原是否主导体液免疫 [455]。

7. 细胞内化

细菌在 PJI 中持续和耐药的另一个机制是在宿主细胞内持留 [78, 463]。常见的 PJI 病原体，如金黄色葡萄球菌，曾经被认为是严格的细胞外病原体，现在公认的是，其可以在真核细胞内生存，既可以在专性吞噬细胞 [464-467]（如巨噬细胞和破骨细胞）中生存，也可以在非专性吞噬细胞（如上皮细胞、内皮细胞和成骨细胞）[465, 468-471] 中生存。细胞内的病原体可以逃避与抗菌药物和宿主免疫系统的接触。这种细胞内的病原体最终会诱导宿主细胞的凋亡，使其能够在生物材料表面和结缔组织间隙中定植。有报道称，有人试图修改抗菌药以针对细胞内感染。Lehar 等创建了一种抗体 – 抗生素结合物，由与利福平结合的单抗组成，该单抗能识别壁磷壁酸上的 α-O 连接的 N- 乙酰氨基葡萄糖 [472]。这种抗体 – 抗生素结合物可结合在革兰阳性病原体的表面；在被调理后，宿主吞噬细胞内吞噬体的蛋白质分解环境会激活附着的抗生素分子 [472]。据报道，在小鼠 MRSA 菌血症模型中，这种抗体 – 抗生素结合物比单纯全身万古霉素具有更好的细菌清除效果 [472]。另一种策略是将细胞穿透肽添加到已有的抗生素和更新的疗法中（如纳米颗粒、AMP 和噬菌体）[473]。多肽的加入使这些试剂能够穿透真核细胞，促进哺乳动物细胞内化，从而使抗生素与病原体共定位 [474, 475]。另一种方法是开发脂质体纳米载体。如前文所述，脂质体是一种能够穿透生物膜和哺乳动物细胞的磷脂囊泡，它们可兼容多种常用于 PJI [298, 299] 的抗生素。

结论

目前的抗菌治疗或单一的"魔力子弹"方法对 PJI 的疗效并不好。感染的顽固性是复杂的物理和生物的现象，由多种微生物遗传、分子和物理因素综合作用造成的。重要的是，PJI 反映了宿主和机会性病原体之间的相互作用，并且通常在复杂的微生物群体中。混合感染的 PJI 更加复杂，要求抗生素对生物膜中的所有病原微生物都有效，并制约了针对特定物种生物膜策略的疗效[476]。所有这些问题导致了这些新疗法难以成功进行临床转化[303]。有人建议，生物膜感染的治疗应采取与癌症治疗类似的方法，使用联合疗法或针对 PJI 复杂多细胞微环境中的一种以上成分的疗法[477]。

尽管在理解 PJI 的病理生理学和确定潜在的治疗靶点方面取得了进展，但很少有非药物的抗菌疗法和策略在临床前期研究之后取得进展。传统的临床治疗除了外科清创、冲洗 +/- 切除、局部和全身抗生素治疗等传统原则外，其余进展甚少。鉴于迫在眉睫的全球细菌耐药危机甚至可能使择期关节置换手术发展停滞不前[478, 479]，现已迫切地需要消除基础科学研究与临床转化之间的鸿沟[437, 480]。

参考文献

[1] Williams, S. N., Wolford, M. L. & Bercovitz, A. *Hospitalization for Total Knee Replacement Among Inpatients Aged 45 and Over: United States, 2000-2010 Key findings.* (2000).

[2] Wolford, M. L., Palso, K. & Bercovitz, A. *Hospitalization for Total Hip Replacement Among Inpatients Aged 45 and Over: United States, 2000-2010 Key findings.* (2000).

[3] Canadian Joint Replacement Registry Annual Report. (2018).

[4] *Australian National joint replacement registry annual report.* (2018).

[5] Hooper, G., J-J Lee, A., Rothwell, A. & Frampton, C. *Current trends and projections in the utilisation rates of hip and knee replacement in New Zealand from 2001 to 2026. Journal of the New Zealand Medical Association NZMJ* 29, (2014).

[6] National Joint Registry for England, Wales, N. I. and the I. of M. *NJR 15th annual report.* (2018).

[7] Scottish Arthroplasty Project. *Scottish Arthoplasty Project Annual report.* (2018).

[8] OECD. Hip and knee replacement. in *Health at a Glance 2017: OECD Indicators* (OECD Publishing, 2017). doi:https://doi.org/10.1787/5k49h4p5g9mw-en.

[9] Kurtz, S., Ong, K., Lau, E., Mowat, F. & Halpern, M. Projections of Primary and Revision Hip and Knee Arthroplasty in the United States from 2005 to 2030. *J. Bone Jt. Surg.* 89, 780–785 (2007).

[10] Ackerman, I. N. *et al.* The projected burden of primary total knee and hip replacement for osteoarthritis in Australia to the year 2030. *BMC Musculoskelet. Disord.* 20, 90 (2019).

[11] Inacio, M. C. S., Graves, S. E., Pratt, N. L., Roughead, E. E. & Nemes, S. Increase in Total Joint Arthroplasty Projected from 2014 to 2046 in Australia: A Conservative Local Model With International Implications. *Clin. Orthop. Relat. Res.* 475, 2130–2137 (2017).

[12] British Orthopaedic Association. Getting It Right First Time. (2015). Available at: https://www.boa.ac.uk/pro-practice/getting-it-right-first-time/. (Accessed: 28th June 2017).

[13] Kamath, A. F. *et al.* Quantifying the Burden of Revision Total Joint Arthroplasty for Periprosthetic Infection. *J. Arthroplasty* 30, 1492–1497 (2015).

[14] Bozic, K. J. & Ries, M. D. The impact of infection after total hip arthroplasty on hospital and surgeon resource utilization. *J. Bone Joint Surg. Am.* 87, 1746–51 (2005).

[15] Public Health England. Surveillance of surgical site infections in NHS hospitals in England. (2016). Available at: https://www.gov.uk/government/uploads/system/uploads/attachment_data/file/577418/Surgical_site_infections_NHS_hospitals_2015_to_2016.pdf. (Accessed: 2nd February 2017).

[16] Springer, B. D., Cahue, S., Etkin, C. D., Lewallen, D. G. & McGrory, B. J. Infection burden in total hip and knee arthroplasties: an international registry-based perspective. *Arthroplast. today* 3, 137–140 (2017).

[17] Morrison, T. A., Figgie, M., Miller, A. O. & Goodman, S. M. Periprosthetic joint infection in patients with inflammatory joint disease: a review of risk factors and current approaches to diagnosis and management. *HSS J.* 9, 183–94 (2013).

[18] Jaekel, D. J., Ong, K. L., Lau, E. C., Watson, H. N. & Kurtz, S. M. Epidemiology of Total Hip and Knee Arthroplasty Infection. in *Periprosthetic Joint Infection of the Hip and Knee* 1–14 (Springer New York, 2014). doi:https://doi.org/10.1007/978–1–4614–7928–4_1.

[19] Tissingh, E. K., Sudlow, A., Jones, A. & Nolan, J. F. Orthopaedic surgical site infection surveillance in NHS England. *Bone Joint J.* 99–B, 171–174 (2017).

[20] Pandey, R., Berendt, A. R. & Athanasou, N. A. Histological and microbiological findings in non-infected and infected revision arthroplasty tissues. The OSIRIS Collaborative Study Group. Oxford Skeletal Infection Research and Intervention Service. *Arch. Orthop. Trauma Surg.* 120, 570–4 (2000).

[21] Athwal, G. S., Holmes, S., Diaz, A. P., Faber, K. J. & O'Gorman, D. B. A rapid detection method for Propionibacterium acnes from surgical biopsies of the shoulder. *J. Shoulder Elb. Surg.* 26, e162 (2017).

[22] Achermann, Y., Vogt, M., Leunig, M., Wüst, J. & Trampuz, A. Improved diagnosis of periprosthetic joint infection by multiplex PCR of sonication fluid from removed implants. *J. Clin. Microbiol.* 48, 1208–14 (2010).

[23] Bossard, D. A. *et al.* Optimal length of cultivation time for isolation of Propionibacterium acnes in suspected bone and joint infections is more than 7 days. *J. Clin. Microbiol.* (2016). doi:https://doi.org/10.1128/JCM.01435–16.

[24] Ascione, T. *et al.* Proceedings of International Consensus Meeting on Orthopedic Infections: General Assembly, Diagnosis, Pathogen Isolation –Culture Matters: International Consensus Meeting on Prosthetic Joint Infection. *J. Arthroplasty* 34, S197–S206 (2019).

[25] Tande, A. J. & Patel, R. Prosthetic joint infection. *Clin. Microbiol. Rev.* 27, 302–345 (2014).

[26] Rosteius, T. *et al.* Evaluating the microbial pattern of periprosthetic joint infections of the hip and knee. *J. Med. Microbiol.* 67, 1608–1613 (2018).

[27] Parvizi, J. *et al.* Resistant organisms in infected total knee arthroplasty: occurrence, prevention, and treatment regimens. *Instr. Course Lect.* 58, 271–8 (2009).

[28] Middleton, R., Khan, T. & Alvand, A. Update on the diagnosis and management of prosthetic joint infection in hip and knee arthroplasty. *Bone Jt. 360* 8, 5–13 (2019).

[29] Malekzadeh, D., Osmon, D. R., Lahr, B. D., Hanssen, A. D. & Berbari, E. F. Prior use of antimicrobial therapy is a risk factor for culture-negative prosthetic joint infection. *Clin. Orthop. Relat. Res.* 468, 2039–45 (2010).

[30] Parvizi, J., Faruk Erkocak, O. & Della Valle, C. J. Culture-Negative Periprosthetic Joint Infection. *J. Bone Jt. Surg.-Am. Vol.* 96, 430–436 (2014).

[31] Pasquaroli, S. *et al.* Antibiotic pressure can induce the viable but non-culturable state in Staphylococcus aureus growing in biofilms. *J. Antimicrob. Chemother.* 68, 1812–1817 (2013).

[32] Pasquaroli, S. *et al.* Role of daptomycin in the induction and persistence of the viable but non-culturable state of Staphylococcus aureus biofilms. *Pathog. (Basel, Switzerland)* 3, 759–68 (2014).

[33] Zhao, X., Zhong, J., Wei, C., Lin, C.–W. & Ding, T. Current Perspectives on Viable but Non-culturable State in Foodborne Pathogens. *Front. Microbiol.* 8, 580 (2017).

[34] Li, L., Mendis, N., Trigui, H., Oliver, J. D. & Faucher, S. P. The importance of the viable but non-culturable state in human bacterial pathogens. *Front. Microbiol.* 5, 258 (2014).

[35] Berbari, E. F. *et al.* Culture-negative prosthetic joint infection. *Clin. Infect. Dis.* 45, 1113–9 (2007).

[36] Oliver, J. D. The Public Health Significance of Viable but Nonculturable Bacteria. in *Nonculturable Microorganisms in the Environment* 277–300 (Springer US, 2000). doi:https://doi.org/10.1007/978–1–4757–0271–2_16.

[37] Dworkin, J. & Shah, I. M. Exit from dormancy in microbial organisms. *Nat. Rev. Microbiol.* 8, 890–896 (2010).

[38] Kana, B. D. *et al.* The resuscitation-promoting factors of *Mycobacterium tuberculosis* are required for virulence and resuscitation from dormancy but are collectively dispensable for growth *in vitro*. *Mol. Microbiol.* 67, 672–684 (2008).

[39] Whitehouse, J. D., Friedman, N. D., Kirkland, K. B., Richardson, W. J. & Sexton, D. J. The impact of surgical-site infections following orthopedic surgery at a community hospital and a university hospital: adverse quality of life, excess length of stay, and extra cost. *Infect. Control Hosp. Epidemiol.* 23, 183–9 (2002).

[40] Egol, K. A., Gruson, K., Spitzer, A. B., Walsh, M. & Tejwani, N. C. Do Successful Surgical Results after Operative Treatment of Long-bone Nonunions Correlate with Outcomes? *Clin. Orthop. Relat. Res.* 467, 2979–2985 (2009).

[41] Barker, K. L., Lamb, S. E. & Simpson, A. H. R. W. Functional recovery in patients with nonunion treated with the Ilizarov technique. *J. Bone Joint Surg. Br.* 86, 81–5 (2004).

[42] Poultsides, L. A., Liaropoulos, L. L. & Malizos, K. N. The Socioeconomic Impact of Musculoskeletal Infections. *J. Bone Jt. Surgery-American Vol.* 92, e13(1)–e13(12) (2010).

[43] Fisman, D. N., Reilly, D. T., Karchmer, A. W. & Goldie, S. J. Clinical effectiveness and cost-effectiveness of 2 management strategies for infected total hip arthroplasty in the elderly. *Clin. Infect. Dis.* 32, 419–30 (2001).

[44] Robertsson, O., Ranstam, J., Sundberg, M., W-Dahl, A. & Lidgren, L. The Swedish Knee Arthroplasty Register: a review. *Bone Joint Res.* 3, 217–22 (2014).

[45] Natsuhara, K. M., Shelton, T. J., Meehan, J. P. & Lum, Z. C. Mortality During Total Hip Periprosthetic Joint Infection. *J. Arthroplasty* 0, (2018).

[46] Stanton, T. PJI and Cancer: More Similar Than Different? in *American Association of Orthopaedic Surgeons* (2017).

[47] Garrido-Gómez, J. *et al.* Descriptive Analysis of the Economic Costs of Periprosthetic Joint Infection of the Knee for the Public Health System of Andalusia. *J. Arthorplasty* 28, 1057–1060 (2013).

[48] Kapadia, B. H. *et al.* The Economic Impact of Periprosthetic Infections Following Total Knee Arthroplasty at a Specialized Tertiary-Care Center. *J. Arthroplasty* 29, 929–932 (2014).

[49] Kurtz, S. M., Lau, E., Watson, H., Schmier, J. K. & Parvizi, J. Economic Burden of Periprosthetic Joint Infection in the United States. *J. Arthroplasty* 27, 61–65.e1 (2012).

[50] Vanhegan, I. S., Malik, A. K., Jayakumar, P., Ul Islam, S. & Haddad, F. S. A financial analysis of revision hip arthroplasty: The economic burden in relation to the national tariff. *Bone Joint J.* 94, 619–23 (2012).

[51] Kurtz, S. M. *et al.* Infection Burden for Hip and Knee Arthroplasty in the United States. *J. Arthroplasty* (2008). doi:https://doi.org/10.1016/j.arth.2007.10.017.

[52] Miller, A. O., Henry, M. W. & Brause, B. D. 1–Prevention of joint infections. in *Management of Periprosthetic Joint Infections (PJIs)* 3–23 (2017). doi:https://doi.org/10.1016/B978–0–08–100205–6.00001–X.

[53] McPherson, E. J. *et al.* Periprosthetic total hip infection: outcomes using a staging system. *Clin. Orthop. Relat. Res.* 8–15 (2002).

[54] Zimmerli, W., Trampuz, A. & Ochsner, P. E. Prosthetic-joint infections. *N. Engl. J. Med.* 351, 1645–54 (2004).

[55] Tsang, S.–T. J., Ting, J., Simpson, A. H. R. W. & Gaston, P. Outcomes following debridement, antibiotics and implant retention in the management of periprosthetic infections of the hip. A review of cohort studies. *Bone Joint J.* 99, 1458–66 (2017).

[56] Haddad, F. S. *et al.* Orthopaedic infection. *Bone Joint J.* 100–B, 1405–1406 (2018).

[57] Abblitt, W. P. *et al.* Hip and Knee Section, Outcomes: Proceedings of International Consensus on Orthopedic Infections. *J. Arthroplasty* 34, S487–S495 (2019).

[58] Preobrazhensky, P. M. *et al.* Functional outcome of two-stage reimplantation in patients with periprosthetic joint infection after primary total knee arthroplasty. *Int. Orthop.* 1–7 (2019). doi:https://doi.org/10.1007/s00264–019–04296–z.

[59] Kuiper, J. W. P. *et al.* Results and Patient Reported Outcome Measures (PROMs) after One-Stage Revision for Periprosthetic Joint Infection of the Hip: A Single-centre Retrospective Study. *J. bone Jt. Infect.* 3, 143–149 (2018).

[60] Grammatopoulos, G. *et al.* Functional outcome of debridement, antibiotics and implant retention in periprosthetic joint infection involving the hip A CASE–CONTROL STUDY. *Bone Jt. J* 99, 614–22 (2017).

[61] Anderson, M. B. *et al.* General Assembly, Treatment, Multidisciplinary Issues: Proceedings of International Consensus on Orthopedic Infections. *J. Arthroplasty* 34, S239–243 (2019).

[62] Mallon, C. M., Gooberman-Hill, R. & Moore, A. J. Infection after knee replacement: a qualitative study of impact of periprosthetic knee infection. *BMC Musculoskelet. Disord.* 19, 352 (2018).

[63] Buchholz, H. W. & Engelbrecht, H. [Depot effects of various antibiotics mixed with Palacos resins]. *Chirurg.* 41, 511–5 (1970).

[64] Buchholz, H. W. *et al.* Management of deep infection of total hip replacement. *J. Bone Joint Surg. Br.* 63–B, 342–53 (1981).

[65] Dall, G. F. *et al.* Unexpected synergistic and antagonistic antibiotic activity against Staphylococcus biofilms. *J. Antimicrob. Chemother.* 73, 1830–1840 (2018).

[66] Zimmerli, W., Widmer, A. F., Blatter, M., Frei, R. & Ochsner, P.

E. Role of rifampin for treatment of orthopedic implant-related staphylococcal infections: a randomized controlled trial. Foreign-Body Infection (FBI) Study Group. *JAMA* 279, 1537–41 (1998).

[67] Frew, N. M., Cannon, T., Nichol, T., Smith, T. J. & Stockley, I. Comparison of the elution properties of commercially available gentamicin and bone cement containing vancomycin with 'home-made' preparations. *Bone Jt. J.* 99–B, 73–77 (2017).

[68] Velkov, T., Roberts, K. D. & Li, J. Rediscovering the octapeptins. *Nat. Prod. Rep.* 34, 295–309 (2017).

[69] Khan, W. & Morgan-Jones, R. Debridement: Defining something we all do. *J. Trauma Orthop.* 4, 48–51 (2016).

[70] Kocher, M. S. Early limb salvage: open tibia fractures of Ambroise Paré (1510–1590) and Percivall Pott (1714–1789). *World J. Surg.* 21, 116–22 (1997).

[71] Huntley, J. S. Debridement: Development of the Concept. *J. Perioper. Pract.* 21, 104–105 (2011).

[72] Morgan-Jones, R. Uncemented Revision Total Knee Arthroplasty for Periprosthetic Joint Infection. in *Periprosthetic Joint Infections Changing Paradigms* (eds. Kendoff, D., Morgan-Jones, R. & Haddad, F. S.) (Springer International Publishing, 2016).

[73] Lu, M. & Hansen, E. N. Hydrogen Peroxide Wound Irrigation in Orthopaedic Surgery. *J. Bone Jt. Infect.* 2, 3–9 (2016).

[74] Williams, R. L., Ayre, W. N., Khan, W. S., Mehta, A. & Morgan-Jones, R. Acetic Acid as Part of a Debridement Protocol During Revision Total Knee Arthroplasty. *J. Arthroplasty* 32, 953–957 (2017).

[75] Tsang, S. T. ., Gwynne, P. J., Gallagher, M. P. & Simpson, A. H. R. . The biofilm eradication activity of acetic acid in the management of periprosthetic joint infection. *Bone Joint Res.* 7, 517–523 (2018).

[76] Dryden, M., Milward, G. & Saeed, K. Infection prevention in wounds with surgihoney. *Journal of Hospital Infection* 88, 121–122 (2014).

[77] Dusane, D. H. *et al.* Targeting intracellular *Staphylococcus aureus* to lower recurrence of orthopaedic infection. *J. Orthop. Res.* 36, 1086–1092 (2017).

[78] Yang, D. *et al.* Novel Insights into Staphylococcus aureus Deep Bone Infections: the Involvement of Osteocytes. *MBio* 9, e00415–18 (2018).

[79] Atkins, G. J. Osteocytes and periprosthetic joint infection. in *The European Orthopaedic Research Society (EORS) 2018 Meeting* (2018).

[80] Tsang, S. T. J. & Simpson, A. H. R. W. Pathogenesis of biomaterial-associated infection. in *Racing for the Surface: Advances in Antimicrobial and Osteoinductive Studies* (eds. Li, B., Moriarty, T. F., Webster, T. & Xing, M.) (Springer International Publishing, 2020). doi:https://doi.org/10.1007/978–3–030–34475–7.

[81] Espehaug, B., Engesaeter, L. B., Vollset, S. E., Langeland, N. & Surgeon, O. Antibiotic prophylaxis in total hip arthroplasty. Review of 10905 primary total hip replacements reported to the Norwegian arthroplasty register, 1987 to 1995. *J Bone Jt. Surg [Br]* 79, 590–5 (1997).

[82] Thierse, L. [Experiences with Refobacin-Palacos with regard to deep late infections following hip-joint endoprosthesis surgery. A 4–years' study (author's transl)]. *Zeitschrift für Orthopädie und ihre Grenzgebiete* 116, 847–52 (1978).

[83] Chiu, F.–Y., Chen, C.–M., Lin, C.–F. J. & Lo, W.–H. Cefuroxime-impregnated cement in primary total knee arthroplasty: a prospective, randomized study of three hundred and forty knees. *J. Bone Joint Surg. Am.* 84–A, 759–62 (2002).

[84] Stockley, I., Mockford, B. J., Hoad-Reddick, A. & Norman, P. The use of two-stage exchange arthroplasty with depot antibiotics in the absence of long-term antibiotic therapy in infected total hip replacement. *J Bone Jt. Surg [Br]* 90, 145–8 (2008).

[85] Thomes, B., Murray, P. & Bouchier-Hayes, D. Development of resistant strains of Staphylococcus epidermidis on gentamicin-loaded bone cement in vivo. *J. Bone Jt. Surg. -Br. Vol.* 84, 758–760 (2002).

[86] Anagnostakos, K., Hitzler, P., Pape, D., Kohn, D. & Kelm, J. Persistence of bacterial growth on antibiotic-loaded beads: Is it actually a problem? *Acta Orthop.* 79, 302–307 (2008).

[87] Bálint, L., Koós, Z., Horváth, G. & Szabó, G. Detection of gentamicin emission from bone cement in the early postoperative period following total hip arthroplasty. *Orthopedics* 29, 432–6 (2006).

[88] Fuchs, T., Stange, R., Schmidmaier, G. & Raschke, M. J. The use of gentamicin-coated nails in the tibia: preliminary results of a prospective study. *Arch. Orthop. Trauma Surg.* 131, 1419–25 (2011).

[89] Hardes, J. *et al.* Reduction of periprosthetic infection with silver-coated megaprostheses in patients with bone sarcoma. *J. Surg. Oncol.* 101, n/a-n/a (2010).

[90] Brooks, B. D., Brooks, A. E. & Grainger, D. W. Antimicrobial Medical Devices in Preclinical Development and Clinical Use. in *Biomaterials Associated Infection* 307–354 (Springer New York, 2013). doi:https://doi.org/10.1007/978–1–4614–1031–7_13.

[91] George, D. A., Gant, V. & Haddad, F. S. The management of periprosthetic infections in the future: a review of new forms of treatment. *Bone Joint J.* 97–B, 1162–1169 (2015).

[92] Levack, A. E. *et al.* Current Options and Emerging Biomaterials for Periprosthetic Joint Infection. *Curr. Rheumatol. Rep.* 20, 33 (2018).

[93] El-Husseiny, M., Patel, S., MacFarlane, R. J. & Haddad, F. S. Biodegradable antibiotic delivery systems. *J. Bone Joint Surg. Br.* 93, 151–7 (2011).

[94] Osmon, D. R. *et al.* Diagnosis and management of prosthetic joint infection: clinical practice guidelines by the Infectious Diseases Society of America. *Clin. Infect. Dis.* 56, e1–e25 (2013).

[95] Byren, I. *et al.* One hundred and twelve infected arthroplasties treated with 'DAIR' (debridement, antibiotics and implant retention): antibiotic duration and outcome. *J. Antimicrob. Chemother.* 63, 1264–71 (2009).

[96] Tornero, E. *et al.* Importance of selection and duration of antibiotic regimen in prosthetic joint infections treated with debridement and implant retention. *J. Antimicrob. Chemother.* 71, (2016).

[97] Senneville, E. & Coelho, A. AVAPOM: COMPLETE ORAL VERSUS INTRAVENOUS ANTIBIOTIC DOCUMENTED TREATMENT IN PROSTHETIC JOINT INFECTIONS. *Orthop. Proc.* 99–B, (2018).

[98] Argenson, J. N. *et al.* Hip and Knee Section, Treatment, Debridement and Retention of Implant: Proceedings of International Consensus on Orthopedic Infections. *J. Arthroplasty* 34, S399–S419 (2019).

[99] Li, H.–K. *et al.* Oral versus Intravenous Antibiotics for Bone and Joint Infection. *N. Engl. J. Med.* 380, 425–436 (2019).

[100] Tsuji, B. T. & Rybak, M. J. Short-Course Gentamicin in Combination with Daptomycin or Vancomycin against Staphylococcus aureus in an In Vitro Pharmacodynamic Model with Simulated Endocardial Vegetations. *Antimicrob. Agents Chemother.* 49, 2735–2745 (2005).

[101] CLSI. *Performance Standards for Antimicrobial Susceptibility Testing.* (2019).

[102] Parvizi, J., Adeli, B., Zmistowski, B., Restrepo, C. & Greenwald, A. S. Management of Periprosthetic Joint Infection: The Current Knowledge. *J. Bone Jt. Surg.* 94, e104 1 (2012).

[103] Lehner, B., Witte, D., Suda, A. J. & Weiss, S. [Revision strategy for periprosthetic infection]. *Der Orthopäde* 38, 681–8 (2009).

[104] Oussedik, S. I. S., Dodd, M. B. & Haddad, F. S. Outcomes of revision total hip replacement for infection after grading according to a standard protocol. *J. Bone Jt. Surg. -Br. Vol.* 92, 1222–6 (2010).

[105] Hansen, E. *et al.* Outcome of one-stage cementless exchange for acute postoperative periprosthetic hip infection. *Clin. Orthop. Relat. Res.* 471, 3214–22 (2013).

[106] Bejon, P. *et al.* Two-stage revision for prosthetic joint infection: predictors of outcome and the role of reimplantation microbiology. *J. Antimicrob. Chemother.* 65, 569–75 (2010).

[107] Yamamoto, P. A., Lahoz, G. L., Takata, E. T., Masiero, D. & Chamlian, T. R. Evaluation of the function and quality of life of patients submitted to girdlestone's resection arthroplasty. *Acta Ortopédica Bras.* 15, 214–217 (2006).

[108] Cierny, G., Mader, J. T. & Penninck, J. J. A Clinical Staging System for Adult Osteomyelitis. *Contemp Orthop* 17–37 (1985).

[109] Calabrò, F. *et al.* Hip and Knee Section, Treatment, Antimicrobial Suppression: Proceedings of International Consensus on Orthopedic Infections. *J. Arthroplasty* 0, (2018).

[110] Vegari, D. N. & Springer, B. D. Prosthetic Retention: Treatment Options. in *Prosthetic Joint Infections* (eds. Springer, B. D. & Parvizi, J.) 149–158 (Springer New York, 2014).

[111] Rand, J. A., Morrey, B. F. & Bryan, R. S. Management of the infected total joint arthroplasty. *Orthop. Clin. North Am.* 15, 491–504 (1984).

[112] Toms, A. D., Davidson, D., Masri, B. A. & Duncan, C. P. The management of peri-prosthetic infection in total joint arthroplasty. *J. Bone Joint Surg. Br.* 88, 149–55 (2006).

[113] Dzaja, I., Howard, J., Somerville, L. & Lanting, B. Functional outcomes of acutely infected knee arthroplasty: a comparison of different surgical treatment options. *Can. J. Surg.* 58, 402–7 (2015).

[114] Konan, S., George, D. A., Punjabi, V. & Haddad, F. S. Acute Infections: Irrigation and Debridement with Implant Retention. in *Periprosthetic Joint Infections: Changing Paradigms* (eds. Kendoff, D., Morgan-Jones, R. & Haddad, F. S.) 135–142 (2016).

[115] Buechel, F. F. The infected total knee arthroplasty: Just when you thought it was over. *J. Arthroplasty* 19, 51–55 (2004).

[116] Buechel, F. F., Femino, F. P. & D'Alessio, J. Primary exchange revision arthroplasty for infected total knee replacement: a long-term study. – PubMed – NCBI. *Am. J. Orthop.* 33, 190–198 (2004).

[117] Nguyen, M., Sukeik, M., Zahar, A., Nizam, I. & Haddad, F. S. One-stage Exchange Arthroplasty for Periprosthetic Hip and Knee Joint Infections. *Open Orthop. J.* 10, 646–653 (2016).

[118] Beswick, A. D. *et al.* What is the evidence base to guide surgical treatment of infected hip prostheses? systematic review of longitudinal studies in unselected patients. *BMC Med.* 10, 18 (2012).

[119] Chotanaphuti, T. *et al.* Hip and Knee Section, Treatment, Algorithm: Proceedings of International Consensus on Orthopedic Infections. *J. Arthroplasty* 0, (2018).

[120] Senthi, S., Munro, J. T. & Pitto, R. P. Infection in total hip replacement: meta-analysis. *Int. Orthop.* 35, 253–60 (2011).

[121] Kilgus, D. J., Howe, D. J. & Strang, A. Results of periprosthetic hip and knee infections caused by resistant bacteria. *Clin. Orthop. Relat. Res.* 116–24 (2002).

[122] Estes, C. S., Beauchamp, C. P., Clarke, H. D. & Spangehl, M. J. A two-stage retention débridement protocol for acute periprosthetic joint infections. *Clin. Orthop. Relat. Res.* 468, 2029–38 (2010).

[123] Tintle, S. M., Forsberg, J. A., Potter, B. K., Islinger, R. B. & Andersen, R. C. Prosthesis retention, serial debridement, and antibiotic bead use for the treatment of infection following total joint arthroplasty. *Orthopedics* 32, 87 (2009).

[124] Corona Pérez-Cardona, P. S. *et al.* Clinical experience with daptomycin for the treatment of patients with knee and hip periprosthetic joint infections. *J. Antimicrob. Chemother.* 67, 1749–54 (2012).

[125] Grammatopoulos, G. *et al.* Outcome Following Debridement, Antibiotics, and Implant Retention in Hip Periprosthetic Joint Infection—An 18-Year Experience. *J. Arthroplasty* 32, 2248–2255 (2017).

[126] Haddad, F. S., Muirhead-Allwood, S. K., Manktelow, A. R. & Bacarese-Hamilton, I. Two-stage uncemented revision hip arthroplasty for infection. *J. Bone Joint Surg. Br.* 82, 689–94 (2000).

[127] Haddad, F. S. *et al.* The PROSTALAC functional spacer in two-stage revision for infected knee replacements. Prosthesis of antibiotic-loaded acrylic cement. *J. Bone Joint Surg. Br.* 82, 807–12 (2000).

[128] Windsor, R. E., Insall, J. N., Urs, W. K., Miller, D. V. & Brause, B. D. Two-stage reimplantation for the salvage of total knee arthroplasty complicated by infection. Further follow-up and refinement of indications. *J. Bone Jt. Surg.* 72, 272–278 (1990).

[129] Colyer, R. A. & Capello, W. N. Surgical treatment of the infected hip implant. Two-stage reimplantation with a one-month interval. *Clin. Orthop. Relat. Res.* 75–9 (1994).

[130] Kerr, G. J. & Parvizi, J. Knee arthrodesis. in *Prosthetic Joint Infections of the hip and knee* (eds. Springer, B. D. & Parvizi, J.) (Springer New York, 2014).

[131] Bradbury, T. Resection Arthroplasty and Hip Joint Fusion. in *Prosthetic Joint Infections of the hip and knee* (eds. Springer, B. D. & Parvizi, J.) (Springer New York, 2014).

[132] Chen, A. F., Fedorka, C. J. & Klatt, B. A. Above-Knee Amputation. in *Prosthetic Joint Infections of the hip and knee* (eds. Springer, B. D. & Parvizi, J.) (Springer New York, 2014).

[133] Jämsen, E., Huhtala, H., Puolakka, T. & Moilanen, T. Risk factors for infection after knee arthroplasty a register-based analysis of 43,149 cases. *J. Bone Jt. Surg. – Ser. A* 91, 38–47 (2009).

[134] Lenguerrand, E. *et al.* Description of the rates, trends and surgical burden associated with revision for prosthetic joint infection following primary and revision knee replacements in England and Wales: an analysis of the National Joint Registry for England, Wales, Northern Ireland and the Isle of Man. *BMJ Open* 7, e014056 (2017).

[135] Khan, M., Osman, K., Green, G. & Haddad, F. S. The epidemiology of failure in total knee arthroplasty. *Bone Joint J.* 98-B, 105–112 (2016).

[136] Moore, A. J., Blom, A. W., Whitehouse, M. R. & Gooberman-Hill, R. Deep prosthetic joint infection: a qualitative study of the impact on patients and their experiences of revision surgery. *BMJ Open* 5, e009495 (2015).

[137] Jacobs, A. M. E., Bnard, M., Meis, J. F., Van Hellemondt, G. & Goosen, J. H. M. The unsuspected prosthetic joint infection: Incidence and consequences of positive intraoperative cultures in presumed aseptic knee and hip revisions. *Bone Jt. J.* 99B, 1482–1489 (2017).

[138] Chen, A. F., Della Valle, C. J., Rao, N. & Parvizi, J. Treatment of the Infected Total Knee. *Oper. Tech. Orthop.* 22, 236–246 (2012).

[139] Deirmengian, C., Greenbaum, J., Lotke, P. A., Booth, R. E. & Lonner, J. H. Limited success with open debridement and retention of components in the treatment of acute staphylococcus aureus infections after total knee arthroplasty. *J. Arthroplasty* 18, 22–26 (2003).

[140] Deirmengian, C. *et al.* Open debridement of acute gram-positive infections after total knee arthroplasty. *Clin. Orthop. Relat. Res.* 129–34 (2003). doi:https://doi.org/10.1097/01.blo.0000092996.90435.35.

[141] Horriat, S., Ayyad, S., Thakrar, R. & Haddad, F. Debridement, Antibiotics and Implant Retention in Management of Infected Total Knee Arthroplasty; a systematic review. *Semin. Arthroplasty* (2019). doi:https://doi.org/10.1053/J.SART.2019.01.012.

[142] Triantafyllopoulos, G. *et al.* Multiple Irrigation and Debridements for Periprosthetic Joint Infections: Facing a Necessity or Just Prolonging the Inevitable? *J. Arthroplasty* 31, 219–224 (2016).

[143] Haasper, C. & Gehrke, T. Late Infections of the Knee Joint: One-Stage Approach with Cement. in *Periprosthetic Joint Infections*

Changing Paradigms (eds. Kendoff, D., Morgan-Jones, R. & Haddad, F. S.) (Springer International Publishing, 2016).

[144] von Foerster, G., Klüber, D. & Käbler, U. [Mid-to long-term results after treatment of 118 cases of periprosthetic infections after knee joint replacement using one-stage exchange surgery]. *Orthopade* 20, 244–52 (1991).

[145] Nikolaus, O. B. & Abdel, M. P. Late Infections of the Knee Joint: Two-Stage Articulating Solutions. in *Periprosthetic Joint Infections Changing Paradigms* (eds. Kendoff, D., Morgan-Jones, R. & Haddad, F. S.) (Springer International Publishing, 2016).

[146] Fehring, T. K., Odum, S., Calton, T. F. & Mason, J. B. Articulating versus static spacers in revision total knee arthroplasty for sepsis. The Ranawat Award. *Clin. Orthop. Relat. Res.* 9–16 (2000). doi:https://doi.org/10.1097/00003086–200011000–00003.

[147] McPherson, E. J., Lewonowski, K. & Dorr, L. D. Techniques in Arthroplasty: Use of an articulated PMMA spacer in the infected total knee arthroplasty. *J. Arthroplasty* 10, 87–89 (1995).

[148] Prasad, N., Paringe, V., Kotwal, R., Ghandour, A. & Jones, R. M. Two-stage revision for infected total knee arthroplasty: our experience with interval prosthesis. *Eur. J. Orthop. Surg. Traumatol.* 24, 1279–1283 (2014).

[149] Gooding, C. R., Masri, B. A., Duncan, C. P., Greidanus, N. V. & Garbuz, D. S. Durable infection control and function with the PROSTALAC spacer in two-stage revision for infected knee arthroplasty. in *Clinical Orthopaedics and Related Research* 469, 985–993 (Springer New York LLC, 2011).

[150] Pascale, V. & Pascale, W. Custom-made articulating spacer in two-stage revision total knee arthroplasty. An early follow-up of 14 cases of at least 1 year after surgery. *HSS J.* 3, 159–163 (2007).

[151] Booth, R. E. & Lotke, P. A. The results of spacer block technique in revision of infected total knee arthroplasty. in *Clinical Orthopaedics and Related Research* 57–60 (1989).

[152] Borden, L. S. & Gearen, P. F. Infected total knee arthroplasty. A protocol for management. *J. Arthroplasty* 2, 27–36 (1987).

[153] Hofmann, A. A., Kane, K. R., Tkach, T. K., Plaster, R. L. & Camargo, M. P. Treatment of infected total knee arthroplasty using an articulating spacer. *Clin. Orthop. Relat. Res.* 45–54 (1995).

[154] Emerson, R. H., Muncie, M., Tarbox, T. R. & Higgins, L. L. Comparison of a static with a mobile spacer in total knee infection. *Clin. Orthop. Relat. Res.* 132–8 (2002). doi:https://doi.org/10.1097/00003086–200211000–00023.

[155] Guild, G. N., Wu, B. & Scuderi, G. R. Articulating Vs. Static Antibiotic Impregnated Spacers in revision total knee arthroplasty for sepsis. A systematic review. *J. Arthroplasty* 29, 558–563 (2014).

[156] Wilding, C. P., Parry, M. C. & Jeys, L. Late Infections of the Knee Joint: Two-staged Static Solutions. in *Periprosthetic Joint Infections Changing Paradigms* (eds. Kendoff, D., Morgan-Jones, R. & Haddad, F. S.) (Springer International Publishing, 2016).

[157] Conway, J. D., Mont, M. A. & Bezwada, H. P. Arthrodesis of the knee. *J. Bone Joint Surg. Am.* 86, 835–48 (2004).

[158] Miralles-Muñoz, F. A., Lizaur-Utrilla, A., Manrique-Lipa, C. & López-Prats, F. A. Artrodesis sin fusión ósea con clavo modular intramedular para revisión de prótesis total de rodilla infectada. *Rev. Esp. Cir. Ortop. Traumatol.* 58, 217–222 (2014).

[159] Kuo, A. C., Meehan, J. P. & Lee, M. Knee fusion using dual platings with the locking compression plate. *J. Arthroplasty* 20, 772–776 (2005).

[160] Raskolnikov, D., Slover, J. D. & Egol, K. A. The use of a multiplanar, multi-axis external fixator to achieve knee arthrodesis in a worst case scenario: a case series. *Iowa Orthop. J.* 33, 19–24 (2013).

[161] Wada, T. *et al.* Resection arthrodesis of the knee with a vascularised fibular graft. *J. Bone Joint Surg. Br.* 82–B, 489–493 (2000).

[162] Huang, C. T. *et al.* Amputation: energy cost of ambulation. *Arch.*

[163] Waters, R. L., Perry, J., Antonelli, D. & Hislop, H. Energy cost of walking of amputees: the influence of level of amputation. *J. Bone Joint Surg. Am.* 58, 42–6 (1976).

[164] Lenguerrand, E. *et al.* Revision for prosthetic joint infection following hip arthroplasty: Evidence from the National Joint Registry. *Bone Jt. Res.* 6, 391–398 (2017).

[165] Muller, M. E. Preservation of septic total hip replacement versus girdlestone operation. in *The Hip: Proceedings of the Second Open Scientific Meeting of The Hip Society* 308 (CV Mosby, St. Louis, 1974).

[166] Coventry, M. B. Treatment of infections occurring in total hip surgery. *Orthop. Clin. North Am.* 6, 991–1003 (1975).

[167] Burton, D. S. & Schurman, D. J. Salvage of infected total joint replacements. *Arch. Surg.* 112, 574–8 (1977).

[168] Tsukayama, D. T., Estrada, R. & Gustilo, R. B. Infection after total hip arthroplasty. A study of the treatment of one hundred and six infections. *J. Bone Joint Surg. Am.* 78, 512–23 (1996).

[169] Brandt, C. M. *et al.* Staphylococcus aureus prosthetic joint infection treated with debridement and prosthesis retention. *Clin. Infect. Dis.* 24, 914–9 (1997).

[170] Brandt, C. M. *et al.* Staphylococcus aureus Prosthetic Joint Infection Treated with Debridement and Prosthesis. *Source Clin. Infect. Dis.* 24, 914–919 (1997).

[171] Drancourt, M. *et al.* Oral rifampin plus ofloxacin for treatment of Staphylococcus-infected orthopedic implants. *Antimicrob. Agents Chemother.* 37, 1214–8 (1993).

[172] Perry, C. R., Hulsey, R. E., Mann, F. A., Miller, G. A. & Pearson, R. L. Treatment of acutely infected arthroplasties with incision, drainage, and local antibiotics delivered via an implantable pump. *Clin. Orthop. Relat. Res.* 216–23 (1992).

[173] Widmer, A. F., Gaechter, A., Ochsner, P. E. & Zimmerli, W. Antimicrobial Treatment of Orthopedic Implant-related Infections with Rifampin Combinations. *Clin. Infect. Dis.* (1992). doi:https://doi.org/10.1093/clinids/14.6.1251.

[174] Zimmerli, W., Widmer, A. F., Blatter, M., Frei, R. & Ochsner, P. E. Role of Rifampin for Treatment of Orthopedic Implant–Related Staphylococcal Infections A Randomized Controlled Trial. *JAMA (Journal Am. Med. Assoc.)* 279, 1537–1541 (1998).

[175] Strange, S. *et al.* One-stage or two-stage revision surgery for prosthetic hip joint infection – the INFORM trial: a study protocol for a randomised controlled trial. *Trials* 17, 90 (2016).

[176] Cahill, J. L., Shadbolt, B., Scarvell, J. M. & Smith, P. N. Quality of life after infection in total joint replacement. *J. Orthop. Surg. (Hong Kong)* 16, 58–65 (2008).

[177] Klouche, S., Sariali, E. & Mamoudy, P. Total hip arthroplasty revision due to infection: A cost analysis approach. *Orthop. Traumatol. Res.* 96, 124–132 (2010).

[178] Del Pozo, J. L. & Patel, R. Infection Associated with Prosthetic Joints. *N. Engl. J. Med.* 361, 787–794 (2009).

[179] Kunutsor, S. K. *et al.* Re-Infection Outcomes following One- and Two-Stage Surgical Revision of Infected Hip Prosthesis: A Systematic Review and Meta-Analysis. *PLoS One* 10, e0139166 (2015).

[180] Garvin, K. L., Konigsberg, B. S. & Hartman, C. W. Late Infections of the Hip Joint: Resection Arthroplasty and Other Solutions. in *Periprosthetic Joint Infections Changing Paradigms* (eds. Kendoff, D., Morgan-Jones, R. & Haddad, F. S.) (Springer International Publishing, 2016).

[181] Malcolm, T. L., Gad, B. V., Elsharkawy, K. A. & Higuera, C. A. Complication, Survival, and Reoperation Rates Following Girdlestone Resection Arthroplasty. *J. Arthroplasty* 30, 1183–1186 (2015).

[182] Kralovec, M. E. *et al.* Prosthetic Rehabilitation After Hip

Disarticulation or Hemipelvectomy. *Am. J. Phys. Med. Rehabil.* 94, 1035–1040 (2015).

[183] Unruh, T. *et al.* Hip Disarticulation: An 11–Year Experience. *Arch. Surg.* 125, 791–793 (1990).

[184] Gougoulias, N., Khanna, A. & Maffulli, N. How successful are current ankle replacements?: A systematic review of the literature. *Clin. Orthop. Relat. Res.* 468, 199–208 (2010).

[185] Zhou, H., Yakavonis, M., Shaw, J. J., Patel, A. & Li, X. In-patient trends and complications after total ankle arthroplasty in the United States. *Orthopedics* 39, e74–e79 (2016).

[186] Althoff, A., Cancienne, J. M., Cooper, M. T. & Werner, B. C. Patient-Related Risk Factors for Periprosthetic Ankle Joint Infection: An Analysis of 6977 Total Ankle Arthroplasties. *J. Foot Ankle Surg.* 57, 269–272 (2018).

[187] Mazzotti, A. *et al.* Trends in surgical management of the infected total ankle arthroplasty. *Eur. Rev. Med. Pharmacol. Sci.* 23, 159–172 (2019).

[188] Lübbeke, A. *et al.* International variation in shoulder arthroplasty. *Acta Orthop.* 88, 592–599 (2017).

[189] Bohsali, K. I., Wirth, M. A. & Rockwood, C. A. Complications of total shoulder arthroplasty. *J. Bone Joint Surg. Am.* 88, 2279–92 (2006).

[190] Padegimas, E. M. *et al.* Periprosthetic shoulder infection in the United States: incidence and economic burden. *J. Shoulder Elb. Surg.* 24, 741–746 (2015).

[191] Coste, J. S. *et al.* The management of infection in arthroplasty of the shoulder. *J. Bone Joint Surg. Br.* 86–B, 65–69 (2004).

[192] Foruria, A. M., Fox, T. J., Sperling, J. W. & Cofield, R. H. Clinical meaning of unexpected positive cultures (UPC) in revision shoulder arthroplasty. *J. Shoulder Elb. Surg.* 22, 620–627 (2013).

[193] Kelly, J. D. & Hobgood, E. R. Positive culture rate in revision shoulder arthroplasty. *Clin. Orthop. Relat. Res.* 467, 2343–2348 (2009).

[194] Mook, W. R., Klement, M. R., Green, C. L., Hazen, K. C. & Garrigues, G. E. The incidence of Propionibacterium acnes in open shoulder surgery: A controlled diagnostic study. *J. Bone Jt. Surg. – Am. Vol.* 97, 957–963 (2015).

[195] Padegimas, E. M. *et al.* Future surgery after revision shoulder arthroplasty: the impact of unexpected positive cultures. *J. Shoulder Elb. Surg.* 26, 975–981 (2017).

[196] Kim, S. J. & Kim, J. H. Unexpected positive cultures including isolation of Propionibacterium acnes in revision shoulder arthroplasty. *Chin. Med. J. (Engl).* 127, 3975–9 (2014).

[197] Levy, O. *et al.* Propionibacterium acnes: An underestimated etiology in the pathogenesis of osteoarthritis? *J. Shoulder Elb. Surg.* 22, 505–511 (2013).

[198] Patel, A., Calfee, R. P., Plante, M., Fischer, S. A. & Green, A. Propionibacterium acnes colonization of the human shoulder. *J. Shoulder Elb. Surg.* 18, 897–902 (2009).

[199] Achermann, Y., Goldstein, E. J. C., Coenye, T. & Shirtliffa, M. E. Propionibacterium acnes: From Commensal to opportunistic biofilm-associated implant pathogen. *Clin. Microbiol. Rev.* 27, 419–440 (2014).

[200] Grosso, M. J., Sabesan, V. J., Ho, J. C., Ricchetti, E. T. & Iannotti, J. P. Reinfection rates after 1–stage revision shoulder arthroplasty for patients with unexpected positive intraoperative cultures. *J. Shoulder Elb. Surg.* 21, 754–758 (2012).

[201] Butler-Wu, S. M. *et al.* Optimization of periprosthetic culture for diagnosis of Propionibacterium acnes prosthetic joint infection. *J. Clin. Microbiol.* 49, 2490–2495 (2011).

[202] Updegrove, G. F., Armstrong, A. D. & Kim, H. M. M. Preoperative and intraoperative infection workup in apparently aseptic revision shoulder arthroplasty. *Journal of Shoulder and Elbow Surgery* 24, 491–500 (2015).

[203] Garrigues, G. E. *et al.* Proceedings from the 2018 International Consensus Meeting on Orthopedic Infections: management of periprosthetic shoulder infection. *J. Shoulder Elb. Surg.* 28, S67–S99 (2019).

[204] Stone, G. P. *et al.* Surgical management of periprosthetic shoulder infections. *J. Shoulder Elb. Surg.* 26, 1222–1229 (2017).

[205] Jacquot, A. *et al.* Surgical management of the infected reversed shoulder arthroplasty: A French multicenter study of reoperation in 32 patients. *J. Shoulder Elb. Surg.* 24, 1713–1722 (2015).

[206] Hackett, D. J., Hsu, J. E. & Matsen, F. A. Primary Shoulder Hemiarthroplasty: What Can Be Learned from 359 Cases That Were Surgically Revised? *Clin. Orthop. Relat. Res.* 476, 1031–1040 (2018).

[207] Hernandez, N. M. *et al.* Revision to Reverse Total Shoulder Arthroplasty Restores Stability for Patients With Unstable Shoulder Prostheses. *Clin. Orthop. Relat. Res.* 475, 2716–2722 (2017).

[208] Dines, J. S. *et al.* Outcomes analysis of revision total shoulder replacement. *Journal of Bone and Joint Surgery – Series A* 88, 1494–1500 (2006).

[209] Kany, J. *et al.* The main cause of instability after unconstrained shoulder prosthesis is soft tissue deficiency. *J. Shoulder Elb. Surg.* 26, e243–e251 (2017).

[210] Cuff, D. J., Pupello, D. R., Santoni, B. G., Clark, R. E. & Frankle, M. A. Reverse shoulder arthroplasty for the treatment of rotator cuff deficiency a concise follow-up, at a minimum of 10 years, of previous reports. *J. Bone Jt. Surg. -Am. Vol.* 99, 1895–1899 (2017).

[211] Beekman, P. D. A., Katusic, D., Berghs, B. M., Karelse, A. & De Wilde, L. One-stage revision for patients with a chronically infected reverse total shoulder replacement. *J. Bone Jt. Surg. – Ser. B* 92, 817–822 (2010).

[212] Klatte, T. O. *et al.* Single-stage revision for peri-prosthetic shoulder infection. *Bone Joint J.* 95–B, 391–395 (2013).

[213] Sabesan, V. J., Ho, J. C., Kovacevic, D. & Iannotti, J. P. Two-stage reimplantation for treating prosthetic shoulder infections. in *Clinical Orthopaedics and Related Research* 469, 2538–2543 (Springer New York LLC, 2011).

[214] Lee, S. H., Kim, S. J., Kook, S. H. & Kim, J. W. Two-stage revision of infected shoulder arthroplasty using prosthesis of antibiotic-loaded acrylic cement: minimum three-year follow-up. *Int. Orthop.* 42, 867–874 (2018).

[215] Assenmacher, A. T. *et al.* Two-stage reimplantation for the treatment of deep infection after shoulder arthroplasty. *J. Shoulder Elb. Surg.* 26, 1978–1983 (2017).

[216] Hsu, J. E., Gorbaty, J. D., Whitney, I. J. & Matsen, F. A. Single-stage revision is effective for failed shoulder arthroplasty with positive cultures for propionibacterium. *Journal of Bone and Joint Surgery -American Volume* 98, 2047–2051 (2016).

[217] Gamradt, S., Gelber, J. & Zhang, A. Shoulder function and pain level after revision of failed reverse shoulder replacement to hemiarthroplasty. *Int. J. Shoulder Surg.* 6, 29 (2012).

[218] Farshad, M. & Gerber, C. Reverse total shoulder arthroplasty-from the most to the least common complication. *International Orthopaedics* 34, 1075–1082 (2010).

[219] Antuna, S. A., Sperling, J. W., Cofield, R. H. & Rowland, C. M. Glenoid revision surgery after total shoulder arthroplasty. *J. Shoulder Elb. Surg.* 10, 217–224 (2001).

[220] Bonnevialle, N. *et al.* Aseptic glenoid loosening or failure in total shoulder arthroplasty: Revision with glenoid reimplantation. *J. Shoulder Elb. Surg.* 22, 745–751 (2013).

[221] Day, J. S. *et al.* Prevalence and projections of total shoulder and elbow arthroplasty in the United States to 2015. *J. Shoulder Elb. Surg.* 19, 1115–1120 (2010).

[222] Voloshin, I., Schippert, D. W., Kakar, S., Kaye, E. K. & Morrey, B. F. Complications of total elbow replacement: A systematic review.

J. Shoulder Elb. Surg. 20, 158–168 (2011).

[223] Yamaguchi, K., Adams, R. A. & Morrey, B. F. Infection after Total Elbow Arthroplasty*. *J. Bone Jt. Surg.* 80, 481–491 (1998).

[224] National Joint Registry for England, Wales, N. I. and the I. of M. *14th Annual Report.* (2017).

[225] Berbari, E. F. *et al.* Outcome of Prosthetic Joint Infection in Patients with Rheumatoid Arthritis: The Impact of Medical and Surgical Therapy in 200 Episodes. *Clin. Infect. Dis.* 42, 216–223 (2006).

[226] Aldridge, J. M., Lightdale, N. R., Mallon, W. J. & Coonrad, R. W. Total elbow arthroplasty with the Coonrad/Coonrad-Morrey prosthesis. *J. Bone Joint Surg. Br.* 88–B, 509–514 (2006).

[227] van der Lugt, J. C. T., Geskus, R. B. & Rozing, P. M. Primary Souter-Strathclyde total elbow prosthesis in rheumatoid arthritis. *J. Bone Joint Surg. Am.* 86, 465–73 (2004).

[228] Sneftrup, S. B., Jensen, S. L., Johannsen, H. V. & Søjbjerg, J. O. Revision of failed total elbow arthroplasty with use of a linked implant. *J. Bone Joint Surg. Br.* 88–B, 78–83 (2006).

[229] Rangan, A. *et al.* Investigation and Management of Periprosthetic Joint Infection in the Shoulder and Elbow: Evidence and consensus based guidelines of the British Elbow and Shoulder Society. *Shoulder Elb.* 10, S5–S19 (2018).

[230] Achermann, Y. *et al.* Characteristics and outcome of 27 elbow periprosthetic joint infections: Results from a 14–year cohort study of 358 elbow prostheses. *Clin. Microbiol. Infect.* 17, 432–438 (2011).

[231] BAJIR Bone & Joint Infection Registry – Improving care for patients with Bone and Joint Infections. Available at: https://bajirdotorg.wordpress.com/. (Accessed: 13th September 2019).

[232] Ravi, B. *et al.* Relation between surgeon volume and risk of complications after total hip arthroplasty: propensity score matched cohort study. *BMJ* 348, g3284 (2014).

[233] Badawy, M., Espehaug, B., Indrekvam, K., Havelin, L. I. & Furnes, O. Higher revision risk for unicompartmental knee arthroplasty in low-volume hospitals. *Acta Orthop.* 85, 342–7 (2014).

[234] Baker, P. *et al.* Center and surgeon volume influence the revision rate following unicondylar knee replacement: an analysis of 23,400 medial cemented unicondylar knee replacements. *J. Bone Joint Surg. Am.* 95, 702–9 (2013).

[235] Liddle, A. D., Pandit, H., Judge, A. & Murray, D. W. Effect of Surgical Caseload on Revision Rate Following Total and Unicompartmental Knee Replacement. *J. Bone Joint Surg. Am.* 98, 1–8 (2016).

[236] Parvizi, J. *et al.* New definition for periprosthetic joint infection: from the Workgroup of the Musculoskeletal Infection Society. *Clin. Orthop. Relat. Res.* 469, 2992–4 (2011).

[237] Minassian, A. M., Osmon, D. R. & Berendt, A. R. Clinical guidelines in the management of prosthetic joint infection. *J. Antimicrob. Chemother.* 69, i29–i35 (2014).

[238] Matthews, P. C. *et al.* Outpatient parenteral antimicrobial therapy (OPAT): is it safe for selected patients to self-administer at home? A retrospective analysis of a large cohort over 13 years. *J. Antimicrob. Chemother.* 60, 356–362 (2007).

[239] Yan, C. H. *et al.* Team Approach: The management of infection after total knee replacement. *JBJS Rev.* 6, e9 (2018).

[240] Bucholz, H. W., Elson, R. & Lodenkamper, H. The infected joint implant. in *Recent Advances in orthopedics* (ed. McKibbin, R.) 139–161 (Churchill Livingstone, 1979).

[241] Girard, L. P., Ceri, H., Gibb, A. P., Olson, M. & Sepandj, F. MIC Versus MBEC to Determine the Antibiotic Sensitivity of Staphylococcus aureus in Peritoneal Dialysis Peritonitis. *Perit. Dial. Int.* 30, 652–656 (2010).

[242] Olson, M. E., Ceri, H., Morck, D. W., Buret, A. G. & Read, R. R. Biofilm bacteria: Formation and comparative susceptibility to antibiotics. *Can. J. Vet. Res.* 66, 86–92 (2002).

[243] Donlan, R. M. & Costerton, J. W. Biofilms: survival mechanisms of clinically relevant microorganisms. *Clin. Microbiol. Rev.* 15, 167–93 (2002).

[244] Mah, T. F. C. & O'Toole, G. A. Mechanisms of biofilm resistance to antimicrobial agents. *Trends Microbiol.* 9, 34–39. (2001).

[245] Bhattacharya, M., Wozniak, D. J., Stoodley, P. & Hall-Stoodley, L. Prevention and treatment of Staphylococcus aureus biofilms. *Expert Rev. Anti. Infect. Ther.* 13, 1499 (2015).

[246] Anderl, J. N., Zahller, J., Roe, F. & Stewart, P. S. Role of nutrient limitation and stationary-phase existence in Klebsiella pneumoniae biofilm resistance to ampicillin and ciprofloxacin. *Antimicrob. Agents Chemother.* 47, 1251–6 (2003).

[247] Rowe, S. E., Conlon, B. P., Keren, I. & Lewis, K. Persisters: Methods for Isolation and Identifying Contributing Factors—A Review. in *Bacterial Persistence* 1333, 17–28 (Humana Press, New York, NY, 2016).

[248] Bartlett, A. H. & Hulten, K. G. Staphylococcus aureus pathogenesis: secretion systems, adhesins, and invasins. *Pediatr. Infect. Dis. J.* 29, 860–1 (2010).

[249] Otto, M. Basis of Virulence in Community-Associated Methicillin-Resistant *Staphylococcus aureus. Annu. Rev. Microbiol.* 64, 143–162 (2010).

[250] Yoong, P. & Torres, V. J. The effects of Staphylococcus aureus leukotoxins on the host: cell lysis and beyond. *Curr. Opin. Microbiol.* 16, 63–9 (2013).

[251] Josse, J., Velard, F. & Gangloff, S. C. Staphylococcus aureus vs. Osteoblast: Relationship and Consequences in Osteomyelitis. *Front. Cell. Infect. Microbiol.* 5, 85 (2015).

[252] Allegranzi, B. *et al.* New WHO recommendations on preoperative measures for surgical site infection prevention: an evidence-based global perspective. *Lancet Infect. Dis.* 11, 1–12 (2016).

[253] Tsang, S. T. J. *et al.* Evaluation of Staphylococcus aureus eradication therapy in orthopaedic surgery. *J. Med. Microbiol.* (2018). doi:https://doi.org/10.1099/jmm.0.000731.

[254] Bode, L. G. M. *et al.* Preventing surgical-site infections in nasal carriers of Staphylococcus aureus. *N. Engl. J. Med.* 362, 9–17 (2010).

[255] Schweizer, M. L. *et al.* Association of a Bundled Intervention With Surgical Site Infections Among Patients Undergoing Cardiac, Hip, or Knee Surgery. *JAMA* 313, 2162 (2015).

[256] Maslow, J. *et al.* Patient experience with mupirocin or povidone-iodine nasal decolonization. *Orthopedics* 37, e576–81 (2014).

[257] Hudson, I. R. B. The efficacy of intranasal mupirocin in the prevention of staphylococcal infections: a review of recent experience. *J. Hosp. Infect.* 27, 81–98 (1994).

[258] Caffrey, A. R., Quilliam, B. J. & LaPlante, K. L. Risk factors associated with mupirocin resistance in meticillin-resistant Staphylococcus aureus. *J. Hosp. Infect.* 76, 206–210 (2010).

[259] Ammerlaan, H. S. M., Kluytmans, J. A. J. W., Wertheim, H. F. L., Nouwen, J. L. & Bonten, M. J. M. Eradication of methicillin-resistant Staphylococcus aureus carriage: a systematic review. *Clin. Infect. Dis.* 48, 922–30 (2009).

[260] Hetem, D. J. & Bonten, M. J. M. Clinical relevance of mupirocin resistance in Staphylococcus aureus. *J. Hosp. Infect.* 85, 249–56 (2013).

[261] Bryce, E. *et al.* Nasal photodisinfection and chlorhexidine wipes decrease surgical site infections: A historical control study and propensity analysis. *J. Hosp. Infect.* 88, 89–95 (2014).

[262] Bornstein, E., Hermans, W., Gridley, S. & Manni, J. Near-infrared photoinactivation of bacteria and fungi at physiologic temperatures. *Photochem. Photobiol.* 85, 1364–74 (2009).

[263] Gwynne, P. J. & Gallagher, M. P. Light as a Broad-Spectrum Antimicrobial. *Front. Microbiol.* 9, 119 (2018).

[264] Maclean, M. *et al.* Continuous decontamination of an intensive

care isolation room during patient occupancy using 405 nm light technology. *J. Infect. Prev.* 14, 176–181 (2013).

[265] Hook, A. L. *et al.* Combinatorial discovery of polymers resistant to bacterial attachment. *Nat. Biotechnol.* 30, 868–875 (2012).

[266] Kucharíková, S. *et al.* Covalent immobilization of antimicrobial agents on titanium prevents *Staphylococcus aureus* and *Candida albicans* colonization and biofilm formation. *J. Antimicrob. Chemother.* 71, 936–945 (2016).

[267] Knetsch, M. L. W. & Koole, L. H. New Strategies in the Development of Antimicrobial Coatings: The Example of Increasing Usage of Silver and Silver Nanoparticles. *Polymers (Basel).* 3, 340–366 (2011).

[268] Alt, V. Antimicrobial coated implants in trauma and orthopaedics–A clinical review and risk-benefit analysis. *Injury* 48, 599–607 (2017).

[269] Jaggessar, A., Shahali, H., Mathew, A. & Yarlagadda, P. K. D. V. Bio-mimicking nano and micro-structured surface fabrication for antibacterial properties in medical implants. *J. Nanobiotechnology* 15, 64 (2017).

[270] Palmer, J., Flint, S. & Brooks, J. Bacterial cell attachment, the beginning of a biofilm. *J. Ind. Microbiol. Biotechnol.* 34, 577–588 (2007).

[271] Renner, L. D. & Weibel, D. B. Physicochemical regulation of biofilm formation. *MRS Bull.* 36, 347–355 (2011).

[272] Helbig, R. *et al.* The impact of structure dimensions on initial bacterial adhesion. *Biomater. Sci.* 4, 1074–1078 (2016).

[273] Ostuni, E. *et al.* Self-Assembled Monolayers That Resist the Adsorption of Proteins and the Adhesion of Bacterial and Mammalian Cells. *Langmuir* 17, 6336–6343 (2001).

[274] Liu, Y., Strauss, J. & Camesano, T. A. Thermodynamic Investigation of Staphylococcus epidermidis Interactions with Protein-Coated Substrata. *Langmuir* 23, 7134–7142 (2007).

[275] An, Y. H. & Friedman, R. J. Concise review of mechanisms of bacterial adhesion to biomaterial surfaces. *J. Biomed. Mater. Res.* 43, 338–348 (1998).

[276] Bruzaud, J. *et al.* The design of superhydrophobic stainless steel surfaces by controlling nanostructures: A key parameter to reduce the implantation of pathogenic bacteria. *Mater. Sci. Eng. C* 73, 40–47 (2017).

[277] Hizal, F. *et al.* Nanoengineered Superhydrophobic Surfaces of Aluminum with Extremely Low Bacterial Adhesivity. *ACS Appl. Mater. Interfaces* 9, 12118–12129 (2017).

[278] Ren, Y. *et al.* Emergent heterogeneous microenvironments in biofilms: substratum surface heterogeneity and bacterial adhesion force-sensing. *FEMS Microbiol. Rev.* 42, 259–272 (2018).

[279] James, S. A., Hilal, N. & Wright, C. J. Atomic force microscopy studies of bioprocess engineering surfaces –imaging, interactions and mechanical properties mediating bacterial adhesion. *Biotechnol. J.* 12, 1600698 (2017).

[280] Ivanova, E. P. *et al.* Differential attraction and repulsion of Staphylococcus aureus and Pseudomonas aeruginosa on molecularly smooth titanium films. *Sci. Rep.* 1, 165 (2011).

[281] Bagherifard, S. *et al.* The influence of nanostructured features on bacterial adhesion and bone cell functions on severely shot peened 316L stainless steel. *Biomaterials* 73, 185–197 (2015).

[282] Ista, L. K., Fan, H., Baca, O. & López, G. P. Attachment of bacteria to model solid surfaces: oligo(ethylene glycol) surfaces inhibit bacterial attachment. *FEMS Microbiol. Lett.* 142, 59–63 (1996).

[283] Smith, R. S. *et al.* Vascular catheters with a nonleaching poly-sulfobetaine surface modification reduce thrombus formation and microbial attachment. *Sci. Transl. Med.* 4, 153ra132 (2012).

[284] Chauhan, A. *et al.* Preventing Biofilm Formation and Associated Occlusion by Biomimetic Glycocalyxlike Polymer in Central Venous Catheters. *J. Infect. Dis.* 210, 1347–1356 (2014).

[285] Hwang, I. –s., Hwang, J. H., Choi, H., Kim, K.–J. & Lee, D. G.

Synergistic effects between silver nanoparticles and antibiotics and the mechanisms involved. *J. Med. Microbiol.* 61, 1719–1726 (2012).

[286] Brennan, S. A. *et al.* Silver nanoparticles and their orthopaedic applications. *Bone Joint J.* 97–B, 582–589 (2015).

[287] Wafa, H. *et al.* Retrospective evaluation of the incidence of early periprosthetic infection with silver-treated endoprostheses in high-risk patients. *Bone Joint J.* 97–B, 252–257 (2015).

[288] Kollef, M. H. *et al.* Silver-coated endotracheal tubes and incidence of ventilator-associated pneumonia: The NASCENT randomized trial. *JAMA – J. Am. Med. Assoc.* (2008). doi:https://doi.org/10.1001/jama.300.7.805.

[289] Schierholz, J. M., Lucas, L. J., Rump, A. & Pulverer, G. Efficacy of silver-coated medical devices. *J. Hosp. Infect.* 40, 257–262 (1998).

[290] van Hengel, I. A. J. *et al.* Selective laser melting porous metallic implants with immobilized silver nanoparticles kill and prevent biofilm formation by methicillin-resistant Staphylococcus aureus. *Biomaterials* 140, 1–15 (2017).

[291] Gao, L. *et al.* Nanocatalysts promote Streptococcus mutans biofilm matrix degradation and enhance bacterial killing to suppress dental caries in vivo. *Biomaterials* 101, 272–84 (2016).

[292] Jennings, J. A. *et al.* Novel Antibiotic-loaded Point-of-care Implant Coating Inhibits Biofilm. *Clin. Orthop. Relat. Res.* 473, 2270–2282 (2015).

[293] Giavaresi, G. *et al.* Efficacy of antibacterial-loaded coating in an in vivo model of acutely highly contaminated implant. *Int. Orthop.* 38, 1505–1512 (2014).

[294] Drago, L. *et al.* Does Implant Coating With Antibacterial-Loaded Hydrogel Reduce Bacterial Colonization and Biofilm Formation in Vitro? *Clin. Orthop. Relat. Res.* 472, 3311 (2014).

[295] Romanò, C. L., Tsuchiya, H., Morelli, I., Battaglia, A. G. & Drago, L. Antibacterial coating of implants: are we missing something? *Bone Jt. Res.* 8, 199–206 (2019).

[296] Romanò, C. L. *et al.* Does an Antibiotic-Loaded Hydrogel Coating Reduce Early Post-Surgical Infection After Joint Arthroplasty? *J. bone Jt. Infect.* 1, 34–41 (2016).

[297] Schütz, C. A., Juillerat-Jeanneret, L., Mueller, H., Lynch, I. & Riediker, M. Therapeutic nanoparticles in clinics and under clinical evaluation. *Nanomedicine* 8, 449–467 (2013).

[298] Rukavina, Z. & Vanić, Ž. Current Trends in Development of Liposomes for Targeting Bacterial Biofilms. *Pharmaceutics* 8, (2016).

[299] Forier, K. *et al.* Lipid and polymer nanoparticles for drug delivery to bacterial biofilms. *J. Control. Release* 190, 607–623 (2014).

[300] Zazo, H., Colino, C. I. & Lanao, J. M. Current applications of nanoparticles in infectious diseases. *J. Control. Release* 224, 86–102 (2016).

[301] Liu, Y. *et al.* Surface-Adaptive, Antimicrobially Loaded, Micellar Nanocarriers with Enhanced Penetration and Killing Efficiency in Staphylococcal Biofilms. *ACS Nano* 10, 4779–4789 (2016).

[302] Radovic-Moreno, A. F. *et al.* Surface charge-switching polymeric nanoparticles for bacterial cell wall-targeted delivery of antibiotics. *ACS Nano* 6, 4279–87 (2012).

[303] Koo, H., Allan, R. N., Howlin, R. P., Stoodley, P. & Hall-Stoodley, L. Targeting microbial biofilms: current and prospective therapeutic strategies. *Nat. Rev. Microbiol.* 15, 740–755 (2017).

[304] Busscher, H. J. *et al.* Biomaterial-associated infection: Locating the finish line in the race for the surface. *Science Translational Medicine* (2012). doi:https://doi.org/10.1126/scitranslmed.3004528

[305] Hasan, J., Crawford, R. J. & Ivanova, E. P. Antibacterial surfaces: the quest for a new generation of biomaterials. *Trends Biotechnol.* 31, 295–304 (2013).

[306] Campoccia, D., Montanaro, L. & Arciola, C. R. A review of the clinical implications of anti-infective biomaterials and infection-resistant

surfaces. *Biomaterials* 34, 8018–8029 (2013).

[307] Muszanska, A. K. *et al.* Antiadhesive Polymer Brush Coating Functionalized with Antimicrobial and RGD Peptides to Reduce Biofilm Formation and Enhance Tissue Integration. *Biomacromolecules* 15, 2019–2026 (2014).

[308] Nguyen, D. *et al.* Active starvation responses mediate antibiotic tolerance in biofilms and nutrient-limited bacteria. *Science* 334, 982–6 (2011).

[309] Amato, S. M. *et al.* The role of metabolism in bacterial persistence. *Front. Microbiol.* 5, 70 (2014).

[310] de la Fuente-Núñez, C., Reffuveille, F., Haney, E. F., Straus, S. K. & Hancock, R. E. W. Broad-Spectrum Anti-biofilm Peptide That Targets a Cellular Stress Response. *PLoS Pathog.* (2014). doi:https://doi.org/10.1371/journal.ppat.1004152.

[311] Reffuveille, F., de la Fuente-Núñez, C., Mansour, S. & Hancock, R. E. W. A broad-spectrum antibiofilm peptide enhances antibiotic action against bacterial biofilms. *Antimicrob. Agents Chemother.* 58, 5363–71 (2014).

[312] Weidenmaier, C. *et al.* DltABCD-and MprF-Mediated Cell Envelope Modifications of Staphylococcus aureus Confer Resistance to Platelet Microbicidal Proteins and Contribute to Virulence in a Rabbit Endocarditis Model. *Infect. Immun.* 73, 8033–8038 (2005).

[313] Allison, K. R., Brynildsen, M. P. & Collins, J. J. Metabolite-enabled eradication of bacterial persisters by aminoglycosides. *Nature* 473, 216–220 (2011).

[314] Barraud, N., Buson, A., Jarolimek, W. & Rice, S. A. Mannitol Enhances Antibiotic Sensitivity of Persister Bacteria in Pseudomonas aeruginosa Biofilms. *PLoS One* 8, e84220 (2013).

[315] Lebeaux, D. *et al.* pH-Mediated Potentiation of Aminoglycosides Kills Bacterial Persisters and Eradicates In Vivo Biofilms. *J. Infect. Dis.* 210, 1357–1366 (2014).

[316] Prax, M., Mechler, L., Weidenmaier, C. & Bertram, R. Glucose Augments Killing Efficiency of Daptomycin Challenged Staphylococcus aureus Persisters. *PLoS One* 11, e0150907 (2016).

[317] Lebeaux, D., Ghigo, J.–M. & Beloin, C. Biofilm-related infections: bridging the gap between clinical management and fundamental aspects of recalcitrance toward antibiotics. *Microbiol. Mol. Biol. Rev.* 78, 510–43 (2014).

[318] Jørgensen, N. P. *et al.* Rifampicin-containing combinations are superior to combinations of vancomycin, linezolid and daptomycin against *Staphylococcus aureus* biofilm infection *in vivo* and *in vitro. Pathog. Dis.* 74, ftw019 (2016).

[319] Niska, J. A. *et al.* Vancomycin-rifampin combination therapy has enhanced efficacy against an experimental Staphylococcus aureus prosthetic joint infection. *Antimicrob. Agents Chemother.* 57, 5080–6 (2013).

[320] Olson, M. E., Slater, S. R., Rupp, M. E. & Fey, P. D. Rifampicin enhances activity of daptomycin and vancomycin against both a polysaccharide intercellular adhesin (PIA)–dependent and –independent Staphylococcus epidermidis biofilm. *J. Antimicrob. Chemother.* 65, 2164–2171 (2010).

[321] Bollenbach, T., Quan, S., Chait, R. & Kishony, R. Nonoptimal microbial response to antibiotics underlies suppressive drug interactions. *Cell* 139, 707–18 (2009).

[322] Chait, R., Craney, A. & Kishony, R. Antibiotic interactions that select against resistance. *Nature* 446, 668–671 (2007).

[323] Yeh, P., Tschumi, A. I. & Kishony, R. Functional classification of drugs by properties of their pairwise interactions. *Nat. Genet.* 38, 489–494 (2006).

[324] Beppler, C. *et al.* When more is less: Emergent suppressive interactions in three-drug combinations. *BMC Microbiol.* 17, 1–9 (2017).

[325] Weidenmaier, C. & Lee, J. C. Structure and Function of Surface Polysaccharides of Staphylococcus aureus. in *Staphylococcus aureus* 57–93 (Springer, Cham, 2015). doi:https://doi.org/10.1007/82_2015_5018.

[326] Yang, S.–J. S.–J. *et al.* The Staphylococcus aureus Two-Component Regulatory System, GraRS, Senses and Confers Resistance to Selected Cationic Antimicrobial Peptides. *Infect. Immun.* 80, 74–81 (2012).

[327] Kohanski, M. A., Dwyer, D. J. & Collins, J. J. How antibiotics kill bacteria: from targets to networks. *Nat. Publ. Gr.* 8, 423–435 (2010).

[328] Kohanski, M. A., Dwyer, D. J., Hayete, B., Lawrence, C. A. & Collins, J. J. A Common Mechanism of Cellular Death Induced by Bactericidal Antibiotics. *Cell* 130, 797–810 (2007).

[329] Kelley, W. L., Lew, D. P. & Renzoni, A. Antimicrobial Peptide Exposure and Reduced Susceptibility to Daptomycin: Insights Into a Complex Genetic Puzzle. *J. Infect. Dis.* 206, 1153–1156 (2012).

[330] Cui, L., Lian, J.–Q., Neoh, H.–M., Reyes, E. & Hiramatsu, K. DNA microarray-based identification of genes associated with glycopeptide resistance in Staphylococcus aureus. *Antimicrob. Agents Chemother.* 49, 3404–13 (2005).

[331] Lewis, K. Persister cells and the riddle of biofilm survival. *Biochemistry-Moscow* 70, 267–+ (2005).

[332] Boles, B. R. & Horswill, A. R. agr-Mediated Dispersal of Staphylococcus aureus Biofilms. *PLoS Pathog.* 4, e1000052 (2008).

[333] França, A., Carvalhais, V., Vilanova, M., Pier, G. B. & Cerca, N. Characterization of an in vitro fed-batch model to obtain cells released from S. epidermidis biofilms. *AMB Express* 6, 23 (2016).

[334] Conlon, B. P. *et al.* Activated ClpP kills persisters and eradicates a chronic biofilm infection. *Nature* 503, 365–70 (2013).

[335] Conlon, B. P., Rowe, S. E. & Lewis, K. Persister Cells in Biofilm Associated Infections. in *Advances in experimental medicine and biology* 831, 1–9 (Springer, Cham, 2015).

[336] Ling, L. L. *et al.* A new antibiotic kills pathogens without detectable resistance. *Nature* 517, 455–459 (2015).

[337] Conlon, B. P. *et al.* Persister formation in Staphylococcus aureus is associated with ATP depletion. *Nat. Microbiol.* 1, 16051 (2016).

[338] Peacock, S. J. & Paterson, G. K. Mechanisms of Methicillin Resistance in *Staphylococcus aureus. Annu. Rev. Biochem.* 84, 577–601 (2015).

[339] Zapotoczna, M., O'Neill, E. & O'Gara, J. P. Untangling the Diverse and Redundant Mechanisms of Staphylococcus aureus Biofilm Formation. *PLoS Pathog.* 12, e1005671 (2016).

[340] O'Gara, J. P. ica and beyond: biofilm mechanisms and regulation in *Staphylococcus epidermidis* and *Staphylococcus aureus. FEMS Microbiol. Lett.* 270, 179–188 (2007).

[341] McCarthy, H. *et al.* Methicillin resistance and the biofilm phenotype in Staphylococcus aureus. *Front. Cell. Infect. Microbiol.* 5, 1 (2015).

[342] Waters, E. M. *et al.* Convergence of Staphylococcus aureus Persister and Biofilm Research: Can Biofilms Be Defined as Communities of Adherent Persister Cells? *PLOS Pathog.* 12, e1006012 (2016).

[343] Königs, A. M., Flemming, H.–C. & Wingender, J. Nanosilver induces a non-culturable but metabolically active state in Pseudomonas aeruginosa. *Front. Microbiol.* 06, 395 (2015).

[344] Boles, B. R. & Horswill, A. R. Staphylococcal biofilm disassembly. *Trends Microbiol.* 19, (2011).

[345] Hogan, S., O'Gara, J. P. & O'Neill, E. Novel Treatment of Staphylococcus aureus Device-Related Infections Using Fibrinolytic Agents. *Antimicrob. Agents Chemother.* 62, e02008–17 (2018).

[346] Hogan, S. *et al.* Potential use of targeted enzymatic agents in the treatment of Staphylococcus aureus biofilm-related infections. *J. Hosp. Infect.* 96, 177–182 (2017).

[347] Ricciardi, B. F. *et al.* Staphylococcus aureus Evasion of Host

Immunity in the Setting of Prosthetic Joint Infection: Biofilm and Beyond. *Curr. Rev. Musculoskelet. Med.* 1–12 (2018). doi:https://doi.org/10.1007/s12178–018–9501–4.

[348] Estellés, A. *et al.* A high-affinity native human antibody disrupts biofilm from Staphylococcus aureus bacteria and potentiates antibiotic efficacy in a mouse implant infection model. *Antimicrob. Agents Chemother.* (2016). doi:https://doi.org/10.1128/AAC.02588–15.

[349] Wang, Y. *et al.* Mouse model of hematogenous implant-related Staphylococcus aureus biofilm infection reveals therapeutic targets. *Proc. Natl. Acad. Sci. U. S. A.* 114, E5094– E5102 (2017).

[350] Pitt, W. G., McBride, M. O., Lunceford, J. K., Roper, R. J. & Sagers, R. D. Ultrasonic enhancement of antibiotic action on gram-negative bacteria. *Antimicrob. Agents Chemother.* 38, 2577–82 (1994).

[351] Del Pozo, J. L. *et al.* The electricidal effect is active in an experimental model of Staphylococcus epidermidis chronic foreign body osteomyelitis. *Antimicrob. Agents Chemother.* 53, 4064–8 (2009).

[352] Del Pozo, J. L., Rouse, M. S. & Patel, R. Bioelectric effect and bacterial biofilms. A systematic review. *Int. J. Artif. Organs* 31, 786–795 (2008).

[353] del Pozo, J. L., Rouse, M. S., Mandrekar, J. N., Steckelberg, J. M. & Patel, R. The electricidal effect: reduction of Staphylococcus and pseudomonas biofilms by prolonged exposure to low-intensity electrical current. *Antimicrob. Agents Chemother.* 53, 41–5 (2009).

[354] Pickering, S.a. W. , Bayston, R. & Scammell, B. E. Electromagnetic augmentation of antibiotic efficacy in infection of orthopaedic implants. *J. Bone Jt. Surgery-British Vol.* 85B, 588–593 (2003).

[355] Lauderdale, K. J., Malone, C. L., Boles, B. R., Morcuende, J. & Horswill, A. R. Biofilm dispersal of community-associated methicillin-resistant *Staphylococcus aureus* on orthopedic implant material. *J. Orthop. Res.* 28, n/a-n/a (2009).

[356] Darouiche, R. O., Mansouri, M. D., Gawande, P. V. & Madhyastha, S. Antimicrobial and antibiofilm efficacy of triclosan and DispersinB(R) combination. *J. Antimicrob. Chemother.* 64, 88–93 (2009).

[357] Izano, E. A., Wang, H., Ragunath, C., Ramasubbu, N. & Kaplan, J. B. Detachment and Killing of *Aggregatibacter actinomycetemcomitans* Biofilms by Dispersin B and SDS. *J. Dent. Res.* 86, 618–622 (2007).

[358] Eckhart, L., Fischer, H., Barken, K. B., Tolker-Nielsen, T. & Tschachler, E. DNase1L2 suppresses biofilm formation by Pseudomonas aeruginosa and Staphylococcus aureus. *Br. J. Dermatol.* 156, 1342–1345 (2007).

[359] Kalpana, B. J., Aarthy, S. & Pandian, S. K. Antibiofilm Activity of α-Amylase from Bacillus subtilis S8–18 Against Biofilm Forming Human Bacterial Pathogens. *Appl. Biochem. Biotechnol.* 167, 1778–1794 (2012).

[360] Whitchurch, C. B., Tolker-Nielsen, T., Ragas, P. C. & Mattick, J. S. Extracellular DNA Required for Bacterial Biofilm Formation. *Science (80-.).* 295, 1487–1487 (2002).

[361] Kokai-Kun, J. F., Walsh, S. M., Chanturiya, T. & Mond, J. J. Lysostaphin cream eradicates Staphylococcus aureus nasal colonization in a cotton rat model. *Antimicrob. Agents Chemother.* 47, 1589–97 (2003).

[362] Donelli, G. *et al.* Synergistic activity of dispersin B and cefamandole nafate in inhibition of staphylococcal biofilm growth on polyurethanes. *Antimicrob. Agents Chemother.* 51, 2733–40 (2007).

[363] Kaplan, J. B. *et al.* Recombinant human DNase I decreases biofilm and increases antimicrobial susceptibility in staphylococci. *J. Antibiot. (Tokyo).* 65, 73–77 (2012).

[364] Tetz, G. V, Artemenko, N. K. & Tetz, V. V. Effect of DNase and antibiotics on biofilm characteristics. *Antimicrob. Agents Chemother.* 53, 1204–9 (2009).

[365] Jørgensen, N. *et al.* Streptokinase Treatment Reverses Biofilm-Associated Antibiotic Resistance in Staphylococcus aureus. *Microorganisms* 4, 36 (2016).

[366] Sugai, M. *et al.* Purification and molecular characterization of glycylglycine endopeptidase produced by Staphylococcus capitis EPK1. *J. Bacteriol.* 179, 1193–202 (1997).

[367] Kokai-Kun, J. F., Chanturiya, T. & Mond, J. J. Lysostaphin eradicates established Staphylococcus aureus biofilms in jugular vein catheterized mice. *J. Antimicrob. Chemother.* 64, 94–100 (2009).

[368] Aguinaga, A. *et al.* Lysostaphin and clarithromycin: a promising combination for the eradication of Staphylococcus aureus biofilms. *Int. J. Antimicrob. Agents* 37, 585–587 (2011).

[369] Algburi, A., Comito, N., Kashtanov, D., Dicks, L. M. T. & Chikindas, M. L. Control of Biofilm Formation: Antibiotics and Beyond. *Appl. Environ. Microbiol.* 83, e02508–16 (2017).

[370] European Commission. *Directive 2001/104/EC of the European Parliament and of the Council of 7 December 2001 amending Council Directive 93/42/EEC concerning medical devices.* (2001).

[371] Ernest, E. P., Machi, A. S., Karolcik, B. A., LaSala, P. R. & Dietz, M. J. Topical adjuvants incompletely remove adherent Staphylococcus aureus from implant materials. *J. Orthop. Res.* (2017). doi:https://doi.org/10.1002/JOR.23804.

[372] Johnston, C. S. & Gaas, C. A. Vinegar: medicinal uses and antiglycemic effect. *MedGenMed* 8, 61 (2006).

[373] Williams, N. M. A., Wales, S. & Carlson, G. L. Pseudomonas infection of the catheter exit site successfully managed with topical acetic acid. *Clin. Nutr.* 12, 369–370 (1993).

[374] Hirshfield, I. N., Terzulli, S. & O'Byrne, C. Weak organic acids: a panoply of effects on bacteria. *Sci. Prog.* 86, 245–69 (2003).

[375] Bjarnsholt, T. *et al.* Antibiofilm Properties of Acetic Acid. *Adv. Wound Care* 4, 363 (2015).

[376] Halstead, F. D. *et al.* The Antibacterial Activity of Acetic Acid against Biofilm-Producing Pathogens of Relevance to Burns Patients. *PLoS One* 10, e0136190 (2015).

[377] Kothari, A. Treatment of 'resistant' ottorhoea with acetic acid. *Laryngoscope* 79, 494–498 (1969).

[378] Nagoba, B. S., Selkar, S. P., Wadher, B. J. & Gandhi, R. C. Acetic acid treatment of pseudomonal wound infections – A review. *J. Infect. Public Health* 6, 410–415 (2013).

[379] Leary, J. T. *et al.* Complete Eradication of Biofilm From Orthopedic Materials. *J. Arthroplasty* (2017). doi:https://doi.org/10.1016/j.arth.2017.03.050.

[380] Ricker, E. B. & Nuxoll, E. Synergistic effects of heat and antibiotics on Pseudomonas aeruginosa biofilms. *Biofouling* 33, 855–866 (2017).

[381] Cheng, D. K. *Field and wave electromagnetics by David K cheng, 2nd Edition.* (1989).

[382] Chopra, R. *et al.* Employing high-frequency alternating magnetic fields for the non-invasive treatment of prosthetic joint infections. *Sci. Rep.* 7, 7520 (2017).

[383] Pijls, B. G., Sanders, I. M. J. G., Kuijper, E. J. & Nelissen, R. G. H. H. Non-contact electromagnetic induction heating for eradicating bacteria and yeasts on biomaterials and possible relevance to orthopaedic implant infections. *Bone Jt. Res.* 6, (2017).

[384] Fang, C.–H. *et al.* Magnetic hyperthermia enhance the treatment efficacy of peri-implant osteomyelitis. *BMC Infect. Dis.* 17, (2017).

[385] Pijls, B. G. *et al.* Segmental induction heating of orthopaedic metal implants. *Bone Jt. Res.* 7, 609–619 (2018).

[386] Ehrensberger, M. T. *et al.* Cathodic voltage-controlled electrical stimulation of titanium implants as treatment for methicillin-resistant Staphylococcus aureus periprosthetic infections.

Biomaterials 41, 97–105 (2015).

[387] Costerton, J. W., Ellis, B., Lam, K., Johnson, F. & Khoury, A. E. Mechanism of electrical enhancement of efficacy of antibiotics in killing biofilm bacteria. *Antimicrob. Agents Chemother.* 38, 2803–9 (1994).

[388] Harvey, E. N. & Loomis, A. L. THE DESTRUCTION OF LUMINOUS BACTERIA BY HIGH FREQUENCY SOUND WAVES. *J. Bacteriol.* 17, 373–6 (1929).

[389] Earnshaw, R. G., Appleyard, J. & Hurst, R. . M. Understanding physical inactivation processes: combined preservation opportunities using heat, ultrasound and pressure. *Int. J. Food Microbiol.* 28, 197–219 (1995).

[390] Butz, P. & Tauscher, B. Emerging technologies: chemical aspects. *Food Res. Int.* 35, 279–284 (2002).

[391] Piyasena, P., Mohareb, E. & McKellar, R. . Inactivation of microbes using ultrasound: a review. *Int. J. Food Microbiol.* 87, 207–216 (2003).

[392] Phull, S., Newman, A., Lorimer, J. & Mason, T. The development and evaluation of ultrasound in the biocidal treatment of water. *Ultrason. Sonochem.* 4, 157–164 (1997).

[393] Erriu, M. *et al.* Microbial biofilm modulation by ultrasound: Current concepts and controversies. *Ultrason. Sonochem.* 21, 15–22 (2014).

[394] Nicholson, J. A., Tsang, S. T. J., MacGillivray, T. J., Perks, F. & Simpson, A. H. R. W. What is the role of ultrasound in fracture management? *Bone Jt. Res.* 8, 304–312 (2019).

[395] Carmen, J. C. *et al.* Ultrasonically enhanced vancomycin activity against Staphylococcus epidermidis biofilms in vivo. *J. Biomater. Appl.* 18, 237–45 (2004).

[396] Wendling, A., Mar, D., Wischmeier, N., Anderson, D. & McIff, T. Combination of modified mixing technique and low frequency ultrasound to control the elution profile of vancomycin-loaded acrylic bone cement. *Bone Joint Res.* 5, 26–32 (2016).

[397] Ensing, G. T. T. *et al.* Effect of pulsed ultrasound in combination with gentamicin on bacterial killing of biofilms on bone cements in vivo. *J. Appl. Microbiol.* 99, (2005).

[398] Ensing, G. T. *et al.* The combination of ultrasound with antibiotics released from bone cement decreases the viability of planktonic and biofilm bacteria: an in vitro study with clinical strains. *J. Antimicrob. Chemother.* 58, (2006).

[399] Bigelow, T. A., Northagen, T., Hill, T. M. & Sailer, F. C. The Destruction of Escherichia Coli Biofilms Using High-Intensity Focused Ultrasound. *Ultrasound Med. Biol.* (2009). doi:https://doi.org/10.1016/j.ultrasmedbio.2008.12.001.

[400] Ryder, C., Byrd, M. & Wozniak, D. J. Role of polysaccharides in Pseudomonas aeruginosa biofilm development. *Curr. Opin. Microbiol.* 10, 644–8 (2007).

[401] Uroz, S., Dessaux, Y. & Oger, P. Quorum Sensing and Quorum Quenching: The Yin and Yang of Bacterial Communication. *ChemBioChem* 10, 205–216 (2009).

[402] Chen, F. *et al.* Quorum Quenching Enzymes and Their Application in Degrading Signal Molecules to Block Quorum Sensing-Dependent Infection. *Int. J. Mol. Sci.* 14, 17477–17500 (2013).

[403] Francolini, I., Norris, P., Piozzi, A., Donelli, G. & Stoodley, P. Usnic acid, a natural antimicrobial agent able to inhibit bacterial biofilm formation on polymer surfaces. *Antimicrob. Agents Chemother.* 48, 4360–5 (2004).

[404] Balaban, N. *et al.* Treatment of Staphylococcus aureus biofilm infection by the quorum-sensing inhibitor RIP. *Antimicrob. Agents Chemother.* 51, 2226–9 (2007).

[405] O'Loughlin, C. T. *et al.* A quorum-sensing inhibitor blocks Pseudomonas aeruginosa virulence and biofilm formation. *Proc. Natl. Acad. Sci.* (2013). doi: https://doi.org/10.1073/pnas.1316981110

[406] Brackman, G., Cos, P., Maes, L., Nelis, H. J. & Coenye, T. Quorum sensing inhibitors increase the susceptibility of bacterial biofilms to antibiotics in vitro and in vivo. *Antimicrob. Agents Chemother.* 55, 2655–61 (2011).

[407] Brackman, G. & Coenye, T. Inhibition of Quorum Sensing in Staphylococcus spp. *Curr. Pharm. Des.* 21, 2101–2108 (2015).

[408] Rossi, L. M., Rangasamy, P., Zhang, J., Qiu, X. & Wu, G. Y. Research advances in the development of peptide antibiotics. *J. Pharm. Sci.* 97, 1060–1070 (2008).

[409] Melo, M. N., Ferre, R. & Castanho, M. A. R. B. Antimicrobial peptides: linking partition, activity and high membrane-bound concentrations. *Nat. Rev. Microbiol.* 7, 245–250 (2009).

[410] Li, L. *et al.* Targeted Antimicrobial Therapy Against Streptococcus mutans Establishes Protective Non-cariogenic Oral Biofilms and Reduces Subsequent Infection. *Int. J. Oral Sci.* 2, 66–73 (2010).

[411] He, J., Anderson, M. H., Shi, W. & Eckert, R. Design and activity of a 'dual-targeted' antimicrobial peptide. *Int. J. Antimicrob. Agents* 33, 532–537 (2009).

[412] Wimley, W. C. & Hristova, K. Antimicrobial Peptides: Successes, Challenges and Unanswered Questions. *J. Membr. Biol.* 239, 27–34 (2011).

[413] Jorge, P., Lourenço, A. & Pereira, M. O. New trends in peptide-based anti-biofilm strategies: a review of recent achievements and bioinformatic approaches. *Biofouling* 28, 1033–1061 (2012).

[414] Beloin, C., Renard, S., Ghigo, J.–M. & Lebeaux, D. Novel approaches to combat bacterial biofilms. *Curr. Opin. Pharmacol.* 18, 61–68 (2014).

[415] Das, T., Sharma, P. K., Busscher, H. J., van der Mei, H. C. & Krom, B. P. Role of extracellular DNA in initial bacterial adhesion and surface aggregation. *Appl. Environ. Microbiol.* 76, 3405–8 (2010).

[416] Fox, J. L. Antimicrobial peptides stage a comeback. *Nat. Biotechnol.* 31, 379–382 (2013).

[417] Tiwari, S. K., Noll, K. S., Cavera, V. L. & Chikindas, M. L. Improved Antimicrobial Activities of Synthetic-Hybrid Bacteriocins Designed from Enterocin E50–52 and Pediocin PA-1. *Appl. Environ. Microbiol.* 81, 1661–1667 (2015).

[418] Ma, L. *et al.* Effects of 14–Alpha-Lipoyl Andrographolide on Quorum Sensing in Pseudomonas aeruginosa. *Antimicrob. Agents Chemother.* 56, 6088–6094 (2012).

[419] Xu, W., Zhu, X., Tan, T., Li, W. & Shan, A. Design of Embedded-Hybrid Antimicrobial Peptides with Enhanced Cell Selectivity and Anti-Biofilm Activity. *PLoS One* 9, e98935 (2014).

[420] Di Luca, M., Maccari, G., Maisetta, G. & Batoni, G. BaAMPs: the database of biofilm-active antimicrobial peptides. *Biofouling* 31, 193–199 (2015).

[421] Altman, H. *et al.* In vitro assessment of antimicrobial peptides as potential agents against several oral bacteria. *J. Antimicrob. Chemother.* 58, 198–201 (2006).

[422] Herbert, S. *et al.* Molecular Basis of Resistance to Muramidase and Cationic Antimicrobial Peptide Activity of Lysozyme in Staphylococci. *PLoS Pathog.* 3, e102 (2007).

[423] Mataraci, E. & Dosler, S. In vitro activities of antibiotics and antimicrobial cationic peptides alone and in combination against methicillin-resistant Staphylococcus aureus biofilms. *Antimicrob. Agents Chemother.* 56, 6366–6371 (2012).

[424] Dosler, S. & Mataraci, E. In vitro pharmacokinetics of antimicrobial cationic peptides alone and in combination with antibiotics against methicillin resistant Staphylococcus aureus biofilms. *Peptides* 49, 53–58 (2013).

[425] Ghiselli, R. *et al.* Pretreatment With the Protegrin IB-367 Affects Gram-Positive Biofilm and Enhances the Therapeutic Efficacy of Linezolid in Animal Models of Central Venous Catheter Infection. *J. Parenter. Enter. Nutr.* 31, 463–468 (2007).

[426] Cirioni, O. *et al.* The lipopeptides Pal–Lys–Lys–NH2 and Pal–

Lys–Lys soaking alone and in combination with intraperitoneal vancomycin prevent vascular graft biofilm in a subcutaneous rat pouch model of staphylococcal infection. *Peptides* 28, 1299–1303 (2007).

[427] Costa, F., Carvalho, I. F., Montelaro, R. C., Gomes, P. & Martins, M. C. L. Covalent immobilization of antimicrobial peptides (AMPs) onto biomaterial surfaces. *Acta Biomater.* 7, 1431–1440 (2011).

[428] Onaizi, S. A. & Leong, S. S. J. Tethering antimicrobial peptides: Current status and potential challenges. *Biotechnol. Adv.* 29, 67–74 (2011).

[429] Bagheri, M., Beyermann, M. & Dathe, M. Immobilization reduces the activity of surface-bound cationic antimicrobial peptides with no influence upon the activity spectrum. *Antimicrob. Agents Chemother.* 53, 1132–41 (2009).

[430] Cleophas, R. T. C. *et al.* Convenient Preparation of Bactericidal Hydrogels by Covalent Attachment of Stabilized Antimicrobial Peptides Using Thiol–ene Click Chemistry. *ACS Macro Lett.* 3, 477–480 (2014).

[431] Emanuel, N., Rosenfeld, Y., Cohen, O., Applbaum, Y. H. & Segal, D. A lipid-and-polymer-based novel local drug delivery system—BonyPidTM: From physicochemical aspects to therapy of bacterially infected bones. *J. Control. Release* 160, 353–361 (2012).

[432] Twort, F. W. An investigation on the nature of ultramicroscopic viruses. *Lancet* 186, 1241–1243 (1915).

[433] d'Herelle, F. Sur un microbe invisible antagoniste des bacilles dysente′riques (On an invisible microbe antagonistic to dysentery bacilli). *Comptes Rendus l'Acade'mie des Sci.* 165, 373–375 (1917).

[434] D'Herelle, F., Smith, G. H. & Smith, G. H. *The bacteriophage and its behavior /by F. d'Herelle translated by George H. Smith.* (The Williams & Wilkins Company, 1926). doi:https://doi. org/10.5962/bhl.title.7308.

[435] Dickey, J. & Perrot, V. Adjunct phage treatment enhances the effectiveness of low antibiotic concentration against Staphylococcus aureus biofilms in vitro. *PLoS One* 14, e0209390 (2019).

[436] Donlan, R. M. Preventing biofilms of clinically relevant organisms using bacteriophage. *Trends Microbiol.* 17, 66–72 (2009).

[437] O'Neill, J. *Antimicrobial Resistance: Tackling a crisis for the health and wealth of nations.* (2014).

[438] Jorge, P. *et al.* Antimicrobial resistance three ways: healthcare crisis, major concepts and the relevance of biofilms. *FEMS Microbiol. Ecol.* 95, (2019).

[439] Corbin, B. D., McLean, R. J. & Aron, G. M. Bacteriophage T4 multiplication in a glucose-limited Escherichia coli biofilm. *Can. J. Microbiol.* 47, 680–4 (2001).

[440] Hanlon, G. W., Denyer, S. P., Olliff, C. J. & Ibrahim, L. J. Reduction in exopolysaccharide viscosity as an aid to bacteriophage penetration through Pseudomonas aeruginosa biofilms. *Appl. Environ. Microbiol.* 67, 2746–53 (2001).

[441] Adams, M. H. & Park, B. H. An enzyme produced by a phage-host cell system: II. The properties of the polysaccharide depolymerase. *Virology* 2, 719–736 (1956).

[442] Lenski, R. E. & Levin, B. R. Constraints on the Coevolution of Bacteria and Virulent Phage: A Model, Some Experiments, and Predictions for Natural Communities. *Am. Nat.* 125, 585–602 (1985).

[443] Hughes, K. A., Sutherland, I. W. & Jones, M. V. Biofilm susceptibility to bacteriophage attack: the role of phage-borne polysaccharide depolymerase. *Microbiology* 144, 3039–3047 (1998).

[444] Doolittle, M. M., Cooney, J. J. & Caldwell, D. E. Tracing the interaction of bacteriophage with bacterial biofilms using fluorescent and chromogenic probes. *J. Ind. Microbiol.* 16, 331–341 (1996).

[445] Merril, C. R. *et al.* Long-circulating bacteriophage as antibacterial agents. *Proc. Natl. Acad. Sci. U. S. A.* 93, 3188–92 (1996).

[446] Akanda, Z. Z., Taha, M. & Abdelbary, H. Current review-The rise of bacteriophage as a unique therapeutic platform in treating peri-prosthetic joint infections. *J. Orthop. Res.* (2017). doi:https://doi.org/10.1002/jor.23755.

[447] Furfaro, L. L., Payne, M. S. & Chang, B. J. Bacteriophage Therapy: Clinical Trials and Regulatory Hurdles. *Frontiers in cellular and infection microbiology* 8, 376 (2018).

[448] Berbari, E. F. *et al.* The Mayo Prosthetic Joint Infection Risk Score: Implication for Surgical Site Infection Reporting and Risk Stratification. *Infect. Control Hosp. Epidemiol.* 33, 774–781 (2012).

[449] Dowsey, M. M. & Choong, P. F. M. Early outcomes and complications following joint arthroplastyin obese patients: A review of published reports. *ANZ J. Surg.* 78, 439–444 (2008).

[450] Bongartz, T. *et al.* Incidence and risk factors of prosthetic joint infection after total hip or knee replacement in patients with rheumatoid arthritis. *Arthritis Rheum.* 59, 1713–20 (2008).

[451] Aggarwal, V. K. *et al.* Mitigation and Education. *J. Orthop. Res.* 32, S16–S25 (2014).

[452] Fowler, V. G. *et al.* Effect of an Investigational Vaccine for Preventing Staphylococcus aureus Infections After Cardiothoracic Surgery. *JAMA* 309, 1368 (2013).

[453] McNeely, T. B. *et al.* Mortality among recipients of the Merck V710 Staphylococcus aureus vaccine after postoperative S. aureus infections: An analysis of possible contributing host factors. *Hum. Vaccines Immunother.* (2014). doi:https://doi.org/10.4161/hv.34407

[454] Shinefield, H. *et al.* Use of a *Staphylococcus aureus* Conjugate Vaccine in Patients Receiving Hemodialysis. *N. Engl. J. Med.* 346, 491–496 (2002).

[455] Nishitani, K. *et al.* A Diagnostic Serum Antibody Test for Patients With Staphylococcus aureus Osteomyelitis. *Clin. Orthop. Relat. Res.* 473, 2735–49 (2015).

[456] den Reijer, P. M. *et al.* Characterization of the humoral immune response during Staphylococcus aureus bacteremia and global gene expression by Staphylococcus aureus in human blood. *PLoS One* 8, e53391 (2013).

[457] Royan, S. *et al.* Identification of the secreted macromolecular immunogens of *Staphylococcus aureus* by analysis of serum. *FEMS Immunol. Med. Microbiol.* 29, 315–321 (2000).

[458] Dryla, A. *et al.* Comparison of antibody repertoires against Staphylococcus aureus in healthy individuals and in acutely infected patients. *Clin. Diagn. Lab. Immunol.* 12, 387–98 (2005).

[459] Verkaik, N. J. *et al.* Anti-Staphylococcal Humoral Immune Response in Persistent Nasal Carriers and Noncarriers of *Staphylococcus aureus*. *J. Infect. Dis.* 199, 625–632 (2009).

[460] Wheat, J. Diagnostic strategies in osteomyelitis. *Am. J. Med.* 78, 218–224 (1985).

[461] Gedbjerg, N. *et al.* Anti-glucosaminidase IgG in sera as a biomarker of host immunity against Staphylococcus aureus in orthopaedic surgery patients. *J. Bone Joint Surg. Am.* 95, e171 (2013).

[462] Holtfreter, S., Kolata, J. & Brröer, B. M. Towards the immune proteome of Staphylococcus aureus – The anti-S. aureus antibody response. *Int. J. Med. Microbiol.* 300, 176–192 (2010).

[463] Garzoni, C. & Kelley, W. L. Staphylococcus aureus: new evidence for intracellular persistence. *Trends Microbiol.* 17, 59–65 (2009).

[464] Schnaith, A. *et al.* Staphylococcus aureus subvert autophagy for induction of caspase-independent host cell death. *J. Biol. Chem.* 282, 2695–706 (2007).

[465] Kubica, M. *et al.* A Potential New Pathway for Staphylococcus aureus Dissemination: The Silent Survival of S. aureus Phagocytosed by Human Monocyte-Derived Macrophages. *PLoS One* 1, 1–16 (2008).

[466] Tuchscherr, L. *et al.* Staphylococcus aureus phenotype switching:

an effective bacterial strategy to escape host immune response and establish a chronic infection. *EMBO Mol. Med.* 3, 129–41 (2011).

[467] Hamza, T. & Li, B. Differential responses of osteoblasts and macrophages upon Staphylococcus aureus infection. *BMC Microbiol.* 14, 207 (2014).

[468] Campoccia, D. *et al.* Orthopedic implant infections: Incompetence of Staphylococcus epidermidis, Staphylococcus lugdunensis, and Enterococcus faecalis to invade osteoblasts. *J. Biomed. Mater. Res. – Part A* (2016). doi:https://doi.org/10.1002/jbm.a.35564.

[469] Vesga, O. *et al.* Staphylococcus aureus small colony variants are induced by the endothelial cell intracellular milieu. *J. Infect. Dis.* 173, 739–42 (1996).

[470] von Eiff, C. *et al.* Intracellular Persistence of Staphylococcus aureus Small-Colony Variants within Keratinocytes: A Cause for Antibiotic Treatment Failure in a Patient with Darier's Disease. *Clin. Infect. Dis.* 32, 1643–1647 (2001).

[471] Clement, S. *et al.* Evidence of an Intracellular Reservoir in the Nasal Mucosa of Patients with Recurrent *Staphylococcus aureus* Rhinosinusitis. *J. Infect. Dis.* 192, 1023–1028 (2005).

[472] Lehar, S. M. *et al.* Novel antibody–antibiotic conjugate eliminates intracellular S. aureus. *Nature* 527, 323–328 (2015).

[473] Zahid, M. & Robbins, P. Cell-Type Specific Penetrating Peptides: Therapeutic Promises and Challenges. *Molecules* 20, 13055–13070 (2015).

[474] Donovan, D. Fusion of peptidoglycan hydrolase enzymes to a protein tranduction domain allow eradication of broth extracellular and intracellular Gram positive pathogens. 1–7 (2013).

[475] Donovan, D. M. *et al.* Peptidoglycan hydrolase fusions maintain their parental specificities. *Appl. Environ. Microbiol.* 72, 2988–96 (2006).

[476] Morris, J. *et al.* Evaluation of Bacteriophage Anti-Biofilm Activity for Potential Control of Orthopedic Implant-Related Infections Caused by Staphylococcus Aureus. *Surg. Infect. (Larchmt).* 20, sur.2018.135 (2018).

[477] Koo, H. & Yamada, K. M. Dynamic cell-matrix interactions modulate microbial biofilm and tissue 3D microenvironments. *Curr. Opin. Cell Biol.* 42, 102–112 (2016).

[478] WHO. Surveillance of antimicrobial resistance for local and global action. (2014). Available at: http://www.who.int/drugresistance/events/SwedenMeeting/en/. (Accessed: 1st December 2014).

[479] Li, B. & Webster, T. J. Bacteria antibiotic resistance: New challenges and opportunities for implant-associated orthopedic infections. *J. Orthop. Res.* 36, 22–32 (2018).

[480] Davies, S. Antimicrobial resistance poses 'catastrophic threat', says Chief Medical Officer – GOV.UK. *Department of Health and Social Care* (2013). Available at: https://www.gov.uk/government/news/antimicrobial-resistance-poses-catastrophic-threat-says-chief-medical-officer% 2D%2D2. (Accessed: 11th March 2019).

第 9 章 大型骨肿瘤手术：发病率、并发症和新治疗策略

Incidence, Complications and Novel Treatment Strategies: Massive Bone Tumour Surgery

Aadil Mumith　Liza Osagie-Clouard　著

摘　要

骨肿瘤这一术语涵盖了一系列疾病，包括良性和恶性病变。自 20 世纪 80 年代以来，研究表明，引入积极的辅助化疗方案可以提高恶性骨肿瘤患者的存活率。在此之前，骨恶性肿瘤的标准治疗方法是截肢。然而，患者死亡率的改善将重点转移到使用保肢技术重建肿瘤的节段性切除上。同种异体骨移植重建和旋转肢体成形术用于肢体重建；然而，要实现良好的功能康复，目前金标准仍是使用植入物。与常规初次全髋关节和膝关节置换术相比，肿瘤患者人工关节置换术后感染的风险要高得多。本章描述了这三种重建肢体的保肢技术，虽然控制感染的最佳策略仍然存在争议，但本章仍阐述了预防骨科肿瘤手术中的肌肉骨骼感染的一些共识。

关键字

大型骨肿瘤；植入物；旋转成形术；同种异体骨移植；感染；治疗；银；新策略

骨肿瘤这一术语涵盖了一系列疾病，包括良性和恶性病变。这些肿瘤可发生于所有年龄段（表 9-1），并可根据病变内的主要组织进行分类（表 9-2），使临床医生能够适当地针对肿瘤治疗。

骨肉瘤是儿童和青少年中最常见的骨和软组织肉瘤，在美国 19 岁及以下儿童中发病率为 5/100 万，占所有癌症的不足 1%[1]。虽然骨肉瘤发病遍布各个年龄段，但在发育期 / 青春期患者年龄组和 70 岁年龄组有明显的双峰分布。肿瘤的位置不仅预示着转移的可能性，而且为了将肿瘤继续进展的风险降到最低，完整的手术切除也很重要[2]。肉瘤是一种侵袭性的肿瘤，人们注意到，那些接受了适当治疗的人仍然因为转移而无法存活。20% 的患者有转移的迹象；然而，大多数肉瘤患者有微小转移，这可能导致疾病复发。目前，所有骨和软组织肉瘤的 5 年生存率总体为 68%[3]。

20 世纪 80 年代的几项研究表明，引入积极的辅助化疗方案可以提高骨肉瘤患者的存活率[4, 5]。在此之前，骨肉瘤的标准治疗方法是截肢。然而，改善患者死亡率的重点转移到了肢体切除相关技术上，如使用血管植入物进行重建的肿瘤节段性切除。定制植入物需要时间，这可能会推迟化疗并恶化预后，尽管 Rosen 等[6]证明了新辅助化疗的使用是有益的，即患者在定制内固定植入物期间进行术前治疗。新辅助化疗的成功反映在其他一些后续研究中，这些研究证实了这

表 9-1　骨肿瘤发病高峰年龄段		
年龄（岁）	良性病变	恶性病变
<20	纤维性骨皮质缺损，非骨化性纤维瘤，单纯性骨囊肿，软骨母细胞瘤，朗格汉斯细胞组织细胞增多症，成骨细胞瘤，骨纤维发育不全，软骨黏液纤维瘤，骨纤维异常增殖症，内生软骨瘤	白血病，尤因肉瘤，骨肉瘤，转移性肿瘤，神经母细胞瘤，视网膜母细胞瘤，横纹肌肉瘤，霍奇金淋巴瘤
20—40	内生软骨瘤，巨细胞瘤，成骨细胞瘤，骨样骨瘤，软骨黏液纤维瘤，骨纤维异常增殖症	骨肉瘤，釉细胞瘤
>40	纤维发育不良，佩吉特病，非霍奇金淋巴瘤，软骨肉瘤，恶性纤维组织细胞瘤，骨肉瘤（继发于佩吉特病和辐射）	转移性肿瘤（最常见），骨髓瘤

种做法是安全的，为手术做好了肢体准备，并进一步降低了死亡率。因此，保肢加新辅助化疗已经成为骨肉瘤的标准治疗方法，大约 80% 的骨肉瘤患者现在正在接受这种治疗[7]。

一、流行病学

肉瘤是结缔组织的恶性肿瘤，骨肉瘤是骨骼的肿瘤，软组织肉瘤起源于肌肉、脂肪和血管等间质组织[8]。它们占所有成人癌症的 1%，青少年癌症的 8%，儿童癌症的 10%。尽管肉瘤很罕见，但考虑到确诊的患者人群相对年轻，这些肉瘤导致了显著的平均寿命损失[9]。根据监测、流行病学和最终结果（Surveillance, Epidemiology, and End Result, SEER）发现，仅在 2016 年，美国就有 3300 例新病例，其中 1490 例死亡[3]。这种类型的癌症最常出现于 20 岁以下人群中，27%的新发病例属于该年龄段。

二、外科治疗策略

（一）同种异体骨移植重建

大量同种异体骨移植可用于骨肿瘤切除后骨关节缺损的重建。原发性骨肿瘤的常见位置是在膝关节周围，因此切除肿瘤会导致主要肌腱和韧带结构的缺失，有的甚至也会导致整个关节的缺失。同种异体骨移植重建允许用来自供体的部分关节和骨骼填补这一缺陷。由于同种异体骨移植保留了可附着宿主肌腱的软组织附件，具有更好的肌腱对肌腱愈合，因此生物重建具有一些优势。同种异体骨移植避免了大量节段性植入物的需要，因为它们可能会穿过生长板，从而影响肢体发育。同种异体骨移植与宿主骨骼的成功结合也增加了最初切除部位的骨量，这可以用于以后的进一步重建[10]。

然而，使用同种异体骨移植也有不足之处。因为骨肿瘤在这一队列中的发病率，可用于年轻患者重建的同种异体骨移植供应严重短缺，这是一个明显的问题。这些同种异体骨移植不能延长，因此对于骨骼不成熟的患者，他们会导致肢体不等长，并将不得不接受进一步的手术。自体骨移植的机械故障和骨折的发生率也很高，再加上高感染率，这是潜在的危害。移植物可能不会与宿主骨结合，因此不能产生显著的结构完整性[10]。由于稳定的韧带结构也在某些切除中被移除，72% 的同种异体胫骨近端移植患者观察到不稳定，并伴有软骨坏死导致的关节塌陷[11]。

在 945 例应用同种异体骨移植治疗四肢骨和软组织肿瘤的患者中，感染率为 12.8%。在软组织肿瘤、放疗、肌肉骨骼肿瘤协会ⅡB 期肿瘤或涉及异体关节融合术的患者中，这一比例最高[12]。感染是导致骨移植失败和继发截肢的最严重的并发症[13]。化疗的使用和在软组织覆盖率较差的区域（既往放射治疗导致）使用同种异体骨移植[13]，均会增加感染风险；另外，通常胫骨端

表 9-2　骨肿瘤的分类（世界卫生组织分类修订版）

主要病变组织	良性病变	恶性病变
骨组织	骨瘤	骨肉瘤
	骨样骨瘤	● 中心型
	成骨细胞瘤	● 外周型
		● 骨膜外
软骨组织	软骨瘤	软骨肉瘤
	骨软骨瘤	● 中央型
	软骨母细胞瘤	● 外周型
		● 皮质旁型
	软骨黏液样纤维瘤	● 透明细胞
		● 间叶型
纤维组织	纤维瘤	纤维肉瘤
	纤维瘤病	
混合组织	软骨黏液样纤维瘤	
巨细胞瘤	良性破骨细胞瘤	恶性破骨细胞瘤
骨髓肿瘤		尤因肉瘤
		骨髓瘤
血管组织	血管瘤	血管肉瘤
	血管外皮细胞瘤	恶性血管外皮细胞瘤
	血管内皮瘤	
	纤维瘤	纤维肉瘤
其他结缔组织	纤维性组织细胞瘤	恶性纤维组织细胞瘤
	脂肪瘤	脂肪肉瘤
其他肿瘤	神经纤维瘤	釉质瘤
	神经鞘瘤	脊索瘤

重建的感染风险是股骨远端重建的 2 倍[14, 15]。

（二）旋转矫形术

旋转矫形术最初由 Borggreve 等[16] 提出，用于治疗结核病遗留肢体畸形的患者。随着植入物设计的不断改进，它的使用已不像从前那样广泛，但仍然是保肢手术失败后的备选治疗方案。它包括使用膝盖以下的小腿作为股骨远端替代物，脚向反方向旋转，因此足踝被用来代替膝关节。与膝盖以上截肢相比，这使得在行走过程中消耗的能量更少[17]。该手术避免了幻肢疼痛，避免了进一步的肢体延长手术，避免了植入物失败的修复手术和松动[10]。

旋转矫形术的并发症包括延迟愈合和感染。据报道，术后高达 12% 的血管损伤可能会导致截肢。在保肢不可能或已失败的情况下，旋转矫形术是一种选择，而截肢是唯一的其他选择[10]。在描述感染率的文献中病例数有限；由于异质性队列规模有限，很难描述其危险因素[18-20]。

（三）植入物

Austin-Moore 创造了第一个金属植入物，使用一种名为钴铬钼合金[21] 的合金来重建巨细胞肿瘤切除后的股骨近端。1 年后的 X 线片显示植入物周围有骨形成。在这一成功之后，人们开始使用钴铬钼合金及其他材料来开发植入物[22-28]。然而，成功仍然是有限的，那时候截肢仍然是治疗骨肿瘤的黄金标准。

由于各个医学领域的技术进步和肌肉骨骼肿瘤患者预期寿命的提高，骨科肿瘤植入物的开发和制造在 20 世纪 70 年代迅速增长。现代肿瘤植入物的出现始于临床医生将术前化疗与植入物重建相结合，以提高存活率和保肢率[29-31]。新辅助和辅助化疗是目前肌肉骨骼肿瘤最常见的化疗方式。

材料科学在钛合金方面的发展，尤其是 Ti6Al4V 为植入物性能的提高铺平了道路，主要包括抗腐蚀性的提升[32] 和银涂层降低感染率[33]。这导致植入物成为肢体重建的主要选择，为患者提供了肿瘤切除的满意效果。成功的功能康复和与截肢相差无几的局部复发率[34] 使得植入物重建和保肢成为治疗原发骨肿瘤的金标准。

植入物的使用在 20 世纪 90 年代开始普及，分为骨水泥型和非骨水泥型。John Charnley 在 20 世纪 70 年代推广了骨水泥的使用[35]，他的原则被应用于植入物的固定，这包括一个髓内柄与植入物一起被黏合到剩余的骨管中。很明显，这些骨水泥植入物在骨水泥–植入物界面处变得疏松，导致周围骨溶解。皮质骨丢失最初见于骨与植入物的直接接触点。随之而来的是骨质溶解加剧，这被认为是由聚甲基丙烯酸甲酯骨水泥的磨损碎片引起的，聚甲基丙烯酸甲酯骨水泥通常用于初始固定植入物[36]。虽然松动不是唯一的原因，但它导致了植入物的失败。Wirganowicz 等[37] 首先描述了植入物失效的原因，并将其分为机械性和非机械性原因。Henderson 等在此基础上进一步将植入物失效分为五种不同的类型：软组织失效

（Ⅰ型）、无菌性松动（Ⅱ型）、结构失效（Ⅲ型）、感染（Ⅳ型）和肿瘤进展（Ⅴ型）[38]。

三、植入物周围感染

骨肿瘤假体置入术后感染的风险远高于初次全髋关节和膝关节置换的风险[39, 40]。这种高感染率归因于多种因素，包括涉及患者的因素、手术的技术方面和术后因素。患者因素在骨科肿瘤重建中尤其重要，因为这些患者中的大多数都有化疗导致的免疫受损。肌肉骨骼感染问题国际共识会议提出了一些建议。表 9-3 总结了这些关于预防骨科肿瘤手术感染的共识声明[41]。诊断感染

问 题	共识声明	可信度水平	共识说明
在接受肿瘤切除和假体内重建的患者中，手术时间与随后发生 SSI/ 人工关节感染的风险是否相关？如果是这样，这些患者的术后抗生素治疗时间是否应该延长	主要依据关节成形术文献，有大量证据表明手术时间延长与术后感染风险增加相关 然而，没有足够的证据表明延长术后抗生素治疗可以减轻这种风险 因此，没有证据支持骨科肿瘤患者在手术时间延长的情况下使用延长的术后抗生素。如果手术持续时间超过预防性抗生素的两个半衰期，则需要术中追加以确保足够的血清和组织浓度的抗生素	适中	同意 100% 不同意 0% 弃权 0%（一致，最强的共识）
术前放疗、软组织与骨切除术、金属与结构性同种异体骨移植的存在等因素是否会影响抗生素预防的剂量和持续时间	未知，缺乏指导肌肉骨骼肿瘤手术中预防性抗生素方案处方的证据和指南。尽管长期抗生素预防可能会降低深部感染的风险，但没有足够的证据建议对接受重大重建手术的患者使用常规抗生素预防以外的其他药物	有限	同意 100% 不同意 0% 弃权 0%（一致，最强的共识）
有肿瘤假体的患者是否应在牙科手术期间接受抗生素预防	非常规，牙医和整形外科医生的循证指南指出，抗生素预防很少适用于假体关节患者	一致	同意 100% 不同意 0% 弃权 0%（一致，最强的共识）
对于术后化疗后出现中性粒细胞减少症的肿瘤内假体患者，是否应开始预防性抗生素治疗	非常规，有证据建议限制化疗诱导的中性粒细胞减少症高危患者常规使用预防性抗生素	一致	同意 100% 不同意 0% 弃权 0%（一致，最强的共识）
对于接受或将接受化疗和（或）放疗的肿瘤内假体重建患者，应给予何种类型、剂量和持续时间的预防性抗生素	抗生素预防应根据现有的关节成形术和其他植入物的矫形外科手术相关指南进行	一致	同意 93% 不同意 0% 弃权 7%（绝对多数，强烈共识）

表 9–3　关于骨科肿瘤手术中预防肌肉骨骼感染的共识陈述

（续表）

问　题	共识声明	可信度水平	共识说明
与传统 TJA 相比，接受肿瘤内假体重建的患者抗生素预防的类型、剂量和持续时间是否不同	否。没有证据显示对接受肿瘤内假体重建的患者进行抗生素预防的类型、剂量或持续时间与常规 TJA 中常规给药的抗生素预防类型、剂量和持续时间进行调整	一致	同意 93% 不同意 0% 弃权 7%（绝对多数，强烈共识）
我们是否需要评估化疗后患者的肠道和皮肤微生物群，以评估假体内重建后潜在感染的风险	未知。文献中没有证据表明，化疗后对肠道和（或）皮肤微生物组的评估有助于对接受假肢内挽救手术的患者进行潜在感染的风险分层	一致	不同意 0% 弃权 0%（一致，最强的共识）
化疗后接受保肢手术的患者，中性粒细胞绝对计数是否应至少 >1000/mm³	是的。对化疗后接受保肢手术的患者，中性粒细胞绝对计数应至少 >1000/mm³	一致	同意 100% 不同意 0% 弃权 0%（一致，最强的共识）
在最近接受过化疗的患者进行假体内重建之前，是否应考虑血清白细胞计数	假体内重建术后化疗和感染之间的关系仍有争议。然而，在多因素的决策过程中，在假体内重建之前计算血清白细胞计数可能会有一些好处	有限	同意 100% 不同意 0% 弃权 0%（一致，最强的共识）
术前化疗/放疗和手术切除肿瘤之间的时间间隔应该是多少，以尽量减少 SSI/人工关节感染的发生率	未知。没有数据支持术前化疗/放疗和手术肿瘤切除之间的最佳时间间隔，以将 SSI/人工关节感染的发生率降至最低。每个患者都有多种内在因素，可以决定新辅助治疗后植入内假体的最佳时间。尽管术前放疗治疗和手术时机对伤口并发症没有显著影响，但趋势表明，如果在放射治疗后 3~6 周进行手术，发生率会更低	一致	同意 100% 不同意 0% 弃权 0%（一致，最强的共识）
应采取哪些策略来最大限度地降低接受化疗或放疗并同时进行假体内重建的患者的 SSI/人工关节感染风险	我们认为，在假体重建之前接受过化疗或放疗的患者应进行广泛的医学优化 还可以考虑使用抗菌涂层植入物，延长（>24h）和增强术后抗生素预防，包括第一代头孢菌素和氨基糖苷和（或）万古霉素，以及使用增强的软组织重建技术。在这些患者中，手术也应迅速进行，轻柔处理，尽量减少软组织的剥离	有限	同意 100% 不同意 0% 弃权 0%（一致，最强的共识）
恶性骨肿瘤切除后，肿瘤内假体 SSI/人工关节感染的主要风险因素是什么	肿瘤内假体 SSI/人工关节感染的患者相关风险因素包括患者体重指数增加、并发症、表面 SSI 或皮肤坏死及术前血红蛋白或白蛋白水平降低 肿瘤内假体 SSI/人工关节感染的疾病相关风险因素包括胫骨近端、骨盆和从股骨近端延伸至骨盆的病变。此外，SSI/人工关节感染的手术相关风险因素包括术前住院时间超过 48h、胫骨近端切除 >37%、股骨远端病变中股四头肌的三头或四头切除（与一头或两头相比）、手术时间增加（>2.5h）、使用骨水泥瘤内假体、术后需要进入重症监护室、术后输血需求增加（2U 同种异体填充细胞），术后血肿的存在，以及巨大假体植入后需要额外的手术	适中	同意 100% 不同意 0% 弃权 0%（一致，最强的共识）

（续表）

问　题	共识声明	可信度水平	共识说明
应使用哪些指标来确定肿瘤假体移除患者的最佳再植入时机	在前一次移除后再次植入肿瘤内假体之前，外科医生必须确保术中根除感染。这将通过抗生素治疗后从关节腔进行无菌穿刺来确定	适中	同意 100% 不同意 0% 弃权 0%（一致，最强的共识）
在肌肉骨骼肿瘤手术中使用引流管时，是否会增加后续 SSI/人工关节感染的风险	在接受肌肉骨骼肿瘤手术的患者中，应选择性地使用手术引流管。如果使用，应持续监测，一旦引流量根据临床判断充分下降，应立即移除 使用外科引流管与使用假体的整形外科手术后 SSI/人工关节感染风险增加之间存在潜在但未经证实的联系	有限	同意 100% 不同意 0% 弃权 0%（一致，最强的共识）
在肌肉骨骼肿瘤切除术后接受假体内重建的患者中，何时应移除手术引流管，以最大限度地降低后续 SSI/人工关节感染的风险	根据现有文献，建议在术后 24h 内拔除引流管	有限	同意 100% 不同意 0% 弃权 0%（一致，最强的共识）
肿瘤假体的固定类型（骨水泥与非骨水泥）是否会影响后续 SSI/人工关节感染的发生率	围绕这个话题，有相互矛盾的证据。多项研究表明，肿瘤假体的骨水泥固定具有优势，而其他研究则表明非骨水泥固定的优势。因此，应根据所有临床适应证选择固定方法，而非固定对后续 SSI/人工关节感染的影响	有限	同意 100% 不同意 0% 弃权 0%（一致，最强的共识）
在接受肌肉骨骼肿瘤手术的患者中，使用带有抗生素（碘）的贴膜是否会影响后续 SSI/人工关节感染的风险	有一些证据表明，抗生素浸渍的贴膜可以减少手术部位的细菌污染 然而，几乎没有证据表明它会导致 SSI 和（或）人工关节感染发病率的降低	有限	同意 100% 不同意 0% 弃权 0%（一致，最强的共识）
软组织附着网的使用是否会增加接受肿瘤假体重建的患者后续人工关节感染的风险	目前的文献表明，使用软组织附着网不会增加该患者群体的人工关节感染风险。然而，很少有研究直接比较在可比较的肿瘤/手术部位使用网状物与不使用网状物，因此有必要对该主题进行进一步的全面研究，并合理确定两者之间没有联系	有限	同意 100% 不同意 0% 弃权 0%（一致，最强的共识）
患者植入之前，是否应将假体和（或）同种异体骨浸泡在抗生素溶液或防腐溶液中	未知，没有证据表明，植入前抗生素的使用或内假体或大规模同种异体骨移植的防腐浸泡会降低 SSI/人工关节感染的发生率	一致	同意 100% 不同意 0% 弃权 0%（一致，最强的共识）
涂层假体（银/碘）是否应用于初次骨肿瘤切除患者的重建	是的，假体的银涂层和碘涂层在预防原发性肿瘤切除术重建后的感染方面显示出良好的效果	适中	同意 100% 不同意 0% 弃权 0%（一致，最强的共识）
在保肢过程中，最佳的局部抗菌药物使用策略（抗生素水泥、镀银植入物、碘附植入物、局部万古霉素粉、通过引流管或其他方式注射抗生素）是什么	未知。在接受肢体挽救手术的肿瘤患者中，没有对不同的抗生素使用策略进行直接对比	有限	同意 100% 不同意 0% 弃权 0%（一致，最强的共识）

（续表）

问　题	共识声明	可信度水平	共识说明
在考虑切除性关节成形术之前，感染的肿瘤假体的冲洗和清创术有多少是合理的	应根据宿主的并发症、生物体的毒性、重建的复杂性和软组织的状态，决定重复冲洗、清创和保留感染的内假体（清创术、抗生素和保留植入物）。我们认为清创术、抗生素和保留植入物执行超过3次不太可能成功	一致	同意 100% 不同意 0% 弃权 0%（一致，最强的共识）
如何治疗肿瘤假体的急性再感染	肿瘤假体患者的急性再感染需要手术治疗，因为长期单独使用抗生素是不够的。急性再感染最佳治疗方式是清创术、抗生素和保留植入物，并更换假体部件	一致	同意 100% 不同意 0% 弃权 0%（一致，最强的共识）
对于涉及肿瘤假体的急性人工关节感染的治疗，冲洗和清创术和部件更换是可行的选择吗？如果是，有哪些适应证	是的，保留假体清创术（清创术、抗生素和保留植入物）是治疗感染的内假体患者的可行选择 对于浅表早期感染（＜3个月）、症状持续时间短（＜3周）、固定良好的植入物及具有高度易感病原体特征的生物体的患者，可提供该程序	适中	同意 100% 不同意 0% 弃权 0%（一致，最强的共识）
碘涂层或银涂层植入物的使用是否使一期置换关节成形术成为治疗肿瘤内假体感染患者的可能	未知。目前的文献证明了表面修饰涂层的优点（如银涂层碘涂层的植入物）。最近，有几项低质量的小规模研究显示，在一期翻修中使用表面修饰植入物治疗肿瘤假体周围感染很有希望。然而，迄今为止，仍有未经证实的证据，需要进行大规模的高层次证据研究	有限	同意 100% 不同意 0% 弃权 0%（一致，最强的共识）
对于感染肿瘤假体的患者，一期翻修术有作用吗	原则上，尽管缺乏足够的证据，但如果符合一期手术的一般要求，则可以对感染肿瘤内假体的患者进行一期置换术。然而，不建议在不移除内固定物的情况下进行一期翻修，因为当移除假体而不是清洗假体时，可以实现更好的感染控制	有限	同意 100% 不同意 0% 弃权 0%（一致，最强的共识）
肿瘤人工关节感染的管理是否与传统关节置换假体不同	否。没有。人工关节感染涉及肿瘤假体的处理与传统关节置换相似	有限	同意 100% 不同意 0% 弃权 0%（一致，最强的共识）
哪些因素可以改善肿瘤假体感染患者二期翻修的结局	有许多因素可以改善二期翻修术的结果，特别是在肿瘤重建后 这些因素包括宿主相关因素（如通过治疗贫血、营养不良、高血糖、免疫抑制状态等来优化宿主）、生物体相关因素（如施用适当的全身和局部抗生素）和手术相关因素（如对软组织和骨骼进行积极的清创术，优化软组织管理和预防术后并发症）	有限	同意 100% 不同意 0% 弃权 0%（一致，最强的共识）
感染同种异体骨的最佳重建技术是什么	受感染同种异体骨移植的最佳重建技术是切除受感染的同种异体骨移植并用假体重建（最好是二期翻修）	适中	同意 93% 不同意 0% 弃权 7%（绝对多数，强烈共识）
治疗慢性肿瘤假体周围感染的最佳手术方法是什么？如果患者正在接受或最近接受过化疗和（或）放疗，这种情况是否会改变	建议对慢性感染的患者进行二期翻修；然而，我们承认，对一期翻修的支持正在增加 没有研究表明，如果患者正在接受或最近接受过化疗和（或）放疗，该建议应该改变	有限	同意 93% 不同意 0% 弃权 7%（绝对多数，强烈共识）

SSI. 手术部位感染；TJA. 人工关节置换术

具有挑战性，并遵循用于标准关节置换的类似算法。在用 X 线检查和其他影像方法结合血清标志物进行评估后，金标准是植入物周围组织培养和关节液培养[42-45]。

多种细菌可导致植入物周围关节感染，最常见的是革兰阳性细菌，占 PJI 的 60%～80%[46]。据报道，在引起 PJI 的多重微生物感染中，革兰阴性菌起到了一定的作用。当 PJI 涉及多重耐药细菌时，患者预后会更差[46]。初次人工关节置换术的感染率为 1%～2%，但与使用肿瘤假体相关的感染率为 8%～15%，甚至有部分研究表明感染率高达 40%[39, 47]。感染率的增加是由于宿主风险因素的增加，因为接受这种植入物的患者可能存在免疫抑制，这主要是由于治疗原发肿瘤需要进行化疗。出血增加、手术时间延长、软组织创伤和无效腔形成是 PJI 发生率增加的进一步原因[39, 41, 48, 49]。在 4495 例患者的队列中，Nucci 等发现总的 PJI 发生率为 14.1%，其中 47.6% 与股骨远端置换有关，30% 与胫骨近端置换有关[50]。人们认为，由于软组织包膜受损，膝关节周围的植入物会增加感染的风险。90% 的病例分离出单一的病原体，其中表皮葡萄球菌（21%）和金黄色葡萄球菌（13.5%）是最常见的。

植入物感染的最佳处理方案仍然存在争议，包括清创、抗生素治疗和保留假体清创、一期或二期翻修、关节切除成形术和截肢[39]。

四、新策略

（一）一种抗感染的银涂层

植入物关节感染是人工关节重建术中最常见的并发症之一，据报道，初次肿瘤人工关节置换感染的发生率高达 30%，而翻修术的感染率高达 60%[51, 52]；目前，二期翻修加手术清创是主要的治疗方法[53-55]。技术发展使得抗菌涂层的选择增多，包括抗生素涂层、壳聚糖涂层、防腐涂层、光活性涂层和抗感染的银离子涂层。抗菌涂层已有广泛研究，而且很容易获取，但由于洗脱时间

和细菌耐药性的限制，抗菌涂层的使用仍有限制。同样，氯己定和氯间二甲酚等防腐涂层体内具有效果，但由于存在局部和全身毒性，使用也受限。

银粒子将抗菌活性与低细胞毒性结合在一起，因此，研究表明，涂层植入物显著降低了感染率。银可以通过阳极氧化和随后在银水溶液中浸渍或将银层与一层 AgGen-Tm 结合在一起来"缝合"到植入物表面[56, 57]。因此，由此产生的阴极反应在植入物周围产生一个质子耗竭区域，并已被认为改变了跨膜质子梯度，减少了细胞内 ATP 的合成，并随后诱导细菌凋亡[58-60]。其他方法，如多层银涂层或组合多孔银，由两层组成：深基础银层（1lm 厚）和硬顶层 TiAg20N（0.1lm 厚），在减少感染时间和感染率方面也显示出较好的结果。

研究表明镀银巨型植入物主要用于既往植入物周围感染或其他翻修手术的病例，而不是作为主要植入物[61, 62, 63, 64]。Glehr 等[61] 报道在接受银涂层 MUTARS（模块化通用肿瘤和翻修系统）肿瘤植入物治疗的 32 例患者中，感染率为 12.5%。Wafa 等[64] 比较了无涂层的肿瘤植入物（Stanmore Implant）和镀银的植入物（Aglura, Stanmore Implant）之间的感染率，银涂层假体二期翻修后再置换率（15%）明显低于未涂层植入物（42.9%）。比较初次涂层植入物的研究也显示出显著差异，镀银初次胫骨植入物的感染率为 8.9%，而单纯钛植入物的感染率高达 16.7%[65]。此外，银涂层组中的感染病例需要更少的侵入性治疗和更少的手术干预，因此银涂层的使用变得更加广泛。

早期研究已经报道了几种不良反应，包括银中毒、肾和肝脏损害、白细胞减少和神经组织毒性[19, 24, 25]。这些影响在血液浓度超过 300ppb 时被描述，尽管在非常低的浓度（从 35ppb 开始）已经看到了治疗性杀菌效果。因此，在大型植入物上使用银涂层正变得越来越普遍。

（二）增材制造

增材制造（additive manufacturing，AM）的不断创新，也被称为三维打印和快速成形技术，正在为转化医学 – 外科研究带来范式转变。这项新技术允许人工制造出具有复杂几何形状的物体。利用 AM 技术可以生产出完整的多孔颈领。开放的多孔结构使骨骼在生长到颈领时，形成一种比表面结合更稳定的结构。理论上，骨可以从横断部位的皮质骨直接生长到多孔结构中。AM 允许完全控制多孔金属的规格。孔的尺寸、形状及支撑尺寸都能得到非常精确地控制。因此，植入物的生物力学特性可以被控制得更接近于模拟骨骼，而不需要定制植入物的成本和时间。为了实现有效的应力转移，骨直接接触是必要的[66]。与传统的全固体植入物相比，3D 打印全多孔植入物已被证明可以减少植入物周围因应力屏蔽而产生的骨溶解，这部分骨溶解导致的次生骨丢失量为 75%，这证实了修改材料结构以对抗应力诱导的骨吸收的优点和潜力[67]。进一步的研究[67, 68]

支持了这一结论，研究者将 AM 与标准半骨盆植入物进行了比较，在平均随访时间内，AM 植入物的相对生存率和临床结局评分都有改善，据此得出结论，3D 打印骨盆植入物促进了其与宿主骨之间的精确匹配，并辅助了骨长入。此外，生物活性涂层作为增材制造的辅助技术也提高了植入物的存活率。等离子喷涂是一种将涂层涂在 3D 打印支架外表面的技术，通过电化学沉积涂层使其覆盖均匀。

结论

目前，肉瘤的外科治疗和技术的进步主要是由成像和植入物设计的进步推动的。巨型植入物的周围感染或松动可能是灾难性的，导致严重疾病状态，而带血管或其他方式的大型同种异体骨移植的骨折和不愈合可能导致多次手术干预和相关的社会经济成本提升。在增材制造和植入物表面的创新（无论是加强骨长入，还是银涂层抑制细菌活性）正在改善手术预后和恢复肉瘤患者的生活质量。

参 考 文 献

[1] Anderson, M.E., Update on survival in osteosarcoma. Orthopedic Clinics of North America,2016. 47(1): p. 283–292.

[2] Meyers, P.A., et al., Osteogenic sarcoma with clinically detectable metastasis at initial presentation. Journal of Clinical Oncology, 1993. 11(3): p. 449–453.

[3] Howlader, N., et al. *SEER Cancer Statistics Review*. 1975–2013 based on November 2015 SEER data submission]; Available from: http://seer.cancer.gov/csr/1975_2013/.

[4] Eilber, F., et al., Adjuvant chemotherapy for osteosarcoma: a randomized prospective trial. J Clin Oncol, 1987. 5(1): p. 21–6.

[5] Link, M.P., et al., The effect of adjuvant chemotherapy on relapse-free survival in patients with osteosarcoma of the extremity. N Engl J Med, 1986. 314(25): p. 1600–6.

[6] Rosen, G., et al., Primary osteogenic sarcoma: the rationale for preoperative chemotherapy and delayed surgery. Cancer, 1979. 43(6): p. 2163–77.

[7] Allison, D.C., et al., A meta-analysis of osteosarcoma outcomes in the modern medical era. Sarcoma, 2012. 2012: p. 704872.

[8] Fletcher, C.D., K.K. Unni, and F. Mertens, *Pathology and genetics of tumours of soft tissue and bone*. Vol. 4. 2002: Iarc.

[9] Amankwah, E.K., A.P. Conley, and D.R. Reed, Epidemiology and therapies for metastatic sarcoma. Clin Epidemiol, 2013. 5: p. 147–162.

[10] Levin, A.S., A. Arkader, and C.D. Morris, Reconstruction Following Tumor Resections in Skeletally Immature Patients. Journal of the American Academy of Orthopaedic Surgeons,2017. 25(3): p. 204–213.

[11] Muscolo, D.L., et al., Proximal Tibia Osteoarticular Allografts in Tumor Limb Salvage Surgery. Clinical Orthopaedics and Related Research, 2010. 468(5): p. 1396–1404.

[12] Mankin, H.J., F.J. Hornicek, and K.A. Raskin, *Infection in massive bone allografts*. Clinical Orthopaedics and Related Research? 2005. 432: p. 210–216.

[13] Matejovsky, Z. and I. Kofranek, Massive allografts in tumour surgery. International orthopaedics,2006. 30(6): p. 478–483.

[14] Rabitsch, K., et al., Intercalary reconstructions with vascularised fibula and allograft after tumour resection in the lower limb. Sarcoma, 2013. 2013.

[15] Bus, M., et al., Is there still a role for osteoarticular allograft reconstruction in musculoskeletal tumour surgery? A long-term follow-up study of 38 patients and systematic review of the literature. The bone & joint journal, 2017. 99(4): p. 522–530.

[16] Borggreve, J., Kniegelenksersatz durch das in der Beinlängsachse um 180 gedrehte Fußgelenk. Arch Orthop Unfallchir, 1930. 28: p. 175–178.

[17] van der Windt, D.A., et al., Energy expenditure during walking in subjects with tibial rotationplasty, above-knee amputation, or hip disarticulation. Archives of physical medicine and rehabilitation, 1992. 73(12): p. 1174–1180.

[18] Sawamura, C., et al., Indications for and surgical complications

of rotationplasty. Journal of Orthopaedic Science, 2012. 17(6): p. 775–781.

[19] Agarwal, M., et al., *Rotationplasty for bone tumors: is there still a role?* Clinical Orthopaedics and Related Research (1976–2007), 2007. 459: p. 76–81.

[20] Kinoshita, H., et al., Effectiveness of Salvage Knee Rotationplasty on Sarcoma Around the Knee in Adolescents and Young Adults. Anticancer Research, 2021. 41(2): p. 1041–1046.

[21] Moore, A.T., Metal hip joint; a new self-locking vitallium prosthesis. Southern medical journal,1952. 45(11): p. 1015.

[22] Brav, E.A., F.J. Mc, and J.A. Miller, The replacement of shaft defects of long bones by metallic prostheses. Am J Surg, 1958. 95(5): p. 752–60.

[23] Horwitz, T., Use of a shaft prosthesis in the treatment of surgically resistant nonunion of the humerus. Bull Hosp Joint Dis, 1955. 16(1): p. 37–44.

[24] Loomis, L.K., *Internal prosthesis for upper portion of femur; a case report.* J Bone Joint Surg Am, 1950. 32 a(4): p. 944–6.

[25] Macausland, W.R., Replacement of the lower end of the humerus with a prosthesis; a report of four cases. West J Surg Obstet Gynecol, 1954. 62(11): p. 557–66.

[26] Moore, A.T., *The self-locking metal hip prosthesis.* J Bone Joint Surg Am, 1957. 39–a(4): p. 811–27.

[27] Seddon, H.J. and J.T. Scales, A polythene substitute for the upper two-thirds of the shaft of the femur. Lancet, 1949. 2(6583): p. 795.

[28] Venable, C.S., An elbow and an elbow prosthesis; case of complete loss of the lower third of the humerus. Am J Surg, 1952. 83(3): p. 271–5.

[29] Huvos, A.G., G. Rosen, and R.C. Marcove, Primary osteogenic sarcoma: pathologic aspects in 20 patients after treatment with chemotherapy en bloc resection, and prosthetic bone replacement. Arch Pathol Lab Med, 1977. 101(1): p. 14–8.

[30] Rosen, G., et al., Chemotherapy, en bloc resection, and prosthetic bone replacement in the treatment of osteogenic sarcoma. Cancer, 1976. 37(1): p. 1–11.

[31] Sinks, L.F. and E.R. Mindell, Chemotherapy of osteosarcoma. Clin Orthop Relat Res, 1975(111): p. 101–4.

[32] Golish, S.R. and W.M. Mihalko, Principles of biomechanics and biomaterials in orthopaedic surgery. J Bone Joint Surg Am, 2011. 93(2): p. 207–12.

[33] Ghani, Y., et al., Development of a hydroxyapatite coating containing silver for the prevention of peri-prosthetic infection. J Orthop Res, 2012. 30(3): p. 356–63.

[34] Grimer, R.J., A.M. Taminiau, and S.R. Cannon, Surgical outcomes in osteosarcoma. J Bone Joint Surg Br, 2002. 84(3): p. 395–400.

[35] Charnley, J., Total hip replacement by low-friction arthroplasty. Clin Orthop Relat Res, 1970. 72: p. 7–21.

[36] Ward, W.G., et al., Loosening of massive proximal femoral cemented endoprostheses. Radiographic evidence of loosening mechanism. J Arthroplasty, 1997. 12(7): p. 741–50.

[37] Wirganowicz, P.Z., et al., Etiology and results of tumor endoprosthesis revision surgery in 64 patients. Clin Orthop Relat Res, 1999(358): p. 64–74.

[38] Henderson, E.R., et al., Failure mode classification for tumor endoprostheses: retrospective review of five institutions and a literature review. J Bone Joint Surg Am, 2011. 93(5): p. 418–29.

[39] Sigmund, I.K., et al., Efficacy of different revision procedures for infected megaprostheses in musculoskeletal tumour surgery of the lower limb. PLoS One, 2018. 13(7): p. e0200304.

[40] Pilge, H., et al., *Incidence and outcome after infection of megaprostheses.* Hip International,2012. 22(8_suppl): p. 83–90.

[41] Strony, J., et al., Musculoskeletal infection in orthopaedic oncology: assessment of the 2018 International Consensus Meeting on Musculoskeletal Infection. JBJS, 2019. 101(20): p. e107.

[42] Ercolano, L.B., et al., *Treatment solutions are unclear for perimegaprosthetic infections.* Clinical Orthopaedics and Related Research? 2013. 471(10): p. 3204–3213.

[43] Sambri, A., et al., Sonication improves the diagnosis of Megaprosthetic infections. Orthopedics, 2019. 42(1): p. 28–32.

[44] Jeys, L., et al., Periprosthetic infection in patients treated for an orthopaedic oncological condition. JBJS, 2005. 87(4): p. 842–849.

[45] Peel, T., et al., Infective complications following tumour endoprosthesis surgery for bone and soft tissue tumours. European Journal of Surgical Oncology (EJSO), 2014. 40(9): p. 1087–1094.

[46] Papadopoulos, A., et al., Multidrug-resistant and extensively drug-resistant Gram-negative prosthetic joint infections: Role of surgery and impact of colistin administration. International journal of antimicrobial agents, 2019. 53(3): p. 294–301.

[47] Morii, T., et al., Deep infection in tumor endoprosthesis around the knee: a multi-institutional study by the Japanese musculoskeletal oncology group. BMC musculoskeletal disorders,2013. 14(1): p. 1–9.

[48] Kapoor, S.K. and R. Thiyam, Management of infection following reconstruction in bone tumors. Journal of clinical orthopaedics and trauma, 2015. 6(4): p. 244–251.

[49] Zajonz, D., et al., Periprosthetic joint infections in modular endoprostheses of the lower extremities: a retrospective observational study in 101 patients. Patient safety in surgery, 2016. 10(1): p. 1–9.

[50] Nucci, N., et al., Management of infected extremity endoprostheses: a systematic review. European Journal of Orthopaedic Surgery & Traumatology, 2020. 30: p. 1139–1149.

[51] Henderson ER, O'Connor MI, Ruggieri P, Windhager R, Funovics PT, Gibbons CL, Guo W, Hornicek FJ, Temple HT, Letson GD (2014) Classification of failure of limb salvage after reconstructive surgery for bone tumours: a modifed system including biological and expandable reconstructions. Bone Joint J 96–B(11):1436–1440.

[52] Flint MN, Grifn AM, Bell RS, Wunder JS, Ferguson PC (2007) Two-stage revision of infected uncemented lower extremity tumor endoprostheses. J Arthroplast 22(6):859–865.

[53] Ercolano LB, Christensen T, McGough R, Weiss K (2013) Treatment solutions are unclear for perimegaprosthetic infections. Clin Orthop Relat Res 471(10):3204–3213.

[54] Osmon DR, Berbari EF, Berendt AR, Lew D, Zimmerli W, Steckelberg JM, Rao N, Hanssen A, Wilson WR (2013) Infectious Diseases Society of A. Diagnosis and management of prosthetic joint infection: clinical practice guidelines by the Infectious Diseases Society of America. Clin Infect Dis Of Publ Infect Dis Soc Am 56(1):e1–e25 12.

[55] Parvizi J, Gehrke T (2014) International consensus group on periprosthetic joint I. Definition of periprosthetic joint infection. J Arthroplast 29(7):1331.

[56] Scoccianti, G, Frenos, F, Beltrami, G. Levels of silver ions in body fluids and clinical results in silver-coated megaprostheses after tumour, trauma or failed arthroplasty. Injury 2016; 47(Suppl. 4): S11–S16.

[57] Parry MC, Laitinen MK, Albergo JI, et al. Silver-coated (Agluna®) tumour prostheses can be a protective factor against infection in high risk failure patients. European Journal of Surgical Oncology: the Journal of the European Society of Surgical Oncology and the British Association of Surgical Oncology. 2019 Apr;45(4):704–710.

[58] Yamanaka, M, Hara, K, Kudo, J. Bactericidal actions of a silver ion solution on Escherichia coli, studied by energy-filtering transmission electron microscopy and proteomic analysis. Appl Environ Microbiol 2005; 71: 7589–7593.

[59] Jung, WK, Koo, HC, Kim, KW. Antibacterial activity and mechanism of action of the silver ion in Staphylococcus aureus and Escherichia coli. Appl Environ Microbiol 2008; 74: 2171–2178.

[60] Morones, JR, Elechiguerra, JL, Camacho, A. The bactericidal effect

of silver nanoparticles. Nanotechnology 2005; 16: 2346–2353.

[61] Glehr M, Leithner A, Friesenbichler J et al (2013) Argyria fol-lowing the use of silver-coated megaprostheses: no association between the development of local argyria and elevated silverlevels. Bone Joint J 95(7):988–99229.

[62] Scoccianti G, Frenos F, Beltrami G, Campanacci DA, Capanna R(2016) Levels of silver ions in body fluids and clinical results insilver-coated megaprostheses after tumour, trauma or failedarthroplasty. Injury 47(Supplement 4):S11–S1630.

[63] Donati F, Di Giacomo G, D'Adamio S et al (2016) Silver-coatedhip megaprosthesis in oncological limb savage [sic] surgery. Biomed Res Int 2016:6,31.

[64] Wafa H, Grimer RJ, Reddy K et al (2015) Retrospective evalu-ation of the incidence of early periprosthetic infection with silver-treated endoprostheses in high-risk patients: case-control study. Bone Joint J 97(2):252–257.

[65] Hardes J, Henrichs MP, Hauschild G, Nottrott M, Guder W, Streitbuerger A. Silver-Coated Megaprosthesis of the Proximal Tibia in Patients With Sarcoma. J Arthroplasty. 2017 Jul;32(7):2208–2213.

[66] Vee San Cheong, Paul Fromme, Melanie J. Coathup, Aadil Mumith, Gordon W. Blunn. Partial Bone Formation in Additive Manufactured Porous Implants Reduces Predicted Stress and Danger of Fatigue Failure. Annals of Biomedical Engineering. 2020, 48, 502–514.

[67] Arabnejad S, Johnston B, Tanzer M, Pasini D. Fully porous 3D printed titanium femoral stem to reduce stress-shielding following total hip arthroplasty. J Orthop Res. 2017;35:1774–1783.

[68] Wang B, Hao Y, Pu F, Jiang W, Shao Z. Computer-aided designed, three dimensional-printed hemipelvic prosthesis for peri-acetabular malignant bone tumour. Int Orthop. 2018;42:687–694.

第 10 章　小儿脊柱手术：发病率、并发症和新治疗策略

Incidence, Complications, and Novel Treatment Strategies: Pediatric Spinal Surgery and Management

Hannah Gibbs　John F. Lovejoy Ⅲ　Ryan Ilgenfritz　著

摘　要

　　脊柱术后感染在美国很常见，据统计美国每年有 30 万～50 万例脊柱手术，总费用达 16 亿美元。随着脊柱手术越来越普遍，脊柱器械感染率预计会逐年上升，手术部位感染也将持续给广大家庭和医疗系统带来巨大的经济和社会负担。当下青少年儿童的脊柱手术趋于多样化，其中青少年特发性脊柱侧弯的后路脊柱融合术是最为常见的。本章介绍了儿童脊柱疾病治疗中常用的手术方法，同时也介绍了脊柱感染的发病率和流行病学、并发症、微生物学、临床表现和临床诊断及降低术中感染率的相关技术。尽管目前的基础研究和临床研究已很广泛，但对于脊柱感染治疗，尤其是在儿科人群中，仍缺乏循证医学证据和相关指南。因此，本章介绍手术部位感染的治疗方法及疗效，同时也提出一些未来可期的新方法。

关键词

　　脊柱外科；脊柱；儿科；感染；植入物；伤口引流；真空辅助闭合；管理；新疗法

　　术后脊柱感染在美国很常见，据统计美国每年有 30 万～50 万例脊柱手术，总费用达 16 亿美元[1]。预防措施因机构而异，在预防和管理手术部位感染方面没有真正的标准方法。

一、发病率和流行病学

　　儿童脊柱器械感染的总发生率为 0.5%～20%，这取决于手术适应证。在儿童群体中有多种脊柱手术，青少年特发性脊柱侧弯（adolescent idiopathic scoliosis，AIS）的后路脊柱融合术是最常见的。脊柱侧弯的总发病率为总人口的 2%～3%，大多数都可以采用支具保守治疗，只

有侧弯 >50° 的患者才需要手术治疗[2]。脊柱内固定术后的并发症，如浅表和深部伤口感染，在 AIS 患者中的发生率为 0.5%～4.3%[3-7]。脊柱侧弯研究学会委员会的最新数据显示，在总共 20 424 例病例中，感染率为 2.6%[8]，尽管该队列中的大多数患者都是 AIS 患者。神经肌肉疾病患者的感染率较高，为 8%～24%[3, 9-18]，这可能是由于手术时间较长、肠道和膀胱控制不良、反复尿路感染、认知障碍、营养不良及既往脊柱手术史[15, 19-21]。此外，先天性脊柱侧弯患者报道感染率为 2.2%[8]。重要的是，神经肌肉性脊柱侧弯（分别为 19.9% 和 0.34%）和先天性脊柱侧弯（分

别为 10.6% 和 0.30%）患者的发病率和死亡率最高，而特发性脊柱侧弯患者的发病率和死亡率分别为 6.3% 和 0.02%[22]。患者特征和手术相关变量对 SSI 率有影响。

手术部位感染给家庭和医疗系统带来了巨大的经济和社会负担。脊柱 SSI 患者的平均住院费用为 154 537 美元（26 977～961 722 美元[23]）。慢性感染（>3 个月）患者平均住院日为 29 天[23]，并在多次手术中接受静脉注射（IV）抗生素治疗，部分甚至需移除植入物[3, 23, 24]。除了经济负担外，患者和家庭还面临着巨大的社会压力。儿童和青少年必须缺课，父母必须抽出时间照顾他们，心理压力使家庭活力紧张。因此，脊柱 SSI 的预防和管理一直是近期文献关注的焦点，尽管在儿童和青少年的治疗中，共识和标准化相对较少。

二、常见手术和入路

（一）脊柱侧弯

脊柱侧弯的特征是脊柱侧弯，Cobb 角（倾斜椎体之间的角度）>10°。病因是多因素的，目前尚不清楚，但可能存在遗传易感性[25]。脊柱侧弯根据年龄分为：婴儿 0—3 岁、儿童 4—10 岁、青少年 11—17 岁和成人≥18 岁[26]。决定自然史的最关键因素是年龄，因为患者越年轻，曲度越有可能因更大的生长潜力而进展。对于侧弯 25°～45° 的患者，支具被视为一线治疗。对于侧弯 50° 或以上的患者，建议行后路脊柱融合术[26]。手术的主要目的是阻止侧弯的进展，因为侧弯>90° 可能会导致严重的肺功能限制[27]。

矫正手术主要通过后入路进行，患者俯卧在手术台上。臀部弯曲约 20°，膝盖和腿略微弯曲，并用枕头抬高[28]。腹部保持自由，以便于静脉回流。全程均使用肌电图神经监测仪来以监测神经根和括约肌的功能[29]。为了通过外科手术矫正脊柱，需要做一个中线切口，并通过深度解剖暴露小关节面。小关节切除术一直进行到与横突水

平。借助荧光透视、肌电图和探头可视化技术，可以看到凸形螺钉并将其钻入椎弓根，再将矫形棒轻轻地置入椎弓根螺钉中。棒固定后，拧紧螺钉，借助棒的旋转来纠正脊柱畸形。最后一步是对缺血肌肉组织（如有）进行大量冲洗和清创。术前和术后射线照片如下所示（图 10-1）。虽然不太常见，但前路可用于腰椎和胸腰段脊柱融合。在这种情况下，患者处于侧卧位，脊柱侧弯曲线朝上[30]。

（二）腰椎峡部裂和腰椎滑脱

脊椎峡部裂是脊椎关节间的应力性骨折，

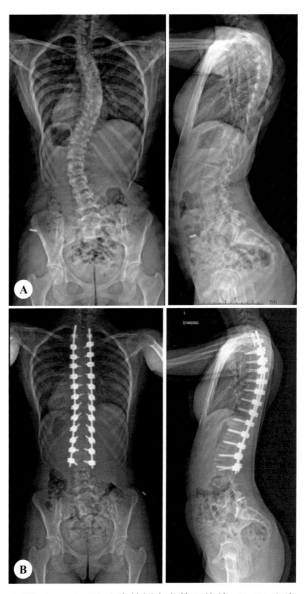

▲ 图 10-1　**A. PA** 和脊柱侧弯术前 **X** 线片；**B. PA** 和脊柱侧弯术后 **X** 线片

而脊椎滑脱是一个椎体在其相邻节段上向前滑动[31, 32]。主要诊断是通过 X 线片，并可通过脊柱 MRI 来明确诊断。由于大多数病例无症状，对于这部分患者支具固定和定期监测是一线治疗手段。而症状性腰椎滑脱病例可能需要从后路直接手术修复，与脊柱侧弯治疗一样，包括复位和融合。该手术包括椎弓根螺钉组合和棘突与横突之间的加压连接[33-36]。

（三）颈椎不稳

颈椎不稳定可能出现在其他健康儿童中（如齿状突骨病），或继发于潜在疾病（如唐氏综合征或 Klippel-Feil 综合征[37]）。齿状突小骨是指齿状突的上部通常由于骨折不愈合而与基底分离。大多数人认为，这是由未被承认的童年创伤造成的，由于缺乏血液供应或停滞不前，创伤无法愈合；然而，其他人认为这种情况是先天性的[38, 39]。当小骨向后移位时，可能会压迫脊髓导致神经功能缺损。Klippel-Feil 综合征患者具有特征性表现，包括短而宽的颈部、受限的颈部运动和低发纹[37]。唐氏综合征患者可能因颈椎先天性畸形和韧带松弛而导致颈椎不稳。寰枢椎（$C_{1\sim2}$）半脱位和枕颈不稳是该人群常见的疾病。最后，颈椎异常，如寰枕异常，增加 $C_{1\sim2}$ 不稳定性，如果不手术治疗，可能导致毁灭性后果。在颈椎不稳的严重表现中，即有颈椎病和神经症状的患者，最终管理选项包括，如使用 Gallie 技术的 $C_{1\sim2}$ 后路脊柱融合[37, 40]或前后联合融合。

对于 Gallie 技术，患者俯卧，从颅底延伸至 C_4 棘突的中线作切口[41]。在对 C_1 和 C_2 椎骨进行深度剥离后，将一根柔性双股钢丝（18～22G）从下至上穿过 C_1 椎弓根下方，并向后弯曲，形成光滑的唇。骨移植物取自髂骨皮质骨，然后在 C_1 和 C_2 椎板上构建，钢丝环从 C_1 弓固定在移植物上，围绕 C_2 基底。

（四）椎间盘突出症

虽然在儿科人群中很少见（18 岁以下人群的发病率为 1%）[42, 43]，但腰椎间盘突出症可发生在儿童中，主要是由于创伤，95% 的病例位于 $L_{4\sim5}$ 或 $L_5\sim S_1$[44-47]。最初的主诉通常是坐骨神经痛，MRI 可以明确诊断。一线治疗是非手术治疗，但如果保守治疗无效，或有明显的神经系统症状（如四肢无力），应接受手术修复。后路手术在这些手术中是最常见的，包括一个开放的椎间盘切除术，以解除髓核疝入椎管。一般手术后疼痛可立即得到缓解。

三、并发症

与任何类型的手术一样，并发症有可能发生，并对临床结果产生负面影响。脊柱手术后伤口感染仍然是最常见的并发症之一。识别危险因素并实施术前、围术期和术后措施是预防术后感染的一个组成部分。然而，大多数现有文献都受到回顾性研究设计的限制，因此很难消除混杂变量并准确识别儿童脊柱器械感染的因素。但是，通过广泛的研究和系统评价[5, 48, 49]，儿童脊柱内固定感染的常见风险因素已被识别，并可根据患者风险因素和手术相关风险因素进行分层（表 10-1）。患者特定的风险因素，包括既往脊柱手术史、年龄 > 10 岁、美国麻醉学学会评分 > 2[5]、神经肌肉疾病（脑瘫、脊膜膨出）、大小便失禁、肥胖、复发性尿路感染和营养不良[48]。与手术相关的风险因素，包括围术期抗生素预防、失血和输血、脊柱融合的数量、骨盆融合、植入物突出、同种异体骨移植的使用、手术时间的增加[48]。Glotzbecker 等[48]报道，增加 SSI 风险的最重要因素如下。

- 抗生素预防使用不当。
- 植入物突出。
- 失血和输血。
- 第一代不锈钢植入物。
- 融合脊髓节段数。
- 融合延伸至骨盆。
- 延长手术时间。

表 10-1　脊柱手术部位感染风险因素[48, 49]	
儿科患者危险因素	**手术相关风险因素**
• 年龄＞10 岁	• 围术期抗生素预防
• 脊柱手术史	• 失血和输血
• 美国麻醉学学会评分＞2	• 融合脊髓节段数
• 肥胖	• 脊柱与骨盆融合
• 神经肌肉型脊柱侧弯	• 同种异体骨移植的使用
• 复杂的医学共病（脑瘫、脊膜膨出）	• 增加手术时间
• 尿失禁和肠失禁	• 植入物突出
• 复发性尿路感染	• 第一代不锈钢植入物
• 营养不良	

另一项研究发现，在手术部位感染的发展过程中，抗生素使用不当、神经肌肉性脊柱侧弯、术后住院天数和僵硬的器械会显著增加脊柱器械感染的风险[50]。

复杂的疾病，如脑瘫、脊膜膨出和肌病，可能与 SSI 的发病率增加有关，这可能是由于患者免疫系统减弱、尿失禁和大便失禁、病变周围的皮肤质量差所致。由于尿路和胃肠道微生物的直接传播，如脆弱类杆菌和大肠埃希菌，尿失禁和大便失禁导致感染革兰阴性菌的风险增加[51]。然而[52]，Mistovitch 等[49]认为，尿失禁本身并不是一个孤立的危险因素，因为在神经肌肉性脊柱侧弯患者中，尿失禁与许多其他潜在因素一起存在。抗生素使用不当（定义为不正确的剂量、抗生素选择或剂量时间）被视为 SSI 原因中的一个重要风险因素，因为对机体的保护不足[5]。融合超过 10 个椎体水平与 SSI 风险增加相关[6]。骨盆固定是一种用于稳定脊柱和促进腰骶关节融合术的技术[53]。六项不同的研究表明，由于靠近膀胱和肠道，将植入物固定到骨盆或骶骨会增加脊柱感染的可能性[12, 20, 51, 54-56]。

使用同种异体骨移植或供体组织骨移植也会增加脊柱器械感染的风险[15, 57]。一项研究发现，46% 的同种异体骨移植在手术植入前被细菌污染，包括铜绿假单胞菌、表皮葡萄球菌等，可

能是由术中准备技术引起的[58]。当使用自体骨移植（宿主组织移植）时，患者发生感染的可能性最小[59]。然而，强有力的证据表明，与自体移植相比，使用陶瓷同种异体移植不会增加感染风险[60]。最后，与钛相比，由于在钢棒上形成更广泛的生物膜，第一代不锈钢棒的使用会增加延迟（＞1 年）SSI 风险[61, 62]和增加病原体清除难度[63]。一些人主张使用钛棒，因为钛棒可以增强对延迟 SSI 和生物膜产生的保护[61, 64]。

深部脊柱器械感染很难清除，如果移除植入物，可能会影响畸形的矫正[17]。无法清除的长期感染可导致严重并发症，如脊椎骨髓炎、败血症和神经功能缺损[17]。在更严重的情况下，感染可能危及生命。术后感染的另一常见并发症是假关节病，或在进行融合手术后脊柱无法融合[65, 66]。当怀疑感染时，术中仔细检查融合块，必要时检测假关节病[15]。

除了 SSI，儿童脊柱手术中可能会出现其他罕见的并发症。Raemes 等[22]报道了接受脊柱手术的儿童患者的并发症，如新发神经功能缺损、周围神经缺损、肺（非栓塞）缺损、硬脑膜撕裂、植入失败、硬膜外血肿、非致命性血液学缺损、深静脉血栓、抗利尿激素分泌失调综合征（syndrome of inappropriate secretion of antidiuretic hsrmone，SIADH）和视力缺损。

四、微生物学

早期发现致病微生物对术后脊柱感染的治疗至关重要。然而，数据仅基于回顾性研究，限制了混杂因素的准确性和控制。在使用抗生素之前，应先进行培养。表面伤口培养通常产量很低，细菌培养很少出现阳性结果。然而，在大多数（70%～92%）脊柱 SSI 病例中，术后伤口深层培养会培养出病原体[56, 67, 68]，因此可以选择适当的抗生素治疗。无论如何，病原体可以根据手术后经过的时间和最初的手术适应证进行分层。文献对早期感染和晚期感染的定义各不相同，但

一般来说，早期感染被认为在初次手术后＜90天，晚期感染被定义为≥90天[23, 69]。大多数研究报道早期感染更为常见，其中一项报道称67%的感染在手术后的第1个月内出现，90%在手术后的前6个月内出现[56]。早期感染更可能继发于高致病性病原体，如金黄色葡萄球菌和革兰阴性肠道细菌。低毒力病原体，如凝固酶阴性葡萄球菌（CoNS）、厌氧菌、丙酸杆菌属和肠球菌属，更常在晚期感染中发现，因为这些细菌需要时间形成生物膜，在这一点上，它们容易对抗生素治疗产生极端耐药性[70, 71]。因此，低毒力和晚期感染很难单独用药物治疗，通常需要立即移除植入物才能进行有效治疗[24, 69]。

对于特发性脊柱手术病例，革兰阳性菌是最常见的分离病原体，占阳性培养物的87%[72, 73]。甲氧西林敏感金黄色葡萄球菌和凝固酶阴性葡萄球菌是该队列中最常见的分离微生物，占所有感染的81%[72]。耐甲氧西林金黄色葡萄球菌比MSSA更罕见，文献中报道的比率低至1.4%[72, 74]；然而，这一比率因地理位置和社区中耐甲氧西林金黄色葡萄球菌的流行情况而异。值得注意的是，从特发性脊柱感染中培养出来的绝大多数生物体都是与皮肤共生的细菌[56]。表10-2列出了儿童脊柱器械感染研究的数据。

然而，非特发性脊柱侧弯（神经肌肉和先天性脊柱侧弯）患者的革兰阴性菌患病率较高，如肠杆菌属、大肠埃希菌、假单胞、放线杆菌和奇异变形杆菌[15, 56, 75]，可能与高达57%的术后感染有关[56, 72]。

神经肌肉性脊柱侧弯患者发生革兰阴性菌感染的风险增加3倍[72]，可能是由于粪便菌群污染皮肤或伤口直接接触尿液或粪便[3, 57]。与单微生物革兰阳性菌感染相比，革兰阴性菌感染更可能是多微生物感染[15]。这些数据支持非特发性脊柱侧弯患者在手术前和手术期间进行针对革兰阴性菌进行预防的必要性。

厌氧菌也与外科脊柱感染有关，尽管发生率较低。已鉴定的厌氧菌包括消化链球菌属、丙酸杆菌（痤疮杆菌）、大芬戈尔德菌（Finegoldia magna）[82]、类杆菌、放线菌和其他革兰阳性厌

微生物 [a]	感染总数	特发性脊柱侧弯	非特发性脊柱侧弯	早期（＜3个月）	晚期（≥3个月）
金黄色葡萄球菌	33.9%	25.6%	36.8%	31.4%	11.6%
凝固酶阴性葡萄球菌	18.1%	20.7%	14.0%	7.1%	18.8%
链球菌属	3.3%	1.2%	4.7%	1.5%	0.9%
粪肠球菌	5.3%	6.1%	5.7%	7.1%	2.7%
铜绿假单胞菌	5.3%	3.7%	6.7%	6.6%	1.8%
肠杆菌科 [b]	15.6%	—	20.7%	7.1%	0.9%
痤疮丙酸杆菌	5.6%	30.5%	2.6%	4.6%	41.1%
厌氧菌 [c]	2.8%	7.3%	2.6%	5.1%	1.8%
白色念珠菌	0.7%	—	0.5%	2.0%	—
多重感染	7.4%	5.2%	5.2%	15.2%	7.1%
其他的	2.1%	3.7%	0.5%	12.2%	13.4%

表10-2　儿科患者手术部位脊柱器械感染的微生物学

a. 类别不是相互排斥的
b. 肠杆菌科包括肠杆菌属、大肠埃希菌、肺炎克雷伯菌、奇异变形杆菌
c. 不包括丙酸杆菌物种[3, 7, 15, 24, 57, 68, 72-74, 76-81]

氧球菌[3, 24, 56, 72, 74, 77]。厌氧菌感染是典型的多菌感染，常见于非特发性脊柱侧弯患者。痤疮丙酸杆菌是唯一一种单微生物分离的厌氧菌，在迟发性脊柱感染中起着重要作用[69, 72]，一项研究中报道的患病率为 54%[77]。由于痤疮样芽孢杆菌感染通常延迟 1 年以上，并且表现轻微，无全身症状，临床医生应高度怀疑晚期感染中是否有该病原体[62, 77]。考虑到晚发性感染中痤疮的高发病率，一些人建议在青少年脊柱侧弯手术之前评估痤疮，甚至可能转诊皮肤科。

尽管在文献中非常罕见，但脊柱器械感染也可能由白色念珠菌、人型支原体和非结核分枝杆菌等真菌引起[15, 77]。这些病原体往往会导致亚急性感染，并且仅通过冲洗和清创就可以成功治疗[15]。

分离病原体的金标准是通过术中组织培养[83]；然而，这种方法在鉴定微生物时并不总是一致的。在最近的两项研究中，2.6%～18% 的拭子产生了阴性培养结果，病原体未被鉴定出来[56, 68]。利用锁定分析、共聚焦显微镜或聚合酶链反应等替代方法可以提高鉴定的可靠性[84]。锁定分析是通过在手术期间移除植入物的一小部分，将其无菌分割成较小的碎片，将最大的碎片浸入巯基乙酸盐或脑心培养基中，然后在琼脂平板上培养 8 天来进行的。共聚焦显微镜使用聚焦激光和荧光光学技术来研究病原体，PCR 利用 16s 引物检测基因组序列，提高诊断和治疗的准确性[84]。这些分子方法尚未在儿童骨科感染中进行测试，但 16s PCR 在成人假肢关节感染中显示出了有希望的结果，准确检测到高达 90% 的病原体[85]。目前，儿童脊柱内固定感染的最佳诊断试验是将植入物和与植入物直接接触的组织样本联合使用拭子[84]。

五、术前尽量减少伤口污染

脊柱器械感染的原因仍知之甚少；因此，术前、术中和术后相关操作对于减少感染率至关重要。最初，患者应在手术前一晚使用皮肤准备溶液，如氯丙嗪®（2% 葡萄糖酸氯己定和 70% 异丙醇）、聚维酮碘（β 啶®）和杜拉 Prep®（0.7% 碘和 74% 异丙醇）[86]，以尽量减少皮肤污染。关于哪种解决方案在减少 SSI 方面最有效，数据存在冲突。最近一项针对成年人的研究比较了氯丙嗪®与聚维酮碘的应用效果，发现氯丙嗪®在降低发生浅表和深表 SSI 的风险方面具有优势[87]。然而，Boston 等[88]发现，与其他消毒药相比，聚维酮碘显著降低了感染风险（$P < 0.001$）。最后，一项研究表明，两种消毒药在降低感染风险方面没有差别[86]。消毒药的选择最终由外科医生决定，但无论选择何种，患者都应在手术前一晚用它清洗手术部位。

我们还建议进行术前患者教育以降低术后感染风险。北美儿科骨科学会（Pediatric Orthopaedic Society of North America，POSNA）的成员在接受术前实践调查时报告，35% 的患者在手术前使用了 H.Gibbs 等的教育课程和讲义[63]。事实上，高危儿童脊柱手术的最佳实践指南（Best Practice Guidelines，BPG）建议在手术前将患者教育表作为降低 SSI 风险的 14 项实践之一[89]。其他可选措施，包括获得术前尿液培养、检验（营养评估）和清除手术部位附近毛发[89]。

UTI 的存在是 SSI 发展过程中另一个可修改的风险因素[90, 91]；因此，获得术前尿液培养可以识别可能的病原体，并有机会将敏感性与靶向抗生素预防相匹配。Hatlen 等[90]报道，术前尿培养阳性的患者中，有 2/3 的患者后来出现 SSI，并在尿液中检测到相同的有机体，这进一步支持了这一做法。营养不良在文献中有不同的定义，最常见的是淋巴细胞总数 <1500 个细胞 /mm^3，术前白蛋白 <3.5g/dl[19]。在成人人群中有强有力的证据表明营养不良和 SSI 风险增加，但这种关联在儿科人群中没有得到很好的证明，并有一项研究报道称没有关联[20]。然而，根据 BPG 建议的两项研究结果进行术前营养评估，在这两项研究中，研究人员发现营养不良儿童患 SSI 的风

险增加[19, 90]。此外，修剪手术部位周围的头发比剃须更好[89]。

除了先前的措施外，术前管理的一个重要方面是抗生素预防，在手术前 30～60min 使用抗生素最有效[20, 89]。未在切开时间前 60min 内静脉注射抗生素会增加儿童患 SSI 的风险[5, 6, 20]。美国骨科外科学会认为围术期静脉注射头孢唑林是骨科手术预防 SSI 的一线和护理标准[89]；然而，最近的研究对这种做法提出了挑战，并主张扩大覆盖面，尤其是在非特发性脊柱侧弯亚群中[3, 5, 15, 20, 56]。非特发性脊柱侧弯患者，如神经肌肉性脊柱侧弯患者，经常因为失禁使他们更容易受到革兰阴性菌感染。对患有慢性尿路定植的成年人进行的一项研究发现，与接受标准静脉注射头孢唑林的患者相比，接受个体化尿培养抗生素预防治疗的患者发生的革兰阴性菌感染更少（$P=0.039$）[92]。因此，除了静脉注射头孢唑林外，建议在高危人群中使用覆盖革兰阴性菌的抗生素，如患有神经肌肉性脊柱侧弯和慢性尿路定植的人群[93]。

尽管在文献中存在争议，但最后的建议是术前进行 MRSA 鼻拭子检查。最佳实践指南不推荐，74% 的人同意不接受术前检查[89]。但其他研究提倡使用它，因为他们发现筛查允许调整术前抗生素，以避免 MRSA 病原体感染和细菌耐药性[94]。

六、术中和术后尽量减少伤口污染

除了术前预防措施外，还有许多围术期方法努力将伤口污染降至最低。使用 Ioban® 抗菌覆盖对手术部位进行预处理是最早被证明可以预防感染的措施之一。最近对儿科骨科医生的一项调查显示，62.9% 的外科医生在用抗生素处理皮肤后使用 Ioban® 进行覆盖[75]。在手术室，大多数医院限制手术室内设施外部的擦洗，限制 OR 人流量（手术前和手术中）[75]。有些人甚至利用"终端消毒"程序，允许手术之间有额外的时间在感染病例后进行消毒。多项研究表明 OR 人流量对骨科

植入手术和手术部位感染率有负面影响[95-97]。全髋关节置换术和全膝关节置换术的感染率分别为9% 和 16.7%，在实施干预措施之前，可限制手术中开门和减少手术室人数；Borst 等报道，在进行这些改变后，感染率显著下降[96]。BPG 建议限制 OR 通路，尤其是在脊柱侧弯手术中[89]。这些做法确保了工作人员的安全，有助于无菌领域的维护，并限制了患者接触外界。尽管有些设施使用紫外线进行额外的消毒，但 BPG 在手术室[89]中不建议使用紫外线。

就手术中使用的植入物类型而言，钛棒在降低感染风险方面比不锈钢棒有明显优势[61, 62, 77]，可能是因为钛棒状物需要增加细菌浓度才能定植。使用钛金属器械的患者也可以接受 MRI，这是其他放射棒所无法提供的成像[98]。如果可能的话，建议使用钛而不是不锈钢。

脊柱内固定植入后，术中需要冲洗伤口。在灌洗方面有很多选择，包括灌洗解决方案和球囊与脉冲灌洗技术。生理盐水和杆菌肽稀释的聚维酮碘可作为灌溉溶液。这个选择取决于最佳解决方案，外科医生的偏好各不相同。与生理盐水相比，聚维酮碘冲洗在减少脊柱内固定手术感染风险方面更有效[99, 100]，但局部使用聚维酮碘可能会对骨生长产生负面影响，因为它已被证明会抑制成骨细胞增殖[101]，还会引起肾毒性[102]。

骨移植抗生素可用于减少植入时微生物的增殖。迄今为止，只有一项研究对抗生素的使用进行了评估在儿科人群中移植[11]。Borkhuu 等[11]发现，与未处理的同种异体骨移植（15.2%）相比，使用庆大霉素治疗的皮质松质骨移植（3.2%）可降低脊柱深部感染的发生率（$P=0.003$）。同种异体骨移植可用于手术，因为传染性疾病传播的风险较低，并发症发生率低，并已证明在神经肌肉和特发性脊柱侧弯患者中都取得了巨大成功[103-106]。以前人们担心同种异体骨移植的感染风险高于自体骨移植，但在本研究中，多孔同种异体骨移植可以通过添加抗生素冷冻干燥来减轻

这种风险的增加。其他关于同种异体骨移植利用的研究在感染率方面没有差异[32, 107]。因此，注入抗生素的同种异体骨移植可能是一种有效的术中预防伤口污染的措施。

在脊柱融合术中，除了植入物浸渍抗生素外，在开放伤口上涂抹万古霉素粉末是一种常见的术中实践。Sweet 等[108] 研究了万古霉素在成人伤口中的作用，发现使用万古霉素粉末的人感染率从 2.6% 下降到 0.2%。其他文献也证明万古霉素在降低感染风险方面具有有益作用[109, 110]。局部使用万古霉素允许更高浓度，而没有系统性不良影响。要根除耐甲氧西林金黄色葡萄球菌，最低抑菌浓度（minimum inhibitory concentration，MIC）为 >1µg/ml[111, 112]。最近的一项研究发现，当局部伤口内注射万古霉素时，第 0 天的浓度为是 MIC（1457µg/ml）的 1000 倍，术后第 3 天仍足够高（128µg/ml）[108]。此外，与其他局部使用抗生素（氨基糖苷类）不同，万古霉素局部使用时不容易进入血液循环[108]。有强有力的证据支持，伤口局部使用万古霉素在儿童人群也是安全的。研究表明，局部使用万古霉素时，血清万古霉素水平没有增加，肌酐也没有改变[113]。另一个值得关注的问题是万古霉素可能会抑制成骨细胞，导致骨再生受损，但 Philp 等[114] 发现，虽然万古霉素对成骨细胞可能有抑制作用并损害骨再生，但抑制作用微乎其微。一项纳入 907 例患者的研究表明，局部使用粉末状万古霉素与按标准流程静脉注射抗生素预防，在脊柱植入物相关感染率方面无显著差异[115]。总之，最佳实践指南和其他研究支持使用手术部位使用万古霉素，用以预防伤口感染，尤其是在高危儿科患者中[89]。

手术时间延长也与脊柱内固定感染呈正相关。因为脊柱的手术范围通常是深而广的，肌肉、筋膜和皮肤的缝合会显著影响手术时间。虽然缝合方法不会影响脊柱内固定物的感染风险，但使用带刺缝合线和拉链缝合线可以显著缩短伤口闭合时间[116-118]。文献表明，使用双向带刺缝合线可以更快速地缝合膝关节置换的手术切口[119-121]。Mansour 等[117] 在 AIS 和脊柱后路融合的患者中验证了这一理论。作者通过比较传统分层间断缝合与倒刺线连续缝合所需的时间，发现与传统分层间断缝合相比，倒刺线连续缝合所需时间明显缩短（平均缩短 12.5min）（P<0.001）。手术时间缩短在降低 SSI 的风险方面尚有争议，但在降低住院费用方面的效果是确切的。研究人员[117] 估计，快速缝合切口为医院节省约 884.60 美元 / 例患者。因此，倒刺线连续缝合可以在全球范围内降低医院费用。在同样的情况下，拉链缝合与传统的 Monocryl4-0 缝合进行比较，拉链缝合的时间明显缩短（45.3s vs. 540.5s）（P<0.001）[116]。两组患者的满意度和美容效果也相似[116]，这表明拉链缝合安全、有效、更快，是伤口愈合的满意选择。最后，氰基丙烯酸酯液体（Integuseal® 密封剂）在手术结束时可用作微生物密封剂。虽然没有不良反应或过敏反应的报道，但在 Integuseal® 的使用和预防术后感染之间未发现显著相关性（P=0.096）[118]。

关于术后抗生素预防的持续时间存在争议。对感染和并发症的恐惧促使一些人术后 24～48h 继续使用抗生素[122, 123]。长时间使用抗生素可能会引起不良反应，导致弊大于利。一项研究发现，在接受后路脊柱融合术的成人中，预防用抗生素 24h 与 72h 相比，在术后感染率方面无显著差异[124]。相应地，在 AIS 后路脊柱融合术的患者中，预防用抗生素直到引流管拔除（3～5 天）与术后使用 2 剂抗生素相比，感染率也没有显著差异（P=1.0）[125]。因此，一般的共识是术后抗生素的使用时间与 SSI 风险的降低无关。

最后，为了尽量减少术后伤口污染，《最佳实践指南》建议减少术后敷料更换，尤其是在尿便失禁的患者中[89]。最近的一项研究发现，如果术后限制换药 5 天或更长时间，后路脊柱融合术 SSI 从 3.9% 显著下降到 0.93%（P<0.0001）[126]，因为敷料可能阻隔了院内病原体。与儿科患者使

用标准纱布相比，银浸渍敷料尽管在持续时间和变化最小化方面有显著优势，但在降低感染率无明显差异[127]。术前、术中、术后措施汇总见表 10-3。

七、伤口引流管

伤口引流可用于防止血肿和浆液性水肿的形成[128]。血肿会增加切口张力，可能导致切口延迟愈合。它们还可能增加术后感染的风险[128, 129]，并有可能压迫脊髓，造成马尾或神经系统损伤[130]。伤口引流的使用在文献中存在争议，尤其是在儿童脊柱融合人群中[131]。放置引流的优点是使得血肿和水肿最小化，从而降低脊髓受压和感染的风险，因为血肿是细菌的温床[132]。然而，伤口引流管可能会影响活动，本身有污染风险，引起术后疼痛和焦虑，增加失血风险，并且需要更高水平的护理[130, 132]。多项研究表明，与无引流的患者相比，放置引流的患者失血风险增加，导致术后贫血，往往需要更多输血[133, 134]。最近的一项研究发现，放置引流组的血红蛋白显著低于未放引流组（$P<0.001$）。医源性创伤也可能随着引流管的放置而发生，而且由于疼痛和无法自由活动，住院时间明显延长[130]。Blank 等[135] 报道，放置切口引流的 AIS 患者术后创面愈合明显改善，敷料更不容易渗血渗液。另一项对接受腰椎手术的成年人进行的研究发现，引流组和非引流组在术后感染率、神经功能缺损、手术时间、失血量、血红蛋白或红细胞比容水平、住院时间方面没有显著差异[136]。汇集引流和非引流相关数据的 Meta 分析报道称，组间敷料渗透率存在显著差异（$P=0.002$）[137]。在伤口感染、血肿或估算失血量方面没有报道差异。

引流管的另一个问题是引流管操作模式缺乏标准化，如深引流管与浅引流管的放置方式、球囊引流管与壁面吸附，稳定引流管的方法（胶带、皮肤缝合），放置时间和拔除引流管时的引流量标准。在 50 例儿童脊柱外科医生的队列中，36 例（72%）使用后路脊柱融合术后引流，其中 18 例报道是由习惯所致[132]。他们报道的放置引流管的指征是过度出血、椎管开放、翻修病例、$INR>1.2$（出血风险增加）。目前尚无明确的适应证或指导方针。在本研究中，大多数外科医生将引流管放置 48h[132]，这与另一项研究中记录的平均 46h 相似[130]。

尽管存在这些并发症和争议，大多数文献报道引流对儿童 SSI 发生率没有影响[20, 51, 132, 138, 139]。到目前为止，一项研究已经证明引流对脊柱内固定感染具有保护作用[32]。因此，总的共识是引流管的使用既不增加也不降低感染风险，反而可能增加术后并发症[140, 141]。因此，伤口引流并不能常规用于预防脊柱外科感染。

表 10-3 脊柱手术中减少手术部位感染的措施		
术前措施	**术中措施**	**术后措施**
手术前一晚氯己定皮肤准备	切皮后 60min 内静脉注射头孢唑林预防（如果对头孢唑林过敏，则使用克林霉素）	尽量减少敷料更换
患者教育表格或教学课程	静脉注射抗生素预防（覆盖革兰阴性菌）[a]	术后抗生素预防
尿液培养物	手术过程中限制手术室进入人数	敷料持续时间
痤疮治疗	不建议使用紫外线灯	
剪毛优先于刮毛	术中伤口冲洗应使用生理盐水	
营养评估（淋巴细胞总数、前白蛋白）	万古霉素粉应用于骨移植或手术部位	

a. 高危患者：患有神经肌肉性脊柱侧弯、肌病和其他非特发性疾病的患者[48, 49, 89]

八、封闭式负压引流

封闭式负压引流（vacuum-assisted closure，VAC）装置对于二次创面愈合或开放性创面自下而上愈合非常有用。VAC 最初被设计用于慢性软组织创伤，如卧位溃疡，如今 VAC 正进入骨科领域[142]。密闭真空可提供伤口内的持续负压（−125mmHg），促进血管生成和肉芽组织的形成，洗出积液，并在整个治疗过程中起到类似敷料的屏障作用[143]。VAC 可以用于闭合初次伤口，或者在脊髓感染进行冲洗和清创后使用，并有计划地延迟伤口愈合。

迄今为止，在脊柱手术中使用VAC 的报道很少。这些设备首先被引入到小儿脊柱外科的两个具有复杂并发症的深部感染患者中[144]。第一位患者患有 Hurler 病，并接受了后路脊柱融合术来修复严重的后凸。他的切口深部感染最终用 VAC 系统进行了 6 周的二次闭合（在伤口上使用皮肤移植）。该患者最终痊愈，没有更换或移除植入物。第二位患者在脊柱裂闭合手术后出现了慢性胸瘘，经过 10 周的 VAC 系统治疗后才得以愈合。另外两项研究观察了脊柱切口深部感染患者，在使用 1~2 周 VAC 后切口的愈合情况[145-146]。其中一项研究报道，100%（21/21）的患者在单纯使用创面 VAC 后感染彻底清除[145]，另一项研究中 5/6 的患者感染得到清除[146]。两项研究都未取出或更换植入物。最后，van Rhee 等[142] 研究了 6 例小儿神经肌肉性脊柱侧弯患者，他们在后路脊柱融合术后出现了切口深部感染。每名患者每周在家中或医院更换 3 次 VAC，同时给予辅助肠外抗生素至少 6 周。治疗 6 周后，ESR 和 CRP 呈下降趋势，接近正常水平。3 个月后，伤口二次愈合，感染清除[142]。脊柱内固定上形成肉芽组织是创面闭合的时间限制因素；然而，所有 6 例患者都不需要移除植入物。这些研究提供的数据令人鼓舞，并作为证据支持切口 VAC 用于伤口二次愈合，特别是经过冲洗、清创治疗后的感染切口。

虽然在 van Rhee 的纳入 6 例患者的研究中并未报道相关的并发症，但伤口 VAC 在更换泡沫垫时偶尔会引起皮肤过敏、皮肤皲裂和疼痛[142]。最后，封闭式负压会产生厌氧环境，可能产生厌氧菌感染。强烈建议伤口持续培养以避免并发症[147]。

九、临床表现和诊断

脊柱感染的诊断需要临床判断，因为患者并不总是表现出明显的症状[83]。最常见的症状表现为创面渗液和背部疼痛，以及较常见的发热和全身不适。在一组脊柱 SSI 患者中，86.2% 的患者出现创面渗液[74]。一般情况下，背部疼痛和创面渗液是最常见的症状。在体格检查中，伤口可能完全不明显，考虑到浅表皮肤和深层创伤之间的巨大距离，可能存在皮下伤口裂开和窦道存在。感染指标常用白细胞计数、红细胞沉降率、C 反应蛋白等实验室检查。白细胞计数是一种微弱的、不可靠的能够预测感染的指标，相较而言，急性期反应物更有用，尽管与病情并不十分一致。由于化验结果通常正常或轻微升高，所以得出的结论可能具有争议性[148, 149]。术后红细胞沉降率可升高 6 周，而 CRP 水平通常在 2 周后恢复正常。因此，CRP 是感染检测中灵敏度最高的指标[150]。尽管血培养假阴性率接近 88%，但也可用于指导抗生素治疗[148, 149]。常用检查包括 X 线、CT 和超声。在早期临床症状通常还没有出现时，X 线片在诊断感染时通常是有用的[83]。

综上所述，伤口浅表拭子培养阳性率低，故宜选用深拭子。因此，深拭子是首选。确定诊断的最好方法是伤口穿刺抽脓[15]。皮肤消毒准备好后，通过插入 18 号 3.5 英寸（8.89cm）针头，从伤口的深层[15] 开始抽液。临床医生应缓慢推进针头，直到他们感觉针头到达指定部位[15]。如果深层吸出的样本不明显，那么浅层吸出的样本应该明显。培养得出阳性结果来证实诊断。深部伤口感染需用手术来明确诊断，以确定组织植入物感染还是融合物感染。即使是血肿或血清肿，也可能有感染存在，不应该直接排除。任何术后伤口血肿或伤口渗液均应提醒临床医生进一步检查。

十、手术部位感染的处理

尽管在大量的基础和临床研究中已经出现，很少有证据和指导中存在脊柱感染的管理，特别是在小儿患者中。并非所有感染的严重程度或手术部位的介入程度都相同，这给感染的控制带来了挑战[83]。浅表感染不跨越深筋膜层，局限于真皮和皮下组织[11]。深部感染超出了胸背深部或腰背筋膜[11]。一般来说，单纯使用抗生素来治疗无植入物手术的术后感染和浅表脊柱感染是足够的；脊柱内固定感染则很难清除，因为它们提供了细菌生长的环境。一般来说，外科清创和抗生素治疗被认为是处理脊柱感染的第一步，但治疗根据早发（<3个月）或晚发感染的不同而不同（≥3个月）。持续感染可能需要更换假体，或者融合后一旦发生感染，则需永久移除假体。

（一）医疗处理

大多数关于小儿脊柱 SSI 的诊疗建议均来自成人人工关节感染的文献。一般来说，脊柱内固定感染最好治疗方式是去除内固定物，但对于在脊柱内固定术后早期发生的感染，这可能并不总是安全和必要的。美国传染病学会成人人工关节感染的治疗指南建议从清创、抗生素和假体移除（DAIR）开始[151]。根据机体和药物敏感性情况，应予静脉注射抗生素 2～6 周，然后口服抗生素 3～6 个月或更长时间[151]。一些研究建议，如果培养的微生物具有耐药性，如 MRSA，则静脉注射抗生素 8 周或更长时间[137]。Kowalski 及其同事[69]在 28/30 例发生早期（<30 天）脊柱感染的患者接受 DAIR 治疗后显示成功根除感染。他

们给患者至少 2 周的时间肠外抗生素治疗，然后过渡到口服药物 6 个月或更久。在早期发病感染队列中，每个 OS（PO）抗生素治疗与生存率的增加相关。

抗生素治疗的最佳时间长短取决于患者和病例，在整个研究过程中各不相同。Messenia 及其同事[74]对 23 例脊柱感染患者进行了随访，并对其中的病患分别进行了切开引流、生理盐水冲洗和抗生素等治疗，平均治疗时间为 131 天（42～597 天）。治疗以症状和炎症标志物的消退为终点。23 例患者中有 18 例保留植入物且仅通过抗生素治疗就获得成功，但药物治疗并非完全没有不良反应。在 23 例患者中，有 7 例患者因长期服用药物而出现不良反应，最常见的是肾毒性、肝毒性和可逆性中性粒细胞减少。除一名患者在服用氨基糖苷类药物后出现耳毒性外，所有药物的不良反应在停药后都是可逆的。

药物治疗方案应包括病原体特异性抗生素与利福平联合治疗葡萄球菌感染[151]。葡萄球菌感染的推荐治疗方案是万古霉素和利福平的联合治疗[151]。其他配套药物包括氟喹诺酮、米诺环素、多西环素、复方新诺明或口服第一代头孢菌素。外科医生应根据不良反应、不耐受性、过敏情况和体外易感性等改变治疗方法。最近的研究报道称，使用利福平成功根除了葡萄球菌、链球菌感染及其他革兰阳性菌[152]。如果感染病原体为革兰阴性，则应使用氟喹诺酮类药物，因为研究表明该疗法的成功率更高[153, 154]。通常，由于细菌耐药性和不良反应影响，不鼓励小儿患者使用氟喹诺酮类药物，但美国儿科学会（American Academy of Pediatrics，AAP）支持使用氟喹诺酮类药物治疗多重耐药菌的感染，因为氟喹诺酮类药物的使用被认为是适当的，并且没有其他安全的替代品[155]。

（二）手术处理

所有脊柱内固定感染的初始治疗方法是

用生理盐水冲洗和清除缺血或坏死的组织[15]。Sponseller 等[15] 报道，使用这种方法成功地消灭了革兰阳性菌。为评估关节融合术或假性关节病，应仔细检查融合部位。次要的措施，如伤口 VAC 或封闭抽吸引流，可用于辅助手术。如果患者感染或发现肌肉缺血，外科医生应毫不犹豫地保持伤口开放，直到伤口情况好转。开放性伤口需要特别注意适当的增加清创频率和治疗。植入物移除、保留、清创和伤口处理的考虑均基于外科医生的判断。

清创术后，伤口主要通过引流管闭合，另一部分可能需要通过敞开伤口以促进愈合。继发性伤口通过从深到浅覆盖植入物的肉芽组织来促进生长愈合。Sponseller 等[15] 建议，如果能够调动足够的肌肉，并且在早期进行闭合，则应进行一期闭合。在冲洗和清创后，主要通过引流管封闭，已被证明在脊柱内固定感染中非常成功[156]。但如果椎旁肌肉太僵硬，闭合就很复杂，在这些情况下，局部旋转肌瓣可能有助于伤口闭合。背阔肌可用于闭合上腰椎和胸腰段伤口，而斜方肌可用于闭合上颈椎和胸部伤口[15]。一项研究使用由背阔肌或臀大肌组成的皮瓣来增强伤口血液供应实现适当的伤口闭合，并具有良好的伤口愈合效果[157]。

Sponseller 及其同事[15] 为儿童脊柱内固定感染的治疗制订了明确的适应证。在对植入物进行初步外科探查时，只要植入物周围的肌肉看起来是可行的，并且患者病情稳定，就应该进行清创和伤口闭合。如果发现大量渗液或组织坏死和覆盖不良，应通过器械上的肉芽化使伤口开放以愈合（次要愈合）。最后，如果伤口在多次清创和治疗后仍有脓性引流液，则应移除植入物。

是否保留、移除或更换植入物取决于感染的时间。如前所述，早期发生感染通常仅用 DAIR 治愈，主要目的是保留植入物。然而，迟发感染，尤其是深部感染，由于感染复发的风险和单独使用 DAIR 无法根除，几乎总是通过手术去除植入物或更换植入物来治疗[15]。迟发性感染是由在植入物上形成生物膜的低毒力病原体引起的，这使得清除耐药生物膜变得极其困难[70, 71]。如分离出丙酸杆菌，也建议移除植入物[158]。Ho 等认为，彻底根除晚期感染的唯一方法是移除植入物。其他研究报道称，不拆除器械的情况下，感染复发的概率几乎为 50%[159]，而拆除植入物的情况下，感染复发的概率为 10%。

早期或晚期移除内固定都有导致脊柱畸形进展的风险[3, 7, 23, 24, 81]，尤其是在早期感染中，因为脊柱融合的可能性较小。关于移除内固定后的脊柱畸形角度进展变化，有不同的文献报道，一些报道为 10° 或以上[160]，另一些报道为＞23°[3]。无论感染时间如何，植入物移除后都可能出现脊柱畸形进展[69, 160, 161]。最近的一项研究评估了 21/42 例患者因内固定感染需要移除植入物的 AIS 患者的脊柱畸形进展情况。21 例患者中有 19 例患者的胸部后凸度增加了 11°～20°，5/21 例患者的胸部曲线进展超过 20°[160]。尽管从融合到移除的时间及移除植入物的原因与进展无关，这些进展显著的患者在手术前有更大的胸椎和腰椎冠状畸形曲线。另一项研究显示，植入物移除的总体曲线进展为 23°，而植入物内固位者为 2°。平均而言，该类患者需要两次手术（1°～9°）才能根治。其他研究报道的脊柱畸形曲线进展较小，如胸椎曲线为 10°，胸椎曲线为 6°，腰椎曲线为 5°。虽然从初次手术开始的 1 年以上患者的进展程度较低，但曲线的进展趋势是符合预期的，但不可具体预测；因此，如果存在迟发性深部感染，尽管进展缓慢，但为了患者的安全，仍应进行植入物移除。

植入物移除的另一个并发症是假关节病或手术后脊柱融合失败。一项研究报道，与保留内固定的患者相比，移除植入物的患者假关节发生率更高（0%～38.1%，$P=0.02$）[161]。然而，其他研究报道显示晚期内固定感染患者的假性关节病发病率为 20%～62%[162, 163]。Cahill 及其同事[3] 报道了 13 例出现晚期感染的患者中，7 例患者后来出现假性关节病。治疗假性关节病所需的平均手术次数为 1.2 次。尽管这些研究表明晚期脊柱感染与假性关节病之间存在关联，但一些作者提出疑问，脊柱感染是否是假性关节病发展的危险因素，或者假性关节病是否是脊柱感染发展的易感危险因素。

另一种选择是植入物的更换，虽然在内固定感染的处理中不太常见。由于早期可以避免移除植入物，因此用新的植入物替换先前的植入物可能是根除早期感染的成功方法。在对慢性感染患者的回顾分析中，有 10 例患者接受了植入物置换，与接受植入物移除的患者相比，生存曲线表现更好[67]。另一项使用植入物置换治疗急性感染的研究显示该方法成功清除了 76% 的感染[63]。因此，建议使用不锈钢植入物的患者将植入物从不锈钢更换为钛棒，因为不锈钢更难清除感染[63]。总之，早期感染应通过冲洗、清创、植入物保留和长期抗生素治疗进行处理，而晚期感染如果通过移除植入物和抗生素治疗进行处理，效果更佳。

（三）预后

尽管术后脊柱感染会带来巨大的经济和社会负担，但一旦得到及时治疗，患者的预后与术后正常病程的患者相似。通过冲洗、清创、保留或移除植入物、长期抗生素治疗的处理，已经证明可以与没有感染的患者有类似的预后[164]。然而，需要积极的治疗以避免败血症、脊椎骨髓炎和脊柱矫正失败等并发症。

十一、减少脊柱外科感染的新疗法

随着脊柱手术越来越普遍，脊柱植入物感染率预计会上升；因此，早期发现和更好的治疗方法非常重要。许多作者已经确定了早期预测脊柱 SSI 的标志物[165–169]。总的来说，发现术后淋巴细胞百分比降低、中性粒细胞与淋巴细胞比率增加和中性粒细胞百分比增加可预测 SSI 的发展[165–169]。术后 3～4 天淋巴细胞百分比 ≤15.1%，术后第 7 天 ≤19.1% 与成人脊柱减压手术后发生 SSI 的风险显著增加有关[166]。中性粒细胞与淋巴细胞比率 ≥3.21%～3.87% 也是成人减压和内固定手术后脊柱感染发展的早期预测因素[165, 166]。最后，当术后第 6～7 天中性粒细胞百分比超过 69% 时，成人腰椎后路手术和内固定手术中 SSI 发生率显著增加[165, 167]。

如前所述，脊柱内固定感染的处理并没有像髋膝关节置换术那样有一个金标准。最近发现，使用抗生素浸渍的聚甲基丙烯酸甲酯骨水泥来治疗脊柱深部植入物感染，是很有希望的[169]。在这项具体研究中，骨水泥中注入万古霉素和妥布霉素，对 10 例深部 SSI 患者进行了一次清创，并添加了抗生素浸渍的 PMMA 骨水泥。在平均 64.4 个月的随访期内，没有患者需要移除植入物。由于骨水泥固化时发生放热反应，从而增加生物膜的渗透性和对抗生素的敏感性[169]。此外，抗生素负载的聚甲基丙烯酸甲酯水泥可能是有效的，因为它提供了较高的局部抗生素浓度[170]。

尽管脊柱感染很少见，目前已有各种术前、围术期和术后处理的治疗策略，但仍需要更多的研究来制订明确的指南，尤其是在儿童患者中。

参 考 文 献

[1] Martone WJ, Nichols RL. Recognition, prevention, surveillance, and management of surgical site infections: introduction to the problem and symposium overview. *Clin Infect Dis.* 2001;33 Suppl 2:S67–68. https://doi.org/10.1086/321859.

[2] Montgomery F, Willner S. The natural history of idiopathic scoliosis. Incidence of treatment in 15 cohorts of children born between 1963 and 1977. *Spine (Phila Pa 1976).* 1997;22(7):772–774. https://doi.org/10.1097/00007632–199704010–00012.

[3] Cahill PJ, Warnick DE, Lee MJ, et al. Infection after spinal fusion for pediatric spinal deformity: thirty years of experience at a single institution. *Spine (Phila Pa 1976).* 2010;35(12):1211–1217. https://doi.org/10.1097/BRS.0b013e3181c212d1.

[4] Coe JD, Arlet V, Donaldson W, et al. Complications in spinal fusion for adolescent idiopathic scoliosis in the new millennium. A report of the Scoliosis Research Society Morbidity and Mortality Committee. *Spine (Phila Pa 1976).* 2006;31(3):345–349. https://doi.org/10.1097/01.brs.0000197188.76369.13.

[5] Linam WM, Margolis PA, Staat MA, et al. Risk factors associated with surgical site infection after pediatric posterior spinal fusion procedure. *Infect Control Hosp Epidemiol.* 2009;30(2):109–116. https://doi.org/10.1086/593952.

[6] Milstone AM, Maragakis LL, Townsend T, et al. Timing of preoperative antibiotic prophylaxis: a modifiable risk factor for deep surgical site infections after pediatric spinal fusion. *Pediatr Infect Dis J.* 2008;27(8):704–708. https://doi.org/10.1097/INF.0b013e31816fca72.

[7] Rihn JA, Lee JY, Ward WT. Infection after the surgical treatment of adolescent idiopathic scoliosis: evaluation of the diagnosis, treatment, and impact on clinical outcomes. *Spine (Phila Pa 1976).* 2008;33(3):289–294. https://doi.org/10.1097/BRS.0b013e318162016e.

[8] Smith JS, Fu KM, Polly DW, Jr., et al. Complication rates of three common spine procedures and rates of thromboembolism following spine surgery based on 108,419 procedures: a report from the Scoliosis Research Society Morbidity and Mortality Committee. *Spine (Phila Pa 1976).* 2010;35(24):2140–2149. https://doi.org/10.1097/BRS.0b013e3181cbc8e7.

[9] Banit DM, Iwinski HJ, Jr., Talwalkar V, Johnson M. Posterior spinal fusion in paralytic scoliosis and myelomeningocele. *J Pediatr Orthop.* 2001;21(1):117–125. https://doi.org/10.1097/00004694–200101000–00023.

[10] Benson ER, Thomson JD, Smith BG, Banta JV. Results and morbidity in a consecutive series of patients undergoing spinal fusion for neuromuscular scoliosis. *Spine (Phila Pa 1976).* 1998;23(21):2308–2317; discussion 2318. https://doi.org/10.1097/00007632–199811010–00012.

[11] Borkhuu B, Borowski A, Shah SA, Littleton AG, Dabney KW, Miller F. Antibioticloaded allograft decreases the rate of acute deep wound infection after spinal fusion in cerebral palsy. *Spine (Phila Pa 1976).* 2008;33(21):2300–2304. https://doi.org/10.1097/BRS.0b013e31818786ff.

[12] Geiger F, Parsch D, Carstens C. Complications of scoliosis surgery in children with myelomeningocele. *Eur Spine J.* 1999;8(1):22–26. https://doi.org/10.1007/s005860050122.

[13] McMaster MJ. Anterior and posterior instrumentation and fusion of thoracolumbar scoliosis due to myelomeningocele. *J Bone Joint Surg Br.* 1987;69(1):20–25.

[14] Osebold WR, Mayfield JK, Winter RB, Moe JH. Surgical treatment of paralytic scoliosis associated with myelomeningocele. *J Bone Joint Surg Am.* 1982;64(6):841–856.

[15] Sponseller PD, LaPorte DM, Hungerford MW, Eck K, Bridwell KH, Lenke LG. Deep wound infections after neuromuscular scoliosis surgery: a multicenter study of risk factors and treatment outcomes. *Spine (Phila Pa 1976).* 2000;25(19):2461–2466. https://doi.org/10.1097/00007632–200010010–00007.

[16] Stella G, Ascani E, Cervellati S, et al. Surgical treatment of scoliosis associated with myelomeningocele. *Eur J Pediatr Surg.* 1998;8 Suppl 1:22–25. https://doi.org/10.1055/s-2008–1071247.

[17] Szöke G, Lipton G, Miller F, Dabney K. Wound infection after spinal fusion in children with cerebral palsy. *J Pediatr Orthop.* 1998;18(6):727–733.

[18] Teli MG, Cinnella P, Vincitorio F, Lovi A, Grava G, Brayda-Bruno M. Spinal fusion with Cotrel-Dubousset instrumentation for neuropathic scoliosis in patients with cerebral palsy. *Spine (Phila Pa 1976).* 2006;31(14):E441–447. https://doi.org/10.1097/01.brs.0000221986.07992.fb.

[19] Jevsevar DS, Karlin LI. The relationship between preoperative nutritional status and complications after an operation for scoliosis in patients who have cerebral palsy. *J Bone Joint Surg Am.* 1993;75(6):880–884. https://doi.org/10.2106/00004623–199306000–00008.

[20] Labbé AC, Demers AM, Rodrigues R, Arlet V, Tanguay K, Moore DL. Surgical-site infection following spinal fusion: a case-control study in a children's hospital. *Infect Control Hosp Epidemiol.* 2003;24(8):591–595. https://doi.org/10.1086/502259.

[21] Olsen MA, Mayfield J, Lauryssen C, et al. Risk factors for surgical site infection in spinal surgery. *J Neurosurg.* 2003;98(2 Suppl):149–155.

[22] Reames DL, Smith JS, Fu KM, et al. Complications in the surgical treatment of 19,360 cases of pediatric scoliosis: a review of the Scoliosis Research Society Morbidity and Mortality database. *Spine (Phila Pa 1976).* 2011;36(18):1484–1491. https://doi.org/10.1097/BRS.0b013e3181f3a326.

[23] Hedequist D, Haugen A, Hresko T, Emans J. Failure of attempted implant retention in spinal deformity delayed surgical site infections. *Spine (Phila Pa 1976).* 2009;34(1):60–64. https://doi.org/10.1097/BRS.0b013e31818ed75e.

[24] Ho C, Skaggs DL, Weiss JM, Tolo VT. Management of infection after instrumented posterior spine fusion in pediatric scoliosis. *Spine (Phila Pa 1976).* 2007;32(24):2739–2744. https://doi.org/10.1097/BRS.0b013e31815a5a86.

[25] Koop SE. Infantile and juvenile idiopathic scoliosis. *Orthop Clin North Am.* 1988;19(2):331–337.

[26] Weinstein SL, Flynn JM. *Lovell and Winter's pediatric orthopaedics.* Lippincott Williams & Wilkins; 2013.

[27] Pehrsson K, Bake B, Larsson S, Nachemson A. Lung function in adult idiopathic scoliosis: a 20 year follow up. *Thorax.* 1991;46(7):474–478. https://doi.org/10.1136/thx.46.7.474.

[28] Hedequist D. Scoliosis Correction In: Saunders, ed. *Operative Techniques: Pediatric Orthopaedic Surgery* Elsevier; 2011:719–730.

[29] Tan AHC, Lam KS, Lee EH. The treatment outcome of trigger thumb in children. *Journal of Pediatric Orthopaedics B.* 2002;11(3):256–259.

[30] Karlin LI. Anterior Spinal Instrumentation and Fusion for Lumbar and Thoracolumbar Idiopathic Scoliosis In: Saunders, ed. *Operative Techniques: Pediatric Orthopaedic Surgery* Elsevier 2011:731–753.

[31] Johnston CE RB. Other Anatomic Disorders of the Spine In: Saunders, ed. *Tachdjian's Pediatric Orthopaedics.* Vol 5 Elsevier 2014:328–355.

[32] Ramo BA, Roberts DW, Tuason D, et al. Surgical site infections after posterior spinal fusion for neuromuscular scoliosis: a thirty-year experience at a single institution. *The Journal of bone and joint surgery American volume.* 2014;96(24):2038–2048. https://doi.org/10.2106/jbjs.m.00277.

[33] Bradford DS, Iza J. Repair of the defect in spondylolysis or minimal degrees of spondylolisthesis by segmental wire fixation and bone grafting. *Spine (Phila Pa 1976).* 1985;10(7):673–679. https://doi.org/10.1097/00007632–198509000–00014.

[34] Giudici F, Minoia L, Archetti M, Corriero AS, Zagra A. Long-term results of the direct repair of spondylolisthesis. *Eur Spine J.* 2011;20 Suppl 1(Suppl 1):S115–120. https://doi.org/10.1007/s00586–011–1759–9.

[35] Johnson GV, Thompson AG. The Scott wiring technique for direct repair of lumbar spondylolysis. *J Bone Joint Surg Br.* 1992;74(3):426–430.

[36] VanDam B. Nonoperative treatment and surgical repair of lumbar spondylolysis. In: Lipincott-Raven, ed. *The textbook of spinal surgery* Philadelphia, PA1997:1263.

[37] Copley L. Disorders of the Neck. In: Saunders, ed. *Tachdijian's Pediatric Orthopaedics* Vol E4 Elsevier 2014:167–205.

[38] Fielding JW, Hensinger RN, Hawkins RJ. Os Odontoideum. *J Bone Joint Surg Am.* 1980;62(3):376–383.

[39] Wollin DG. THE OS ODONTOIDEUM. SEPARATE ODONTOID PROCESS. *J Bone Joint Surg Am.* 1963;45:1459–1471.

[40] Gallie W. Fractures and Dislocations of Cervical Spine *Am J Surg.* 1939;46:495–499.

[41] Loder RT. The Cervical Spine *Lovell and Winter's Pediatric*

Orthopaedics Wolters Kluwer; 2012:821–885.

[42] Ebersold MJ, Quast LM, Bianco AJ, Jr. Results of lumbar discectomy in the pediatric patient. *J Neurosurg.* 1987;67(5):643–647. https://doi.org/10.3171/jns.1987.67.5.0643.

[43] Webb JH, Svien HJ, Kennedy RL. Protruded lumbar intervertebral disks in children. *J Am Med Assoc.* 1954;154(14):1153–1154. https://doi.org/10.1001/jama.1954.02940480005002.

[44] Clarke NM, Cleak DK. Intervertebral lumbar disc prolapse in children and adolescents. *J Pediatr Orthop.* 1983;3(2):202–206. https://doi.org/10.1097/01241398–198305000–00009.

[45] DeOrio JK, Bianco AJ, Jr. Lumbar disc excision in children and adolescents. *J Bone Joint Surg Am.* 1982;64(7):991–996.

[46] Epstein JA, Epstein NE, Marc J, Rosenthal AD, Lavine LS. Lumbar intervertebral disk herniation in teenage children: recognition and management of associated anomalies. *Spine (Phila Pa 1976).* 1984;9(4):427–432. https://doi.org/10.1097/00007632–198405000–00019.

[47] Papagelopoulos PJ, Shaughnessy WJ, Ebersold MJ, Bianco AJ, Jr., Quast LM. Long-term outcome of lumbar discectomy in children and adolescents sixteen years of age or younger. *J Bone Joint Surg Am.* 1998;80(5):689–698. https://doi.org/10.2106/00004623–199805000–00009.

[48] Glotzbecker MP, Riedel MD, Vitale MG, et al. What's the evidence? Systematic literature review of risk factors and preventive strategies for surgical site infection following pediatric spine surgery. *J Pediatr Orthop.* 2013;33(5):479–487. https://doi.org/10.1097/BPO.0b013e318285c507.

[49] Mistovich RJ, Jacobs L, Campbell R, Spiegel D, Flynn J, Baldwin KD. Infection Control in Pediatric Spinal Deformity Surgery: A Critical Analysis of Cause and Prevention Strategies in Adolescent Idiopathic Scoliosis, Neuromuscular Scoliosis, and Early Onset Scoliosis. *Pediatrics.* 2018;142(1 MeetingAbstract):328. https://doi.org/10.1542/peds.142.1_MeetingAbstract.328–a.

[50] Subramanyam R, Schaffzin J, Cudilo EM, Rao MB, Varughese AM. Systematic review of risk factors for surgical site infection in pediatric scoliosis surgery. *Spine J.* 2015;15(6):1422–1431. https://doi.org/10.1016/j.spinee.2015.03.005.

[51] Perry JW, Montgomerie JZ, Swank S, Gilmore DS, Maeder K. Wound infections following spinal fusion with posterior segmental spinal instrumentation. *Clin Infect Dis.* 1997;24(4):558–561. https://doi.org/10.1093/clind/24.4.558.

[52] Brook I, Frazier EH. Aerobic and anaerobic microbiology of wound infection following spinal fusion in children. *Pediatr Neurosurg.* 2000;32(1):20–23. https://doi.org/10.1159/000028892.

[53] Anari JB, Spiegel DA, Baldwin KD. Neuromuscular scoliosis and pelvic fixation in 2015: Where do we stand? *World J Orthop.* 2015;6(8):564–566. https://doi.org/10.5312/wjo.v6.i8.564.

[54] Basques BA, Chung SH, Lukasiewicz AM, et al. Predicting Short-term Morbidity in Patients Undergoing Posterior Spinal Fusion for Neuromuscular Scoliosis. *Spine (Phila Pa 1976).* 2015;40(24):1910–1917. https://doi.org/10.1097/brs.0000000000001093.

[55] Martin CT, Pugely AJ, Gao Y, Ilgenfritz RM, Weinstein SL. Incidence and risk factors for early wound complications after spinal arthrodesis in children: analysis of 30–day followup data from the ACS-NSQIP. *Spine (Phila Pa 1976).* 2014;39(18):1463–1470. https://doi.org/10.1097/brs.0000000000000446.

[56] Mackenzie WG, Matsumoto H, Williams BA, et al. Surgical site infection following spinal instrumentation for scoliosis: a multicenter analysis of rates, risk factors, and pathogens. *J Bone Joint Surg Am.* 2013;95(9):800–806, s801–802. https://doi.org/10.2106/jbjs.L.00010.

[57] Aleissa S, Parsons D, Grant J, Harder J, Howard J. Deep wound infection following pediatric scoliosis surgery: incidence and analysis of risk factors. *Can J Surg.* 2011;54(4):263–269. https://doi.org/10.1503/cjs.008210.

[58] Barriga A, Díaz-de-Rada P, Barroso JL, et al. Frozen cancellous bone allografts: positive cultures of implanted grafts in posterior fusions of the spine. *Eur Spine J.* 2004;13(2):152–156. https://doi.org/10.1007/s00586–003–0633–9.

[59] Lee FH, Shen PC, Jou IM, Li CY, Hsieh JL. A Population-Based 16–Year Study on the Risk Factors of Surgical Site Infection in Patients after Bone Grafting: A Cross-Sectional Study in Taiwan. *Medicine (Baltimore).* 2015;94(47):e2034. https://doi.org/10.1097/md.0000000000002034.

[60] Ransford AO, Morley T, Edgar MA, et al. Synthetic porous ceramic compared with autograft in scoliosis surgery. A prospective, randomized study of 341 patients. *J Bone Joint Surg Br.* 1998;80(1):13–18. https://doi.org/10.1302/0301–620x.80b1.7276.

[61] Soultanis KC, Pyrovolou N, Zahos KA, et al. Late postoperative infection following spinal instrumentation: stainless steel versus titanium implants. *J Surg Orthop Adv.* 2008;17(3):193–199.

[62] Di Silvestre M, Bakaloudis G, Lolli F, Giacomini S. Late-developing infection following posterior fusion for adolescent idiopathic scoliosis. *European spine journal : official publication of the European Spine Society, the European Spinal Deformity Society, and the European Section of the Cervical Spine Research Society.* 2011;20 Suppl 1(Suppl 1):S121–S127. https://doi.org/10.1007/s00586–011–1754–1.

[63] Glotzbecker MP, Gomez JA, Miller PE, et al. Management of Spinal Implants in Acute Pediatric Surgical Site Infections: A Multicenter Study. *Spine Deform.* 2016;4(4):277–282. https://doi.org/10.1016/j.jspd.2016.02.001.

[64] Sheehan E, McKenna J, Mulhall KJ, Marks P, McCormack D. Adhesion of Staphylococcus to orthopaedic metals, an in vivo study. *J Orthop Res.* 2004;22(1):39–43. https://doi.org/10.1016/s0736–0266(03)00152–9.

[65] Simmons EH, Bhalla SK. Anterior cervical discectomy and fusion. A clinical and biomechanical study with eight-year follow-up. *J Bone Joint Surg Br.* 1969;51(2):225–237.

[66] Smith GW, Robinson RA. The treatment of certain cervical-spine disorders by anterior removal of the intervertebral disc and interbody fusion. *J Bone Joint Surg Am.* 1958;40–a(3):607–624.

[67] Muschik M, Lück W, Schlenzka D. Implant removal for late-developing infection after instrumented posterior spinal fusion for scoliosis: reinstrumentation reduces loss of correction. A retrospective analysis of 45 cases. *Eur Spine J.* 2004;13(7):645–651. https://doi.org/10.1007/s00586–004–0694–4.

[68] Clark CE, Shufflebarger HL. Late-developing infection in instrumented idiopathic scoliosis. *Spine (Phila Pa 1976).* 1999;24(18):1909–1912. https://doi.org/10.1097/00007632–199909150–00008.

[69] Kowalski TJ, Berbari EF, Huddleston PM, Steckelberg JM, Mandrekar JN, Osmon DR. The management and outcome of spinal implant infections: contemporary retrospective cohort study. *Clin Infect Dis.* 2007;44(7):913–920. https://doi.org/10.1086/512194.

[70] Ramage G, Tunney MM, Patrick S, Gorman SP, Nixon JR. Formation of Propionibacterium acnes biofilms on orthopaedic biomaterials and their susceptibility to antimicrobials. *Biomaterials.* 2003;24(19):3221–3227. https://doi.org/10.1016/s0142–9612(03)00173–x.

[71] Ha KY, Chung YG, Ryoo SJ. Adherence and biofilm formation of Staphylococcus epidermidis and Mycobacterium tuberculosis on various spinal implants. *Spine (Phila Pa 1976).* 2005;30(1):38–43. https://doi.org/10.1097/01.brs.0000147801.63304.8a.

[72] Maesani M, Doit C, Lorrot M, et al. Surgical Site Infections in Pediatric Spine Surgery: Comparative Microbiology of Patients with Idiopathic and Nonidiopathic Etiologies of Spine Deformity. *Pediatr Infect Dis J.* 2016;35(1):66–70. https://doi.org/10.1097/inf.0000000000000925.

[73] Master DL, Poe-Kochert C, Son-Hing J, Armstrong DG, Thompson GH. Wound infections after surgery for neuromuscular scoliosis: risk factors and treatment outcomes. *Spine (Phila Pa 1976).* 2011;36(3):E179–185. https://doi.org/10.1097/BRS.0b013e3181db7afe.

[74] Messina AF, Berman DM, Ghazarian SR, et al. The management and outcome of spinal implant-related infections in pediatric patients: a retrospective review. *Pediatr Infect Dis J.* 2014;33(7):720–723. https://doi.org/10.1097/inf.0000000000000264.

[75] Glotzbecker MP, Vitale MG, Shea KG, Flynn JM. Surgeon practices regarding infection prevention for pediatric spinal surgery. *J Pediatr Orthop.* 2013;33(7):694–699. https://doi. org/10.1097/BPO.0b013e31829241b8.

[76] Hahn F, Zbinden R, Min K. Late implant infections caused by Propionibacterium acnes in scoliosis surgery. *European spine journal : official publication of the European Spine Society, the European Spinal Deformity Society, and the European Section of the Cervical Spine Research Society.* 2005;14(8):783–788. https://doi. org/10.1007/s00586–004–0854–6.

[77] LaGreca J, Hotchkiss M, Carry P, et al. Bacteriology and Risk Factors for Development of Late (Greater Than One Year) Deep Infection Following Spinal Fusion With Instrumentation. *Spine Deform.* 2014;2(3):186–190. https://doi.org/10.1016/j.jspd.2013.12.004.

[78] Lamberet A, Violas P, Buffet-Bataillon S, et al. Postoperative Spinal Implant Infections in Children: Risk Factors, Characteristics and Outcome. *Pediatr Infect Dis J.* 2018;37(6):511–513. https://doi. org/10.1097/inf.0000000000001812.

[79] Minkara AA, Matsumoto H, Glotzbecker M, et al. A Multicenter Study of the Epidemiology of Deep Surgical Site Infections in Children With Nonidiopathic Early-Onset Scoliosis Including Associated Pathogens. *Spine Deform.* 2019;7(4):647–651. https:// doi. org/10.1016/j.jspd.2018.11.015.

[80] Soultanis K, Mantelos G, Pagiatakis A, Soucacos PN. Late infection in patients with scoliosis treated with spinal instrumentation. *Clin Orthop Relat Res.* 2003(411):116–123. https://doi. org/10.1097/01. blo.0000068357.47147.10.

[81] Richards BR, Emara KM. Delayed infections after posterior TSRH spinal instrumentation for idiopathic scoliosis: revisited. *Spine (Phila Pa 1976).* 2001;26(18):1990–1996. https://doi. org/10.1097/00007632–200109150–00009.

[82] Murphy EC, Frick IM. Gram-positive anaerobic cocci--commensals and opportunistic pathogens. *FEMS Microbiol Rev.* 2013;37(4):520–553. https://doi.org/10.1111/1574–6976.12005.

[83] Meredith DS, Kepler CK, Huang RC, Brause BD, Boachie-Adjei O. Postoperative infections of the lumbar spine: presentation and management. *Int Orthop.* 2012;36(2):439–444. https://doi. org/10.1007/s00264–011–1427–z.

[84] Wagner J, Braunschweig L, Eiffert H, et al. Detection of Bacteria Colonizing Titanium Spinal Implants in Children. *Surg Infect (Larchmt).* 2018;19(1):71–77. https://doi.org/10.1089/sur.2017.185.

[85] Bereza P, Ekiel A, Auguściak-Duma A, et al. Comparison of cultures and 16S rRNA sequencing for identification of bacteria in two-stage revision arthroplasties: preliminary report. *BMC Musculoskelet Disord.* 2016;17:138. https://doi.org/10.1186/s12891–016–0991–1.

[86] Savage JW, Weatherford BM, Sugrue PA, et al. Efficacy of surgical preparation solutions in lumbar spine surgery. *J Bone Joint Surg Am.* 2012;94(6):490–494. https://doi.org/10.2106/jbjs.K.00471.

[87] Darouiche RO, Wall MJ, Itani KMF, et al. Chlorhexidine–Alcohol versus Povidone–Iodine for Surgical-Site Antisepsis. *N Engl J Med.* 2010;362(1):18–26. https://doi.org/10.1056/NEJMoa0810988. Accessed 2020/07/01.

[88] Boston KM, Baraniuk S, O'Heron S, Murray KO. Risk factors for spinal surgical site infection, Houston, Texas. *Infect Control Hosp Epidemiol.* 2009;30(9):884–889. https://doi. org/10.1086/605323.

[89] Vitale MG, Riedel MD, Glotzbecker MP, et al. Building consensus: development of a Best Practice Guideline (BPG) for surgical site infection (SSI) prevention in high-risk pediatric spine surgery. *J Pediatr Orthop.* 2013;33(5):471–478. https://doi.org/10.1097/ BPO.0b013e3182840de2.

[90] Hatlen T, Song K, Shurtleff D, Duguay S. Contributory factors to postoperative spinal fusion complications for children with myelomeningocele. *Spine (Phila Pa 1976).* 2010;35(13):1294–1299.

https://doi.org/10.1097/brs.0b013e3181bf8efe.

[91] Verhoef M, Lurvink M, Barf HA, et al. High prevalence of incontinence among young adults with spina bifida: description, prediction and problem perception. *Spinal Cord.* 2005;43(6):331–340. https://doi.org/10.1038/sj.sc.3101705.

[92] Núñez-Pereira S, Pellisé F, Rodríguez-Pardo D, et al. Individualized antibiotic prophylaxis reduces surgical site infections by gram-negative bacteria in instrumented spinal surgery. *Eur Spine J.* 2011;20 Suppl 3(Suppl 3):397–402. 10.1007/s00586–011–1906–3.

[93] Watters WC, 3rd, Baisden J, Bono CM, et al. Antibiotic prophylaxis in spine surgery: an evidence-based clinical guideline for the use of prophylactic antibiotics in spine surgery. *Spine J.* 2009;9(2):142–146. https://doi.org/10.1016/j.spinee.2008.05.008.

[94] Luhmann SJ, Smith JC. Preoperative MRSA Screening in Pediatric Spine Surgery: A Helpful Tool or a Waste of Time and Money? *Spine deformity.* 2016;4(4):272–276. https://doi. org/10.1016/ j.jspd.2015.12.006.

[95] Andersson, A.E.; Bergh, I.; Karlsson, J.; Eriksson, B.I.; Nilsson, K. Traffic flow in the operating room: an explorative and descriptive study on air quality during orthopedic trauma implant surgery. Am. J. Infect. Control., 2012, 40, 750–5.

[96] Borst, M.; Collier, C.; Miller, D. Operating room surveillance: a new approach in reducing hip and knee prosthetic wound infections. Am. J. Infect. Control., 1986, 14, 161–6.

[97] Pokrywka M, Byers K. Traffic in the operating room: a review of factors influencing air flow and surgical wound contamination. *Infect Disord Drug Targets.* 2013;13(3):156–161. doi:https://doi.org/10.217 4/1871526511313030002.

[98] Savolaine ER, Ebraheim NA, Andreshak TG, Jackson WT. Anterior and posterior cervical spine fixation using titanium implants to facilitate magnetic resonance imaging evaluation. *J Orthop Trauma.* 1989;3(4):295–299. https://doi.org/10.1097/00005131–198912000–00006.

[99] Cheng M-T, Chang M-C, Wang S-T, Yu W-K, Liu C-L, Chen T-H. Efficacy of dilute betadine solution irrigation in the prevention of postoperative infection of spinal surgery. *Spine (Phila Pa 1976).* 2005;30(15):1689–1693. https://doi.org/10.1097/01. brs.0000171907.60775.85.

[100] Chang FY, Chang MC, Wang ST, Yu WK, Liu CL, Chen TH. Can povidone-iodine solution be used safely in a spinal surgery? *Eur Spine J.* 2006;15(6):1005–1014. https://doi.org/10.1007/s00586–005–0975–6.

[101] Newton Ede MP, Philp AM, Philp A, Richardson SM, Mohammad S, Jones SW. Povidone-Iodine Has a Profound Effect on In Vitro Osteoblast Proliferation and Metabolic Function and Inhibits Their Ability to Mineralize and Form Bone. *Spine (Phila Pa 1976).* 2016;41(9):729–734. https://doi.org/10.1097/ brs.0000000000001332.

[102] Ryan M, Al-Sammak Z, Phelan D. Povidone-iodine mediastinal irrigation: a cause of acute renal failure. *J Cardiothorac Vasc Anesth.* 1999;13(6):729–731. https://doi.org/10.1016/s1053–0770(99)90130–1.

[103] Bridwell KH, O'Brien MF, Lenke LG, Baldus C, Blanke K. Posterior spinal fusion supplemented with only allograft bone in paralytic scoliosis. Does it work? *Spine (Phila Pa 1976).* 1994;19(23):2658–2666.

[104] McCarthy RE, Peek RD, Morrissy RT, Hough AJ, Jr. Allograft bone in spinal fusion for paralytic scoliosis. *JBJS.* 1986;68(3). https:// journals.lww.com/jbjsjournal/Fulltext/1986/68030/Allograft_bone_ in_spinal_fusion_for_paralytic.9.aspx.

[105] Grogan DP, Kalen V, Ross TI, Guidera KJ, Pugh LI. Use of allograft bone for posterior spinal fusion in idiopathic scoliosis. *Clin Orthop Relat Res.* 1999(369):273–278. https://doi. org/10.1097/00003086–199912000–00028.

[106] Jones KC, Andrish J, Kuivila T, Gurd A. Radiographic outcomes using freeze-dried cancellous allograft bone for posterior spinal fusion in pediatric idiopathic scoliosis. *J Pediatr Orthop.*

2002;22(3):285–289.

[107] Mohamed Ali MH, Koutharawu DN, Miller F, et al. Operative and clinical markers of deep wound infection after spine fusion in children with cerebral palsy. *J Pediatr Orthop.* 2010;30(8):851–857. https://doi.org/10.1097/BPO.0b013e3181f59f3f.

[108] Sweet FA, Roh M, Sliva C. Intrawound application of vancomycin for prophylaxis in instrumented thoracolumbar fusions: efficacy, drug levels, and patient outcomes. *Spine (Phila Pa 1976).* 2011;36(24):2084–2088. https://doi.org/10.1097/BRS.0b013e3181ff2cb1.

[109] Khan NR, Thompson CJ, DeCuypere M, et al. A meta-analysis of spinal surgical site infection and vancomycin powder. *J Neurosurg Spine.* 2014;21(6):974–983. https://doi.org/10.3171/2014.8.Spine1445.

[110] Haller JM, Heflin JA, Hulet DA, Ding Q, Presson AP, Smith JT. Intrawound Vancomycin Powder Associated With Reduced Surgical Site Infection in Rib-based Distraction Surgery. *Journal of Pediatric Orthopaedics.* 2019;39(9). https://journals.lww.com/pedorthopaedics/Fulltext/2019/10000/Intrawound_Vancomycin_Powder_Associated_With.12.aspx.

[111] Soriano A, Marco F, Martínez JA, et al. Influence of vancomycin minimum inhibitory concentration on the treatment of methicillin-resistant Staphylococcus aureus bacteremia. *Clin Infect Dis.* 2008;46(2):193–200. https://doi.org/10.1086/524667.

[112] Neoh HM, Hori S, Komatsu M, et al. Impact of reduced vancomycin susceptibility on the therapeutic outcome of MRSA bloodstream infections. *Ann Clin Microbiol Antimicrob.* 2007;6:13. https://doi.org/10.1186/1476-0711-6-13.

[113] Gans I, Dormans JP, Spiegel DA, et al. Adjunctive vancomycin powder in pediatric spine surgery is safe. *Spine (Phila Pa 1976).* 2013;38(19):1703–1707. https://doi.org/10.1097/BRS.0b013e31829e05d3.

[114] Philp AM, Raja S, Philp A, Newton Ede MP, Jones SW. The Effect of Vancomycin and Gentamicin Antibiotics on Human Osteoblast Proliferation, Metabolic Function, and Bone Mineralization. *Spine (Phila Pa 1976).* 2017;42(3):202–207. https://doi.org/10.1097/brs.0000000000001712.

[115] Tubaki VR, Rajasekaran S, Shetty AP. Effects of using intravenous antibiotic only versus local intrawound vancomycin antibiotic powder application in addition to intravenous antibiotics on postoperative infection in spine surgery in 907 patients. *Spine (Phila Pa 1976).* 2013;38(25):2149–2155. https://doi.org/10.1097/brs.0000000000000015.

[116] Xu L, Zhu F, Zhu Z, et al. Comparison of 2 methods of incision closure in patients with adolescent idiopathic scoliosis undergoing posterior spinal fusion surgery. *Spine (Phila Pa 1976).* 2014;39(8):E481–485. https://doi.org/10.1097/brs.0000000000000223.

[117] Mansour A, Ballard R, Garg S, Baulesh D, Erickson M. The use of barbed sutures during scoliosis fusion wound closure: a quality improvement analysis. *J Pediatr Orthop.* 2013;33(8):786–790. https://doi.org/10.1097/BPO.0b013e3182a11eee.

[118] Dromzee E, Tribot-Laspière Q, Bachy M, Zakine S, Mary P, Vialle R. Efficacy of integuseal for surgical skin preparation in children and adolescents undergoing scoliosis correction. *Spine (Phila Pa 1976).* 2012;37(21):E1331–1335. https://doi.org/10.1097/BRS.0b013e3182687d6c.

[119] Eickmann T, Quane E. Total knee arthroplasty closure with barbed sutures. *J Knee Surg.* 2010;23(3):163–167. https://doi.org/10.1055/s-0030-1268692.

[120] Stephens S, Politi J, Taylor BC. Evaluation of Primary Total Knee Arthroplasty Incision Closure with the Use of Continuous Bidirectional Barbed Suture. *Surg Technol Int.* 2011;21:199–203.

[121] Ting NT, Moric MM, Della Valle CJ, Levine BR. Use of knotless suture for closure of total hip and knee arthroplasties: a prospective, randomized clinical trial. *J Arthroplasty.* 2012;27(10):1783–1788. https://doi.org/10.1016/j.arth.2012.05.022.

[122] Takahashi H, Wada A, Iida Y, et al. Antimicrobial prophylaxis for spinal surgery. *J Orthop Sci.* 2009;14(1):40–44. https://doi.org/10.1007/s00776-008-1296-5.

[123] Rimoldi RL, Haye W. The use of antibiotics for wound prophylaxis in spinal surgery. *Orthop Clin North Am.* 1996;27(1):47–52.

[124] Marimuthu C, Abraham VT, Ravichandran M, Achimuthu R. Antimicrobial Prophylaxis in Instrumented Spinal Fusion Surgery: A Comparative Analysis of 24-Hour and 72-Hour Dosages. *Asian Spine J.* 2016;10(6):1018–1022. https://doi.org/10.4184/asj.2016.10.6.1018.

[125] Kamath VH, Cheung JP, Mak KC, et al. Antimicrobial prophylaxis to prevent surgical site infection in adolescent idiopathic scoliosis patients undergoing posterior spinal fusion: 2 doses versus antibiotics till drain removal. *Eur Spine J.* 2016;25(10):3242–3248. https://doi.org/10.1007/s00586-016-4491-7.

[126] Bains RS, Kardile M, Mitsunaga LK, Bains S, Singh N, Idler C. Postoperative Spine Dressing Changes Are Unnecessary. *Spine Deformity.* 2017;5(6):396–400. https://doi.org/10.1016/j.jspd.2017.04.005.

[127] Narayan P BM, Gould J. Use of silver-impregnated dressings to reduce neurosurgical infections. 42nd Annual Meeting of the International Society for Pediatric Neurosurgery Nov 9–13, 2014; Rio De Janeiro, Brazil.

[128] Holt BT, Parks NL, Engh GA, Lawrence JM. Comparison of closed-suction drainage and no drainage after primary total knee arthroplasty. *Orthopedics.* 1997;20(12):1121–1124; discussion 1124–1125.

[129] Kim YH, Cho SH, Kim RS. Drainage versus nondrainage in simultaneous bilateral total knee arthroplasties. *Clin Orthop Relat Res.* 1998(347):188–193.

[130] Kochai A, Erkorkmaz ü. The role of drains in adolescent idiopathic scoliosis surgery: Is it necessary? *Medicine.* 2019;98(51):e18061–e18061. https://doi.org/10.1097/MD.0000000000018061.

[131] Parker MJ, Livingstone V, Clifton R, McKee A. Closed suction surgical wound drainage after orthopaedic surgery. *Cochrane Database Syst Rev.* 2007(3):Cd001825. https://doi.org/10.1002/14651858.CD001825.pub2.

[132] Diab M, Smucny M, Dormans JP, et al. Use and outcomes of wound drain in spinal fusion for adolescent idiopathic scoliosis. *Spine (Phila Pa 1976).* 2012;37(11):966–973. https://doi.org/10.1097/BRS.0b013e31823bbf0b.

[133] Fichman SG, Mäkinen TJ, Lozano B, et al. Closed suction drainage has no benefits in revision total hip arthroplasty: a randomized controlled trial. *Int Orthop.* 2016;40(3):453–457. doi: https://doi.org/10.1007/s00264-015-2960-y.

[134] Zhang Q, Zhang Q, Guo W, Liu Z, Cheng L, Zhu G. No need for use of drainage after minimally invasive unicompartmental knee arthroplasty: a prospective randomized, controlled trial. *Arch Orthop Trauma Surg.* 2015;135(5):709–713. https://doi.org/10.1007/s00402-015-2192-z.

[135] Blank J, Flynn JM, Bronson W, et al. The use of postoperative subcutaneous closed suction drainage after posterior spinal fusion in adolescents with idiopathic scoliosis. *J Spinal Disord Tech.* 2003;16(6):508–512. https://doi.org/10.1097/00024720-200312000-00004.

[136] Brown MD, Brookfield KF. A randomized study of closed wound suction drainage for extensive lumbar spine surgery. *Spine (Phila Pa 1976).* 2004;29(10):1066–1068. https://doi.org/10.1097/00007632-200405150-00003.

[137] Liu Y, Li Y, Miao J. Wound drains in posterior spinal surgery: a meta-analysis. *J Orthop Surg Res.* 2016;11:16. https://doi.org/10.1186/s13018-016-0351-8.

[138] Croft LD, Pottinger JM, Chiang HY, Ziebold CS, Weinstein SL, Herwaldt LA. Risk factors for surgical site infections after pediatric spine operations. *Spine (Phila Pa 1976).* 2015;40(2):E112–119. https://doi.org/10.1097/brs.0000000000000693.

[139] Alsiddiky A, Nisar KA, Alhuzaimi F, et al. Wound healing without

drains in posterior spinal fusion in idiopathic scoliosis. *J Coll Physicians Surg Pak.* 2013;23(8):558–561.

[140] Kleinert K, Werner C, Mamisch-Saupe N, Kalberer F, Dora C. Closed suction drainage with or without re-transfusion of filtered shed blood does not offer advantages in primary non-cemented total hip replacement using a direct anterior approach. *Arch Orthop Trauma Surg.* 2012;132(1):131–136. https://doi.org/10.1007/s00402-011-1387-1.

[141] Lwin S, Low SW, Choy DK, Yeo TT, Chou N. External ventricular drain infections: successful implementation of strategies to reduce infection rate. *Singapore Med J.* 2012;53(4):255–259.

[142] van Rhee MA, de Klerk LW, Verhaar JA. Vacuum-assisted wound closure of deep infections after instrumented spinal fusion in six children with neuromuscular scoliosis. *Spine J.* 2007;7(5):596–600. https://doi.org/10.1016/j.spinee.2006.09.002.

[143] Canavese F, Gupta S, Krajbich JI, Emara KM. Vacuum-assisted closure for deep infection after spinal instrumentation for scoliosis. *J Bone Joint Surg Br.* 2008;90(3):377–381. https://doi.org/10.1302/0301-620x. 90b3.19890.

[144] Yuan-Innes MJ, Temple CL, Lacey MS. Vacuum-assisted wound closure: a new approach to spinal wounds with exposed hardware. *Spine (Phila Pa 1976).* 2001;26(3):E30–33. https://doi.org/10.1097/00007632-200102010-00006.

[145] Mehbod AA, Ogilvie JW, Pinto MR, et al. Postoperative deep wound infections in adults after spinal fusion: management with vacuum-assisted wound closure. *J Spinal Disord Tech.* 2005;18(1):14–17. https://doi.org/10.1097/01.bsd.0000133493.32503.d3.

[146] Bihariesingh VJ, Stolarczyk EM, Karim RB, van Kooten EO. Plastic solutions for orthopaedic problems. *Arch Orthop Trauma Surg.* 2004;124(2):73–76. https://doi.org/10.1007/s00402-003-0615-8.

[147] Argenta LC, Morykwas MJ. Vacuum-assisted closure: a new method for wound control and treatment: clinical experience. *Ann Plast Surg.* 1997;38(6):563–576; discussion 577.

[148] Early SD, Kay RM, Tolo VT. Childhood diskitis. *J Am Acad Orthop Surg.* 2003;11(6):413–420. https://doi.org/10.5435/00124635-200311000-00005.

[149] Fernandez M, Carrol CL, Baker CJ. Discitis and vertebral osteomyelitis in children: an 18-year review. *Pediatrics.* 2000;105(6):1299–1304. https://doi.org/10.1542/peds.105.6.1299.

[150] Silber JS, Anderson DG, Vaccaro AR, Anderson PA, McCormick P. Management of postprocedural discitis. *Spine J.* 2002;2(4):279–287. https://doi.org/10.1016/s1529-9430(02)00203-6.

[151] Osmon DR, Berbari EF, Berendt AR, et al. Diagnosis and Management of Prosthetic Joint Infection: Clinical Practice Guidelines by the Infectious Diseases Society of America. *Clin Infect Dis.* 2012;56(1):e1–e25. https://doi.org/10.1093/cid/cis803. Accessed 7/1/2020.

[152] Lora-Tamayo J, Senneville é, Ribera A, et al. The Not-So-Good Prognosis of Streptococcal Periprosthetic Joint Infection Managed by Implant Retention: The Results of a Large Multicenter Study. *Clin Infect Dis.* 2017;64(12):1742–1752. https://doi.org/10.1093/cid/cix227.

[153] Martínez-Pastor JC, Muñoz-Mahamud E, Vilchez F, et al. Outcome of acute prosthetic joint infections due to gram-negative bacilli treated with open debridement and retention of the prosthesis. *Antimicrob Agents Chemother.* 2009;53(11):4772–4777. https://doi.org/10.1128/aac.00188-09.

[154] Rodríguez-Pardo D, Pigrau C, Lora-Tamayo J, et al. Gram-negative prosthetic joint infection: outcome of a debridement, antibiotics and implant retention approach. A large multicentre study. *Clin Microbiol Infect.* 2014;20(11):O911–919. https://doi.org/10.1111/1469-0691.12649.

[155] Bradley JS, Jackson MA; Committee on Infectious Diseases; American Academy of Pediatrics. The use of systemic and topical fluoroquinolones. Pediatrics. 2011 Oct;128(4):e1034–45. https://doi.org/10.1542/peds.2011–1496. Epub 2011 Sep 26.

[156] Gepstein R EF. Postoperative spine infections. In: SR G, ed. *Complications of Spine Surgery* Baltimore, MD: Wiliams and Wilkins 1989:302–322.

[157] Mitra A, Mitra A, Harlin S. Treatment of massive thoracolumbar wounds and vertebral osteomyelitis following scoliosis surgery. *Plast Reconstr Surg.* 2004;113(1):206–213. https://doi.org/10.1097/01.Prs.0000097440.15013.5c.

[158] Collins I, Wilson-MacDonald J, Chami G, et al. The diagnosis and management of infection following instrumented spinal fusion. *Eur Spine J.* 2008;17(3):445–450. https://doi. org/10.1007/s00586-007-0559-8.

[159] Skaggs D HC, Weiss J, Tolo V. Management of Infection in pediatric scoliosis fusions. 40th Annual Meeting of the Scoliosis Research Society 2005; Miami, FL

[160] Rathjen K, Wood M, McClung A, Vest Z. Clinical and radiographic results after implant removal in idiopathic scoliosis. *Spine (Phila Pa 1976).* 2007;32(20):2184–2188. https://doi. org/10.1097/BRS.0b013e31814b88a5.

[161] Khoshbin A, Lysenko M, Law P, Wright JG. Outcomes of infection following pediatric spinal fusion. *Can J Surg.* 2015;58(2):107–113. https://doi.org/10.1503/cjs.006014.

[162] Viola RW, King HA, Adler SM, Wilson CB. Delayed infection after elective spinal instrumentation and fusion. A retrospective analysis of eight cases. *Spine (Phila Pa 1976).* 1997;22(20):2444–2450; discussion 2450–2441. https://doi. org/10.1097/00007632-199710150-00023.

[163] Richards BS. Delayed infections following posterior spinal instrumentation for the treatment of idiopathic scoliosis. *J Bone Joint Surg Am.* 1995;77(4):524–529. https://doi.org/10.2106/00004623-199504000-00004.

[164] Gómez Cáceres A, Lucena Jiménez JS, Reyes Martín á L, Moriel Durán J, Sobrino Diaz B, García de Quevedo Puerta D. Prognosis of deep infection in spinal surgery using implants, treated by retention, removal of bone graft and lengthy antibiotherapy. *Rev Esp Cir Ortop Traumatol.* 2019;63(1):7–11. https://doi.org/10.1016/j.recot.2018.10.001.

[165] Inose H, Kobayashi Y, Yuasa M, Hirai T, Yoshii T, Okawa A. Procalcitonin and Neutrophil Lymphocyte Ratio After Spinal Instrumentation Surgery. *Spine (Phila Pa 1976).* 2019;44(23):E1356–e1361. https://doi.org/10.1097/brs.0000000000003157.

[166] Inose H, Kobayashi Y, Yuasa M, Hirai T, Yoshii T, Okawa A. Postoperative lymphocyte percentage and neutrophil-lymphocyte ratio are useful markers for the early prediction of surgical site infection in spinal decompression surgery. *J Orthop Surg (Hong Kong).* 2020;28(2):2309499020918402. https://doi.org/10.1177/2309499020918402.

[167] Shen CJ, Miao T, Wang ZF, et al. Predictive value of postoperative neutrophil/lymphocyte count ratio for surgical site infection in patients following posterior lumbar spinal surgery. *Int Immunopharmacol.* 2019;74:105705. https://doi.org/10.1016/j.intimp.2019.105705.

[168] Iwata E, Shigematsu H, Koizumi M, et al. Lymphocyte Count at 4 Days Postoperatively and CRP Level at 7 Days Postoperatively: Reliable and Useful Markers for Surgical Site Infection Following Instrumented Spinal Fusion. *Spine (Phila Pa 1976).* 2016;41(14):1173–1178. https://doi.org/10.1097/brs.0000000000001501.

[169] Laratta JL, Lombardi JM, Shillingford JN, Reddy HP, Gvozdyev BV, Kim YJ. Permanent implantation of antibiotic cement over exposed instrumentation eradicates deep spinal infection. *J Spine Surg.* 2018;4(2):471–477. https://doi.org/10.21037/jss.2018.04.03.

[170] Cancienne JM, Burrus MT, Weiss DB, Yarboro SR. Applications of Local Antibiotics in Orthopedic Trauma. *Orthop Clin North Am.* 2015;46(4):495–510. https://doi.org/10.1016/j. ocl.2015.06.010.

第 11 章　战创伤和骨科创伤植入物
War Wounds and Orthopedic Trauma Devices

Maj Dana M. Blyth　Col Heather C. Yun　著

摘　要

伊拉克和阿富汗的联合战争是美国军事史上持续时间最长的战争，目前的统计数据显示，有超过 5.9 万人在行动中受伤。总之，与战斗有关的肢体损伤需要住院时间最长（10.7 天），占住院总资源利用率的 64%，并使 64% 的伤者残疾。其中许多患者需要多次手术，使那些严重受伤和长期住院的患者面临医院感染和延迟感染的风险。我们只是在最近的军事冲突中才开始系统地评估这些感染。本章介绍了战创伤、战创伤感染、战争相关骨髓炎、骨科植入物相关感染、真菌伤口感染的初始处理技术，以及有可能推动该领域向前发展的当代研究和创新的方法。

关键词

战创伤；植入物；感染；管理；外科；感染控制；流行病学；骨髓炎；真菌创伤；战争相关

伊拉克和阿富汗的联合战争是美国军事史上持续时间最长的冲突，目前的统计数据显示，超过 5.9 万人在行动中受伤[1, 2]。随着现代战争中的快速医疗后送和战场死亡人数的减少，医生们面临着处理日益复杂的战争相关伤害的挑战[3-9]。现代作战技术，特别是非常规伏击和简易爆炸装置（improvised explosive device，IED）的增加，与新的伤口类型［特别是徒步士兵复杂爆炸冲击伤（dismounted complex blast injury，DCBI）］、并发症和微生物感染相关[3, 8, 10-12]。在伊拉克和阿富汗的联合战争上，首次广泛使用个人防弹衣和凯夫拉头盔，减少总体胸部损伤和其他致命伤口的影响。那些之前受过这些致命损伤且幸存下来的人可能经历了创伤性截肢、广泛的软组织损害、伤口的严重污染和骨损伤，并接受大量输血。近 75% 的战伤是爆炸造成的继发性机械性

损伤，77% 患者需要至少有一次骨科损伤合并骨折，占所有肌肉骨骼损伤的 40% 和截肢的 6%。总之，与战斗相关的肢体损伤需要的住院时间最长（10.7 天），占住院总资源利用率的 64%，并使 64% 的伤者残疾[2, 13]。其中许多患者需要多次手术，而那些严重受伤和长期住院的患者则面临着医院感染和延迟感染的风险，我们只是在最近的军事冲突中才开始系统评估这些感染[14-16]。

最常见的受伤机制、面临的许多挑战在战创伤和平常的创伤之间存在差异，因此通过研究阐明特定的风险因素、并发症和治疗方案是必要的。最初的外科治疗是依据损伤的模式和机制驱动的。在当前和以往的冲突中，四肢一直是最常见的战创伤部位。总体而言，在战斗中，下肢损伤约占四肢损伤的一半，并且伤情更严重，感染率更高[17-20]。以往战争的经验教训导致数据库的

集中化［如联合战区创伤登记数据库（Joint Theater Trauma Registry，JTTR）和之后的国防部的创伤登记数据库（Department of Defense Trauma Registry，DoDTR）、武装部队法医系统（Armed Forces Medical Examiner System，AFMES）］，这促成了在伊拉克自由行动（Operation Iraqi Freedom，OIF）/持久自由行动（Operation Enduring Freedom，OEF）/新曙光行动（Operation New Dawn，OND）期间更系统的数据收集、研究和临床实践指南的生成 [2, 3, 21-23]。在这一章尤其特别有说服力的是创伤感染性疾病结局研究（Trauma Infectious Disease Outcomes Study，TIDOS），该研究前瞻性地纳入了 2009—2014 年通过德国兰德斯图尔地区医疗中心（Landstuhl Regional Medical Center，LRMC）从 OIF/OEF 医疗撤离的人员，通过退伍军人管理局收集来自损伤节点（point-of-injury）的标准化感染数据，并允许更深入地评估战创伤感染并发症的风险和并发症 [14, 24]。

最近的一项研究回顾了 TIDOS 前 3 年的临床数据，包括 3000 多名被疏散到 LRMC 的受伤军人，其中 1800 多人随后被转移到美国大陆（Continental United States，CONUS）参与 TIDOS 的医院。值得注意的是，超过 90% 的患者来自 OEF。超过 1/4 的患者有严重或危及生命的伤害［伤害严重程度评分（injury severity score，ISS）＞15］，爆炸伤占受伤的近 70%（其中包括超过 10% 的创伤性截肢），超过 1/3 的患者在空运医疗转送期间需要进入重症监护病房。总体而言，在美国，约 1/3 从 OIF/OEF 被医疗转送的战斗伤亡人员在他们出院之前出现了感染并发症。以前的数据在很大程度上局限在对首次住院期间感染的分析（在战区通常会延长），所以在历史背景下解释这些数据仍然具有挑战性。从 TIDOS 数据中了解的重要一点是，那些被转移到 TIDOS 参与的 CONUS 医院患者的伤势比整场战争中的伤员更严重。已确定的感染危险因素包括截肢、前 24h 内输血、LRMC ICU 入院、严重或危及

生命的 ISS 和机械通气。在感染患者中，超过一半是皮肤和皮肤结构感染（skin and skin structure infection，SSTI）和骨髓炎，15% 是血液感染，15% 是肺炎。

虽然在 OEF/OIF 的大型研究中从战创伤中分离出的细菌与越南战争中的细菌有相似之处，但多重耐药菌日益增加的威胁、部署环境和现代医疗转送链中感染控制的挑战继续考验着医务工作者 [3, 15, 25, 26]。本章将介绍战创伤的感染性并发症，特别聚焦在 SSTI、伤口感染、骨髓炎和骨科植入物相关的感染，以及最近对减轻战创伤感染性并发症的方法的研究。

一、战创伤的初步处理

（一）院前管理与抗生素的使用

与主要是钝器伤的平民创伤相比，大多数战斗创伤是由于高能量机制（爆炸伤或高速枪伤）造成的穿透伤，这些伤往往因早期伤口被污染物、泥土和个人衣物污染而复杂化，以及由于战争条件而可能延误的转送 [27]。院前伤口处理包括大量使用止血带止血和初步冲洗。由于从受伤开始至到达手术室需要适当地使用止血带。先前的研究表明，对于使用止血带的适当培训是有效治疗的最关键组成部分。不能压迫止血的出血（即腋窝、腹股沟、大腿极近端）通过现场应用止血敷料进行治疗，因为致命出血的风险超过了烧伤、神经损伤和额外组织损伤的相关风险 [28, 29]。

最近一项来自民用文献中的开放性Ⅲ型胫骨骨折的研究表明，在受伤后即使是延迟 1h 服用抗生素也会增加感染的风险 [30]。因为在战争相关的开放性伤口的背景下应用抗生素的紧迫性，并且骨折合并伴发伤的比率很高，可能需要持续很久的现场管理，关于损伤节点抗生素使用的建议（在预期延迟的医疗转送至外科护理的背景下特别强调）自 2003 年起被推荐作为战场伤员医疗救护（Tactical Combat Casualty Care，TCCC）指南的一部分 [17, 31]。如果患者能够耐受

口服药物，推荐使用莫西沙星；如果患者无法耐受口服、昏迷或危重患者，则推荐使用厄他培南（表11-1）[32, 33]。在一项针对第75游骑兵团院前创伤登记中评估损伤节点抗生素疗效的研究显示，在2003—2010年受伤的405例伤亡人员中，只有113例（27.9%）院前使用了抗生素。尽管受到样本大小和从受伤到外科治疗的时间未知的限制，并且检测这些结果的能力有限，那些使用损伤节点抗生素的患者的感染率或多重耐药菌（multidrug-resistant organism，MDRO）的长期感染率并没有增加，之后的感染并发症也并没有减少[34]。

（二）初步外科治疗

随着越来越多地使用简易爆炸装置，以及由于个人防护装备和出血控制的改进而导致的战场上的生存能力的提升，医生面临着越来越复杂和严重的四肢战场创伤[35]。在最近的冲突中，积极复苏、早期且彻底的清创、短历时的损害控制手术和快速转运等基本战地外科原则对于将创伤死亡率（died of wound，DOW）降低到7%以下至关重要[35]。传统认为，快速外科清创对于降低感染风险至关重要，尽管文献支持并不一致。最近的研究表明，不同的清创时间（只要在24h内），感染率没有差异。目前的建议是，尽可能早地进行清创手术[32, 36-40]。一般来说，所有严重损伤（无论是冲击伤还是高速枪伤）都需要细致的外科清创，伤口保持开放，早期骨折固定，使用抗生素，并迅速转送到更高级别的护理单位[35]。

由于有限的放射支持、器械和植入物选择的实用性、重大伤亡事故的不确定性及战斗环境中未经证实的无菌等因素的综合作用，损伤控制骨科手术（使用外固定架提供肢体损伤的临时稳定，直到获得安全、明确的治疗）仍然是战区的标准做法[28, 32, 41]。这种试图平衡减少败血症并发症、增加瘢痕和挛缩风险的尝试推动了现代战伤伤口护理的发展[19]。由于最终固定和伤口闭合通常是

在CONUS进行的，而且患者在最终处理之前通常需要经过多个梯队的护理，因此执行损伤控制骨科手术的外科医生很少是执行最终治疗的外科医生。因此，尽可能多地未来治疗选择保留方法和硬件放置的可能性是至关重要的[28]。不幸的是，在这些复杂且受到污染的战创伤中，可供评估不同固定方式，包括内固定、外固定和石膏固定（避开钢针钉眼），与感染并发症相关性的数据有限。最终，决定结果的最重要的因素可能是初始手术的质量，而不是固定的类型[42]。目前的美国指南建议在战区医院使用外固定架治疗股骨和胫骨骨折[28, 41]。在CONUS住院期间，建议在适当的伤口处理后转为内固定。太早转换，即在德国LRMC转送期间进行的转换仍然存在争议[41]。

如果因伤员最终治疗延迟4~5天，则存在显著手术失败风险的骨折模式（如移位的股骨颈骨折、转子周围骨折和移位的距骨颈骨折），这些骨折模式应用内固定术的数量有限[28, 41, 43]。在一项研究中，47例患者的50处骨折（其中16处为开放性骨折）在战区接受内固定，39例（78%）愈合，没有明显的并发症。仅有1例闭合性内踝骨折患者被诊断为感染（金黄色葡萄球菌感染），该骨折用2枚松质骨螺钉内固定。值得注意的是，这是一个高度精选的组，大多数人有钝性创伤（68%），ISS中位数为11，大部分是闭合性骨折[43]。另一项小型研究评估了2007—2010年在阿富汗一家医院进行的两次OEF部署期间的713例手术病例，评估了根据损伤控制方案使用内固定装置治疗的患者的短期和中期结果，发现如果谨慎选择，并发症发生率是可以接受的[44]。综上所述，这些研究得出的结论是，在高度选择的情况下，内固定可以在战斗环境中安全地进行[43, 44]。

在连续清创显示病情稳定之前，创伤创面不应该被直接闭合。在受伤的前72h内，手术伤口检查应每24小时进行一次，随后的手术时机根据伤口外观和是否有持续性污染来决定[45]。在战场

表 11-1　战后伤员的抗生素和持续时间 [a]			
损　伤	首选药物	备选药物	持续使用时间
用于开放性战伤延迟撤离进行外科护理的伤害点抗生素			
能口服（PO）药物	莫西沙星 400mg PO×1	左氧氟沙星 500mg PO×1	单剂治疗
不能口服，或休克	厄他培南 1g IV 或 IM	头孢替坦 2g IV 或 IM，每 12 小时 1 次	单剂治疗
四肢创伤（包括皮肤、软组织和骨骼）			
皮肤、软组织，无开放性骨折	头孢唑林 2g IV，每 6～8 小时 1 次 [b]	克林霉素 300～450mg PO TID 或 600mg IV，每 8 小时 1 次	1～3 天
皮肤、软组织且有开放性骨折	头孢唑林 2g IV，每 6～8 小时 1 次 [b]	克林霉素 600mg IV，每 8 小时 1 次	1～3 天
胸部创伤和腹部创伤			
胸部穿透性损伤不伴食管破裂	头孢唑林 2g IV，每 6～8 小时 1 次 [b]	克林霉素 300～450mg PO TID 或 600mg IV，每 8 小时 1 次	1 天
胸部穿透性损伤伴食管破裂	头孢唑林 2g IV，每 6～8 小时 1 次 [b] + 甲硝唑 500mg IV，每 8～12 小时 1 次	厄他培南 1g IV×1；或莫西沙星 400mg IV×1	最终失败后再使用 1 天
穿透性腹部损伤伴有怀疑或已知内脏损伤和污物	头孢唑林 2g IV，每 6～8 小时 1 次 [b] + 甲硝唑 500mg IV，每 8～12 小时 1 次	厄他培南 1g IV×1；或莫西沙星 400mg IV×1	最终失败后再使用 1 天
颌面部和颈部创伤			
颌面部开放性骨折或伴有异物或固定器的颌面部骨折	头孢唑林 2g IV，每 6～8 小时 1 次 [b]	克林霉素 600mg IV，每 8 小时 1 次	1 天
中枢神经系统创伤			
穿透性脑损伤	头孢唑林 2g IV，每 6～8 小时 1 次 [b]；如果严重污染伴有组织碎片考虑添加甲硝唑 500mg IV，每 8～12 小时 1 次	头孢曲松 2g IV，每 24 小时 1 次；如果严重污染伴有组织碎片考虑添加甲硝唑 500mg IV，每 8～12 小时 1 次 对青霉素过敏：万古霉素 1g IV，每 12 小时 1 次 + 环丙沙星 400mg IV，每 8～12 小时 1 次，如上考虑添加甲硝唑	5 天或直至脑脊液漏闭合，以较长时间为准
穿透性脊髓损伤	头孢唑林 2g IV，每 8～12 小时 1 次 [b]；如果累及腹腔，考虑添加甲硝唑 500mg IV，每 8～12 小时 1 次	如上所述，如果累及腹膜，加用甲硝唑 500mg IV，每 8～12 小时 1 次	5 天或直至脑脊液漏闭合，以较长时间为准

改编自 Murray CK, et al. Prevention of Infections Associated with Combat-Related Extremity Injuries. J Trauma 2011;71(No 2, Suppl 2):S235–257. Saeed O, et al. Joint Trauma System Clinical Practice Guideline, Infection Prevention in Combat-Related Injuries. (https://jts. amedd.army.mil/assets/docs/cpgs/JTS_Clinical_Practice_Guidelines_(CPGs)/Infection_Prevention_08_Aug_2016_ID24.pdf)

a. 如果失血量超过 1500～2000ml，建议在 2～4h 内重复使用抗生素

b. 头孢唑林按体重给药：体重<80kg（1g），体重 81～160kg（2g），体重>160kg（3g）

IV. 静脉注射；IM. 肌内注射；TID. 每日 3 次

是否需要重复清创依赖于许多外部因素（转运能力、距离下一次手术的时间或最终护理设施、患者负荷）和内在患者因素（伤口是否污染、位置、并发症风险、是否存在脓毒症、伤口灌注、整体营养）。在重伤患者转送期间［美国重症监护航空运输队（Critical Care Air Transport Team，CCATT）］，重复的外科评估和手术是不可能的。患者可能有长时间的伏卧、相对制动和持续的液体复苏，预计在损伤后 1～2 天内组织水肿达到峰值。因此，当怀疑存在潜在的骨筋膜室综合征时，建议在运送患者之前降低间隔室减压的阈值[28,46-48]。

对于残存的肢体金属碎片，如果出现以下伤口特征，建议使用第一代头孢菌素单剂预防性治疗来保守治疗：入口 / 出口伤口部位 <2cm，没有高危原因（如地雷），没有骨或关节受累，没有胸膜或腹膜破裂，没有重大血管损伤，并且没有被直接感染[17,41]。

（三）OIF/OEF 独特的致伤方式：徒步士兵复杂爆炸伤

一种新的伤害模式已成为 OIF 和特别是 OEF 期间危重伤员的急救护理的核心。联合战区创伤系统（Joint Theater Trauma System，JTTS）最初在 2010 年夏秋两季（在 10 月份达到顶峰）发现了一种毁坏性损伤的新趋势，其特征是与骨盆、生殖器和脊柱损伤相关的下肢近端截肢[8]。这种徒步士兵复杂爆炸伤（dismounted complex blast injury，DCBI）模式包括双侧（通常是近侧）双腿截肢并伴有骨盆 / 会阴损伤。它经常伴有上肢损伤（最常见的是左侧这是由于受伤时携带武器的姿势而导致的，但也可能是双侧的）及胸腹或轴索的损伤。通常伴有额外的复杂损伤，包括血管损伤、相关的泌尿生殖系统损伤和直肠损伤（可能是隐匿性的）。毁坏的伤害可能导致高伤残率和高死亡率，是外科手术患者中最具挑战性的，包括从初步治疗到终期重建。机构创立了临

床实践指南（Clinical Practice Guidelines，CPG）用于管理此类患者，可在网上获取和更新（https://jts.amedd.army.mil/index.cfm/PI_CPGs/cpgs），而其也应被参考[45]。

由于 DCBI 患者损伤的严重性，他们通常在受伤后不久就会受到严重伤害。指导初期管理的损伤控制复苏和全血灌注的 CPG 不在本回顾的范围内[45,49,50]。不幸的是，在多重或大规模伤亡的情况下，分诊的重要性不再是战争伤员所独有的。初期手术目标是控制出血和污染，如果可能的话，最好是由普通外科医生和骨科医生组成的团队同时工作来实现。理想情况下，第一组外科医生致力于近端出血控制和腹腔内损伤处理，第二组专注于截肢，第三组（如果需要并且有条件的话）处理上肢损伤。初期骨科参与是为了确保肢体出血得到控制（使用止血带，或者如果需要的话，通过腹部近端血管控制或腹膜外间隙盆腔填塞）。重新评估战地放置的止血带是必要的，因为在初期容量复苏后，患者可能会通过在位的战地止血带出血[42,45]。10% 的单侧截肢者和 39% 的创伤性双膝以上截肢者伴有骨盆骨折，直到确诊前，这些伤者应该被假定为不稳定的骨盆骨折，盆腔黏合剂在转送前常规使用。对于这些患者，治疗速度至关重要，确保能适当控制出血和及时的伤口清创也是关键。一旦出血得到控制，黏合剂应更换为外固定器[42]。如果可以的话，在初步治疗中可以完成长骨骨折的外固定。如果患者情况稳定，也可以处理小骨和关节骨折。这些骨折也可以在重症监护病房或在随后的手术中使用夹板固定。

另一个挑战 DCBI 伤口相关的广泛软组织损伤和污染，需要积极的外科源头控制[8,35,45]。简易爆炸装置爆炸伤可能导致污染物沿着组织平面推进到远离皮肤破裂的区域，这使得对损伤区域和组织切除需求的初步确定具有挑战性[28]。第一步是冲洗和清创以清除严重污染和失去活力的组织，应该尽快完成。最好使用生理盐水或无菌水

（但如果需要，也可以使用饮用水）。CPG 要求对Ⅰ型、Ⅱ型和Ⅲ型骨折分别注入 3L、6L 和 9L 的冲洗液。建议使用低压 [低于 14 磅 / 平方英寸（pounds per square inch，PSI）]，因为有证据表明，脉冲灌洗与更高的细菌数反弹相关[17, 27, 32, 41]。由于后期覆盖困难，用皮瓣挽救健康组织是最重要的。尽管如此，仍需尽量避免留下可作为感染和侵袭性真菌伤口感染（invasive fungal wound infection，IFI）的病灶边缘组织[45]。

（四）围术期抗生素的应用

战创伤后的抗生素预防主要分为两大类：损伤节点抗生素（如上所述）和围术期抗生素。与民用环境相似，指南建议尽快接种破伤风疫苗（如果之前的破伤风疫苗接种状况不足够，则建议使用免疫球蛋白）和抗生素预防，理想时间是在受伤后 3h 内[51-53]。目前，关于短程抗葡萄球菌药物在抗生素预防方面的效用（即美国的头孢唑林和英国军队的阿莫西林 / 克拉维酸）已达成普遍共识。遗憾的是，当前的民用指南对相同文献的理解不同，美国东部创伤外科学会（Eastern American Society of Trauma Surgery，EAST）指南建议通过增加氨基糖苷类药物来治疗Ⅲ型开放性骨折。外科感染学会和战争相关肢体损伤指南建议只建议大剂量头孢唑林用于预防，主要理由是没有充分证据表面需要增强革兰氏阴性细菌覆盖率，以及担心从感染中选出更耐药的病原体和不可预测药物敏感性的生物体[32, 51, 52]。

意料之中的是，由于有相互矛盾建议的先例，先前对实践模式的评估往往显示出更广泛和更长的围术期抗生素使用。虽然英国整形、重建和美容外科医生协会 / 英国骨科协会建议将抗生素预防性使用限制在 3 天内，但在英国的一项研究中，抗生素通常会继续使用，直到外科医生认为伤口没有感染迹象并被认为是健康的[54]。在美国的医疗系统中，围术期使用头孢唑林和庆大霉素的抗生素预防是从手术室开始的，通常持续到

开放性股骨骨折队列的伤口闭合[55]。战伤感染预防联合创伤服务中心 CPG 公布了基于损伤的围术期和损伤节点抗生素预防建议（表 11-1）[56]。这些建议强调了预防包括败血症在内的早期创伤后感染的目标，并使用所需的最窄范围和最短的持续时间，试图将感染多重耐药细菌的风险降至最低[17, 45, 56, 57]。

（五）局部伤口护理和抗生素

如果技术上可行，建议大约在第 5 天关闭无明显感染证据的伤口[41]。在战斗受伤人员中进行损害控制骨科手术通常需要转送数千英里外的开放性伤口的伤者。初步推荐的伤口敷料包括干湿敷料、达金浸泡纱布、抗生素珠袋或使用网状开放式小室泡沫或湿纱布的负压创面疗法[45]。

NPWT 已被广泛接受于民用，证明可缩短创面覆盖时间，间接减少伤口感染。来自动物模型中受污染开放性骨折的数据显示，NPWT 可以减少细菌计数和减轻伤口水肿。值得注意的是，这些现象首先在假单胞菌的伤口模型中发现，而在随后的金黄色葡萄球菌研究中没有发现[19, 58]。NPWT 也已成为军事治疗设施中战伤患者管理的护理标准。虽然它已被证明在航空医疗转送期间是可行的，但尚未有前瞻性试验显示感染率降低[32]。在一份报道中，作者描述了在 OIF 期间几乎普遍采用 NPWT（从 2003 年 3 月的 46% 上升到 2005 年的 90%）。68 例大且复杂的创面合并广泛的软组织和骨缺陷（55% 遭受冲击伤）患者的传向。通过积极的手术和抗菌药物、抗生素珠链和 NPWT 的联合治疗，结果有高达 94% 的肢体保留率。然而，他们也指出，急性和慢性骨髓炎的发病率分别为 24% 和 2%（以鲍曼不动杆菌为主）[59]。在战创伤中使用 NPWT 的最大担忧仍然是在停电和随后的厌氧环境条件下可能出现的技术故障，以及可能对金黄色葡萄球菌缺乏效力[19, 27, 60–62]。

由于在战区环境中的数据不充分，目前的指

南没有提供关于在战区使用抗生素珠链的建议，但仍建议考虑在后期转送场景中使用[41]。一项研究回顾性比较了 NPWT 和抗生素珠袋在 12 例匹配患者爆炸损伤中的表现。这显示，抗生素珠袋有更好的结果，NPWT 需要延迟伤口闭合 12 天，而使用抗生素珠袋仅平均延迟伤口闭合 8 天。此外，NPWT 患者还需要因为感染并发症返回 4 次手术室，患者都出现了耐甲氧西林金黄色葡萄球菌（methicillin-resistant S. aureu，MRSA）的生长，这尤其与先前的动物数据显示 NPWT 对金黄色葡萄球菌的潜在疗效降低有关。与抗生素珠袋组相比，NPWT 组每次治疗的预估成本也增加了 1000 美元[60]。尽管这项小型研究取得了成果，但在航空医疗转运和战争伤员频繁需要连续清创期间的实用性抗生素珠袋仍然是一个技术挑战[41]。

（六）感染的控制与预防

2004 年，首次出版物记录了在战争伤员中的多药耐药（multidrug resistance，MDR）细菌日益上升的问题，特别 MDR 鲍曼不动杆菌复合体感染，导致对 MDR 细菌感染暴发的源头进行了调查[3, 63-68]。最终调查显示，医院内感染与长期住院的东道主国家患者的储量、受伤前 MDRO 定植率较高及环境污染有关[3, 32, 69-71]。鲍曼不动杆菌复合体在过去被证明是在战伤中尤为棘手的问题，主要与其在医院环境中的长期存活能力、医院传播能力和获得耐药性的能力有关[19]。

随着战区从伊拉克转移到阿富汗，MDR 革兰阴性菌感染从以鲍曼不动杆菌为主过渡到产超广谱 β- 内酰胺酶的肠杆菌科。这可能与伤前定植菌的增加、地理环境差异、转运链上积累的抗生素选择压力都有关[3]。因此，在部署的环境中，强调强有力的感染预防和抗菌管理计划的重要性。过去 10 年来，感染控制小组的部署已经确定了类似的主题，包括需要对那些被分配到感染控制岗位、微生物学支持、环境消毒支持、使用标准化程序和指南，以及抗生素管理的人员进行岗前培训[32]。

根据从以前的矛盾情况吸取的经验教训，战斗相关伤害感染预防 CPG 建议在医疗机构中安排"长期住院"（东道主国患者，住院时间超过 72h）和"短期住院"（美国人员，住院时间少于 72h）的分组，以减少 MDRO 交叉污染的风险。此外，临床上应注意加强预防措施（对接触了可疑社区获得性 MRSA 且提示存在与脓肿或疖肿相关的 SSTI 的美国人员，或对可疑艰难梭菌相关性腹泻者加强接触预防措施）。ICU 患者应该每天接受葡萄糖酸氯己定沐浴，减少万古霉素耐药肠球菌、MRSA 及包括 MDRO 在内的革兰阴性细菌[56]。目前，所有从部署行动中被送往 CONUS 设施的受伤士兵都被置于接触隔离状态，并收集筛查拭子以评估 MDR 革兰阴性和 MRSA 定植情况。如果所有入院筛查培养的 MDRO 均为阴性，则该士兵将被解除接触隔离[63]。

二、战创伤感染

（一）概述

严重的战创伤与感染的多种危险因素有关，包括组织失活、严重污染、异物和积液[25]。处理战创伤创面的基本原则（冲洗、局部治疗、包扎和稳定）早在 4000 年前就在苏美尔人的雕刻中被描述，至今仍是处理的核心[25, 72]。定植菌被定义为伤口表面存在不会引发宿主反应的非复制菌。伤口感染通常被定义为微生物在伤口的侵袭和繁殖，导致组织损伤和宿主免疫反应[19]。

（二）流行病学

由于以前的长期随访相对缺乏，比较当前和以前的战创伤感染并发症具有争议性[3]。此外，由于损伤机制和初使分诊时接受的医疗能力之间存在差异，军方资料与民用资料进行比较也可能具有争议性。一项旨在比较民用和军用医疗设施的研究描述了 2004 年 12 月至 2005 年 11 月期间伊拉克提克里特的第 228 战斗支援医院（Combat Support Hospital，CSH）与俄勒冈健康与科学大学创伤登记处的患者人群和结局。虽然存在一些方法学的局限性，包括战斗支援医院专门从事非战斗伤害护理，缺乏计算机断层扫描（CT）扫描仪，只有一名普通外科医生（相比美国陆军前沿外科团队通常有 3 名外科医生），以及很少的外科附属专业的专科医生，但本研究首次尝试比较战斗支援医院与民用 I 级创伤中心提供的护理。主要的观点包括那些进入 CSH 的人主要是被高功率穿透机制所伤，而不是在民用环境中被钝性机制所伤。我们注意到，民用环境中的创伤患者年龄更大，ISS 更高。虽然腹部、胸部和血管手术的比例在两种情况下相似，但战伤需要更多的软组织手术。令人欣慰的是，在民用环境和军事环境之间死亡率没有差别[73]。鉴于对战创伤患者感染增加的担忧，以及难以比较具有不同损伤机制和严重程度的人群，美国国防部（Department of Defense of the United States，DoD）唯一一家 I 级创伤中心的一项研究显示，与美国其他创伤中心相比，在该机构接受治疗的非战创伤患者的感染并发症发生率相似[74]。

在 TIDOS 研究中观察 OIF/OEF 期间的早期感染结果，在首次出院前确诊的感染中，45% 是 SSTI。在患者层面，20% 的患者在首次住院期间发生了 SSTI。从最初的损伤到第一次确诊为 SSTI，中位数为 9 天（IQR=5～17）[15]。研究已经确定了各种创伤严重程度的评估方法作为战创伤后感染并发症的危险因素，包括创伤严重程度评分、超过 4 次伤害、爆炸作为损伤的作用机制、输血量、开放性或软组织损伤、在受伤后 48h 内使用预防性抗生素、外固定器、现场使用止血带、骨丢失、持续截肢、首次记录的休克指数≥0.80，以及进入 ICU 等[71, 75-78]。随着战区从伊拉克转移到阿富汗，感染并发症增加。然而，分析表明，这与阿富汗战区损伤的严重程度更高、爆炸相关创伤更多有关[23, 76]。

将这一随访从首次住院延长到出院后（几乎没有以前的数据可供比较），其表现出了持续的感染并发症。1006 例患者在 2009—2012 年登记在 TIDOS 队列，其中登记和没有登记的患者之间有一些显著的差异。然而，总的登记入组率接近 50%，并且代表了那些严重受伤患者（ISS≥16 且超过 1/3 需要机械通风）。在登记的患者中，318 例患者（32%）在首次出院后确诊为感染，其中 SSTI 占 66%。在这些患者中，183 例患者（58%）只有 1 次感染，76 例患者（24%）有 2 次感染，32 例患者（10%）有 3 次感染，27 例患者（8%）至少有 4 次感染。SSTI 在出院后发现的中位数为 126 天。在队列中 357 例在住院期间确诊为感染的患者中，160 例（45%）在随访期间也被诊断为感染。截肢或开放性骨折，在首次住院期间感染及服用青霉素至少 1 周的患者在随访期间发生肢体伤口感染的风险增加，而更短的住院时间（15～30 天）则可能使风险降低[16]。

最近的一项研究评估从伤员服务处过渡到退伍军人事务部护理更长期的感染结果，显示 SSTI 和骨髓炎仍然是战创伤后的主要感染性并发症。总体而言，在进入 VA 医疗保健的第一批 337 例 TIDOS 参与者中，38% 的患者在首次出院后发生了新的创伤相关感染，29% 的患者发生在退伍后。首次出院后最常见的感染是 SSTI（68%）和骨髓炎（13%），其出现的中位数分别是出院后 829 天和 81 天。这项研究不仅强调了战创伤后感染并发症的负担在首次出院后长期存在，而且强调了跨机构研究合作的重要性[14]。

（三）微生物学

新近战创伤受伤时的初步微生物学显示主要是常见的皮肤菌群，包括凝固酶阴性葡萄球菌和金黄色葡萄球菌[32, 78, 79]。在没有感染的临床证据的情况下，不建议在清创时进行伤口细菌培养，因为这些培养不能预测未来感染的病原体[19, 80]。

早期感染的微生物学反映了最近冲突中的作

战战区，OIF 期间大多数革兰阴性感染是鲍曼耐药杆菌（70% 的病例）、肺炎克雷伯菌，随着向 OEF 转变后变为大肠埃希菌。鲍曼不动杆菌被产超广谱 β- 内酰胺酶的肠杆菌科细菌取代，没有克隆性证据的情况下，最常见的是作为主要革兰阴性病原体的大肠埃希菌[32, 81-85]。复杂肢体创面感染（complex extremity wound infection，CEWI）的感染微生物学与先前的分析相似即最初住院的 CEWI 主要继发于革兰阴性病原体[16]。

首次住院期间的 SSTI 诊断主要是多重感染。从 CEWI 里 50% 的单菌感染和 90% 的多重感染中，分离出革兰阴性杆菌。最常见的革兰阴性菌为大肠埃希菌、肠杆菌属、假单胞菌和不动杆菌属。革兰阳性菌（最常见的是肠球菌）在 74% 的多菌创面感染中也有分离到。令人欣慰的是，只有 14% 的革兰阳性 SSTI 细菌是 MDR。然而，与 SSTI 诊断相关的几乎一半的革兰阴性细菌是 MDR（主要是大肠埃希菌和鲍曼不动杆菌，根据研究，这两种细菌的 MDR 分别高达 75% 和 95%）。霉菌 / 酵母菌和厌氧菌在多菌感染中分离出来的细菌中分别占 40% 和 17%。38% 的感染伤口有细菌与霉菌和（或）酵母菌的组合生长。患有多菌 CEWI 的患者 ISS 更高，创伤性截肢更多，而且需要更加频繁地进入 ICU。与确诊和疑似 CEWI 的患者相比，那些定植于伤口的主要是单一微生物（58%），并主要为霉菌[15, 86]。在最初住院后，长期随访发现主要是金黄色葡萄球菌（26% 的 SSTI），其中 31% 是 MRSA[16]。

在战创伤员中多重耐药感染的挑战并不是军事人员独有的。无国界医生组织最近发表的出版物描述了在叙利亚冲突期间受到严重战创伤的平民的并发症，这些平民在约旦拉姆萨的卫生部医院接受治疗，均按国际红十字会（International Committee of the Red Cross，ICRC）战地手术方案进行手术创面清创，预防性使用窄谱抗生素 48～72h，如有可能延迟伤口一期闭合 3～5d。在叙利亚冲突造成的爆炸和枪伤后入院的 457 名平

民男子中，有 18% 的人有感染的临床迹象，11% 的人经培养证实。最常见的细菌为金黄色葡萄球菌（73% 为 MRSA）、假单胞菌（17%MDR）、肺炎克雷伯菌（82%MDR）、肠杆菌属（78%MDR）、大肠埃希菌（100%MDR）、变形杆菌（63%MDR）和不动杆菌属（100%MDR）。虽然大多数多重耐药肠杆菌科细菌对碳青霉烯类抗生素仍然敏感，但大多数不动杆菌也对碳青霉烯类耐药[87]。

（四）诊断

战创伤后骨伤的诊断和治疗与任何其他创伤情况下的诊断和治疗相似。SSTI 主要是通过伤口的临床表现来诊断的[32]。提示感染的特征是疼痛增加、红疹和伤口大量分泌物，这可能与全身症状（如发热和炎症标志物升高）有关，也可能不相关[19]。伤口感染根据在外科清创过程中定义的深度和范围分为深部感染和浅部感染[32]。

（五）并发症

除了治疗深度伤口感染所需的额外手术和抗生素的明显并发症外，在 TIDOS 队列的首次住院期间有肢体伤口感染的人中，43% 的人在随访中被诊断为 SSTI 或骨髓炎（其中 19% 是同一部位的复发感染，34% 是偶发感染）。住院患者患有 CEWI 相对于在随访期间发生延迟 CEWI 的风险为 2.25 倍[16]。在因与叙利亚冲突有关的战伤而住院的平民中，受感染者与那些没有感染的人相比截肢率更高（22% vs. 9%），手术更多（12 次 vs. 5 次），并且有更长的住院时间（77 天 vs. 35 天）。在 TIDOS 的研究中，318 例出院后确诊为感染的患者中（76% 为 SSTI，23% 为骨髓炎，11% 为尿道感染），23% 的患者住院治疗，40% 的患者因感染而需要手术[16]。

由于研究表明以前的伤口感染是未来伤口感染的风险因素，最近的一项小型研究试图评估生物膜在战伤患者持续伤口感染中的作用。当细菌能够在固体表面生长并通过两种主要机制避免宿主免疫反应时，就会产生生物膜：防止抗生素

渗透到感染部位、停止复制（使这些细菌对目前可用的抗生素产生抗性）。这项研究评估了在 TIDOS 中登记的患有 CEWI 的战创伤患者身上最常见的致病源（金黄色葡萄球菌、肺炎克雷伯菌、鲍曼葡萄球菌、铜绿假单胞菌和大肠埃希菌），这些战创伤患者收集自病例组（具有相同细菌的 SSTI 伤口持续隔离 14 天）和对照组（具有非复发性细菌生长的 SSTI 伤口）。他们发现，持续隔离同一种细菌与生物膜形成（OR=29.5）、多重耐药菌（OR=5.6）、输血需求（OR=1.02）、手术次数（OR=2.1）、下肢以外的部位（主要是腹股沟和骨盆）（OR=5.5）、多重感染（OR=69.7）有关。有趣的是，植入物的存在与同一生物体的持续获检无关，但这项研究规模很小，很可能没有能力检测到这一点[88]。

（六）治疗

由于战争相关损伤后多药耐药菌分离的频率和伤口多重感染的概率较高，一旦怀疑或确诊为感染，经验性治疗应该使用广谱抗生素。一旦有培养结果，抗生素的使用谱就可以缩小。与民间文献相似，抗生素的持续使用时间由感染的深度和程度决定，浅表感染只需清创即可。然而，深度伤口感染通常需要 1～2 周的抗生素和序贯清创术的联合治疗[32]。

三、战争相关骨髓炎和骨科植入物相关感染

（一）序言

对于平民开放性胫骨骨折，其最常见的损伤机制是钝性创伤（机动车事故、高处坠落、行人被机动车撞击），与此相对，战争性开放性骨折最常见于爆炸或枪击穿透创伤，这种具有"外在侵入"机制，伤口常被严重污染并与其他创伤相关联[45, 89]。一项对 850 例平民骨折和 115 例与战争相关的开放性胫骨骨折的研究显示，与战斗创伤有关的胫骨骨折损伤严重，更容易发生继发于穿透性创伤的低血压，并且 Gustilo-Anderson ⅢB 和ⅢC 骨折的截肢率更高。这些不良结果被认为主要与爆炸（尤其是简易爆炸装置）损伤机制有关，这种损伤机制见于大多数军事患者，主要是 Gustilo–Anderson Ⅲ级损伤、Mangled 肢体严重性评分（Mangled Extremity Severity Score，MESS）≥7 及截肢的患者。虽然 MESS 均未预测两组患者最终需要截肢，但 MESS≤7 与保肢可能性相关。在军事组，MESS 评分升高主要由休克和缺血引起，单因素和多因素分析中唯一预测截肢结局的 MESS 因素是肢体缺血。然而，当在肢体缺血的情况下尝试保肢时，尽管 MESS≥7，大多数情况下仍可以保肢成功。总体而言，血管损伤引起的缺血情况是对于截肢与否最敏感的预测因素，但当尝试保肢时，大多数情况下是成功的。因此，如果能控制止血和污染，并能快速进行血管修复或分流，就有可能保肢[90]。

（二）流行病学

美国和英国军队两个队列开放性骨折后的感染率显示，患有骨髓炎的概率为 8%～25%，而且重度感染患病率达 25%[16, 71, 89, 91-93]。在初次住院期间同一部位被诊断为骨髓炎的患者中，骨髓炎的复发率高达 18%。由于方法不同，骨髓炎的中位诊断时间为 15 天至 10 个月。一般而言，除了最初的处理往往包括牵引和支具固定（而不是美国军方所采用的外部固定法）以外，英国军队对开放性骨折的处理与平民世界类似。此外，由于爆炸创伤和与其相关的损伤机制相关联的严重组织丢失，骨折常伴有广泛的创伤。因此，与髓内钉（经典的非扩髓式的坚强髓内钉用于减少手术伤害和手术时间）相比，英国军队的钢板固定术使用率更高。相比之下，正如如上的 DCBI 描述中所述，美国军队主要使用外固定架进行初步处理，直到撤至美国大陆的医院才使用内固定架进行最终处理。比较美国和英国的感染率可能具有挑战性，因为这些研究对于骨髓炎的定义、骨

髓炎诊断的时间点、主要的损伤机制（美国爆炸率为71%，而英国为46%）都不同。

总体而言，各种研究确定的骨髓炎高危因素包括：Gustilo-Anderson分类和美国骨创伤协会开放性骨折分类对于肌肉丢失、坏死的分类，损伤的时间（可能与更多地使用高压灌注、早期转变使用负压创面治疗技术、使用损伤控制复苏术和输入CPG有关）、开放性骨折严重污染（使用抗生素珠袋或在CONUS入院的初筛培养阳性者）、IED爆炸伤和骨折植入物部位异物污染[55, 91, 93, 94]。

（三）微生物学

战创伤患者骨髓炎的微生物学表现与CEWI相似。早期感染以革兰阴性菌为主，而晚期和反复感染以革兰阳性菌为主（主要是金黄色葡萄球菌）[19, 78, 95]。JTTR在OIF/OEF（2003年和2006年）两个阶段的早期评估中（其中96%的患者从伊拉克撤离），再次显示大多数感染与革兰阴性菌有关。遗憾的是，由于本项研究主要采用ICD-9编码进行微生物学研究，缺乏对特殊微生物的评估和长期随访，尤其是鲍曼不动杆菌。在一项评估处于OIF时期的战创伤患者预后的回顾性研究中，骨科15%的伤员被诊断为骨髓炎。在骨髓炎的早期诊断中，G-菌（主要为不动杆菌、肺炎克雷伯菌和铜绿假单胞菌）较金黄色葡萄球菌（甲氧西林敏感金黄色葡萄球菌和耐甲氧西林金黄色葡萄球菌）更易分离到，而在复发者中金黄色葡萄球菌较易分离。在对战斗中严重的开放性胫骨骨折的微生物学评估中，早期监测标本主要显示了革兰阴性菌（在91%的病例中，包括26%的革兰阳性菌、34%的多混合感染）。值得注意的是，早期培养并不能预测后期感染的微生物，后期中只有7%的培养与初始培养相同。后期的深部感染更可能是革兰阳性菌为68%，52%为革兰阴性菌，24%为混合感染。相比之下，一项长期随访评估的TIDOS研究显示，初次住院后确诊的骨髓炎病例中有24%为耐甲氧西林金黄色

葡萄球菌。另有20%的骨髓炎病例为凝固酶阴性葡萄球菌，仅有7%的骨髓炎与大肠埃希菌相关（其中17%为多耐药性），仅有8%骨髓炎与铜绿假单胞菌相关（其中8%为MDR）。值得注意的是，从任何骨髓炎病例中都没有分离出不动杆菌。

（四）诊断

战创伤中骨髓炎诊断类似于其他情况，有时明显由于骨坏死、脓肿和（或）死骨形成而造成，或者根据与骨或金属固定材料相邻的深部伤口感染状况推断。应该送检多份培养以提高检出率和分析结果。虽然没有骨科植入物相关感染的指南，但许多诊断和处理的方案是从人工关节感染的文献和指南中推断出来的。在使用抗生素之前获得的培养物检出率最高，但围术期预防性抗生素不应为此而停用[32, 96, 97]。

（五）并发症

深部伤口感染和骨髓炎与返岗率下降、患者再入院和保肢失败有关。在美国一组开放性股骨骨折中，有感染性并发症者平均愈合时间为6.5个月，而无感染性并发症者平均愈合时间为4.6个月。在8例确诊为深部感染需要连续灌洗清创和肠外抗生素治疗4～6周的患者中，有5例需要取出髓内钉清除感染。所有感染性并发症患者最终均成功治疗且无复发。在英国军方的一个类似的队列中，有开放性股骨骨折感染的患者，未经进一步手术切口均无法愈合。在对115例Ⅲ型开放性胫骨骨折伤员的评估中，与无感染性并发症的伤员相比，诊断感染（和骨髓炎）的伤员其返岗率（分别为24%和10%）更低[98]。无感染的严重开放性胫骨骨折患者截肢率为15.5%，愈合时间8.6个月，而深部感染或骨髓炎患者截肢率超过1倍（34.3%），愈合时间11个月。在另一项对胫骨开放性骨折的评估中，骨髓炎病例的X线愈合时间（中位数210天 vs. 165天）明显长于无骨髓炎的病例[91]。

（六）治疗

不幸的是，由于战创伤中骨折的特点，骨髓炎与感染很多都与骨科的金属材料有关。理想情况下，由于生物膜的性质和生物膜内难以清除的细菌，相关金属材料将被移除或替换。然而，这可能会由于损伤的性质而十分困难。一系列关于战争骨科创伤损害控制的结果报道显示，合并髓内钉感染的，70% 的患者最终愈合，而 57% 的患者髓内钉得以保留。合并有战创伤的骨髓炎和 ODRI 的整体处理与平民措施类似，往往需要 4～6 周的抗生素治疗，在合并骨科植入物的情况下时间可能会更长。由于长期静脉抗生素治疗的成本和并发症，支持使用生物利用度高的口服方案治疗骨感染的话题和论文逐渐增多，虽然描述这一策略的关键研究本身已具有较高的手术源控制率。因而，对许多复杂的战创伤，这种方案可能具有极大的挑战性[99]。

四、战争相关的侵袭性真菌伤口感染

（一）概述

随着对 DCBI 模式的初步正式认识，侵袭性伤口真菌感染暴发初步描述也被报道出来[3, 11, 32, 45, 100–104]。对于最初的 DCBI 幸存者，晚期并发症，包括败血症、医院相关感染、多系统器官功能障碍，以及尽管进行了多次手术清创但仍出现复发性伤口坏死的新现象。IFI 是一种具有破坏性的感染，可增加死亡率，截肢、半骨盆切除术的发病率延长幸存者的住院时间[105]。

战斗相关 IFI 被定义为创伤性伤口至少连续两次手术清创后复发性坏死，并有实验室证据表明真菌感染［霉菌培养和（或）组织病理学证据表明真菌组织侵袭］。研究中包括了各种进一步的分类，最常见的是结合培养和组织病理学，根据 IFI 诊断的确定性来划分病例：已证实的 IFI（大多需要组织病理学上的血管浸润性真菌元素），极可能的 IFI（组织病理学上鉴定的真菌元素，

没有血管浸润），可能的 IFI（真菌培养显示霉菌生长，但组织病理学上的真菌元素为阴性），以及无法分类的 IFI（真菌培养分离出霉菌，但没有组织病理学表现）。

（二）流行病学

在认识到 IFI 病例后，联合创伤系统与 TIDOS 合作开展了一项研究，揭示了 IFI 最常见的流行病学危险因素，如徒步士兵爆炸伤、膝上创伤性截肢、广泛的骨盆 / 会阴损伤和接受大量红细胞输血（最初 24h 内≥20U）。在确诊 IFI 感染暴发后，LRMC 于 2011 年初实施了 CPG，通过培养和组织病理学对高危患者筛查 IFI。在接下来的 6 个月里筛查 61 例患者，发现了 30 例 IFI 病例。尽管有证据表明 CPG 启动后筛查的患者疾病严重程度更高，但在 CPG 启动后，IFI 诊断时间（3 天 vs. 9 天）和抗真菌治疗开始时间（7 天 vs. 14 天）显著降低。此外，IFI CPG 启动前病例与 CPG 启动期间相比更可能与组织病理学上的血管侵袭相关（分别为 48% 和 17%）。CPG 启动后，死亡率从 11.4% 降至 6.7%，无显著性下降。然而更复杂的是，还注意到从这些筛选培养物中经常分离出霉菌，但无法预测后续的 IFI。由于爆炸伤、严重伤和从这些污染伤口中分离霉菌的频率，以及与这些伤口处理（连续清创和联合抗真菌治疗）相关的发病率，我们完成了进一步的评估，以试图进一步提炼风险因素。通过多因素分析确定了爆炸伤（OR=5.7）、徒步士兵爆炸伤（OR=8.5）、膝上截肢（OR=4.1）和 24h 内大量红细胞输注（PRBC>20U；暂时相关免疫抑制和铁超载）（OR=7）是独立危险因素。

虽然之前的定义是基于最初确定的病例，但最近对参与 TIDOS 医院评估的 1932 例患者进行全面回顾，其中 720 例（37%）有穿透性伤口，并发送了手术培养和（或）组织病理学检查，结果显示 246 例（34%）符合真菌感染的实验室证据标准。回顾性分析将这些病例分为符合 IFI 标

准的伤口、高度可疑 IFI 伤口（不符合 IFI 标准，但有深度 SSTI 的体征和症状，接受了至少 10 天的抗真菌治疗或需要近端截肢）和低度可疑 IFI 伤口［不符合 IFI 标准，不符合深度 SSTI 标准；或因为细菌符合深度 SSTI 的标准（可能已经使用抗真菌治疗＜10 天），但有真菌的实验室证据（真菌培养阳性，有组织病理学表现，或两者都有）］。最终，人口统计学和伤害特征无法对 IFI、高度可疑或低度可疑的伤害的风险进行分层，人群主要由在徒步巡逻时因爆炸严重受伤而接受大量输血的男性组成，导致符合标准的人在实践中存在很大差异。因此，这些流行病学危险因素对于那些需要加强的手术治疗和全身抗真菌药物的患者来说是不足的。然而，从伤口层面来看，那些没有持续坏死、缺乏持续真菌分离、没有深部 SSTI 证据的伤口发生 IFI 的风险较低，建议在该患者人群中密切监测这些伤口[106]。

（三）微生物学

对战斗相关 IFI 微生物学的早期评价表明，培养物中分离出相关真菌具有多样性。在包括细菌（常见的多药耐药）、念珠菌属和多种霉菌在内的多微生物感染率高的情况下，病原微生物的解释都具有挑战性。在受伤后 14 天内收集的 IFI 患者中[3, 11, 85, 86, 107, 108]，只有 1% 的细菌培养呈阴性。值得注意的是，鲍曼不动杆菌和 MDRO 在 IFI 患者中比在高度或低怀疑的伤口中更频繁地被分离出来。

随着这些伤口感染的多微生物特性的鉴定，正如先前报道的自然灾害后坏死性真菌伤口感染，人们注意到毛霉菌与预后更差有关[107, 109, 110]。最近的一项研究试图根据伤口外观、微生物学和流行病学危险因素的方法来评估哪些伤口需要更积极的手术清创和经验性的全身抗真菌药物，结果显示，虽然流行病学因素对确定 IFI 的特异性相对较低，但微生物学确有帮助。在 413 个有真菌感染的伤兵伤口记录中，97% 有真菌培养报告（其中 11% 为阴性）。从 IFI 创面和高度怀疑创面分离出毛霉目真菌的比例分别为 39% 和 22%，低度可疑创面为（9%）。从 IFI 创面和低度可疑创面中分离出镰刀菌的比例也类似（分别为 17% 和 4%）。

（四）诊断

总体而言，IFI 的诊断需要认识流行病学危险因素（环境废弃物经外伤种植到高危伤口）。在这种情况下，如果伤口出现复发性坏死，应在等待诊断的同时开始经验性全身抗真菌药物治疗和积极清创。这需要多学科联合治疗，包括外科、感染科、微生物及组织病理学实验室的共同合作[11, 32, 100, 101, 103-106, 111]。外科重症护理计划（SC2i）和 TIDOS 项目开发了一种基于网络的临床决策工具，以帮助医疗保健提供者确定 IFI 的风险（http://www.sc2i.org/ificdss）。对于至少有三种 IFI 危险因素的患者（表 11-2），一旦伤员从战区转送，在伤口探查时（初始手术清创后）应在手术室获得组织活检，并在随后的反复评估是否有与 IFI 有关的持续发烧或伤口坏死。双侧下肢截肢患者应从每侧下肢取组织样本。按照外科医生的指导，样本应从受损的肌肉和脂肪组织，以及其他部位获得。至少应从活组织和坏死组织交界处取得一个标本。对于每个采样点，获得组织病理学和培养（真菌和细菌）结果都是至关重要的。需要将每个位点的样本放置到两个独立的无菌标本容器中（以避免因组织病理学放置在福尔马林中而导致培养物丢失）。DOD 内部的程序对其有更详细的描述。

表 11-2　IFI 危险因素
• 徒步士兵爆炸伤
• 外伤性经股骨的截肢或从胫骨到膝关节或到股骨的快速进展
• 广泛的会阴、泌尿生殖系统和（或）直肠损伤
• 大量输血：伤后 24h 内输入＞20U 的浓缩红细胞

改编自 Rodriguez CR, et al. Treatment of Suspected Invasive Fungal Infection in War Wounds, Mil Med, 183, 9/10:142, 2018

（五）并发症

对于已经遭受毁灭性 DCBI 模式的患者，我们应重视 IFI 相关并发症的发生。IFI 与高位截肢相关（在已证实和可能的病例中占 22%），包括髋关节脱位和半骨盆切除术，死亡率为 9%。将 IFI 伤口与非 IFI 伤口（包括伴发和不伴发的 SSTI）进行比较的研究表明，IFI 伤口与伴发和不伴发 SSTI 的非 IFI 对照组相比，伤口愈合时间更长[107, 112]。IFI 创面导致更多的截肢翻修手术，尤其是近端功能性截肢翻修手术（分别为 34% 和 13%）。值得注意的是，经股动脉截肢伴有 IFI 的患者更常改为半骨盆切除术或髋关节离断术。创面缝合后引流或感染需要再次手术的并发症在 IFI 患者中也更多（50%，对照组为 20%）。即使在有 IFI 创伤的患者中，毛霉菌生长的伤口愈合时间也明显长于非毛霉菌生长的伤口（中位数：17 天 vs. 13 天），前者也需要进行更多次手术（中位数：10.5 次 vs. 9 次）。

（六）治疗

IFI 的治疗基于三个关键原则：早期识别高危伤口，反复清除感染和坏死组织，最大限度地减少免疫抑制（即避免战创伤人群的营养不良或过量输血）。当高度可疑 IFI 时可使用经验性广谱抗真菌药物（经典方案是脂质体两性霉素 B 和广谱三唑的双重治疗）。由于真菌鉴定需要时间，部分真菌病原体多重耐药，以及局部和全身治疗对这些高危伤口的渗透不明确，我们应强调 IFI 来源的手术控制在这一人群中的关键作用。患者应在到达具有手术能力的医院后的 12～18h 接受手术评估、伤口冲洗和清创（如果需要）。局部抗真菌治疗（达金溶液）的作用尚未被证实，但未显示出局部或全身的不良影响，所以目前仍推荐其作为一种辅助治疗。治疗手段包括达金溶液的伤口冲洗或其浸泡的 Kerlix 敷料覆盖。如有可能，在转运阶段应继续使用含有 0.025% 达金溶液的真空敷料进行局部抗真菌治疗。由于医疗转送的性质和整个护理梯队的多次交接，应使用下肢损伤的 Bastion 分类（表 11-3）进行伤口描述的标准化手术记录。

肢体损伤的分级	描述
	表 11-3 简易爆炸装置致下肢损伤的 Bastion 分级
1	受伤仅限于足部
2	涉及小腿的损伤应用膝下止血带有效
3	大腿损伤，应用膝下止血带无效
4	大腿近端损伤，使用止血带无效
5	涉及臀部的损伤

改编自 Rodriguez CR, et al. Treatment of Suspected Invasive Fungal Infection in War Wounds, Mil Med, 183, 9/10:142, 2018

如果在到达转运链上的每个医院及到达 CONUS 医院后 IFI 仍存在，患者应在 12～18h 接受手术探查、冲洗和清创，并如上所述获取组织病理学和微生物标本送检。如果有大量坏死组织，那么应在接下来的 24h 内重复清创，至少每 24 小时进行 1 次，直到出现坏死停止。同时应继续局部抗真菌治疗，直到外科医生观察到健康的肉芽组织或组织病理学和真菌感染或定植培养为阴性。局部抗生素和抗真菌珠袋（由脂质体两性霉素 B500mg，伏立康唑 200mg，妥布霉素 1.2g，万古霉素 1g 组成）可与 VSD 或敷料一起使用。

对于连续两次清创（不包括手术室内的最初两次清创）后复发性组织坏死的患者，应立即开始广谱抗真菌和抗生素治疗，并获得感染病专家会诊。因为许多 IFI 伤口培养出不止一种霉菌（这些霉菌可以对各种药剂产生内在抗性），所以双重抗真菌治疗推荐使用脂质体两性霉素 B 和广谱三唑。根据时间，大多数临床经验是使用伏立康唑治疗这些感染，但泊沙康唑和异伏康唑也是潜在的选择。这些伤口通常是多菌合并感染，并且很多为多种耐药的情况（如上所述），因此除了双重抗真菌治疗外，推荐使用广谱抗生素（如万古霉素和美罗培南）。目前的建议是，如果患者临床上保持稳定，伤口保持活性／清洁2周，没有其他感染转移灶的证据，则停止全身抗真菌药物治疗。在伤口清洁、收敛和肉芽化之前，不应关闭伤口。

（七）预防

虽然预防策略尚未明确，但一般认为对失活组织进行早期、积极的清创和清除碎屑是至关重要的。此外，在新的战区，通过预测与这些感染相关的环境因素可以帮助识别高风险伤口。一项研究评估了阿富汗南部（与战斗有关的 IFI 爆发中心）和阿富汗东部（与 IFI 疫情无关）的环境条件，试图确定环境特征，以模拟其他地区创伤后 IFI 的风险。多变量分析显示，海拔较低、温度较高和等温线较高是创伤伤口霉菌污染的独立危险因素[113]。

五、研究和发展方向

对于战创伤人员和战时暴力的受害者来说，多重耐药微生物仍然是一个主要的风险，但正如 OIF 中多重耐药鲍曼不动杆菌暴发到 OEF 期间产 ESBL 的肠杆菌科占主导地位的转变显示，MDRO 的流行病学并不是固定的[3, 32, 114-116]。这强调了继续研究以改善战区诊断、监测和治疗的重要性。持续的监测、抗生素管理、当地的抗生素检测和持续的流程改进对于持续改善在恶劣环境和 CONUS 设施中受伤人员的护理至关重要。一项正在进行的研究试图验证某一封闭式系统能够以较低的实验室专业技术直接从临床样本中分析物质的生成并进行药敏试验。此外，全球耐药性监测工作有助于加深对相关人群耐药性流行病学的了解[114, 117]。

提高诊断水平（在战区和家庭）仍然是治疗战争创伤并发症感染的核心工作。由于战区

医院往往缺乏先进技术知识和敏感性测试，而 MDRO 在与战争相关的感染中发挥主导作用，因此分子快速诊断测试（rapid diagnostic test，RDT）系统的使用尤为受到关注。如果了解当地流行的分子耐药性机制，便能提供一个潜在的未来选择。不幸的是，目前可用的 RDT 细菌耐药性检测需要研发，尚未广泛用于临床初级样本材料。

随着越来越多的使用和研究分子方法来诊断难以培养的病原体，我们也认识到慢性伤口微生物群的复杂性。然而，这些病原体的意义及其在伤口愈合、宿主免疫和炎症反应、随后的感染中的作用尚未完全确定。例如，一项对 124 份来自美军士兵四肢创伤样本的研究显示，51% 的创伤样本中存在微生物靶点，其中鲍曼杆菌最为常见。值得注意的是，伤口培养和分子结果之间存在很大的差异，34% 的培养阴性伤口通过分子检测识别至少一种生物，而 18% 的培养微生物没有通过分子检测识别出来。有趣的是，虽然没有发现培养状态和随后的伤口恶化之间的关联，但在伤口水平上，与 23% 的恶化伤口相比，3% 的愈合伤口检测到假单胞菌。此外，愈合的伤口中 30% 的样本检测到肠杆菌科，而未愈合的伤口中 4% 的样本检测到肠杆菌科，呈负相关。虽然不动杆菌检测与伤口预后无关，但在 15% 的愈合伤口中检测到不动杆菌质粒 pRAY（与多药耐药相关的质粒），而在 41% 的愈合失败伤口中检测到不动杆菌质粒 pRAY。总之，作者认为目前的细菌学方法低估了伤口微生物群的复杂性，无法预测伤口的预后，因此需要进一步的研究来阐明分子技术在这种情况下的应用[118]。

多重耐药革兰阴性菌是使战创伤复杂化的伤口感染中发挥着主导作用的细菌，因此有必要使用新型抗生素治疗这些具有挑战性的感染。此外，减少鉴定细菌和耐药性的时间将缩短感染和缩小抗生素使用范围之间的时间，减少选择压力和抗生素耐药性。与战斗创伤相关的真菌感

染的诊断速度也是一项至关重要的工作，不仅与流行病学危险因素、新危险区域的识别、预后工作有关，还与诊断有关。由于初始真菌鉴定和形成所需的时间和技术可能导致相关 IFI 的严重并发症，包括持续伤口坏死、系列清创（导致更多的近端截肢）和全身抗真菌，目前有研究在评估 PCR 技术应用于伤口，从而加快诊断过程[119]。

总的来说，战创伤感染并发症的研究试图改善从损伤时点到后期并发症的护理。确保系统的持续收集从伤害本身延伸到长期结果的数据，将使伤员的护理得到持续改进。将民用文献中的重要发现转化到伤员或者反之，对目前的进展仍然

至关重要。

结论

随着现代战争对平民的伤害越来越大，国际边界争端、故意暴力和自杀式爆炸越来越多，非军事医生越来越多地看到穿透性伤害和战争相关伤害的并发症[87, 120-123]。IFI 近来在一系列的自然灾害发生后被描述，类似于创伤接种真菌后伤口反复坏死和侵袭性真菌感染的表现。此外，随着致命损伤后生存能力的提高，我们现在看到越来越多的患者患有严重战斗损伤的长期后遗症。系统地评估这些损伤后的长期结果的工作还处于初级阶段，还有很多工作需要做。

参考文献

[1] Defense USDo. OIF/OEF Casualty Status. Available at: https://www.defense.gov/Newsroom/Casualty-Status/.

[2] Belmont PJ, Owens BD, Schoenfeld AJ. Musculoskeletal Injuries in Iraq and Afghanistan: Epidemiology and Outcomes Following a Decade of War. J Am Acad Orthop Surg 2016; 24(6): 341–8.

[3] Blyth DM, Yun HC, Tribble DR, Murray CK. Lessons of war: Combat-related injury infections during the Vietnam War and Operation Iraqi and Enduring Freedom. J Trauma Acute Care Surg 2015; 79(4 Suppl 2): S227–35.

[4] Mabry RL, DeLorenzo R. Challenges to improving combat casualty survival on the battlefield. Mil Med 2014; 179(5): 477–82.

[5] Kelly JF, Ritenour AE, McLaughlin DF, et al. Injury severity and causes of death from Operation Iraqi Freedom and Operation Enduring Freedom: 2003–2004 versus 2006. J Trauma 2008; 64(2 Suppl): S21–6; discussion S6–7.

[6] Holcomb JB, Stansbury LG, Champion HR, Wade C, Bellamy RF. Understanding combat casualty care statistics. J Trauma 2006; 60(2): 397–401.

[7] Manring MM, Hawk A, Calhoun JH, Andersen RC. Treatment of war wounds: a historical review. Clin Orthop Relat Res 2009; 467(8): 2168–91.

[8] Ficke JR EB, Butler FK, Alvarez J, Brown T, Pasquina P, Stoneman P, Caravalho J. Dismounted complex blast injury report of the army dismounted complex blast injury task force. J Trauma Acute Care Surg 2012; 73(6;Suppl 5): S520–34.

[9] Jackson PC, Foster M, Fries A, Jeffery SL. Military trauma care in Birmingham: observational study of care requirements and resource utilisation. Injury 2014; 45(1): 44–9.

[10] Eastridge BJ, Mabry RL, Seguin P, et al. Death on the battlefield (2001–2011): implications for the future of combat casualty care. J Trauma Acute Care Surg 2012; 73(6 Suppl 5): S431–7.

[11] Warkentien T, Rodriguez C, Lloyd B, et al. Invasive mold infections following combat-related injuries. Clin Infect Dis 2012; 55(11): 1441–9.

[12] Belmont PJ, Jr., McCriskin BJ, Sieg RN, Burks R, Schoenfeld AJ. Combat wounds in Iraq and Afghanistan from 2005 to 2009. J Trauma Acute Care Surg 2012; 73(1): 3–12.

[13] Belmont PJ, Jr., Thomas D, Goodman GP, et al. Combat musculoskeletal wounds in a US Army Brigade Combat Team during operation Iraqi Freedom. J Trauma 2011; 71(1): E1–7.

[14] McDonald JR, Liang SY, Li P, et al. Infectious Complications After Deployment Trauma: Following Wounded US Military Personnel Into Veterans Affairs Care. Clin Infect Dis 2018; 67(8): 1205–12.

[15] Weintrob AC, Murray CK, Xu J, et al. Early Infections Complicating the Care of Combat Casualties from Iraq and Afghanistan. Surg Infect (Larchmt) 2018; 19(3): 286–97.

[16] Tribble DR, Krauss MR, Murray CK, et al. Epidemiology of Trauma-Related Infections among a Combat Casualty Cohort after Initial Hospitalization: The Trauma Infectious Disease Outcomes Study. Surg Infect (Larchmt) 2018; 19(5): 494–503.

[17] Murray CK, Obremskey WT, Hsu JR, et al. Prevention of infections associated with combat-related extremity injuries. J Trauma 2011; 71(2 Suppl 2): S235–57.

[18] Dougherty AL, Mohrle CR, Galarneau MR, Woodruff SI, Dye JL, Quinn KH. Battlefield extremity injuries in Operation Iraqi Freedom. Injury 2009; 40(7): 772–7.

[19] Eardley WG, Brown KV, Bonner TJ, Green AD, Clasper JC. Infection in conflict wounded. Philos Trans R Soc Lond B Biol Sci 2011; 366(1562): 204–18.

[20] Chandler H, MacLeod K, Penn-Barwell JG, Severe Lower Extremity Combat Trauma Study G. Extremity injuries sustained by the UK military in the Iraq and Afghanistan conflicts: 2003–2014. Injury 2017; 48(7): 1439–43.

[21] Pruitt BA, Jr., Rasmussen TE. Vietnam (1972) to Afghanistan (2014): the state of military trauma care and research, past to present. J Trauma Acute Care Surg 2014; 77(3 Suppl 2): S57–65.

[22] Cordts PR, Brosch LA, Holcomb JB. Now and then: combat casualty care policies for Operation Iraqi Freedom and Operation Enduring Freedom compared with those of Vietnam. J Trauma 2008; 64(2 Suppl): S14–20; discussion S.

[23] Murray CK, Wilkins K, Molter NC, et al. Infections in combat casualties during Operations Iraqi and Enduring Freedom. J Trauma

2009; 66(4 Suppl): S138–44.

[24] Tribble DR, Conger NG, Fraser S, et al. Infection-associated clinical outcomes in hospitalized medical evacuees after traumatic injury: trauma infectious disease outcome study. J Trauma 2011; 71(1 Suppl): S33–42.

[25] Murray CK. Infectious disease complications of combat-related injuries. Crit Care Med 2008; 36(7 Suppl): S358–64.

[26] Tong MJ. Septic complications of war wounds. JAMA 1972; 219(8): 1044–7.

[27] Maurya S, Bhandari PS. Negative Pressure Wound Therapy in the Management of Combat Wounds: A Critical Review. Adv Wound Care (New Rochelle) 2016; 5(9): 379–89.

[28] Ficke JR, Pollak AN. Extremity War Injuries: Development of Clinical Treatment Principles. J Am Acad Orthop Surg 2007; 15(10): 590–5.

[29] Service JT. Tactical Combat Casualty Care Guidelines 01 Aug 2019. https://jts.amedd.army. mil/index.cfm/PI_CPGs/cpgs 2019.

[30] Lack WD, Karunakar MA, Angerame MR, et al. Type III open tibia fractures: immediate antibiotic prophylaxis minimizes infection. J Orthop Trauma 2015; 29(1): 1–6.

[31] Butler FK, Jr., Blackbourne LH. Battlefield trauma care then and now: a decade of Tactical Combat Casualty Care. J Trauma Acute Care Surg 2012; 73(6 Suppl 5): S395–402.

[32] Yun HC, Murray CK, Nelson KJ, Bosse MJ. Infection After Orthopaedic Trauma: Prevention and Treatment. J Orthop Trauma 2016; 30 Suppl 3: S21–S6.

[33] Butler F, O'Connor K. Antibiotics in tactical combat casualty care 2002. Mil Med 2003; 168(11): 911–4.

[34] Murray CK, Hospenthal DR, Kotwal RS, Butler FK. Efficacy of point-of-injury combat antimicrobials. J Trauma 2011; 71(2 Suppl 2): S307–13.

[35] Mazurek MT, Ficke JR. The scope of wounds encountered in casualties from the global war on terrorism: from the battlefield to the tertiary treatment facility. J Am Acad Orthop Surg 2006; 14(10 Spec No.): S18–23.

[36] Duyos OA, Beaton-Comulada D, Davila-Parrilla A, et al. Management of Open Tibial Shaft Fractures: Does the Timing of Surgery Affect Outcomes? J Am Acad Orthop Surg 2017; 25(3): 230–8.

[37] Srour M, Inaba K, Okoye O, et al. Prospective evaluation of treatment of open fractures: effect of time to irrigation and debridement. JAMA Surg 2015; 150(4): 332–6.

[38] Weber D, Dulai SK, Bergman J, Buckley R, Beaupre LA. Time to initial operative treatment following open fracture does not impact development of deep infection: a prospective cohort study of 736 subjects. J Orthop Trauma 2014; 28(11): 613–9.

[39] Schenker ML, Yannascoli S, Baldwin KD, Ahn J, Mehta S. Does timing to operative debridement affect infectious complications in open long-bone fractures? A systematic review. J Bone Joint Surg Am 2012; 94(12): 1057–64.

[40] Prodromidis AD, Charalambous CP. The 6–Hour Rule for Surgical Debridement of Open Tibial Fractures: A Systematic Review and Meta-Analysis of Infection and Nonunion Rates. J Orthop Trauma 2016; 30(7): 397–402.

[41] Murray CK, Hsu JR, Solomkin JS, et al. Prevention and management of infections associated with combat-related extremity injuries. J Trauma 2008; 64(3 Suppl): S239–51.

[42] Brown KV, Guthrie HC, Ramasamy A, Kendrew JM, Clasper J. Modern military surgery: lessons from Iraq and Afghanistan. J Bone Joint Surg Br 2012; 94(4): 536–43.

[43] Stinner DJ, Keeney JA, Hsu JR, et al. Outcomes of internal fixation in a combat environment. J Surg Orthop Adv 2010; 19(1): 49–53.

[44] Large TM, Bonds C, Howard M. Internal fixation in a combat theater hospital. Orthopedics 2013; 36(8): 610–8.

[45] Gordon W, Talbot M, Fleming M, Shero J, Potter B, Stockinger ZT. High Bilateral Amputations and Dismounted Complex Blast Injury (DCBI). Mil Med 2018; 183(suppl_2): 118–22.

[46] Gordon Wade MT, John Shero, Charles Osier, Anthony Johnson, Luke Balsamo, Zsolt Stockinger. Acute Extremity Compartment Syndrome (CS) and the role of Fasciotomy in Extremity War Wounds (CPG ID:17). Joint Trauma System Clinical Practice Guideline (JTS CPG) 2016.

[47] Blackbourne LH, Baer DG, Eastridge BJ, et al. Military medical revolution: deployed hospital and en route care. J Trauma Acute Care Surg 2012; 73(6 Suppl 5): S378–87.

[48] Palm K, Apodaca A, Spencer D, et al. Evaluation of military trauma system practices related to complications after injury. J Trauma Acute Care Surg 2012; 73(6 Suppl 5): S465–71.

[49] Cap AP, Pidcoke HF, Spinella P, et al. Damage Control Resuscitation. Mil Med 2018; 183(suppl_2): 36–43.

[50] Cap AP, Beckett A, Benov A, et al. Whole Blood Transfusion. Mil Med 2018; 183(suppl_2): 44–51.

[51] Hospenthal DR, Murray CK, Andersen RC, et al. Guidelines for the prevention of infections associated with combat-related injuries: 2011 update: endorsed by the Infectious Diseases Society of America and the Surgical Infection Society. J Trauma 2011; 71(2 Suppl 2): S210–34.

[52] Hauser CJ, Adams CA, Jr., Eachempati SR, Council of the Surgical Infection S. Surgical Infection Society guideline: prophylactic antibiotic use in open fractures: an evidence-based guideline. Surg Infect (Larchmt) 2006; 7(4): 379–405.

[53] Hoff WS, Bonadies JA, Cachecho R, Dorlac WC. East Practice Management Guidelines Work Group: update to practice management guidelines for prophylactic antibiotic use in open fractures. J Trauma 2011; 70(3): 751–4.

[54] Bennett PM, Sargeant ID, Myatt RW, Penn-Barwell JG. The management and outcome of open fractures of the femur sustained on the battlefield over a ten-year period. The bone & joint journal 2015; 97–b(6): 842–6.

[55] Mack AW, Freedman BA, Groth AT, Kirk KL, Keeling JJ, Andersen RC. Treatment of open proximal femoral fractures sustained in combat. J Bone Joint Surg Am 2013; 95(3): e13(1–8).

[56] Saeed O, Tribble DR, Biever KA, Crouch HK, Kavanaugh M. Infection Prevention in Combat-Related Injuries. Mil Med 2018; 183(suppl_2): 137–41.

[57] Tribble DR, Lloyd B, Weintrob A, et al. Antimicrobial prescribing practices following publication of guidelines for the prevention of infections associated with combat-related injuries. J Trauma 2011; 71(2 Suppl 2): S299–306.

[58] Lalliss SJ, Stinner DJ, Waterman SM, Branstetter JG, Masini BD, Wenke JC. Negative pressure wound therapy reduces pseudomonas wound contamination more than Staphylococcus aureus. J Orthop Trauma 2010; 24(9): 598–602.

[59] Geiger S, McCormick F, Chou R, Wandel AG. War wounds: lessons learned from Operation Iraqi Freedom. Plast Reconstr Surg 2008; 122(1): 146–53.

[60] Warner M, Henderson C, Kadrmas W, Mitchell DT. Comparison of vacuum-assisted closure to the antibiotic bead pouch for the treatment of blast injury of the extremity. Orthopedics 2010; 33(2): 77–82.

[61] Hinck D, Franke A, Gatzka F. Use of vacuum-assisted closure negative pressure wound therapy in combat-related injuries – literature review. Mil Med 2010; 175(3): 173–81.

[62] Leininger BE, Rasmussen TE, Smith DL, Jenkins DH, Coppola C. Experience with wound VAC and delayed primary closure of contaminated soft tissue injuries in Iraq. J Trauma 2006; 61(5): 1207–11.

[63] Davis KA, Moran KA, McAllister CK, Gray PJ. Multidrug-resistant

Acinetobacter extremity infections in soldiers. Emerg Infect Dis 2005; 11(8): 1218–24.

[64] Centers for Disease C, Prevention. Acinetobacter baumannii infections among patients at military medical facilities treating injured U.S. service members, 2002–2004. MMWR Morb Mortal Wkly Rep 2004; 53(45): 1063–6.

[65] Scott P, Deye G, Srinivasan A, et al. An outbreak of multidrug-resistant Acinetobacter baumannii-calcoaceticus complex infection in the US military health care system associated with military operations in Iraq. Clin Infect Dis 2007; 44(12): 1577–84.

[66] Sebeny PJ, Riddle MS, Petersen K. Acinetobacter baumannii skin and soft-tissue infection associated with war trauma. Clin Infect Dis 2008; 47(4): 444–9.

[67] Griffith ME, Ceremuga JM, Ellis MW, Guymon CH, Hospenthal DR, Murray CK. Acinetobacter skin colonization of US Army Soldiers. Infect Control Hosp Epidemiol 2006; 27(7): 659–61.

[68] Griffith ME, Ellis MW, Murray CK. Acinetobacter nares colonization of healthy US soldiers. Infect Control Hosp Epidemiol 2006; 27(7): 787–8.

[69] Griffith ME, Gonzalez RS, Holcomb JB, Hospenthal DR, Wortmann GW, Murray CK. Factors associated with recovery of Acinetobacter baumannii in a combat support hospital. Infect Control Hosp Epidemiol 2008; 29(7): 664–6.

[70] Yun HC, Murray CK, Roop SA, Hospenthal DR, Gourdine E, Dooley DP. Bacteria recovered from patients admitted to a deployed U.S. military hospital in Baghdad, Iraq. Mil Med 2006; 171(9): 821–5.

[71] Petersen K, Riddle MS, Danko JR, et al. Trauma-related infections in battlefield casualties from Iraq. Ann Surg 2007; 245(5): 803–11.

[72] Murray CK, Hinkle MK, Yun HC. History of infections associated with combat-related injuries. J Trauma 2008; 64(3 Suppl): S221–31.

[73] Schreiber MA, Zink K, Underwood S, Sullenberger L, Kelly M, Holcomb JB. A comparison between patients treated at a combat support hospital in Iraq and a Level I trauma center in the United States. J Trauma 2008; 64(2 Suppl): S118–21; discussion S21–2.

[74] Yun HC, Blackbourne LH, Jones JA, et al. Infectious complications of noncombat trauma patients provided care at a military trauma center. Mil Med 2010; 175(5): 317–23.

[75] Stewart L, Shaikh F, Bradley W, et al. Combat-Related Extremity Wounds: Injury Factors Predicting Early Onset Infections. Mil Med 2019; 184(Suppl 1): 83–91.

[76] Tribble DR, Li P, Warkentien TE, et al. Impact of Operational Theater on Combat and Noncombat Trauma-Related Infections. Mil Med 2016; 181(10): 1258–68.

[77] Penn-Barwell JG, Bennett PM, Mortiboy DE, Fries CA, Groom AF, Sargeant ID. Factors influencing infection in 10 years of battlefield open tibia fractures. Strategies Trauma Limb Reconstr 2016; 11(1): 13–8.

[78] Brown KV, Murray CK, Clasper JC. Infectious complications of combat-related mangled extremity injuries in the British military. J Trauma 2010; 69 Suppl 1: S109–15.

[79] Murray CK, Roop SA, Hospenthal DR, et al. Bacteriology of war wounds at the time of injury. Mil Med 2006; 171(9): 826–9.

[80] Wallum TE, Yun HC, Rini EA, et al. Pathogens present in acute mangled extremities from Afghanistan and subsequent pathogen recovery. Mil Med 2015; 180(1): 97–103.

[81] Hospenthal DR, Crouch HK, English JF, et al. Multidrug-resistant bacterial colonization of combat-injured personnel at admission to medical centers after evacuation from Afghanistan and Iraq. J Trauma 2011; 71(1 Suppl): S52–7.

[82] Mende K, Beckius ML, Zera WC, et al. Phenotypic and genotypic changes over time and across facilities of serial colonizing and infecting Escherichia coli isolates recovered from injured service members. J Clin Microbiol 2014; 52(11): 3869–77.

[83] Weintrob AC, Murray CK, Lloyd B, et al. Active surveillance for asymptomatic colonization with multidrug-resistant gram negative bacilli among injured service members – a three year evaluation. MSMR 2013; 20(8): 17–22.

[84] Keen EF, 3rd, Murray CK, Robinson BJ, Hospenthal DR, Co EM, Aldous WK. Changes in the incidences of multidrug-resistant and extensively drug-resistant organisms isolated in a military medical center. Infect Control Hosp Epidemiol 2010; 31(7): 728–32.

[85] Campbell WR, Li P, Whitman TJ, et al. Multi-Drug-Resistant Gram-Negative Infections in Deployment-Related Trauma Patients. Surg Infect (Larchmt) 2017; 18(3): 357–67.

[86] Mende K, Stewart L, Shaikh F, et al. Microbiology of combat-related extremity wounds: Trauma Infectious Disease Outcomes Study. Diagn Microbiol Infect Dis 2019; 94(2): 173–9.

[87] Alga A, Wong S, Shoaib M, et al. Infection with high proportion of multidrug-resistant bacteria in conflict-related injuries is associated with poor outcomes and excess resource consumption: a cohort study of Syrian patients treated in Jordan. BMC Infect Dis 2018; 18(1): 233.

[88] Akers KS, Mende K, Cheatle KA, et al. Biofilms and persistent wound infections in United States military trauma patients: a case-control analysis. BMC Infect Dis 2014; 14: 190.

[89] Burns TC, Stinner DJ, Mack AW, et al. Microbiology and injury characteristics in severe open tibia fractures from combat. J Trauma Acute Care Surg 2012; 72(4): 1062–7.

[90] Doucet JJ, Galarneau MR, Potenza BM, et al. Combat versus civilian open tibia fractures: the effect of blast mechanism on limb salvage. J Trauma 2011; 70(5): 1241–7.

[91] Tribble DR, Lewandowski LR, Potter BK, et al. Osteomyelitis Risk Factors Related to Combat Trauma Open Tibia Fractures: A Case-Control Analysis. J Orthop Trauma 2018; 32(9): e344–e53.

[92] Yun HC, Branstetter JG, Murray CK. Osteomyelitis in military personnel wounded in Iraq and Afghanistan. J Trauma 2008; 64(2 Suppl): S163–8; discussion S8.

[93] Mody RM, Zapor M, Hartzell JD, et al. Infectious complications of damage control orthopedics in war trauma. J Trauma 2009; 67(4): 758–61.

[94] Lewandowski LR, Potter BK, Murray CK, et al. Osteomyelitis Risk Factors Related to Combat Trauma Open Femur Fractures: A Case-Control Analysis. J Orthop Trauma 2019; 33(3): e110–e9.

[95] Johnson EN, Burns TC, Hayda RA, Hospenthal DR, Murray CK. Infectious complications of open type III tibial fractures among combat casualties. Clin Infect Dis 2007; 45(4): 409–15.

[96] Osmon DR, Berbari EF, Berendt AR, et al. Diagnosis and management of prosthetic joint infection: clinical practice guidelines by the Infectious Diseases Society of America. Clin Infect Dis 2013; 56(1): e1–e25.

[97] Della Valle C, Parvizi J, Bauer TW, et al. American Academy of Orthopaedic Surgeons clinical practice guideline on: the diagnosis of periprosthetic joint infections of the hip and knee. J Bone Joint Surg Am 2011; 93(14): 1355–7.

[98] Napierala MA, Rivera JC, Burns TC, et al. Infection reduces return-to-duty rates for soldiers with Type III open tibia fractures. J Trauma Acute Care Surg 2014; 77(3 Suppl 2): S194–7.

[99] Li HK, Scarborough M, Zambellas R, et al. Oral versus intravenous antibiotic treatment for bone and joint infections (OVIVA): study protocol for a randomised controlled trial. Trials 2015; 16: 583.

[100] Lloyd B, Weintrob AC, Rodriguez C, et al. Effect of early screening for invasive fungal infections in U.S. service members with explosive blast injuries. Surg Infect (Larchmt) 2014; 15(5): 619–26.

[101] Murray CK, Gross K, Russell RJ, Haslett RA. Dismounted Complex Blast Injuries Including Invasive Fungal Infections. US Army Med Dep J 2016; (2–16): 24–8.

[102] Rodriguez CJ, Weintrob AC, Shah J, et al. Risk factors associated with invasive fungal infections in combat trauma. Surg Infect

(Larchmt) 2014; 15(5): 521–6.

[103] Tribble DR, Rodriguez CJ. Combat-Related Invasive Fungal Wound Infections. Curr Fungal Infect Rep 2014; 8(4): 277–86.

[104] Weintrob AC, Weisbrod AB, Dunne JR, et al. Combat trauma-associated invasive fungal wound infections: epidemiology and clinical classification. Epidemiol Infect 2015; 143(1): 214–24.

[105] Rodriguez CJ, Tribble DR, Malone DL, et al. Treatment of Suspected Invasive Fungal Infection in War Wounds. Mil Med 2018; 183(suppl_2): 142–6.

[106] Ganesan A, Shaikh F, Bradley W, et al. Classification of Trauma-Associated Invasive Fungal Infections to Support Wound Treatment Decisions. Emerg Infect Dis 2019; 25(9).

[107] Warkentien TE, Shaikh F, Weintrob AC, et al. Impact of Mucorales and Other Invasive Molds on Clinical Outcomes of Polymicrobial Traumatic Wound Infections. J Clin Microbiol 2015; 53(7): 2262–70.

[108] Blyth DM, Mende K, Weintrob AC, et al. Resistance patterns and clinical significance of Candida colonization and infection in combat-related injured patients from Iraq and Afghanistan. Open Forum Infect Dis 2014; 1(3): ofu109.

[109] Neblett Fanfair R, Benedict K, Bos J, et al. Necrotizing cutaneous mucormycosis after a tornado in Joplin, Missouri, in 2011. N Engl J Med 2012; 367(23): 2214–25.

[110] Weddle G, Pahud B, Jackson MA. Mucormycosis after a tornado in Joplin, Missouri. N Engl J Med 2013; 368(11): 1066–7.

[111] Rodriguez C, Weintrob AC, Dunne JR, et al. Clinical relevance of mold culture positivity with and without recurrent wound necrosis following combat-related injuries. J Trauma Acute Care Surg 2014; 77(5): 769–73.

[112] Lewandowski LR, Weintrob AC, Tribble DR, et al. Early Complications and Outcomes in Combat Injury-Related Invasive Fungal Wound Infections: A Case-Control Analysis. J Orthop Trauma 2016; 30(3): e93–9.

[113] Tribble DR, Rodriguez CJ, Weintrob AC, et al. Environmental Factors Related to Fungal Wound Contamination after Combat Trauma in Afghanistan, 2009–2011. Emerg Infect Dis 2015; 21(10):

1759–69.

[114] Waterman P, Kwak Y, Clifford R, et al. A multidrug-resistance surveillance network: 1 year on. Lancet Infect Dis 2012; 12(8): 587–8.

[115] Co EM, Aldous WK, Keen E, 3rd, Robinson B, Hamilton LR. Improving detection of extended-spectrum beta-lactamase-producing bacteria in a deployed setting. US Army Med Dep J 2011: 70–3.

[116] Lesho E, Lin X, Clifford R, et al. From the Battlefield to the Bedside: Supporting Warfighter and Civilian Health With the "ART" of Whole Genome Sequencing for Antibiotic Resistance and Outbreak Investigations. Mil Med 2016; 181(7): 621–4.

[117] Frickmann H, Podbielski A, Kreikemeyer B. Resistant Gram-Negative Bacteria and Diagnostic Point-of-Care Options for the Field Setting during Military Operations. Biomed Res Int 2018; 2018: 9395420.

[118] Be NA, Allen JE, Brown TS, et al. Microbial profiling of combat wound infection through detection microarray and next-generation sequencing. J Clin Microbiol 2014; 52(7): 2583–94.

[119] Ganesan A, Wells J, Shaikh F, et al. Molecular Detection of Filamentous Fungi in Formalin-Fixed Paraffin-Embedded Specimens in Invasive Fungal Wound Infections is Feasible with High Specificity. J Clin Microbiol 2019.

[120] Fares Y, El-Zaatari M, Fares J, Bedrosian N, Yared N. Trauma-related infections due to cluster munitions. J Infect Public Health 2013; 6(6): 482–6.

[121] Wolf DG, Polacheck I, Block C, et al. High rate of candidemia in patients sustaining injuries in a bomb blast at a marketplace: a possible environmental source. Clin Infect Dis 2000; 31(3): 712–6.

[122] Alga A, Karlow Herzog K, Alrawashdeh M, Wong S, Khankeh H, Stalsby Lundborg C. "Reality rarely looks like the guidelines": a qualitative study of the challenges hospital-based physicians encounter in war wound management. Scand J Trauma Resusc Emerg Med 2018; 26(1): 52.

[123] Kellermann AL, Peleg K. Lessons from Boston. N Engl J Med 2013; 368(21): 1956–7.